Cirurgia Plástica Estética Masculina
Procedimentos Minimamente Invasivos na Prática

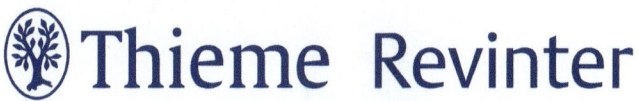

Cirurgia Plástica Estética Masculina

Procedimentos Minimamente Invasivos na Prática

Jeremy A. Brauer, MD
Clinical Associate Professor
Ronald O. Perelman Department of Dermatology
New York University;
Founder and Director
Spectrum Skin and Laser
New York, New York, USA

204 Imagens

Thieme
Rio de Janeiro • Stuttgart • New York • Delhi

Dados Internacionais de Catalogação na Publicação (CIP)
(eDOC BRASIL, Belo Horizonte/MG)

B825c
    Brauer, Jeremy A.
       Cirurgia plástica estética masculina: procedimentos minimamente invasivos na prática / Jeremy A. Brauer. – Rio de Janeiro, RJ: Thieme Revinter, 2024.

       21 x 28 cm
       Inclui bibliografia
       Título original: *Men's Aesthetics*
       ISBN   978-65-5572-279-6
       eISBN 978-65-5572-280-2

       1. Medicina estética. 2. Cirurgia plástica. I. Título.

                                                                                   CDD 617.95

Elaborado por Maurício Amormino Júnior – CRB6/2422

Revisão Técnica:
ANTONIO JULIANO TRUFINO (Cad. Zero e Caps. 7 a 12)
Membro Titular da Sociedade Brasileira de Cirurgia Plástica (SBCP)
Membro da American Society of Plastic Surgeons (ASPS)
Mestre em Medicina pela Universidade do Porto, Portugal
Graduado em Medicina pela Universidade Estadual de Londrina (UEL)
Residência Médica em Cirurgia Geral pela Universidade Estadual de Londrina (UEL)
Residência Médica em Cirurgia Plástica pelo Hospital Fluminense – Serviço do Prof. Ronaldo Pontes (MEC e SBCP)
Diretor da Clínica Trufino, SP
Cirurgião Plástico do Hospital Fluminense – Serviço do Prof. Ronaldo Pontes, RJ

NÁDIA JULIANO TRUFINO (Caps. 1 a 6)
Membro Titular da Sociedade Brasileira de Cirurgia Plástica (SBCP)
Especialista em Contorno Corporal pelo HCFMUSP
Cirurgiã de Reconstrução de Mamas do Instituto Brasileiro de Controle do Câncer (IBCC -SP)

Copyright © 2024 of the original English language edition by Georg Thieme Verlag KG, Stuttgart, Germany.
Original title: Men's Aesthetics: A Practical Guide to Minimally Invasive Treatment
by Jeremy A. Brauer

Copyright © 2024 da edição original em inglês de Georg Thieme Verlag KG, Stuttgart, Alemanha.
Título Original: Men's Aesthetics: A Practical Guide to Minimally Invasive Treatment
de Jeremy A. Brauer

© 2024 Thieme. All rights reserved.
Thieme Revinter Publicações Ltda.
Rua do Matoso, 170
Rio de Janeiro, RJ
CEP 20270-135, Brasil
http://www.ThiemeRevinter.com.br

Thieme USA
http://www.thieme.com

Impresso no Brasil por Forma Certa Gráfica Digital Ltda.
5 4 3 2 1
ISBN 978-65-5572-279-6

Também disponível como eBook:
eISBN 978-65-5572-280-2

Nota: O conhecimento médico está em constante evolução. À medida que a pesquisa e a experiência clínica ampliam o nosso saber, pode ser necessário alterar os métodos de tratamento e medicação. Os autores e editores deste material consultaram fontes tidas como confiáveis, a fim de fornecer informações completas e de acordo com os padrões aceitos no momento da publicação. No entanto, em vista da possibilidade de erro humano por parte dos autores, dos editores ou da casa editorial que traz à luz este trabalho, ou ainda de alterações no conhecimento médico, nem os autores, nem os editores, nem a casa editorial, nem qualquer outra parte que se tenha envolvido na elaboração deste material garantem que as informações aqui contidas sejam totalmente precisas ou completas; tampouco se responsabilizam por quaisquer erros ou omissões ou pelos resultados obtidos em consequência do uso de tais informações. É aconselhável que os leitores confirmem em outras fontes as informações aqui contidas. Sugere-se, por exemplo, que verifiquem a bula de cada medicamento que pretendam administrar, a fim de certificar-se de que as informações contidas nesta publicação são precisas e de que não houve mudanças na dose recomendada ou nas contraindicações. Esta recomendação é especialmente importante no caso de medicamentos novos ou pouco utilizados. Alguns dos nomes de produtos, patentes e design a que nos referimos neste livro são, na verdade, marcas registradas ou nomes protegidos pela legislação referente à propriedade intelectual, ainda que nem sempre o texto faça menção específica a esse fato. Portanto, a ocorrência de um nome sem a designação de sua propriedade não deve ser interpretada como uma indicação, por parte da editora, de que ele se encontra em domínio público.

Todos os direitos reservados. Nenhuma parte desta publicação poderá ser reproduzida ou transmitida por nenhum meio, impresso, eletrônico ou mecânico, incluindo fotocópia, gravação ou qualquer outro tipo de sistema de armazenamento e transmissão de informação, sem prévia autorização por escrito.

À minha esposa, Anate, obrigado por todo o seu apoio, em tudo, sempre, e por me permitir perseguir todos os meus sonhos pessoais e profissionais. Obrigado aos nossos filhos, Maddie, Noa e Sophie – as luzes da nossa vida, que continuam a nos manter jovens, sorridentes e exaustos! À minha mãe, Bobbi – seu amor incondicional, orientação e apoio fizeram de mim a pessoa que sou hoje. Por fim, gostaria de agradecer a Stephan Konnry, Lewis Enim e à equipe da Thieme por todos os esforços para dar vida a este livro.

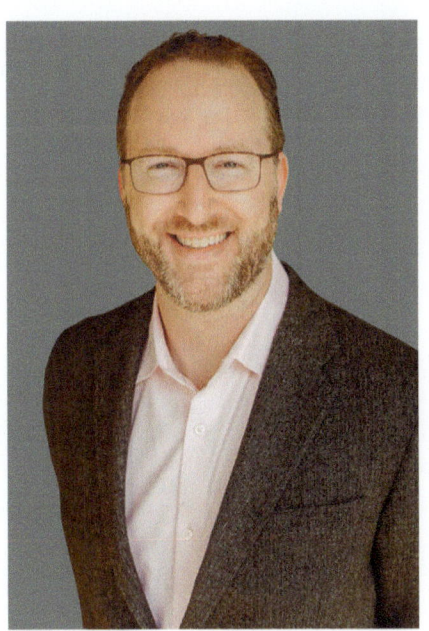

Sumário

Prefácio xii

Apresentação xiii

Colaboradores xv

1 O Paciente Estético do Sexo Masculino: Preferências e Práticas 1
Jeremy B. Green ▪ Terrence C. Keaney ▪ Sebastian Cotofana ▪ Mildred Lopez-Pineiro

1.1	Histórico 1	1.5	Conclusão 4
1.2	Anatomia 1	1.6	Pérolas 4
1.3	Preferências do Paciente 1		Referências 5
1.4	Prática Clínica 3			

2 Tintura do Tempo: Envelhecimento Facial e Considerações Anatômicas 6
José Raúl Montes ▪ Jonathan J. Dutton

2.1	Histórico 6	2.2.4	Anatomia da Face Média e Envelhecimento ... 14
2.2	Anatomia Facial Masculina e Mudanças no Envelhecimento 6	2.2.5	Linha da Mandíbula e Parte Inferior da Face ... 15
		2.2.6	Linha Capilar e Queda de Cabelo de Padrão Masculino ... 16
2.2.1	Envelhecimento e Gênero 6	2.3	Conclusão 16
2.2.2	Fronte e Têmpora 7	2.4	Pérolas 17
2.2.3	Pálpebras e Região Periorbital 10		Referências 19

3 Um Olhar Atento: Aumento dos Tecidos Moles 22
Shino Bay Aguilera ▪ Cameron Chesnut ▪ Michael B. Lipp ▪ Luis Soro

3.1	Histórico 22	3.3.4	Revolumização Panfacial com Ácido Poli-L-Láctico ... 29
3.2	Dimorfismos Faciais 22	3.4	Complicações 30
3.3	A Face Envelhecida 23	3.5	Conclusão 32
3.3.1	Terço Superior 23	3.6	Pérolas 32
3.3.2	Face Média (Terço Médio) 25		Referências 33
3.3.3	Face Inferior 28		

4 Abordagem de Alto Nível para Neuromoduladores 35
Edith A. Hanna ▪ Matthew K. Sandre ▪ Vince Bertucci

4.1	Histórico 35	4.1.2	Dados Demográficos 35
4.1.1	Motivação 35	4.2	Anatomia 35

4.2.1	Avaliação da Face	35	4.3.5	Outros Usos Faciais	42
			4.3.6	Rugas Escrotais	44
4.3	**Abordagem**	**38**	**4.4**	**Indicações e Dosagem Aprovadas**	**44**
4.3.1	Fronte e Sobrancelha	38	**4.5**	**Pérolas**	**48**
4.3.2	Glabela	40		Referências	48
4.3.3	Canto Lateral	41			
4.3.4	Masseteres	42			

5 Seguindo o Padrão: Restauração de Cabelo ... 50
Nicole Rogers ▪ Marisa Belaidi

5.1	**Histórico**	**50**	5.6.3	Anestesia Cirúrgica	56
5.2	**Diagnóstico**	**50**	5.6.4	Colheita de Elipse Doadora	56
5.3	**Mimetizadores da Queda de Cabelo de Padrão Masculino**	**51**	5.6.5	Colheita na Excisão da Unidade Folicular	58
			5.6.6	Armazenamento de Enxertos	59
5.4	**Tratamento da Queda de Cabelo**	**52**	5.6.7	*Design* de Linha de Cabelo	59
			5.6.8	Criação de Locais de Enxerto	60
5.4.1	Opções Não Cirúrgicas para Queda de Cabelo	52	5.6.9	Colocação do Enxerto	60
5.4.2	Opções Não Cirúrgicas Aprovadas pela FDA	52	5.6.10	Cuidados Pós-Operatórios	61
5.4.3	Opções Não Cirúrgicas de Rótulo Aberto	54	5.6.11	Situações Especiais	61
			5.6.12	Camuflagem	61
5.5	**Opção de Terapia Não Cirúrgica**	**55**	5.6.13	Micropigmentação do Couro Cabeludo	61
5.6	**Opções Cirúrgicas para Queda de Cabelo**	**55**	**5.7**	**Conclusão**	**62**
			5.8	**Pérolas**	**63**
5.6.1	Consulta e Seleção de Candidatos	55		Referências	63
5.6.2	Métodos de Colheita	56			

6 Encontrando o Equilíbrio Certo: *Peelings* Químicos ... 64
Jeave Reserva ▪ Rebecca Tung ▪ Seaver Soon

6.1	**Histórico**	**64**	**6.4**	**Procedimentos**	**74**
6.2	***Peelings* Químicos e a Pele Masculina**	**64**	6.4.1	*Peeling* de Ácido Salicílico	74
			6.4.2	*Peeling* de Ácido Glicólico	75
6.2.1	Mecanismos de *Peeling* e Classificação	64	6.4.3	Ácido Tricloroacético e *Peelings* Combinados de Média Profundidade	76
6.2.2	Diferenças de Pele Ligadas ao Gênero Relevantes para o *Peeling* Químico	65	6.4.4	Técnica de Reconstrução Química de Cicatrizes na Pele	77
6.2.3	Homens e Fatores Extrínsecos Relevantes ao *Peeling* Químico	66	6.4.5	*Peeling* de Óleo de *Phenol Croton*	78
6.2.4	Considerações sobre o *Peeling* em Homens de Minorias Sexuais	67	6.4.6	Combinação de *Peeling* Químico com Outros Procedimentos Minimamente Invasivos	79
6.3	**Abordagem**	**69**	**6.5**	**Complicações**	**80**
			6.6	**Conclusão**	**80**
6.3.1	Indicações	69	**6.7**	**Pérolas**	**80**
6.3.2	Consulta Pré-*Peeling*	70		Referências	81
6.3.3	Condicionamento da Pele Pré-*Peeling*	71			
6.3.4	Cuidados com a Pele Pós-*Peeling*	73			

7 O Setor de Tecnologia: *Lasers*, Luz e Dispositivos de Energia 85
Yiping Xing ▪ *Derek Hsu* ▪ *Murad Alam* ▪ *Jeremy A. Brauer*

7.1	**Histórico** 85	7.4.2	Remoção de Tatuagens 89
7.2	**Anatomia e Fisiologia** 85	7.5	**Lesões Pigmentadas** 90
7.3	**Introdução aos *Lasers*** 86	7.6	***Lasers* Vasculares** 91
7.3.1	*Lasers* de Rejuvenescimento 86	7.7	**Luz Intensa Pulsada** 92
7.3.2	*Lasers* de Rejuvenescimento Ablativos 86	7.8	**Conclusão** 92
7.3.3	*Lasers* de Rejuvenescimento Não Ablativos 87	7.9	**Pérolas** 92
7.4	**Pigmentação** 88		Referências 92
7.4.1	Remoção de Pelos a *Laser* 88		

8 Do "Barril ao Tanquinho": Tratamentos para Gordura e Celulite 96
Deanne Mraz Robinson ▪ *Daniel P. Friedmann*

8.1	**Histórico** 96	8.5	**Exemplos de Antes e Depois** 100
8.2	**Anatomia** 96	8.5.1	Caso 1: Lipoaspiração Tumescente do Tórax Masculino .. 100
8.3	**Abordagem** 97	8.5.2	Caso 2: Lipoaspiração Tumescente do Abdome, da Cintura e dos Flancos Masculinos 100
8.4	**Procedimentos** 97	8.5.3	Caso 3: Crioadipólise de Flancos Masculinos 100
8.4.1	Crioadipólise 97	8.5.4	Caso 4: Terapia Eletromagnética Focalizada de Alta Intensidade no Abdome Superior 101
8.4.2	Ultrassom Focalizado de Alta Intensidade 98	8.5.5	Caso 5: Crioadipólise da Parte Externa da Coxa Masculina 101
8.4.3	Ultrassom com Foco Não Térmico 98		
8.4.4	Terapia de Campo Eletromagnético Focalizado de Alta Intensidade 98	8.6	**Conclusão** 101
8.4.5	Radiofrequência 98	8.7	**Pérolas** 102
8.4.6	Terapia a *Laser* de Baixo Nível 98		Referências 102
8.4.7	*Laser* de Diodo Infravermelho 99		
8.4.8	Adipólise por Injeção 99		
8.4.9	Lipoaspiração Tumescente 99		

9 Não Muito Apertado: Procedimentos de Enrijecimento da Pele 105
Jordan V. Wang ▪ *Nazanin Saedi* ▪ *Girish S. Munavalli*

9.1	**Histórico** 105	9.5	**Expectativas Pós-Procedimento** 109
9.2	**Indicações** 106	9.6	**Eventos Adversos** 110
9.3	**Seleção de Pacientes** 106	9.7	**Conclusão** 110
9.4	**Opções de Tratamento** 107	9.8	**Pérolas** 110
9.4.1	Microagulhamento 107		Referências 111
9.4.2	Radiofrequência 107		
9.4.3	Microagulhamento por Radiofrequência 108		
9.4.4	Ultrassom 108		

10 Preocupações Estéticas em Pacientes com Pele Étnica ... 113
Andrew Alexis ▪ Michelle Henry

10.1 Histórico ... 113

10.1.1 Anatomia e Fisiologia da Pele Étnica ... 113

10.2 Gerenciamento da Hiperpigmentação ... 114

10.2.1 *Peelings* Químicos ... 115
10.2.2 Tratamentos a *Laser* ... 115

10.3 Remoção de Pelos a *Laser* ... 116
10.4 Preenchimentos Injetáveis e Neuromoduladores ... 116

10.4.1 Abordagem ... 116
10.4.2 Procedimento ... 117

10.5 Restauração de Cabelo ... 118

10.5.1 Abordagem ... 118
10.5.2 Alopecia por Tração ... 118
10.5.3 Alopecia Cicatricial Centrífuga Central ... 118
10.5.4 Líquen Planopilar ... 118
10.5.5 Transplante de Cabelo ... 118

10.6 Conclusão ... 119
10.7 Pérolas ... 119

Referências ... 119

11 Preocupações Estéticas em Pacientes Transgênero ... 123
Yunyoung C. Chang ▪ Jennifer L. MacGregor

11.1 Histórico ... 123

11.1.1 Epidemiologia da População Transgênero ... 123

11.2 Transição de Gênero ... 123

11.2.1 Visão Geral: Medicamentos e Procedimentos Cirúrgicos para a Transição de Gênero ... 123
11.2.2 Qualidade de Vida Relacionada com a Identidade de Gênero e com os Procedimentos Estéticos ... 125
11.2.3 Barreiras ao Atendimento ... 125

11.3 Aprimorando os Cuidados Estéticos por Meio de Procedimentos Estéticos Minimamente Invasivos ... 127

11.3.1 Procedimentos Estéticos Minimamente Invasivos ... 127
11.3.2 Papel dos Dermatologistas e Outros Profissionais Médicos ... 128
11.3.3 Preferências do Paciente ... 128

11.4 Procedimentos Disponíveis e Exemplos Ilustrativos ... 129

11.4.1 Homens Transgênero (Transição do Gênero Feminino para o Masculino) ... 129
11.4.2 Mulheres Transgênero (Transição do Gênero Masculino para o Feminino) ... 130
11.4.3 *Status* de Gênero Não Binário ... 132

11.5 Conclusão ... 133
11.6 Pérolas ... 133

Referências ... 133

12 Trazendo Tudo para Casa: Conclusões e Considerações Futuras ... 135
Brian P. Hibler ▪ Merrick A. Brodsky ▪ Andrés M. Erlendsson ▪ Anthony M. Rossi

12.1 Histórico ... 135
12.2 Anatomia ... 135

12.2.1 A Pele ... 135
12.2.2 Características Faciais ... 135
12.2.3 Contorno Corporal ... 136

12.3 Abordagem de Procedimentos Estéticos em Pacientes do Sexo Masculino ... 137

12.3.1 Consulta para Procedimento Estético ... 137
12.3.2 Abordagem Terapêutica Combinada ... 137

12.4 Procedimentos ... 139

12.4.1 Aumento de Tecido Mole ... 139
12.4.2 Neuromodulação ... 139
12.4.3 Restauração de Cabelo ... 140
12.4.4 *Peelings* Químicos ... 140
12.4.5 *Lasers*, Luz e Dispositivos de Energia ... 140
12.4.6 Tratamentos para Gordura e Celulite ... 141

12.4.7	Procedimentos de Enrijecimento da Pele 141	**12.6**	**Conclusão** 142
12.4.8	Cuidados com a Pele 141	**12.7**	**Pérolas**..................................... 142
12.5	**Considerações Futuras** 141		Referências................................. 142

Índice Remissivo 145

Prefácio

Os tratamentos minimamente invasivos fizeram sua estreia com o desenvolvimento do *laser* de corante pulsado no final da década de 1980. E, desde então, houve desenvolvimentos rápidos e dramáticos nesse campo, incluindo o desenvolvimento de *lasers* e luzes pulsadas seletivas para o tratamento de lesões pigmentadas, remoção de pelos, tratamento de rugas, remoção de excesso de gordura e pelos, crescimento de pelos e o desenvolvimento de uma variedade de procedimentos minimamente invasivos e sem tempo de inatividade, usando neuromoduladores e preenchedores. Essa revolução ocorreu primeiramente na população feminina, mas os homens têm-se juntado lenta mas seguramente à festa. Diz-se que até 10% de todos os procedimentos cosméticos realizados anualmente são feitos em pacientes do sexo masculino. E esse número está aumentando.

Talvez não seja surpresa que tenham sido necessários tantos anos para que um volume bem elaborado de *Estética Masculina* fosse preparado. Jeremy Brauer, um líder na área, merece um enorme crédito por ter produzido esse maravilhoso texto. Ele convidou um grupo de jovens e empolgados especialistas de todo o mundo para abordar praticamente todos os tópicos da área, incluindo as preferências estéticas dos homens, as diferenças anatômicas e as mudanças nos homens à medida que envelhecem, além de uma variedade de tratamentos e procedimentos, desde a volumização do rosto até o uso de neuromoduladores e preenchedores, *peelings* químicos, *lasers*, luzes e dispositivos de energia, enrijecimento da pele e tratamento da queda de cabelo de padrão masculino e restauração capilar. Ele completou o livro com ótimas discussões sobre preocupações estéticas em homens, homens étnicos e pacientes transgênero.

A *Estética Masculina* não tem a intenção de servir como referência. O livro é mais um guia para profissionais interessados no espectro de tópicos de estética masculina. Ele será útil tanto para iniciantes, quanto para veteranos experientes no campo da medicina estética. O livro é muito bem escrito, e sei que você vai gostar dele. Bom aprendizado!

Jeffrey S. Dover, MD, FRCOC
SkinCare Physicians, Chestnut Hill, Massachusetts

Apresentação

À medida que aumenta a conscientização e a aceitação de procedimentos estéticos minimamente invasivos, indivíduos de todos os grupos demográficos estão buscando cada vez mais esses tratamentos. Foi com isso em mente, juntamente com um foco especial no paciente estético masculino, que me propus a criar este livro. Felizmente, muitas mentes brilhantes nos campos da Dermatologia e da Cirurgia Plástica de todo o mundo concordaram em se juntar a mim na jornada para trazer a você a experiência coletiva mais abrangente no espaço da estética masculina até hoje.

Nossa esperança e expectativa é que, se lido com atenção, este texto o ajudará a entender melhor e a apresentar aos seus pacientes os riscos, os benefícios e as alternativas a esses tratamentos, ao mesmo tempo em que otimiza seus resultados. A intenção não é servir como um texto de referência em si, mas sim como um recurso para os interessados em construir, desenvolver e manter uma prática estética masculina completa. Os capítulos foram criados para serem facilmente acessíveis, de modo que você possa identificar e acessar as seções mais adequadas à sua prática e às suas necessidades.

Em todos os capítulos, o leitor terá a oportunidade de apreciar as linhas gerais de um tópico de interesse, bem como obter dicas específicas ou "pérolas" sobre as melhores práticas. Isso permitirá que o profissional digira mais prontamente fatos e *nuances* importantes dos procedimentos, mantendo o panorama geral em mente, e aplique-os de forma eficaz em seus próprios pacientes. Os autores dos capítulos fizeram o maior esforço possível para incluir todos os procedimentos minimamente invasivos que estão sendo realizados atualmente.

O texto começa com uma visão geral da estética masculina e uma discussão específica sobre o paciente estético masculino. Nesse capítulo, os autores discutem as tendências mais recentes, bem como enfatizam a importância das semelhanças e diferenças em relação às mulheres no que diz respeito à anatomia e às preferências. Talvez o mais importante seja o fato de o capítulo terminar com o início da experiência do paciente – a consulta e os primeiros passos para o desenvolvimento de um forte relacionamento médico-paciente. Nunca é demais enfatizar a importância dessa consulta inicial, pois é a sua oportunidade de avaliar as metas e necessidades do paciente e desenvolver um plano de tratamento adequado.

O segundo capítulo se baseia naturalmente no primeiro, proporcionando uma visão muito mais aprofundada sobre a anatomia e o envelhecimento da face masculina. Trabalhando metodicamente seus caminhos desde a fronte e as têmporas até a linha da mandíbula e a parte inferior da face, os autores fornecem detalhes e percepções incríveis sobre as mudanças estruturais observadas ao longo do tempo. Ao fazer isso, eles integram perfeitamente a identificação de áreas-alvo para tratamento, fornecendo opções e orientações sobre a melhor abordagem e prática.

A partir daí, os capítulos três a nove são dedicados à revisão de tratamentos minimamente invasivos em pacientes do sexo masculino. O capítulo três dá continuidade à conversa em desenvolvimento dos capítulos um e dois, destacando as técnicas de ponta e a utilização de vários preenchedores para melhorar as características da face masculina. De importância significativa é a forma como os autores apresentam as reações adversas comuns e as complicações sérias das injeções de preenchimento. Evitar e controlar as complicações desses procedimentos minimamente invasivos são fundamentais tanto para o paciente, quanto para o médico.

De longe, o tratamento minimamente invasivo mais popular em homens, neuromoduladores ou toxinas botulínicas são discutidos no capítulo quatro. O leitor tem a oportunidade de aprender não apenas sobre as melhores práticas e técnicas, mas também sobre como realizar esses procedimentos de forma otimizada, levando em conta a perspectiva e a anatomia masculinas. O capítulo cinco aborda todos os aspectos da queda e da restauração capilar, começando com o diagnóstico e a identificação das possíveis causas, bem como uma apresentação completa das opções não cirúrgicas e cirúrgicas. O restante e a maior parte desse capítulo são dedicados a uma apresentação detalhada das opções cirúrgicas disponíveis para profissionais e pacientes para a restauração capilar. No capítulo seis, o leitor tem a sorte de aprender sobre todos os aspectos dos *peelings* químicos, em geral, bem como informações detalhadas específicas para o paciente masculino. O capítulo apresenta metodicamente a abordagem dos autores, utilizando vários agentes de *peeling*, mas também vai muito além para incluir informações sobre indicações de tratamento, melhores abordagens para a consulta *pré-peeling* e condicionamento, bem como cuidados pós-tratamento.

Nos capítulos sete a nove, o foco do texto passa a ser os tratamentos com *laser*, luz e dispositivos baseados em energia. Considerando os riscos envolvidos – como ocorre com todos os outros tratamentos discutidos no livro –, é de extrema importância entender e saber como evitar, minimizar e tratar as complicações associadas a esses procedimentos. O capítulo sete introduz o tópico, com uma visão geral da anatomia e da fisiologia, destacando as diferentes categorias de *lasers* utilizados na abordagem das várias preocupações estéticas de nossos pacientes do sexo masculino. A abordagem da avaliação e do tratamento da gordura indesejada com todas as modalidades atualmente disponíveis é o que se obterá com a leitura do capítulo oito. Em seguida, no capítulo nove, os procedimentos, tecnologias e técnicas de enrijecimento da pele são enfatizados para completar a discussão sobre o contorno corporal.

Os três capítulos finais do livro fornecem uma síntese das informações dos capítulos anteriores, com uma apreciação do conteúdo através de uma lente específica. Os capítulos dez e onze são parte integrante da conversa sobre tratamentos estéticos minimamente invasivos em homens, identificando as preocupações específicas e detalhando uma abordagem para pacientes de pele étnica no capítulo dez e pacientes transgênero no capítulo onze. No capítulo doze, o leitor encontrará um resumo conciso, porém completo, de todos os tópicos apresentados no livro, com *insights* adicionais e discussão sobre opções de cuidados com a pele para nossos pacientes do sexo masculino.

Espero sinceramente que você goste de ler este livro e ache o conteúdo informativo e útil em sua própria prática de estética masculina, seja qual for o estágio de sua carreira! Tenho plena convicção de que esse campo continuará a evoluir rapidamente, à medida que mais e mais novos tratamentos forem aperfeiçoados e realizados, portanto, sinta-se à vontade para entrar em contato com quaisquer comentários ou perguntas que possa ter.

Jeremy A. Brauer MD

Colaboradores

SHINO BAY AGUILERA, MD
Dermatologist
Shino Bay Cosmetic Dermatology & Laser Institute;
Clinical Assistant Professor
NOVA South Eastern University
Fort Lauderdale, FL, United States

MURAD ALAM, MD, MSCI, MBA
Vice Chair Department of Dermatology
Chief of Cutaneous and Aesthetic Surgery
Professor of Dermatology (Cutaneous and Aesthetic Surgery), Medical Social Sciences,
Otolaryngology - Head and Neck Surgery, and Surgery (Organ Transplantation)
Northwestern University
Feinberg School of Medicine
Chicago, IL, United States

ANDREW F. ALEXIS MD MPH
Professor of Clinical Dermatology
Vice Chair for Diversity and Inclusion
Department of Dermatology
Weill Cornell Medical College
New York, NY, United States

MARISA BELAIDI, MD
Dermatologist
Hudson Dermatology
New York, NY, United States

VINCE BERTUCCI, MD
Founder and Medical Director
Bertucci MedSpa
Woodbridge, ON, Canada;
Instructor
Division of Dermatology
University of Toronto Toronto,
ON, Canada

MERRICK A. BRODSKY, MD
Dermatologist
Department of Dermatology
Ohio State University
Columbus, OH, United States

YUNYOUNG C. CHANG, MD
Dermatologist
UnionDerm
New York, NY, United States

CAMERON CHESNUT, MD, FAAD, FACMS, FASDS
Dermatologist
Clinic 5C
Spokane, WA, United States;
Clinical Assistant Professor
University of Washington School of Medicine
Seattle, WA, United States

SEBASTIAN COTOFANA, MD PHD, PHD
Associate Professor of Anatomy
Department of Clinical Anatomy
Mayo Clinic College of Medicine and Science
Rochester, MN, United States

JONATHAN J. DUTTON, MD
Professor Emeritus of Ophthalmic Plastic and Reconstructive Surgery and Ophthalmic Oncology
University of North Carolina
Chapel Hill, NC, United States

ANDRÉS M. ERLENDSSON, MD
Department of Dermatology
Karolinska University Hospital
Stockholm, Sweden

DANIEL P. FRIEDMANN, MD, FAAD
Associate and Clinical Research Director
Westlake Dermatology & Cosmetic Surgery
Austin, TX, United States

JEREMY B. GREEN, MD
Dermatologist
Skin Associates of South Florida
Coral Gables, FL, United States

EDITH A. HANNA, MD
Département de dermatologie
Centre Hospitalier Régional du Grand-Portage
CISSS du Bas-Saint-Laurent
Riviére-du-Loup, QC, Canada

Colaboradores

MICHELLE HENRY, MD, FAAD
Dermatologist and Founder
Skin and Aesthetic Surgery of Manhattan;
linical Instructor of Dermatology
Weill Cornell Medical College
New York, NY, United States

BRIAN P. HIBLER, MD
Dermatologist
Schweiger Dermatology Group
New York, NY, United States

DEREK HSU, MD
Dermatologist
Southern California Dermatology
Santa Ana, CA, United States

TERRENCE C. KEANEY, MD, FAAD
Dermatologist and Founder
Skin DC
Washington DC, United States

MICHAEL B. LIPP, DO, FAAD
Dermatologist
Skinaesthetica Medical Aesthetics
Redlands, CA, United States

JENNIFER L. MACGREGOR, MD
Dermatologist
UnionDerm
New York, NY, United States

JOSÉ R. MONTES, MD FACS, FACCS
Professor
Department of Ophthalmology
University of Puerto Rico School of Medicine;
Medical Director
Jose Raul Montes Eyes and Facial Rejuvenation
San Juan, Puerto Rico

GILLY MUNAVALLI, MD, MHS, FACMS
Medical Director and Founder
Dermatology, Laser, and Vein Specialists of the
  Carolinas
Charlotte, NC, United States;
Assistant Clinical Professor
Department of Dermatology
Wake Forest School of Medicine
Winston-Salem, NC, United States

MILDRED LOPEZ PINEIRO, MD
Medical and Cosmetic Dermatologist
Bellaire Dermatology
Bellaire, TX, United States

DEANNE MRAZ ROBINSON, MD, FAAD
Dermatologist
Modern Dermatology
Westport, CT, United States

ANTHONY M. ROSSI, MD, FAAD, FACMS
Mohs Surgeon
Memorial Sloan Kettering Cancer Center
Weill Cornell Medical College
New York, NY, United States

NICOLE E. ROGERS MD, FAAD, FISHRS
Assistant Clinical Professor
Department of Dermatology
Tulane University
New Orleans, LA, United States;
Private Practice
Hair Restoration of the South
Metairie, LA, United States

JEAVE RESERVA, MD
Dermatologist
Springfield Clinic
Springfield, IL, United States

NAZANIN SAEDI, MD
Dermatologist
Dermatology Associates of Plymouth
  Meeting
Plymouth Meeting, PA, United States;
Clinical Associate Professor
Department of Dermatology
Thomas Jefferson University
Philadelphia, PA, United States

MATTHEW K. SANDRE, MD
Dermatologist Bertucci MedSpa
Woodbridge, ON, Canada
Department of Dermatology
Sunnybrook Hospital
Toronto, ON, Canada

SEAVER SOON, MD
Dermatologist
The Skin Clinic MD;
Scripps Green Hospital
San Diego, CA, United States

LUIS SORO, MD
Dermatologist
Shino Bay Cosmetic Dermatology & Laser Institute
Fort Lauderdale, FL, United States

REBECCA TUNG, MD
Mohs and Dermatologic Surgeon
Florida Dermatology and Skin Cancer Centers
Winter Haven, FL, United States;
Professor
Department of Medicine and Dermatology
University of Central Florida
Orlando, FL, United States

JORDAN V. WANG, MD, MBE, MBA
Dermatologist
Laser & Skin Surgery Center of New York
New York, NY, United States

YIPING XING, MD
Dermatologist
Hudson Dermatology
Tarrytown, NY, United States

Cirurgia Plástica Estética Masculina
Procedimentos Minimamente Invasivos na Prática

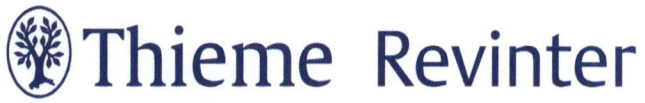

1 O Paciente Estético do Sexo Masculino: Preferências e Práticas

Jeremy B. Green ▪ Terrence C. Keaney ▪ Sebastian Cotofana ▪ Mildred Lopez-Pineiro

Resumo

Este capítulo se concentra na descrição das principais diferenças nas preferências de gênero em relação a procedimentos cosméticos minimamente invasivos. Com o aumento dos procedimentos cosméticos realizados em homens, é importante que os clínicos entendam não apenas as variações anatômicas entre homens e mulheres, mas também suas preocupações com o envelhecimento e possíveis barreiras ao tratamento.

Palavras-chave: estética masculina, cosméticos masculinos, diferenças de gênero, preferências cosméticas, anatomia masculina

1.1 Histórico

Como os procedimentos estéticos minimamente invasivos solicitados por pacientes do sexo masculino continuam a aumentar, ainda há uma escassez de estudos com foco nas especificidades das preferências estéticas masculinas (▶ Tabela 1.1). De acordo com recentes estatísticas, o número total de procedimentos minimamente invasivos procurados por homens aumentou 72% desde 2000, com 1.092.103 casos registrados.[1] Os procedimentos cosméticos minimamente invasivos mais comuns, realizados em homens, foram a toxina botulínica tipo A (BTX-A) e a depilação a *laser*, seguidos por microdermoabrasão, *peelings* químicos e preenchimentos de tecidos moles. Em comparação às estatísticas do ano 2000, o procedimento com maior crescimento geral foi o de neuromoduladores (BTX-A), com um aumento de 381%. É interessante notar que os três procedimentos cosméticos que demonstraram um padrão de crescimento ano a ano (em comparação a 2017) foram os tratamentos de veias (incluindo escleroterapia e tratamento a *laser*), rejuvenescimento da pele a *laser* e preenchimentos de tecidos moles.[1] É evidente que, com o avanço e a evolução do interesse masculino, os médicos precisam conhecer melhor a anatomia dos homens, as diferenças de envelhecimento e as preferências de beleza em comparação às mulheres para otimizar os resultados e a satisfação dos pacientes.

1.2 Anatomia

As diferenças entre os gêneros na anatomia facial masculina incluem maior espessura da pele, maior massa muscular, maior número de pelos terminais e de glândulas sebáceas, maior vascularização associada às unidades pilossebáceas e diferentes taxas de reabsorção de gordura e osso com o envelhecimento devido a variações hormonais.[2] Os homens têm cristas supraorbitais mais proeminentes e bochechas mais planas. Eles também têm glabela e seio frontal maiores, órbitas menores e ângulos glabelares mais agudos. A mandíbula é maior e mais espessa, e o queixo mais largo e quadrado[3] (▶ Fig. 1.1). A arquitetura subcutânea nos homens é significativamente diferente já que têm um sistema fascial superficial mais proeminente, e o número de retináculos cutâneos por área definida é significativamente maior em comparação às mulheres. Isso implica que as forças de contenção da pele para os tecidos moles subjacentes aumentam com uma probabilidade menor de frouxidão da pele em pares femininos comparáveis.[4] Na área perioral, a quantidade e a espessura dos pelos terminais aumentam a estabilidade e as forças de adesão entre a derme e a lâmina própria, resultando em linhas periorais ("rugas de código de barras") observadas com menos frequência em comparação às mulheres. Essas variações notáveis na qualidade e na composição da pele, bem como na anatomia óssea e dos tecidos moles, são essenciais para entender e considerar ao planejar procedimentos de rejuvenescimento ou aprimoramento facial. Além disso, também é preciso considerar essas diferenças ao estimar a quantidade necessária de produto para alcançar o resultado desejado. Mudanças longitudinais na anatomia masculina em comparação ao envelhecimento feminino são complexas (▶ Fig. 1.2). Com o aumento da idade, os homens experimentam um aumento do ângulo da fronte, resultando em uma fronte mais inclinada, que se assemelha ao contorno da fronte feminina.[5] O volume calvarial diminui com o aumento da idade, e a espessura óssea do crânio (têmporas e fronte) torna-se mais fina, uma tendência que, curiosamente, não é observada em mulheres.[6]

1.3 Preferências do Paciente

Há um estudo publicado na literatura que descreve as preferências dos pacientes do sexo masculino em relação aos procedimentos cosméticos. Esse estudo transversal *on-line* concentrou-se em decidir quais áreas faciais os homens estão mais propensos a tratar primeiro e a correlação com suas áreas de maior preocupação, conhecimento dos procedimentos e suas motivações para se submeter a tratamentos injetáveis minimamente

Tabela 1.1 Procedimentos cosméticos minimamente invasivos, 2018 (Modificado da Pesquisa Anual da ASPS 2018)

Procedimento	Total de homens	Total geral
Toxina botulínica tipo A	452.812	7.437.378
Depilação a *laser*	184.668	1.077.490
Microdermoabrasão	136.885	709.413
Peelings químicos	102.683	1.384.327
Preenchimento de tecidos moles	100.702	2.523.437
Resurfacing de pele a *laser*	75.584	594.266
Tratamento de veias a *laser*	29.505	217.836
Tratamento de celulite	4.721	37.220
Escleroterapia	5.543	323.234
Total	1.092.103	14.304.601

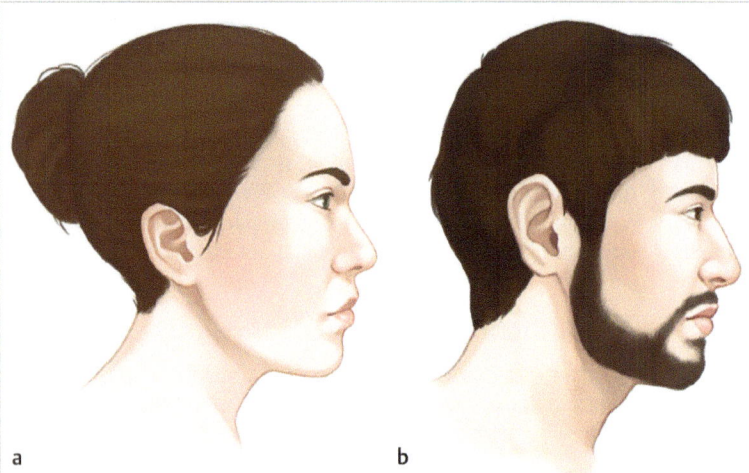

Fig. 1.1 Diferenças de gênero na anatomia facial, **(a)** feminino *vs.* **(b)** masculino. (Reproduzida com permissão de Steinbrech S, ed. Male Aesthetic Plastic Surgery. 1st Edition. New York: Thieme; 2020.)

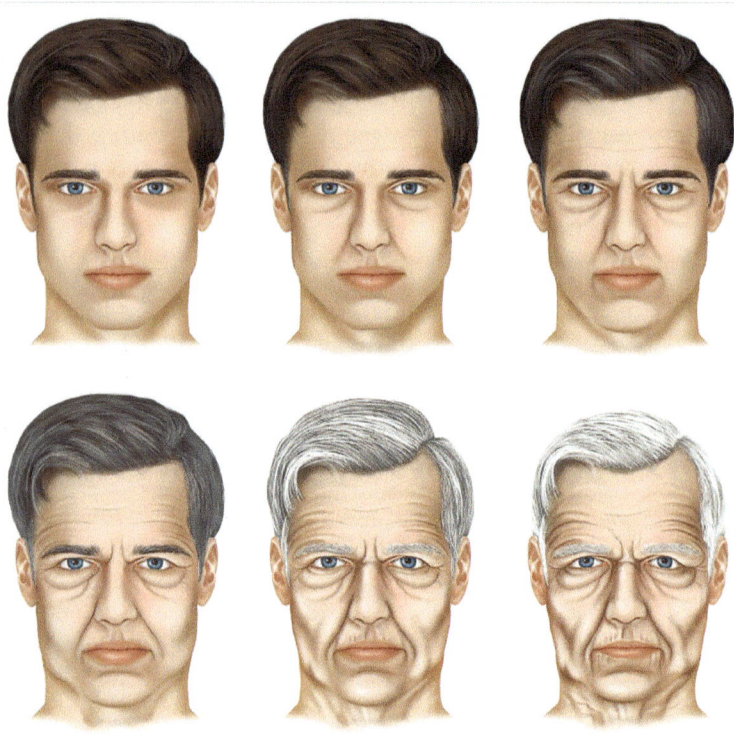

Fig. 1.2 Alterações longitudinais na anatomia facial masculina. (Reproduzida com permissão de Steinbrech S, ed. Male Aesthetic Plastic Surgery. 1st Edition. New York: Thieme; 2020.)

invasivos, especificamente neuromoduladores e preenchedores de tecidos moles.[7] Eles inscreveram um total de 600 homens ingênuos em relação a injetáveis, com idade entre 30 e 65 anos, "orientados para a estética", cientes do Botox cosmético e que consideravam fazer pelo menos um tratamento cosmético facial nos próximos dois anos.

Nesse estudo, eles descobriram que a maioria dos homens estava disposta a conversar com seus médicos sobre rugas faciais (48%) e bolsas sob os olhos (44%). Além disso, foi observado que eles eram menos propensos a falar sobre aparência facial vermelha/vascular (14%) e queimadura de lâmina (16%). O conhecimento geral de todos os procedimentos estéticos variou de 2% a 6%. Especificamente, para preenchimentos de tecidos moles, o conhecimento foi de 39%, e para procedimentos cirúrgicos, como lipoaspiração e transplante de cabelo, foi superior a 90%. Os dois principais motivadores para a realização de procedimentos estéticos foram o desejo de ter uma boa aparência para a idade (70%) e o desejo de ter uma aparência mais jovem (51%).[7]

Por outro lado, as principais barreiras ao tratamento foram achar que ainda não precisavam de tratamento (47%) e preocupações com segurança ou efeitos colaterais (46%). As cinco áreas de maior preocupação estética foram: queda de cabelo (27%), queixo duplo (22%), sulcos lacrimais (22%), pés de galinha (18%)

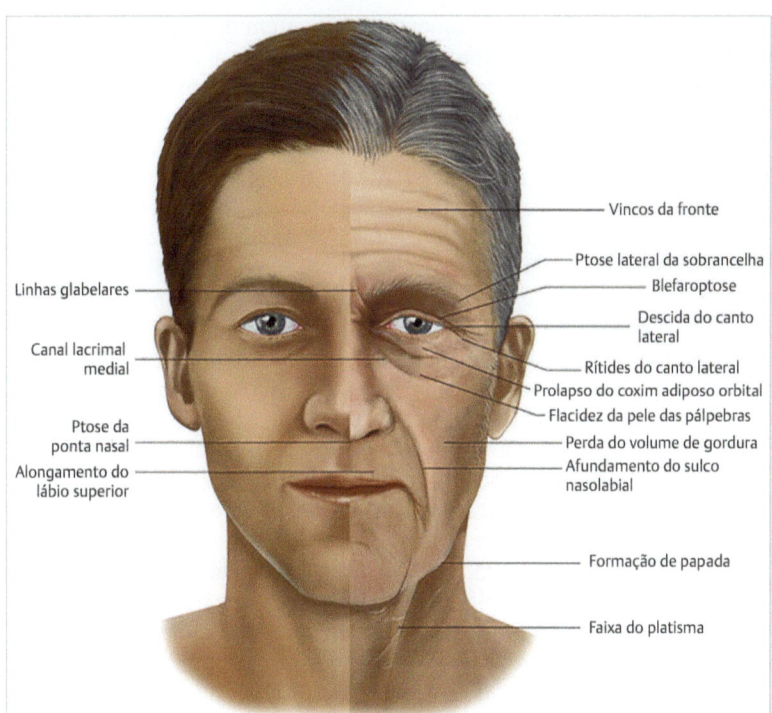

Fig. 1.3 Características da face masculina envelhecida. (Reproduzida com permissão de Leath-erbarrow B, ed. Oculoplastic Surgery. 3rd Edition. New York: Thieme; 2019.)

e linhas da fronte (15%). Não é de surpreender que, considerando o que sabemos sobre a anatomia facial dos homens, as linhas periorais tenham sido a área de menor preocupação (3%). O canal lacrimal e os pés de galinha foram as duas áreas priorizadas em termos de tratamento (80%). Por fim, eles observaram uma forte correlação ($r^2 = 0,81$) entre as áreas de maior preocupação e as áreas com prioridade de tratamento.[7]

É interessante notar que as preocupações dos homens com o envelhecimento se correlacionam diretamente com as mudanças anatômicas esperadas com base no gênero (▶ Fig. 1.3). À medida que os homens envelhecem, eles se preocupam mais com as linhas faciais superiores, ao contrário das mulheres, que deixam de se preocupar com as linhas faciais para se preocupar mais com linhas faciais inferiores e as rugas periorais.[8] Essas preocupações provavelmente decorrem da inversão esperada relacionada à idade do triângulo da juventude, onde as bochechas se achatam, e as papadas se formam, bem como da falta de unidades pilosas terminais na pele perioral das mulheres. Todas essas mudanças parecem ser mais acentuadas na face feminina, dadas as drásticas mudanças hormonais sofridas durante a menopausa.

Além disso, uma das principais barreiras ao tratamento identificadas por este estudo foi a falta de conhecimento sobre o que os procedimentos cosméticos minimamente invasivos implicam, incluindo riscos, benefícios, segurança e perfis de efeitos colaterais. Isso sugere que mesmo os pacientes do sexo masculino "esteticamente orientados" merecem e precisam de uma consulta cosmética completa com informações específicas sobre os procedimentos que podem se adequar ao seu estilo de vida e às metas de envelhecimento em longo prazo. Essa consulta de pré-tratamento é um evento fundamental na formulação de um plano de tratamento que conduzirá a um resultado positivo para o paciente.

Por fim, é importante reiterar que os dois principais motivos que levaram os homens a realizar um procedimento estético foram a boa aparência para a idade e a aparência mais jovem. Essas duas motivações também têm implicações sociais em suas vidas, já que a juventude dá aos homens um apelo mais competitivo no local de trabalho, o que pode levar a um salário 5% a 10% mais elevado.[9] Além disso, dois estudos demonstraram que os procedimentos cosméticos, como a neuromodulação com toxina botulínica, podem levar a uma melhora na autoestima e nos sentimentos de atratividade que levam a uma melhor qualidade de vida.[10,11] Tudo isso representa fatores psicossociais a serem considerados durante a consulta cosmética.

1.4 Prática Clínica

O objetivo da visita cosmética inicial, como em qualquer encontro com o paciente, é estabelecer uma forte relação médico-paciente, a fim de se preparar para o procedimento cosmético. A primeira etapa é entender o motivo da consulta. É preciso determinar, por exemplo, se o paciente deseja melhorias amplas, como rejuvenescimento geral ou melhoria na qualidade da pele, ou talvez tenha objetivos específicos, como apagar algumas linhas antes de um evento importante ou melhorar sua estrutura óssea natural. Devido à falta de conhecimento dos homens sobre os procedimentos estéticos disponíveis e suas indicações, em geral, não é incomum que os pacientes do sexo masculino apresentem queixas cosméticas vagas. "Pareço cansado" e "estou envelhecendo" são preocupações comuns que exigem que o médico responsável pelo tratamento verifique o que o paciente deseja. Há pistas que o médico pode usar para identificar as preocupações estéticas de um paciente do sexo masculino. Por exemplo, um paciente do sexo masculino que esteja preocupado em "parecer cansado" pode estar subconscientemente incomodado com alterações perioculares. Depois que as preocupações e os objetivos forem discutidos e compreendidos em detalhes, deve ser realizado um exame físico completo. Esse exame deve incluir a avaliação de linhas estáticas e dinâmicas, movimento facial, massa muscular, estrutura óssea e qualidade da pele (▶ Fig. 1.4). O exame físico ajudará o médico a entender quais produtos ou dispositivos são apropriados para a pele do paciente. Ele também servirá como um guia em termos de aproximação da quantidade de produto ou de quantas sessões serão necessárias para alcançar o resultado discutido. Após a formulação de um plano pelo médico, o paciente deve ser instruído sobre os possíveis procedimentos cosméticos que melhor atenderiam às suas preocupações específicas. Além de revisar os riscos, os benefícios e as alternativas, essa discussão detalhada deve incluir a possível necessidade de várias sessões ou retratamentos, bem como o tempo de inatividade previsto para os procedimentos recomendados. Esse ponto é fundamental, pois uma das maneiras mais fáceis – e mais evitáveis – de perder um novo paciente masculino é um resultado indesejado e imprevisto.

Em nossa experiência clínica, observamos algumas diferenças fundamentais em como abordar a primeira sessão de tratamento cosmético do homem. Em primeiro lugar, é importante observar que os homens agendam uma consulta de acompanhamento de duas semanas para possíveis tratamentos de retoque após o primeiro tratamento de neuromodulação. Percebemos que os pacientes do sexo masculino são menos propensos a fazer o acompanhamento se estiverem insatisfeitos do que as mulheres. Portanto, ter essa consulta de acompanhamento de duas semanas agendada garante que você possa discutir o que eles gostaram e o que não gostaram. Os injetores podem comunicar ao paciente que isso permitirá que ele tenha um plano de tratamento reprodutível para as consultas subsequentes, o que ajudará a garantir o resultado estético desejado nas consultas subsequentes. Quando se trata de neuromoduladores, lembre-se de que os homens podem precisar de uma dose 50% maior para obter o mesmo resultado esperado em uma mulher. Isso ocorre porque, anatomicamente, os homens tendem a ter um volume muscular maior e músculos mais fortes. Os homens também têm uma sobrancelha mais plana para começar em comparação às mulheres e, portanto, é aceitável tratar o músculo corrugador em seu aspecto mais lateral/inserção na pele, mesmo que isso resulte em uma sobrancelha mais plana. As mulheres não ficariam satisfeitas com esse resultado, pois essa abordagem pode resultar em uma ptose de sobrancelha pouco atraente. Por fim, a fronte dos homens deve ser mais superior do que a das mulheres, pois eles podem ter uma linha de cabelo recuada, e tratar o frontal inferior ignorando o superior pode resultar na aparência não natural de uma "touca de banho", em que as fibras do frontal superior continuam a se contrair. Depois que a face for tratada com neuromoduladores, deve-se desenhar um mapa ou tirar uma foto demonstrando os pontos de injeção precisos para usá-lo como um modelo reprodutível para tratamentos posteriores. Os autores descobriram que essa abordagem (imediatamente após a fotografia da injeção) é especialmente útil no tratamento da fronte em homens. Os pacientes do sexo masculino tendem a ser muito fiéis, mas precisam de tratamento adequado em sua primeira consulta. Portanto, os provedores devem tornar obrigatório o acompanhamento de duas semanas após a primeira sessão de tratamento para garantir que o paciente fique satisfeito e que você tenha um modelo de tratamento reprodutível para visitas futuras.

1.5 Conclusão

Com o aumento contínuo de procedimentos cosméticos minimamente invasivos realizados por homens, é importante que os clínicos reconheçam as principais diferenças anatômicas e estéticas entre homens e mulheres. A compreensão dessas variações anatômicas levará à dosagem correta do tratamento e à colocação do produto e, portanto, a um paciente satisfeito e fiel.

1.6 Pérolas

- As diferenças entre os sexos na anatomia facial masculina incluem maior espessura da pele, maior massa muscular, maior número de pelos terminais e de glândulas sebáceas, maior vascularização associada às unidades pilossebáceas e taxas diferentes de reabsorção de gordura e osso de acordo com as variações hormonais.
- Os dois principais motivos que levaram os homens a realizar um procedimento estético foram a boa aparência para a idade e a aparência mais jovem.

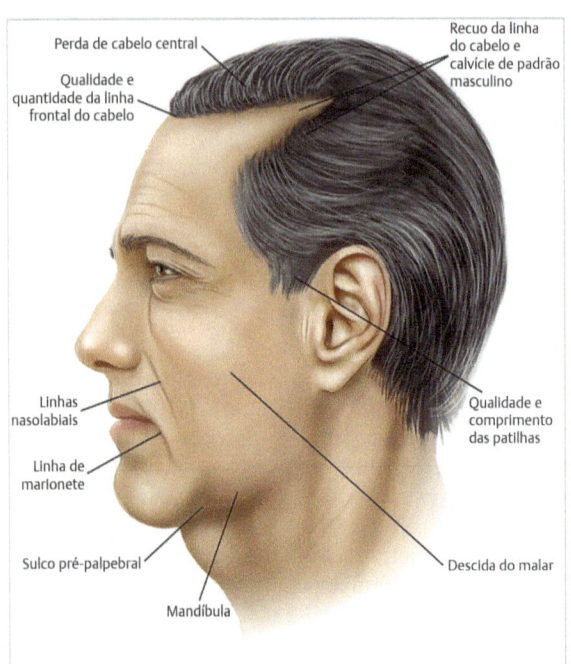

Fig. 1.4 Exame físico do paciente estético do sexo masculino. (Reproduzida com permissão de Steinbrech S, ed. Male Aesthetic Plastic Surgery. 1st Edition. New York: Thieme; 2020.)

- Uma das principais barreiras ao tratamento identificadas por este estudo foi a falta de conhecimento sobre o que os procedimentos cosméticos minimamente invasivos implicam, incluindo riscos, benefícios, segurança e perfis de efeitos colaterais.
- Os homens são menos propensos a acompanhar o tratamento se estiverem insatisfeitos do que as mulheres, portanto, agende uma consulta de acompanhamento de curto prazo (2 a 4 semanas) ao final do tratamento.

Referências

[1] ASPS 2018 Annual Survey. Available at: https://www.plasticsurgery.org/documents/News/Statistics/2018/cosmetic-procedures-men-2018.pdf. Accessed October 24, 2019

[2] Leong PL. Aging changes in the male face. Facial Plast Surg Clin North Am. 2008; 16(3):277–279, v

[3] Hage JJ, Becking AG, de Graaf FH, Tuinzing DB. Gender-confirming facial surgery: considerations on the masculinity and femininity of faces. Plast Reconstr Surg. 1997; 99(7):1799–1807

[4] Rudolph C, Hladik C, Hamade H, et al. Structural gender dimorphism and the biomechanics of the gluteal subcutaneous tissue: implications for the pathophysiology of cellulite. Plast Reconstr Surg. 2019; 143(4):1077–1086

[5] Frank K, Gotkin RH, Pavicic T, et al. Age and gender differences of the frontal bone: a computed tomographic (CT)-based study. Aesthet Surg J. 2019; 39(7):699–710

[6] Cotofana S, Gotkin RH, Morozov SP, et al. The relationship between bone remodeling and the clockwise rotation of the facial skeleton: a computed tomographic imaging-based evaluation. Plast Reconstr Surg. 2018; 142(6):1447–1454

[7] Jagdeo J, Keaney T, Narurkar V, Kolodziejczyk J, Gallagher CJ. Facial treatment preferences among aesthetically oriented men. Dermatol Surg. 2016; 42(10):1155–1163

[8] Narurkar V, Shamban A, Sissins P, Stonehouse A, Gallagher C. Facial treatment preferences in aesthetically aware women. Dermatol Surg. 2015; 41 Suppl 1:S153–S160

[9] Rieder EA, Mu EW, Brauer JA. Men and cosmetics: social and psychological trends of an emerging demographic. J Drugs Dermatol. 2015;14(9):1023–1026

[10] Dayan SH, Arkins JP, Patel AB, Gal TJ. A double-blind, randomized, placebo-controlled health-outcomes survey of the effect of botulinum toxin type a injections on quality of life and self-esteem. Dermatol Surg. 2010; 36 Suppl 4:2088–2097

[11] Carruthers A, Carruthers J. Prospective, double-blind, randomized, parallel-group, dose-ranging study of botulinum toxin type A in men with glabellar rhytids. Dermatol Surg. 2005; 31(10):1297–1303

2 Tintura do Tempo: Envelhecimento Facial e Considerações Anatômicas

José Raúl Montes ▪ *Jonathan J. Dutton*

Resumo

O envelhecimento genético e o fotoenvelhecimento resultam em afinamento de todas as camadas, deslocamento da junção dermo-epidérmica, perda de colágeno, desorganização das fibras de elastina, aglomeração de melanócitos e avanço da elastose dérmica. Esse processo, impulsionado por fatores extrínsecos e intrínsecos, ocorre igualmente em todos os gêneros, masculino e feminino, mas foi publicado que fatores extrínsecos, como exposição ao sol e uso de tabaco, estão mais associados ao comportamento masculino. Portanto, espera-se que as mudanças no envelhecimento da pele sejam aceleradas na população de pacientes do sexo masculino mais cedo do que nas mulheres.

A face e o couro cabeludo estão dispostos em seis tecidos concêntricos, que são mais espessos e pesados nos homens, o que resulta em maior atração gravitacional com o envelhecimento e consequente descida do tecido, o que se traduz em sobrancelhas mais baixas com o envelhecimento, mais pronunciadas do que nas mulheres. Além disso, a fronte é maior em altura e largura, e as bordas supraorbitais formam uma crista mais proeminente nos homens do que nas mulheres. Nos homens, espera-se que as têmporas sejam planas ou ligeiramente convexas, ao contrário das mulheres, em que as têmporas são planas ou ligeiramente côncavas. A região da face média no paciente masculino é caracterizada por um nariz com dorso mais reto e mais largo. Em geral, a bochecha feminina é mais cheia, com um ponto mais alto de reflexão (ou projeção) da luz lateralmente. As bochechas dos homens geralmente são mais planas e apresentam uma distância bizigomática mais ampla. Neste capítulo, as características anatômicas masculinas serão discutidas como uma bússola de orientação para o planejamento de tratamentos cosméticos cirúrgicos e não cirúrgicos no paciente masculino.

Palavras-chave: anatomia do envelhecimento, anatomia masculina, diferenças anatômicas entre homens e mulheres, procedimentos estéticos masculinos, abordagens para o envelhecimento facial

2.1 Histórico

O número de procedimentos estéticos realizados nos Estados Unidos aumentou significativamente nas últimas décadas. Entre 1997 e 2016, houve um aumento de 99,2% no número de procedimentos cirúrgicos cosméticos realizados anualmente nos Estados Unidos e um aumento maciço de 650,2% nos procedimentos não cirúrgicos.[1] Em 2014, os americanos gastaram mais de US$ 12 bilhões em procedimentos cosméticos combinados, cirúrgicos e não cirúrgicos, dos quais a cirurgia de pálpebras, a cirurgia de nariz, a toxina botulínica, os preenchimentos e os *peelings* químicos ficaram entre os principais procedimentos realizados. Mais de 40% de todos os procedimentos cosméticos foram realizados em indivíduos entre 35 e 50 anos de idade. Quase 70% dos adultos nos Estados Unidos estão atualmente considerando um procedimento cosmético.[2] Embora 90% dos procedimentos cosméticos são realizados em mulheres, mas o interesse entre os homens continua a aumentar. Entre 1997 e 2014, houve um aumento de 273% no número de procedimentos cosméticos realizados em homens, sendo a neurotoxina botulínica e os preenchimentos dérmicos os mais comuns. Isso se compara a um aumento de 429% para as mulheres durante o mesmo período.

O envelhecimento facial é um processo multifatorial e resulta em uma ampla gama de alterações fisiológicas e morfológicas que afetam todos os sistemas de tecidos, incluindo ossos, ligamentos, músculos, fáscia, gordura profunda e subcutânea e pele. O processo de envelhecimento é o mesmo para todos, embora a idade de início e a taxa de alterações do envelhecimento variem consideravelmente entre diferentes indivíduos, gêneros, grupos étnicos e entre vários estilos de vida. As alterações do esqueleto facial relacionadas à idade são subjacentes às alterações nas partes moles que estão suspensas nele e são reconhecidas como elementos-chave no processo de envelhecimento.[3,4,5,6]

Os homens envelhecem de forma diferente das mulheres, em grande parte devido às diferenças nas características genéticas e hormonais, na anatomia facial, na exposição ambiental e no comportamento. Em uma pesquisa com 600 homens com orientação estética, as áreas faciais de maior preocupação foram as rugas faciais e da fronte, pálpebras caídas, lacrimejamento, flacidez da pele e queda de cabelo, refletindo a importância da parte superior da face na interação social.[7] Considerando o número crescente de homens que procuram procedimentos cirúrgicos e, principalmente, procedimentos cosméticos não invasivos a cada ano, o profissional de estética deve-se familiarizar com a anatomia facial dos homens e com os aspectos mais importantes do envelhecimento facial. Embora os procedimentos realizados em homens e mulheres sejam semelhantes, os detalhes anatômicos podem variar, assim como os objetivos estéticos dos homens.[8]

2.2 Anatomia Facial Masculina e Mudanças no Envelhecimento

2.2.1 Envelhecimento e Gênero

Diversas alterações nos tecidos moles evoluem gradualmente durante o processo de envelhecimento da face. Fatores intrínsecos e extrínsecos contribuem para o envelhecimento da pele. O tabagismo e a radiação ultravioleta (UV) são os fatores de risco extrínsecos mais importantes para o envelhecimento da pele e para a formação de rugas grossas.[9,10,11,12] O tabagismo reduz o fluxo sanguíneo capilar, diminuindo as fibras de colágeno e elastina na derme, prejudicando a elasticidade. A exposição aos

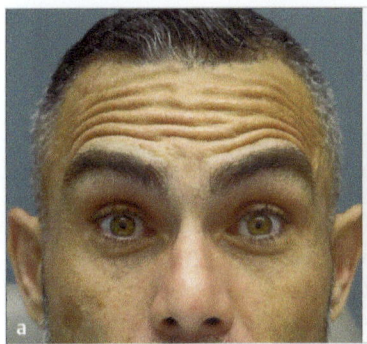
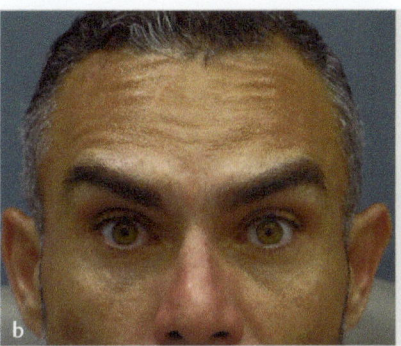

Fig. 2.1 Paciente do sexo masculino com sulcos frontais profundos e rugas antes e depois do tratamento com neuromoduladores (45 unidades no total na glabela, *orbicularis oculi* lateral e músculo frontal). **(a)** Antes. **(b)** Depois.

raios UV leva à degradação acelerada da matriz de colágeno dérmico. Em geral, os homens desenvolvem mais rugas no início da vida do que as mulheres. Embora às vezes isso tenha sido atribuído à maior exposição ocupacional ao sol nos homens, a diferença permanece significativa mesmo após o ajuste das rugas para a exposição ocupacional ao sol.[13] Outros fatores extrínsecos incluem a gravidade, que atua sobre os tecidos moles da face, bem como outros insultos ambientais, como poluentes (por exemplo, metais pesados) e pesticidas. Hábitos pessoais, como dieta e falta de sono, também contribuem para o início e o grau das alterações do envelhecimento.

A idade e o histórico genético são os principais fatores intrínsecos relacionados ao envelhecimento facial e à formação de rugas finas. Os homens tendem a apresentar fenômenos de envelhecimento mais do que as mulheres, devido à redução da capacidade antioxidante inata e ao aumento dos níveis de estresse oxidativo.[14] Os homens têm maior probabilidade de participar de comportamentos, como tabagismo, uso de álcool e exposição aos raios UV, o que acelera o processo de envelhecimento.[15] O esqueleto facial é maior nos homens, e os músculos faciais têm maior massa, o que contribui para as rugas estáticas induzidas por contração ao longo do tempo. Sob a influência desses fatores intrínsecos e extrínsecos, toda a pele facial passa por grandes mudanças com a idade, que progridem em taxas variáveis para cada indivíduo. O envelhecimento genético e o fotoenvelhecimento resultam em adelgaçamento de todas as camadas, deslocamento da junção dermoepidérmica, perda de colágeno, desorganização das fibras de elastina, aglomeração de melanócitos e avanço da elastose dérmica.[16] Isso resulta em perda da subestrutura dérmica com o desenvolvimento de sulcos e rugas, pigmentação irregular, perda de elasticidade e alongamento de pequenos vasos sanguíneos com áreas de vermelhidão irregular (▶ Fig. 2.1).

2.2.2 Fronte e Têmpora

A face e o couro cabeludo estão dispostos em seis camadas concêntricas de tecido que consistem em pele, tecido subcutâneo, camada musculoaponeurótica superficial, tecido areolar frouxo, fáscia profunda e periósteo e osso.[17] Com exceção da espessura, a pele e as camadas subcutâneas são basicamente as mesmas em toda a face e no couro cabeludo. A camada fascial musculoaponeurótica é fixada acima da pele e das camadas subcutâneas por finas faixas de tecido conjuntivo, chamadas fibras *da retinácula cutânea*. Sobre o couro cabeludo e a fronte, a camada musculoaponeurótica é formada pela gálea aponeurótica, e seus dois componentes musculares, o músculo occipital posterior e o músculo frontal anterior. Aqui, a pele, a camada subcutânea e a gálea formam uma única unidade funcional que é móvel sobre uma camada de tecido areolar avascular solto subjacente.

Essas seis camadas de tecido são mais espessas e mais pesadas nos homens, o que resulta em maior atração gravitacional com o envelhecimento e consequente descida do tecido, o que se traduz em sobrancelhas mais baixas com o envelhecimento, mais pronunciadas do que nas mulheres. No crânio, entretanto, as mulheres mais velhas têm espessura óssea mais espessa em comparação aos homens.

As **sobrancelhas** fazem parte da anatomia da **fronte** e do couro cabeludo, e sua mobilidade faz parte do complexo sistema de expressão facial. Elas estão situadas sobre as bordas orbitais superiores, na junção entre a pálpebra superior e a fronte. As sobrancelhas se estendem de um pouco acima da fossa troclear medialmente, perto da linha de sutura frontozigomática lateralmente. A região glabelar achatada é central na linha média e separa as duas sobrancelhas. Acima das sobrancelhas, a fronte é coberta por uma pele que se torna mais fina perto do topo da cabeça e mais espessa perto das sobrancelhas. A sobrancelha é separada da borda orbital superior por uma proeminente almofada de gordura subjacente. A pele nessa região contém pelos curtos e curtos na sobrancelha que surgem em um ângulo oblíquo. Medialmente, esses pelos podem ser direcionados ligeiramente para cima, mas geralmente são direcionados mais horizontal ou ligeiramente para baixo e lateralmente na parte central e lateral da sobrancelha. É importante considerar essas orientações variáveis durante as elevações diretas da sobrancelha com ressecção da pele imediatamente acima da linha da sobrancelha, pois o corte dos folículos pilosos resultará na perda dos cílios e na exposição da linha da cicatriz.

A **sobrancelha** é capaz de realizar uma ampla gama de movimentos verticais. Esses movimentos são realizados pela interação de cinco músculos estriados que se inserem nos tecidos dérmicos ao longo da sobrancelha. Esses são os músculos *frontalis, procerus, depressor supercilii, corrugator supercilii* e *orbicularis oculi*.[18] Todos são inervados pelo sétimo nervo craniano ou facial. As fibras do músculo frontal estão orientadas verticalmente na fronte e formam o ventre anterior do complexo musculofascial occipitofrontal. A gálea aponeurótica cobre e envolve os músculos frontais e occipitais em ambas as extremidades e carrega um rico suprimento de vasos sanguíneos e nervos. A gálea é fixada à pele sobrejacente por uma camada adiposa densa e firme e é separada do periósteo craniano subjacente por um espaço fascial areolar frouxo que permite a mobilidade do couro cabeludo. De 8 a 10 cm acima da borda orbital superior, a gálea se divide em camadas superficial e profunda que se estendem anteriormente e envolvem os músculos da fronte. A camada profunda da gálea se estende abaixo do músculo frontal e se funde ao periósteo 8 a 10 mm acima da borda orbital superior. A camada superficial continua para baixo sobre a superfície anterior do músculo frontal até a borda orbital, onde se insere em uma linha de fusão, o *arcus marginalis*, ao redor da margem da borda orbital. Do *arcus marginalis*, a gálea anterior continua para baixo na pálpebra superior, onde continua como a camada anterior do septo orbital.

Isso explica a contribuição do músculo frontal, não apenas na posição da sobrancelha, mas também na altura da pálpebra. Em pacientes com posição palpebral baixa e limítrofe ou ptose palpebral documentada, evite injeções de neurotoxina na fronte, ou seja muito conservador, pois uma queda palpebral subjacente clinicamente insignificante será dramaticamente revelada.

O músculo frontal é emparelhado e não tem anexos ósseos. Suas fibras proximais se originam da gálea aponeurótica aproximadamente no nível da linha de sutura coronal e se estendem em direção à borda supraorbital (▶ Fig. 2.2).

As fibras do músculo frontal se interdigitam com o corrugador e a porção orbital dos músculos *orbicularis*.[19] As fibras mediais se misturam com as dos músculos prócero e depressor do supercílio. O músculo frontal não se estende além da junção dos terços médio e lateral da sobrancelha, de modo que a sobrancelha lateral não tem um elevador. Devido a essa relação, a sobrancelha lateral está sob a influência depressora da porção lateral do músculo orbicular.

Devido à falta de ação do frontal, a sobrancelha lateral ou a cauda da sobrancelha tende a descer com o envelhecimento. A injeção de neurotoxina no orbicular lateral é indicada para elevar a sobrancelha lateral.

A fáscia superficial sobre a fronte e as sobrancelhas é relativamente fina. A pele está intimamente ligada à camada superficial da gálea sobre o músculo *frontalis* por septos fibrosos que se estendem pela gálea e a gordura superficial até a derme. Em sua superfície profunda, o músculo frontal é separado do periósteo subjacente por uma camada de gordura dentro da fáscia profunda da fronte. Essa camada de gordura tem sido chamada de almofada de gordura sub-superficial ou gordura retro-orbicular superior do olho, ou ROOF.[20] Esse coxim adiposo mede aproximadamente 1 cm verticalmente e tem cerca de 5 mm de espessura e ajuda a amortecer a sobrancelha durante o movimento sobre a borda óssea supraorbital. Esse coxim adiposo sob a sobrancelha pode-se esvaziar com o envelhecimento e é uma das zonas-alvo na área periocular para implantes injetáveis. O músculo frontal eleva a sobrancelha e, junto com o ventre occipital posterior, aperta o couro cabeludo, proporcionando mobilidade da pele ao longo da borda das têmporas (▶ Fig. 2.3 e ▶ **Vídeo 2.1**).

A ptose da fronte e da sobrancelha é uma característica proeminente da face envelhecida.[21,22,23] À medida que a ptose da sobrancelha progride, a dermato-calástase das pálpebras superiores pode-se tornar mais pronunciada. Quando um paciente é avaliado para blefaroplastia, é importante avaliar se a dermato-calácea é o resultado de pele redundante da pálpebra superior ou uma manifestação de pele da fronte deslocada para baixo, ou ambos. O não reconhecimento da etiologia dessa deformidade pode resultar em falha na correção do defeito anatômico responsável (▶ Fig. 2.4).

Em casos selecionados, a injeção de neurotoxina, especificamente nos músculos depressores da sobrancelha glabelar e o *orbicularis* lateral podem resultar em elevação da sobrancelha, o que pode corrigir uma "pseudodermatocalasia".

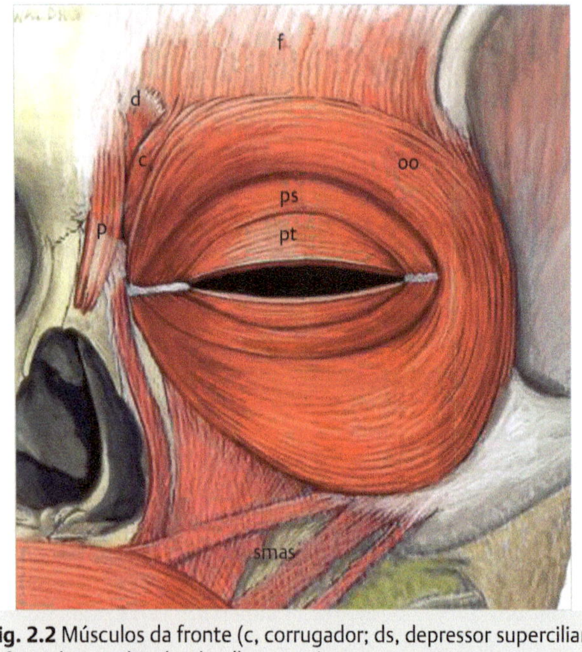

Fig. 2.2 Músculos da fronte (c, corrugador; ds, depressor superciliar; f, frontal; oo, orbicular do olho; p, prócero; smas, sistema musculoaponeurótico superficial; ps, pré-septal; pt, pré-tarsal).

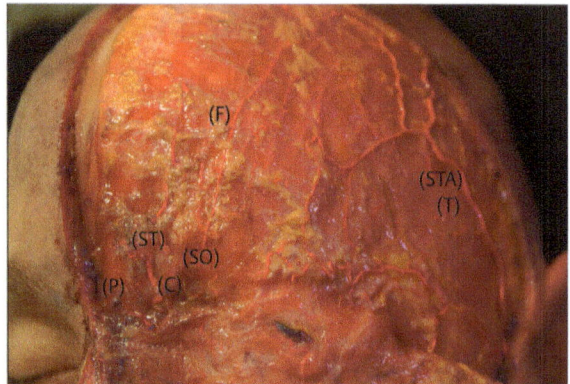

Fig. 2.3 Os músculos prócero e corrugador com as artérias supraorbital e supratroclear.

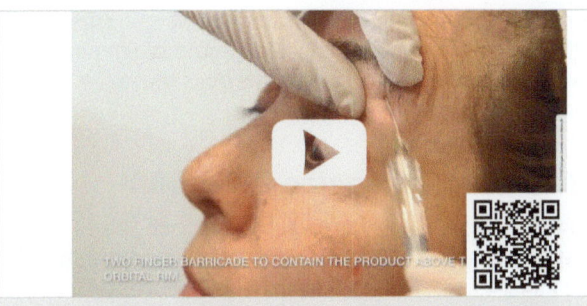

Vídeo 2.1 Injeção no teto.

Três achados anatômicos que podem ajudá-lo a prever uma elevação eficaz da sobrancelha com neurotoxina:

- Pacientes com pele fina na fronte/sobrancelha, geralmente mulheres.
- Pacientes com placa tarsal preexistente.
- Pacientes com forte ação orbicular lateral ("pés de galinha").

O **prócero** é um pequeno músculo piramidal intimamente relacionado ao complexo do músculo frontal. Ele surge por meio de fibras tendíneas do periósteo na porção inferior do osso do nariz. O músculo passa verticalmente para cima entre as sobrancelhas e se separa em suas cabeças emparelhadas, que se interdigitam com as bordas mediais do músculo frontal em ambos os lados e se inserem na derme da pele sobre a parte central inferior da fronte (▶ Fig. 2.2). A contração do músculo prócero atrai a porção medial do músculo. O músculo depressor do supercílio é um músculo que se estende da sobrancelha para baixo e produz rugas transversais sobre a glabela e a ponte nasal. Anteriormente, acreditava-se que o músculo depressor do supercílio fazia parte do músculo orbicular, mas agora ele é considerado uma estrutura separada.[24] Ele surge do processo frontal do osso maxilar como duas cabeças distintas, corre profundamente para a borda lateral do prócero e se insere na derme da sobrancelha medial (▶ Fig. 2.2).

Pacientes com forte contração do músculo nasal ou as "*bunny lines*" geralmente também apresentam forte recrutamento do depressor do supercílio. Nesses pacientes, estenda seu padrão de injeções de neurotoxina glabelar para incluir esses músculos.

O músculo **corrugador do supercílio** forma uma faixa piramidal de fibras abaixo das fibras mediais dos músculos frontal e orbicular (▶ Fig. 2.2). Ele se origina da extremidade medial do osso frontal na borda orbital superomedial e se divide em duas cabeças separadas. A cabeça oblíqua corre superior e ligeiramente lateral e interdigita o músculo orbicular. A cabeça transversal do músculo frontal atua como um depressor da sobrancelha medial, passando pelos músculos frontal e orbicular para entrar na derme ao longo da sobrancelha medial. Essa cabeça, juntamente com o depressor do supercílio, o prócero e o deslizamento medial da porção orbital do músculo orbicular, atua para deprimir a sobrancelha medial.[25] A cabeça transversal maior do músculo corrugador passa lateral e ligeiramente superiormente sob a porção orbital do músculo orbicular dentro do coxim adiposo galeal e se insere na fáscia profunda dos músculos frontal e orbicular ao longo do terço central da sobrancelha. A contração do músculo corrugador puxa a sobrancelha medialmente e para baixo, produzindo as dobras glabelares verticais.

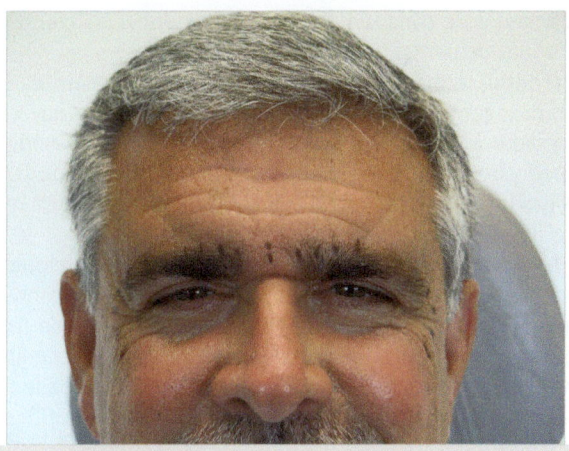

Fig. 2.4 Uma face masculina envelhecida com sulcos horizontais na fronte e vincos glabelares horizontais e verticais.

Na forma bruta, a fronte é maior em altura e largura, e as bordas supraorbitais formam uma crista mais proeminente nos homens do que nas mulheres.[26] As cristas supraorbitais mediais nos homens se misturam à glabela central, de modo que a região glabelar é mais proeminente do que nas mulheres.[27] Embora a órbita seja absolutamente maior e mais arredondada nos homens, a órbita masculina é proporcionalmente menor em relação ao tamanho total do crânio.[28] A sobrancelha tem contorno plano e fica mais baixa ao longo da borda orbital.[29] Homens com olhos fundos e borda supraorbital mais proeminente podem apresentar uma posição ligeiramente mais baixa da sobrancelha (▶ Fig. 2.4).[30]

Músculos mais fortes e maiores na glabela em homens exigem mais unidades de neurotoxina.[31] Em homens com sobrancelhas baixas, é necessário avaliar cuidadosamente a ação do músculo frontal antes da injeção do neuromodulador para evitar uma possível queda da sobrancelha. Em pacientes masculinos pesados e de baixa estatura, considere a injeção de neurotoxina na glabela e no músculo orbicular lateral; evite injeções na fronte (▶ Fig. 2.4).

A têmpora se refere à área anatômica da região temporal da fossa. As bordas são a linha temporal superior superiormente, o processo frontal do zigoma anteriormente, o processo zigomático do osso temporal e o zigoma inferiormente, e a linha do cabelo temporal e a orelha posteriormente.[32] A fossa temporal contém o músculo temporal, que se origina da linha de fusão temporal superior e se insere inferiormente no processo coronoide da mandíbula. A superfície do músculo temporal é coberta por uma camada fibrosa densa, a fáscia temporal profunda, que contém um coxim adiposo temporal inferiormente. Superficialmente à fáscia temporal profunda há uma camada areolar frouxa, a fáscia temporoparietal ou temporal superficial. A artéria temporal superficial corre superiormente, e os ramos temporais do nervo facial passam diagonalmente por essa camada facial. Essas são estruturas importantes a serem evitadas nos procedimentos de elevação da fronte temporal e durante colocação do preenchedor de zona temporal, pois é reconhecida como uma das "zonas de perigo".

Frontal, têmporas, glabela, pálpebra, nariz, meio da face, sulco nasogeniano são "zonas de perigo" faciais porque estão conectadas à complexa circulação orbital. A injeção acidental de preenchedor intra-arterial pode produzir uma embolização retrógrada que atinge a circulação orbital e da retina com resultados catastróficos, como cegueira[33] (▶ Fig. 2.5).

É bem sabido que a remodelação óssea ocorre ao longo da vida, com uma projeção gradual e aditiva do osso na fronte por espessamento do osso frontal.[34,35] A parte superior da fronte também apresenta alguma regressão devido à perda de altura e volume calvares com o aumento da idade.[36] A cavidade temporal é uma característica proeminente da face envelhecida, frequentemente atribuída à atrofia do coxim adiposo temporal. No entanto, estudos mais recentes sugerem que a redistribuição da gordura inferiormente, e não a atrofia, é provavelmente a responsável pelo relativo esvaziamento superior nessa região.[37]

Em homens, a saliência supraorbital ou frontal é comum com o aumento da concavidade na parte central da fronte com o envelhecimento; considere uma combinação de neurotoxina e injeções de preenchimento em casos selecionados para melhorar a aparência de rítides profundas sem diminuir o complexo de sobrancelhas "pesadas" (▶ Fig. 2.6 e ▶ **Vídeo 2.2**).

As têmporas de mulheres "jovens" geralmente são planas; com o envelhecimento, elas podem-se tornar dramaticamente côncavas. Nos homens, espera-se que as têmporas sejam planas ou ligeiramente convexas. Para a injeção de preenchimento nas têmporas, há duas escolas de pensamento: injeção superficial/subcutânea ou injeção supraperiosteal profunda. Em nossa opinião, a injeção profunda sobre o osso é mais segura (▶ Fig. 2.7 e ▶ **Vídeo 2.3**).

2.2.3 Pálpebras e Região Periorbital

No adulto jovem, a fissura interpalpebral mede de 10 a 11 mm de altura vertical, mas, com o avanço da idade, a pálpebra superior assume uma posição mais ptótica, resultando em uma fissura de apenas cerca de 8 a 9 mm (▶ Fig. 2.8). O comprimento horizontal da fissura é de 30 a 31 mm por volta dos 15 anos de idade. As pálpebras superior e inferior se encontram medianamente. A fissura interpalpebral é geralmente inclinada ligeiramente para cima em sua extremidade lateral, de modo que o ângulo cantal lateral geralmente é cerca de 2 a 3 mm mais alto que o ângulo cantal medial. A fissura interpalpebral geralmente é ligeiramente inclinada para cima em sua extremidade lateral, de modo que o ângulo cantal lateral geralmente é cerca de 2 a 3 mm mais alto do que o ângulo cantal medial. Na posição primária do olhar, a margem da pálpebra superior geralmente fica no limbo corneano superior em crianças, e 1,5 a 2,0 mm abaixo dele no adulto. O contorno marginal da pálpebra superior geralmente atinge seu ponto mais alto logo nasal à pupila, e a margem da pálpebra inferior repousa no limbo corneano inferior. Esses marcos anatômicos são semelhantes em homens e mulheres.

Pacientes com pálpebras superiores que repousam perto de suas pupilas, a menos de 3 mm de um reflexo de luz para a pupila, podem ter uma queda subjacente da pálpebra que pode ser agravada pelo tratamento com neurotoxina no complexo da fronte. Da mesma forma, se a margem da pálpebra inferior estiver repousando mais abaixo do limbo corneano inferior, com exposição escleral, as injeções de neurotoxina no orbicular pré-társico ou na pálpebra inferior devem ser evitadas, pois elas apenas acentuam uma retração ou descida "indesejada" da pálpebra.

O músculo orbicular do olho é uma lâmina muscular estriada periocular que fica logo abaixo da pele. Ele é dividido anatomicamente em três segmentos arbitrários: as porções orbital, pré-septal e pré-tarsal nas pálpebras superiores e inferiores (▶ Fig. 2.9). A porção orbital cobre as bordas ósseas da órbita. Origina-se de inserções no processo frontal do osso maxilar, no processo orbital do osso frontal e do ligamento cantal medial comum. As fibras são formadas pelo osso do cotovelo, pelo processo orbital do osso frontal e pelo ligamento cantal medial comum. As fibras passam ao redor da borda orbital para formar um círculo contínuo e se inserem medialmente logo abaixo de seus pontos de origem. A porção palpebral do músculo orbicular cobre a pálpebra móvel desde as bordas orbitais até as margens da pálpebra. Embora essa porção forme uma única unidade anatômica em cada pálpebra, ela é habitualmente dividida topograficamente em duas partes, o orbicular pré-septal e o orbicular pré-tarsal.

A parte pré-septal está posicionada sobre o septo orbital nas pálpebras superiores e inferiores, e a parte pré-tarsal cobre as placas tarsais. O plano fascial pós-orbicular é uma camada areolar frouxa avascular entre o músculo orbicular e o complexo fascial aponeurótico do septo orbital. Esse plano é uma referência cirúrgica importante que permite a dissecção e a identificação fáceis e sem

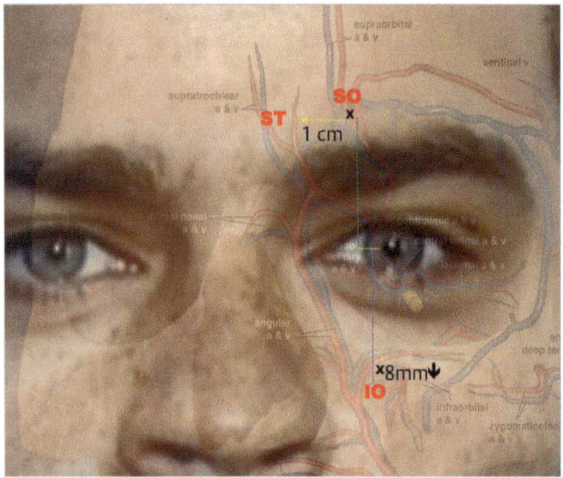

Fig. 2.5 Localização das principais estruturas vasculares periorbitais. Observação: a melhor maneira de localizar os principais vasos ao redor do olho é usar a pupila do paciente como bússola de orientação. Por exemplo, para encontrar o forame (ou fenda onde o feixe de nervos e vasos supraorbitais emerge), use o limbo medial da íris e a margem superior da órbita. As estruturas neurovasculares do forame infraorbital estão alinhadas entre o limbo medial da íris e a pupila a aproximadamente 8 mm a 1 cm da borda orbital inferior. Lembre-se de que a artéria supratroclear está localizada a aproximadamente 1 cm medialmente à artéria supraorbital. Todas essas estruturas emergem das profundezas desses forames.

2.2 Anatomia Facial Masculina e Mudanças no Envelhecimento

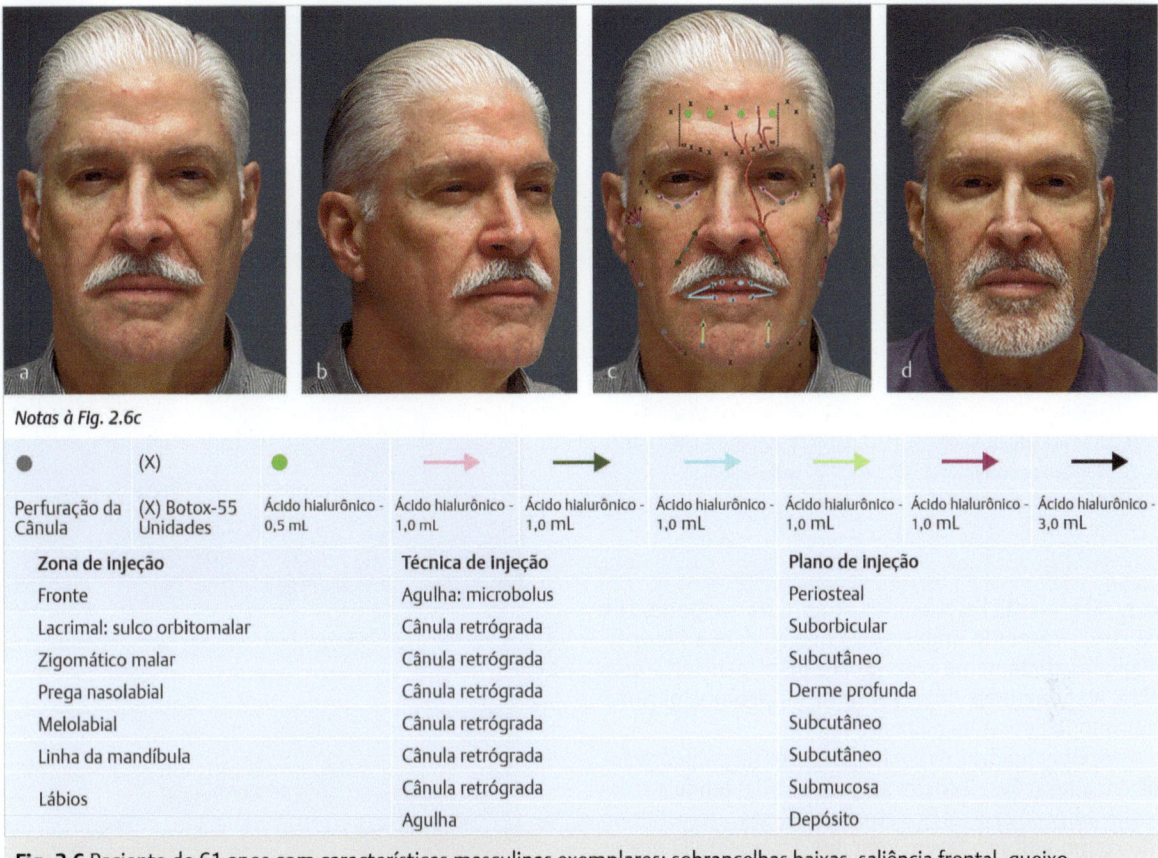

Notas à Fig. 2.6c

●	(X)	●	→	→	→	→	→	→	→
Perfuração da Cânula	(X) Botox-55 Unidades	Ácido hialurônico - 0,5 mL	Ácido hialurônico - 1,0 mL	Ácido hialurônico - 1,0 mL	Ácido hialurônico - 1,0 mL	Ácido hialurônico - 1,0 mL	Ácido hialurônico - 1,0 mL	Ácido hialurônico - 1,0 mL	Ácido hialurônico - 3,0 mL
Zona de injeção			**Técnica de injeção**			**Plano de injeção**			
Fronte			Agulha: microbolus			Periosteal			
Lacrimal: sulco orbitomalar			Cânula retrógrada			Suborbicular			
Zigomático malar			Cânula retrógrada			Subcutâneo			
Prega nasolabial			Cânula retrógrada			Derme profunda			
Melolabial			Cânula retrógrada			Subcutâneo			
Linha da mandíbula			Cânula retrógrada			Subcutâneo			
Lábios			Cânula retrógrada			Submucosa			
			Agulha			Depósito			

Fig. 2.6 Paciente de 61 anos com características masculinas exemplares: sobrancelhas baixas, saliência frontal, queixo proeminente e mandíbula quadrada. **(a)** Antes (frente). **(b)** Antes (lado direito). **(c)** Marcações para as injeções. **(d)** Depois.

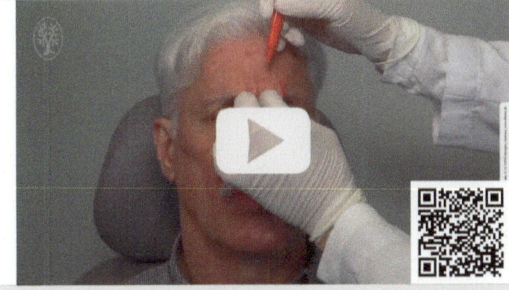

Vídeo 2.2 Injeção no meio da fronte em combinação com neurotoxina; aumento dos lábios com cânula; injeção na linha da mandíbula com cânula.

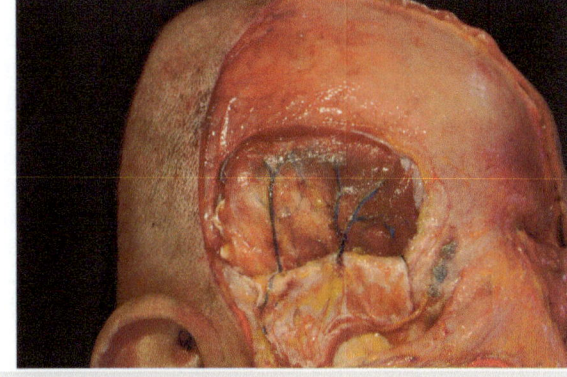

Fig. 2.7 Fáscia temporal superficial.

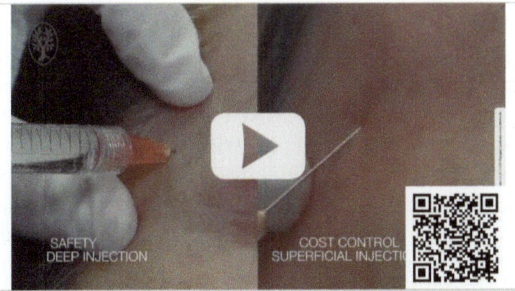

Vídeo 2.3 Injeção na fossa temporal, técnica de injeção com agulha profunda.

sangue do septo orbital subjacente. O septo orbital é uma membrana fibrosa de várias camadas que começa anatomicamente no *arcus marginalis* ao longo da borda orbital (▶ Fig. 2.10).

A estrutura de várias camadas do septo orbital é facilmente observada na maioria dos indivíduos durante a cirurgia da pálpebra e fornece um ponto de referência crítico que separa as lamelas da pálpebra anterior da posterior. Imediatamente atrás do septo orbital estão as bolsas de gordura pré-aponeurótica amareladas. Essas são extensões anteriores da gordura orbital extraconal ou periférica (▶ Fig. 2.11). Há duas bolsas na pálpebra superior, medial e central, e três nas pálpebras inferior,

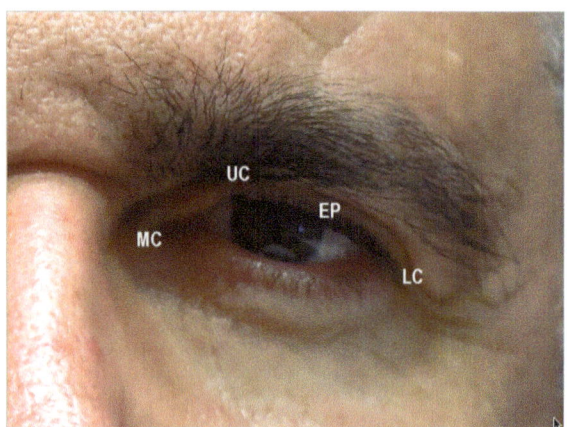

Fig. 2.8 Pálpebra externa e região periorbital (EP, plataforma da pálpebra; LC, ângulo cantal lateral; MC, ângulo cantal medial; UC, dobra da pálpebra superior).

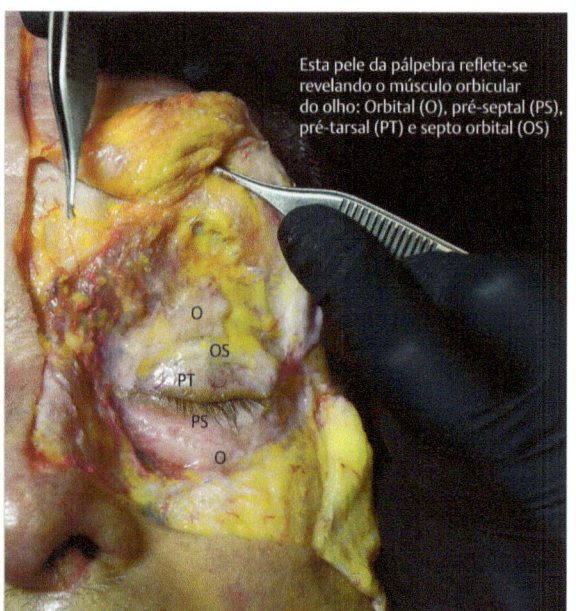

Fig. 2.9 Músculo orbicular do olho.

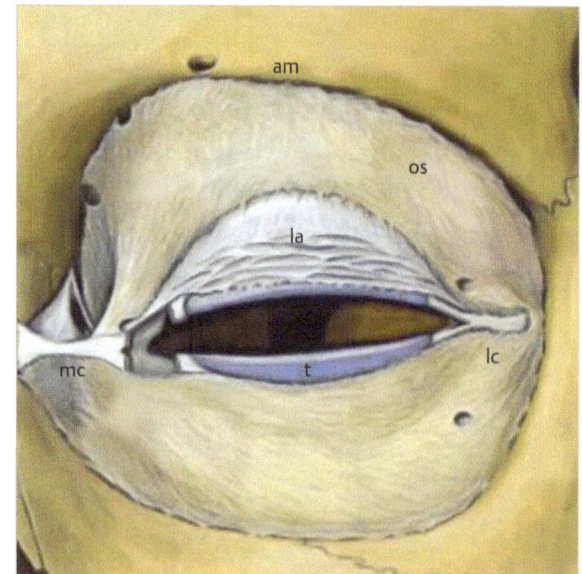

Fig. 2.10 Septo orbital (am, *arcus marginalis*; la, aponeurose do levantador; lc, ligamento cantal lateral; mc, ligamento cantal medial; t, tarso; os, septo orbital).

medial, central e lateral. Esses pontos de gordura são pontos de referência cirurgicamente importantes que ajudam a identificar um plano imediatamente anterior aos principais retratores da pálpebra, a aponeurose do elevador na pálpebra superior e a fáscia capsulopalpebral na pálpebra inferior.

Com o envelhecimento, os coxins adiposos da pálpebra superior sofrem alterações. O coxim adiposo medial tende a crescer, e o coxim adiposo central fica atrófico.[38] Essas alterações no volume do coxim adiposo fazem com que a pálpebra superior pareça desinflada ou afundada centralmente, mais proeminentemente em mulheres devido à pele mais fina da pálpebra superior. A colocação de preenchimento de ácido hialurônico de baixa concentração abaixo do músculo orbicular pode corrigir essa alteração involutiva (▶ Vídeo 2.4).

O principal afastador da pálpebra superior é o músculo elevador da pálpebra superior. Ele surge profundamente na órbita a partir da asa menor do esfenoide e passa adiante ao longo da órbita superior. Na borda orbital, a bainha fibrosa que envolve o músculo se torna mais espessa, formando uma condensação horizontal que se estende horizontalmente pela órbita superior, fixada medial e lateralmente à fáscia e aos ossos orbitais. Esse é o ligamento orbital transverso superior de Whitnall, que contribui para o suporte dos sistemas suspensores fasciais orbitais anteriores que mantêm as relações espaciais entre diversas estruturas anatômicas na órbita e pálpebra superiores (▶ Fig. 2.11). Ele parece funcionar como uma rede que sustenta o aponeurótico levantador. A estrutura do músculo levantador é um dos principais componentes do músculo levantador, onde ele muda o vetor de horizontal para vertical. Ele também pode servir como um ligamento de controle contra a excursão excessiva posterior do músculo elevador.

A partir do ligamento de Whitnall, a aponeurose do levantador continua descendo 14 a 20 mm até suas inserções. Ao contrário do que foi ensinado anteriormente, apenas uma pequena porcentagem das fibras terminais da aponeurose se insere diretamente no tarso. A maioria das fibras aponeuróticas se insere na fáscia pré-tarsal e nos septos interfasciculares do músculo orbicular pré-tarsal. Algumas fibras continuam através do músculo para se fundir com as fibras da fáscia subcutânea. Essas camadas múltiplas mantêm uma aproximação estreita da pele, do músculo, da aponeurose e das lamelas tarsais na porção marginal das pálpebras, contribuindo para a formação da plataforma palpebral marginal que é esteticamente importante na pálpebra caucasiana. Os homens tendem a ter uma placa tarsal menor do que as mulheres, e esse achado é consistente com o envelhecimento.

2.2 Anatomia Facial Masculina e Mudanças no Envelhecimento

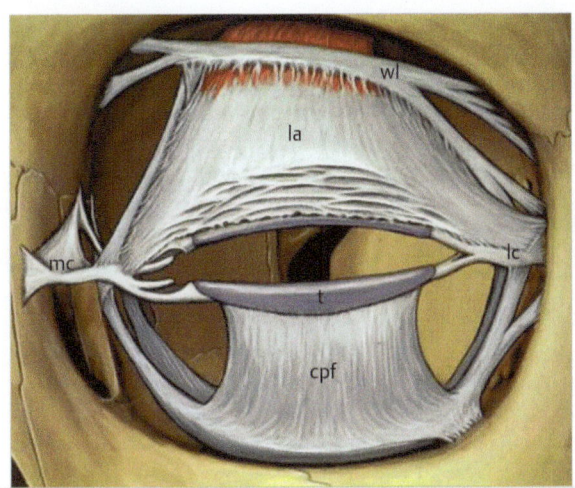

Fig. 2.11 Aparelho suspensor da pálpebra superior (cpf, fáscia capsulopalpebral; la, aponeurose do elevador; lc, ligamento cantal lateral; mc, ligamento cantal medial; t, placa tarsal; wl, ligamento de Whitnall).

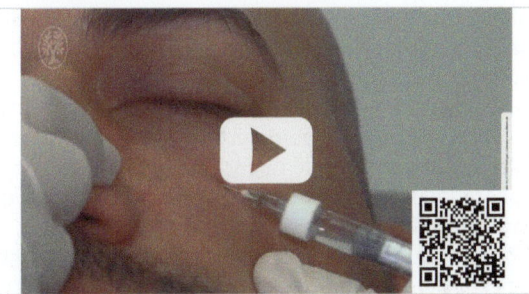

Vídeo 2.4 Correção de lágrima através do sulco orbitomalar com hialurônico e técnicas de cânula.

As fibras musculares lisas inervadas pelo sistema nervoso simpático estão presentes nas pálpebras superiores e inferiores. Na pálpebra superior, o músculo supratarsal de Müller origina-se da superfície inferior do músculo levantador, logo antes do ligamento de Whitnall. Ele corre para baixo, posterior à aponeurose do levantador, à qual é frouxamente aderido. O músculo de Müller se insere na borda anterior ou na borda superior do tarso por meio de uma zona de tecido conjuntivo denso. Na pálpebra inferior, as fibras musculares lisas estão presentes ao longo da superfície posterior da fáscia capsulopalpebral, a uma curta distância distal do ligamento de Lockwood. As placas tarsais fornecem a integridade estrutural firme das margens das pálpebras superior e inferior (▶ Fig. 2.12).

As **placas tarsais** consistem em tecido fibroso denso com aproximadamente 1,0 a 1,5 mm de espessura. A altura vertical central da placa tarsal é de 12 mm na pálpebra superior e de 3,5 a 5,0 mm na pálpebra inferior. Dentro de cada tarso estão as glândulas meibomianas sebáceas, aproximadamente 25 na pálpebra superior e 20 na inferior. Medial e lateralmente, as placas tarsais passam por faixas fibrosas que formam os ligamentos cantal médio e lateral. Eles ficam entre o músculo orbicular anterior e a conjuntiva posterior. O ligamento cantal medial se divide em um padrão complexo de cruras anterior, superior e posterior que circundam o saco lacrimal e se inserem nas cristas dos ossos maxilar e lacrimal. Lateralmente, as placas tarsais passam para cordões fibrosos menos desenvolvidos que formam o ligamento cantal lateral, que se insere no periósteo, logo dentro da borda orbital lateral.

A posição cantal lateral pode diminuir com o envelhecimento, independentemente do gênero. Em homens obesos e com apneia do sono, os tecidos fibrosos das placas tarsais são progressivamente esticados com um enigma de sinais e sintomas conhecidos como síndrome da pálpebra caída. Esses pacientes precisam de intervenção cirúrgica para corrigir a má

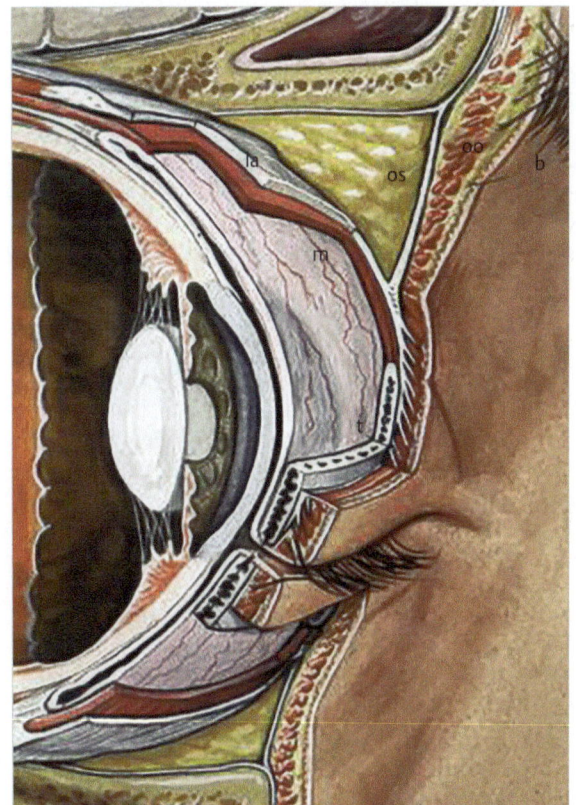

Fig. 2.12 Anatomia em corte transversal das pálpebras (la, aponeurose do elevador; mm, músculo simpático de Müller; oo, músculo orbicular do olho; os, septo orbital; t, placa tarsal com glândulas meibomianas).

posição das pálpebras devido à frouxidão excessiva do tecido.[39] A pálpebra inferior fica frouxa e cai para baixo, especialmente lateralmente, e pode ser significativamente mais grave em homens mais velhos.[40,41] O septo orbital fica frouxo, permitindo a herniação da gordura orbital anteroinferior acima do ligamento orbitomalar, resultando em pálpebras inferiores protuberantes, comumente vistas no envelhecimento da face masculina. A cavidade infraorbital é um fenômeno relacionado, observado ao longo da interface pálpebra-bochecha, exacerbado pela descida para baixo dos compartimentos de gordura malar.

O entrópio e o ectrópio estão entre as malposições adquiridas mais comuns da pálpebra inferior associadas ao envelhecimento. A reabsorção da borda orbital óssea inferolateral e a frouxidão dos ligamentos de retenção orbicular causam queda da pálpebra inferior lateral e deslocamento para baixo do ângulo cantal lateral.[8]

O "paciente de vetor negativo" do sexo masculino que apresenta projeção maxilar anterior ruim pode mostrar sinais precoces de mau posicionamento da pálpebra inferior (como ectrópio) e prolapso da gordura orbital, criando uma transição abrupta entre a órbita inferior e a face média (▶ Fig. 2.13 e ▶ **Vídeo 2.4**). A concavidade da face média do paciente com "vetor negativo" exige convexidade; nossas plataformas de aterrissagem de preenchimento para o "paciente de vetor negativo" são o canal lacrimal ósseo e a face maxilar lateral à artéria infraorbital. Um reforço será criado com a injeção nesses dois locais.

Uma das áreas de maior preocupação para o paciente masculino com orientação estética é a região dos olhos, especificamente a depressão sob os olhos. Para o paciente com vetor negativo, considere abordagens em duas frentes: injeções infraorbitais e injeção concomitante de preenchimento maxilar (▶ **Vídeo 2.5**).

2.2.4 Anatomia da Face Média e Envelhecimento

O nariz dorsal dos homens é mais largo e reto em comparação ao das mulheres, onde é relativamente mais estreito e lateralmente côncavo.[42]

Espera-se que o dorso nasal masculino seja reto e mais largo do que o feminino. Tenha muito cuidado com os pacientes que passaram por cirurgia nasal anterior, pois a anatomia pode ser alterada, e a segurança da injeção pode ser mais desafiadora (▶ **Vídeo 2.6**).

A bochecha masculina tem mais plenitude, uma base mais ampla. A pele do terço médio da face é estrutural e histologicamente semelhante a outras áreas da face, mas a espessura da epiderme e da derme é maior do que a das pálpebras e semelhante à da fronte.[45] Como em outras áreas da pele da face, a pele do terço médio da face é estrutural e histologicamente semelhante a outras áreas da face, as alterações do envelhecimento ocorrem tanto por mecanismos genéticos intrínsecos, quanto por exposição ambiental, principalmente à luz UV. O tabagismo pode ter um efeito deletério ao interromper sua microvasculatura com perda de colágeno e elastina, substituição da substância fundamental por tecido fibroso e diminuição da taxa de renovação celular. A pele seca resulta da perda de glândulas sebáceas, e a hiperpigmentação ocorre devido ao aumento da melanina.

No terço médio da face, o sistema musculoaponeurótico superficial (SMAS) faz parte da fáscia subcutânea da cabeça e do pescoço. Ele é contínuo superiormente com a gálea aponeurótica sobre a fronte e lateralmente com a fáscia temporoparietal ou fáscia temporal superficial sobre as fossas temporais. Inferiormente, o SMAS é contínuo com o platisma do pescoço e da parte inferior da face. O SMAS reveste os músculos da expressão facial e separa a gordura subcutânea em camadas superficiais e profundas. Septos fibrosos se estendem do SMAS, através da camada de gordura superficial, até a derme sobrejacente. Os nervos motores para os músculos faciais ficam logo abaixo do SMAS.

Os depósitos de gordura subcutânea no terço médio da face influenciam as propriedades mecânicas da pele sobrejacente. As alterações progressivas nesses compartimentos de gordura são consideradas os principais fatores que contribuem para o envelhecimento facial. A gordura facial é amplamente dividida em camadas superficiais e profundas, acima e abaixo do SMAS, e essas camadas são subdivididas em compartimentos de gordura distintos, separados por ligamentos fasciais, septos e músculos.[46] Os vários compartimentos de gordura diferem em tipos de gordura, dependendo do tamanho das células adiposas, da composição colagênica de sua matriz extracelular e das características mecânicas.[47] Eles também variam em propriedades fisiológicas que diferem da gordura em outras partes do corpo, como o abdome, e até mesmo diferem de um compartimento localizado para outro na face.[48] Essas diferenças resultam em alterações de envelhecimento díspares em várias partes da face. O resultado é instabilidade estrutural e rugas na pele sobrejacente, bem como atrofia ou redistribuição de gordura que se manifesta como deflação geral do volume do meio da face, perda de volume nas regiões das têmporas, periorbital e queixo, e aumento relativo do volume de gordura na papada e nos sulcos nasolabiais laterais. Os homens apresentam maior perda de volume facial do que as mulheres.[49] A força descendente da gravidade e a perda de elasticidade

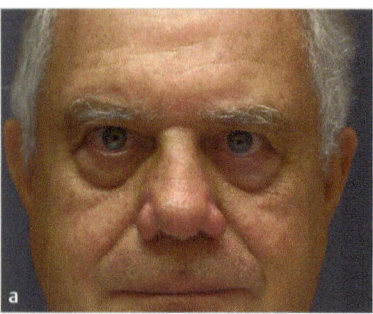
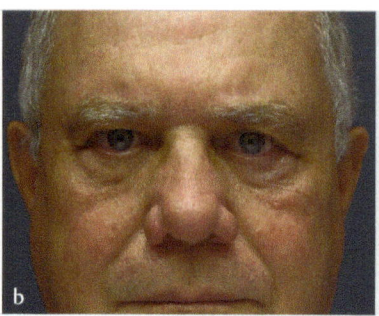

Fig. 2.13 Paciente com vetor negativo antes e depois do tratamento com agente bioestimulante injetável, ácido poli-L-láctico (PLLA; Sculptra) na junção da maxila e dos ligamentos orbitomalares infraorbitais. **(a)** Antes. **(b)** Após o ácido poli-L-láctico.

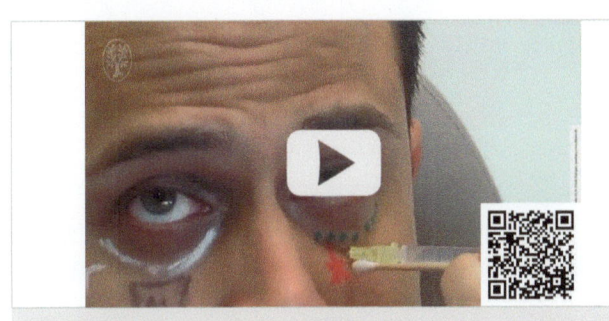

Vídeo 2.5 Paciente com vetor negativo.

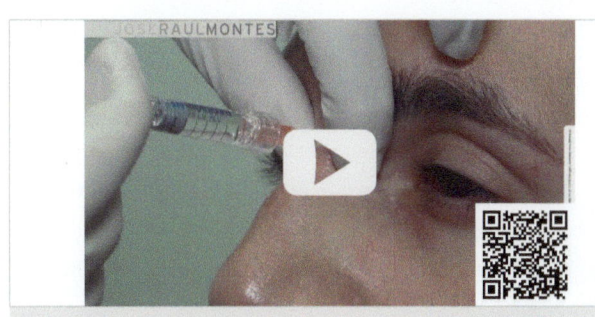

Vídeo 2.6 Injeção dorsal no nariz.

do fotoenvelhecimento resultam na queda dos tecidos moles faciais, a redistribuição para baixo dos compartimentos de gordura facial e as alterações relacionadas à idade na pele sobrejacente. Os homens têm maior massa muscular facial e movimentos faciais mais amplos.[50] Isso resulta em maior grau e distribuição mais amplos de rugas no meio da face, e elas tendem a aparecer em uma idade mais precoce.[51] Os homens também têm menos gordura subcutânea, acentuando a aparência de rugas profundas em homens idosos.[52]

Acreditava-se que o crescimento craniofacial terminava no início da idade adulta, exceto por pequenas alterações degenerativas. O conceito de que o esqueleto facial estava em um estado de mudança contínua foi introduzido por Humphrey,[53] em 1858, e, mais tarde, elaborado por Enlow,[54] que desenvolveu a ideia de campos de crescimento. De acordo com esse conceito, os ossos frontonasais depositam novos ossos na parte superior da face e se deslocam para a frente, enquanto o esqueleto médio-facial é reabsorvido e apresenta um deslocamento posterior gradual.[34,55] Esse modelo teórico postulava que o esqueleto facial, visto da direita, apresenta uma rotação gradual em torno da órbita, de modo que a fronte gira anterior e ligeiramente inferior, enquanto a face média gira posterior e ligeiramente superior.[34,35,56,57,58]

Também foi demonstrado que a abertura orbital aumentou de diâmetro nas direções superomedial e inferolateral, juntamente com um achatamento do ângulo glabelar-maxilar.[59] Essas alterações no esqueleto facial com o envelhecimento fazem com que os ângulos maxilar, piriforme e glabelar se tornem mais agudos, com efeitos significativos sobre a cobertura dos tecidos moles salientes. Essa regressão da projeção óssea afeta a subestrutura suspensora de todos os tecidos moles faciais e contribui para algumas das alterações comuns do envelhecimento do terço médio da face, incluindo deflação de volume, flacidez, desenvolvimento de dobras proeminentes sobre os ligamentos de retenção e perda da dentição.[60]

A retrusão óssea e a atrofia ou redistribuição dos tecidos moles ao longo da face média ocorrem em homens e mulheres. Entretanto, a conexão dessas alterações involutivas requer uma abordagem individual e personalizada que preserve as diferenças de gênero. Em geral, as mulheres exigem uma bochecha mais cheia e um ponto mais alto de reflexo da luz (▶ Fig. 2.14), enquanto os homens precisam suavizar a depressão sob os olhos para o meio da face, ou suporte nas plataformas submalar e anteromalar maxilar.

2.2.5 Linha da Mandíbula e Parte Inferior da Face

A face masculina é geralmente quadrado e com contornos mais irregulares, especialmente na parte inferior da face, e a atratividade masculina é geralmente definida por uma linha de mandíbula forte e um complexo de queixo projetado mais anteriormente. A "atratividade feminina" está nas maçãs da face e, para os homens, está no queixo.[15] Os homens têm uma boca maior com lábios mais finos, especialmente o lábio superior.[61] Como observado nas mulheres, os lábios dos homens se tornam mais finos durante o processo de envelhecimento. Apesar das alterações do envelhecimento, a remodelação dos lábios não é um procedimento comum solicitado pelos homens. O exame de fotografias antigas é uma ferramenta poderosa para avaliar o paciente masculino ou feminino e orientá-lo sobre as alterações involutivas da área perioral (▶ **Vídeo 2.2**).

Um equívoco comum sobre modelação facial com cosméticos injetáveis é que se trata apenas de adicionar volume. Entretanto, a possibilidade de redução desempenha um papel importante, especialmente na parte inferior da face. Ao contrário dos homens, nas mulheres, a hipertrofia massetérica pode ser uma característica "indesejada", pois transmite masculinização à parte inferior da face. Isso pode ser melhorado com o tratamento com neurotoxina (▶ Fig. 2.15).

Outra área em que a redução desempenha um papel é a protuberância abaixo do queixo ou plenitude submental. Após a aprovação do Kybella, ácido desoxicólico para redução da gordura submentoniana, pela Food and Drug Administration (FDA), muitos consultórios cosméticos tiveram um aumento no número de pacientes do sexo masculino que buscavam uma solução não cirúrgica para o queixo duplo.

Ao planejar o tratamento na parte inferior da face em homens, os objetivos são melhorar a definição da linha da mandíbula, enquanto que para as mulheres o objetivo é mais a redução da papada e a definição da linha da mandíbula. A modelagem facial com injetáveis requer uma abordagem abrangente que inclua todas as zonas faciais e a combinação de produtos. A possibilidade de reduções desempenha um papel importante,

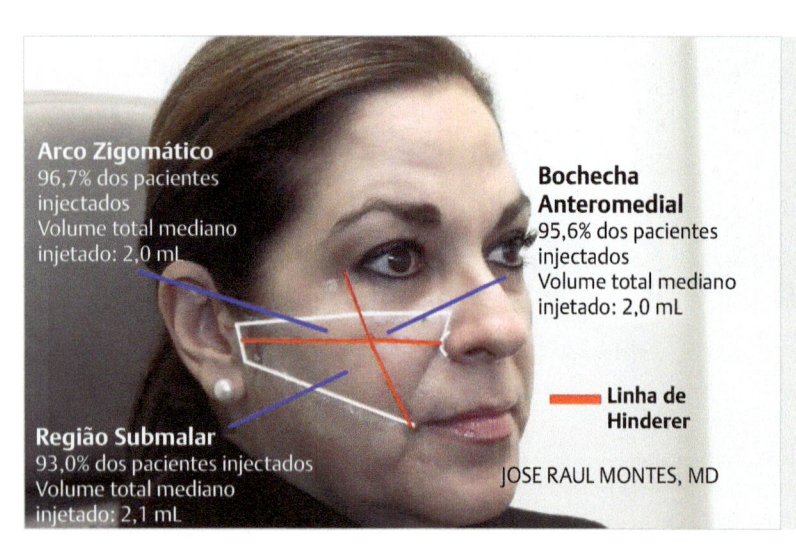

Fig. 2.14 Linha de Hinder. O ponto de reflexão da luz está acima das linhas de intersecção.

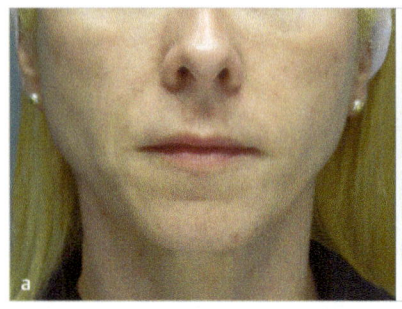

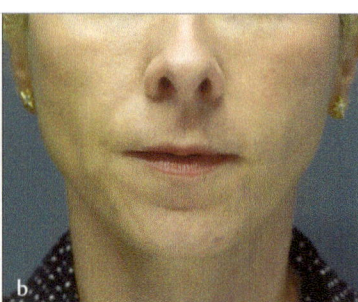

Fig. 2.15 Hipertrofia massetérica feminina. **(a)** Antes e **(b)** após o tratamento com neurotoxina.

especialmente na parte inferior da face (▶ Fig. 2.16 e ▶ **Vídeo 2.7**). Uma das áreas de maior preocupação para os homens é a plenitude da parte inferior do queixo.[62]

2.2.6 Linha Capilar e Queda de Cabelo de Padrão Masculino

A perda de cabelo é uma condição comum que afetará homens e mulheres em algum momento de suas vidas. A causa mais comum de alopecia em homens é a queda de cabelo de padrão masculino.[63] Estudos sugerem que, até os 35 anos de idade, 66% dos homens americanos terão algum grau de queda de cabelo considerável.[64] A queda de cabelo de padrão masculino é um problema muito comum que aumenta com a idade. As opções de tratamento atuais são discutidas e comparadas na ▶ Tabela 2.1. As opções incluem o minoxidil, inibidores de 5-alfa-redutase, implantação de células foliculares, transplante de cabelo, plasma rico em plaquetas, terapia com luz de baixa intensidade e suplementação nutricional (▶ Fig. 2.17). Esse assunto será abordado em mais detalhes no Capítulo 5.

2.3 Conclusão

A preferência dos homens por procedimentos estéticos não cirúrgicos é semelhante à das mulheres, que colocam a neurotoxina em primeiro lugar, e os implantes injetáveis em segundo.

Em termos de procedimentos cirúrgicos, a cirurgia das pálpebras está entre os tratamentos mais procurados por homens e mulheres. Isso explica a importância da zona periocular como foco para o rejuvenescimento facial.

Há diferenças anatômicas significativas entre homens e mulheres e implicações clínicas:

- Os homens têm pele mais espessa e maior massa e força muscular. Isso tem um impacto sobre os tratamentos com neurotoxinas que exigem doses mais altas.
- As alterações involucionais na pálpebra inferior masculina podem exigir correção cirúrgica e suporte concomitante do terço médio da face com injetáveis para compensar a retrusão da maxila e a falta de suporte orbital. Os implantes injetáveis no terço médio da face em homens são mais comumente necessários na face anteromalar ou submalar da maxila, enquanto nas mulheres as injeções são mais comumente colocadas na zona malar superolateral para criar um "ponto mais alto de reflexão da luz".
- Na parte inferior da face, para as mulheres, trata-se dos lábios e da área perioral. Para os homens, trata-se da definição da linha da mandíbula e da projeção do queixo.
- A redução desempenha um papel importante na modelagem facial com injetáveis. Para as mulheres, as injeções de neurotoxina são eficazes para reduzir a hipertrofia do masseter, e o ácido desoxicólico (Kybella) é eficaz para a redução do

2.4 Pérolas

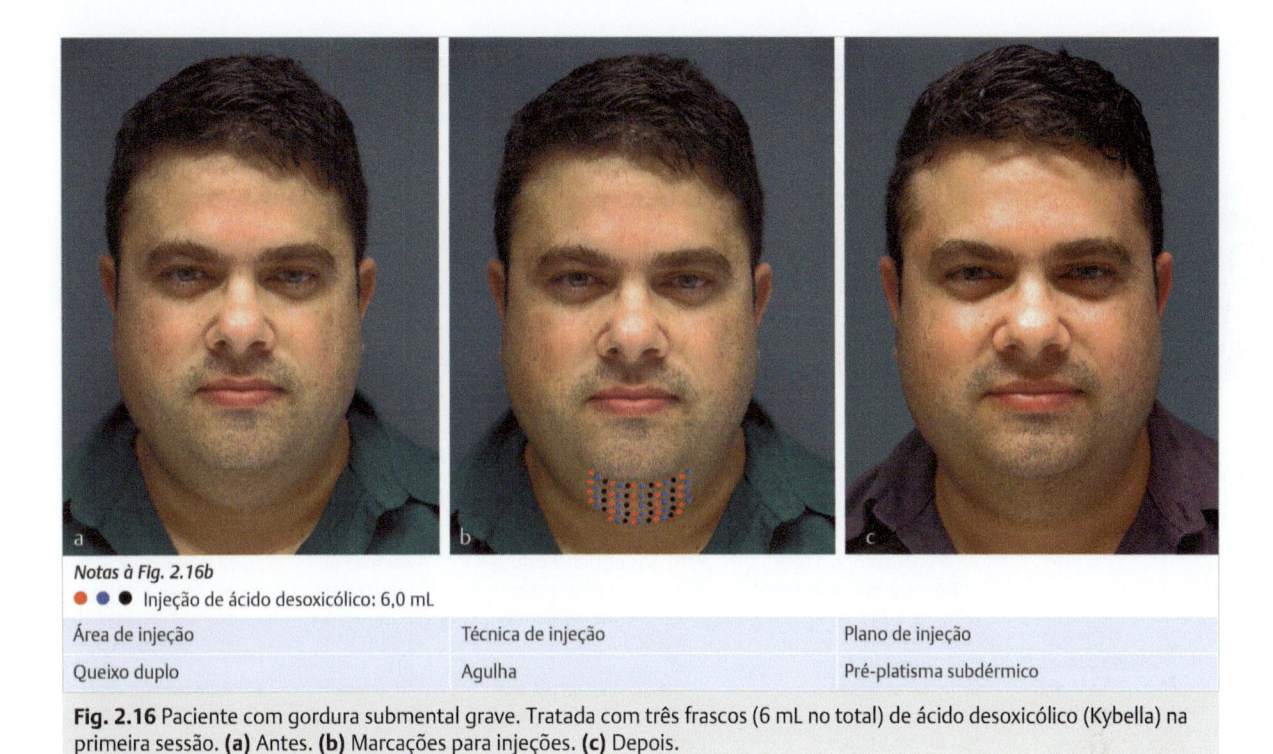

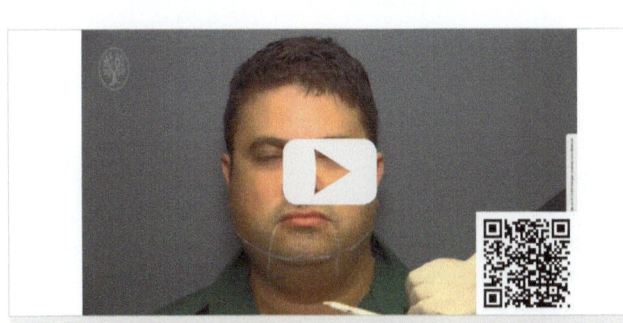

Notas à Fig. 2.16b
● ● ● Injeção de ácido desoxicólico: 6,0 mL

Área de injeção	Técnica de injeção	Plano de injeção
Queixo duplo	Agulha	Pré-platisma subdérmico

Fig. 2.16 Paciente com gordura submental grave. Tratada com três frascos (6 mL no total) de ácido desoxicólico (Kybella) na primeira sessão. **(a)** Antes. **(b)** Marcações para injeções. **(c)** Depois.

Vídeo 2.7 Injeção de gordura submentoniana com Kybella.

queixo duplo ou da gordura submental, tanto em homens quanto em mulheres.
- Costumamos dizer que "os homens são de Marte, e as mulheres são de Vênus". Com o advento de procedimentos cosméticos menos invasivos, a distância entre esses dois planetas está diminuindo a cada dia.

2.4 Pérolas

- Em pacientes com posição de pálpebra baixa e limítrofe ou ptose palpebral documentada, evite injeções de neurotoxina na fronte, ou seja muito conservador.
- Em pacientes com forte contração do músculo nasal ou "*bunny lines*", estenda seu padrão de injeções de neurotoxina glabelar para o depressor do supercílio, pois geralmente também há forte recrutamento.
- Músculos mais fortes e maiores na glabela em homens exigiram mais unidades de neurotoxina. Sobrancelhas pouco definidas em homens exigiram uma avaliação cuidadosa da ação do músculo frontal antes da injeção do neuromodulador para evitar uma possível queda da sobrancelha.
- Para o paciente com vetor negativo, considere abordagens em duas vertentes: injeções infraorbitais e injeção concomitante de preenchimento maxilar.
- Ao planejar o tratamento na parte inferior da face em homens, os objetivos são melhorar a definição da linha da mandíbula.

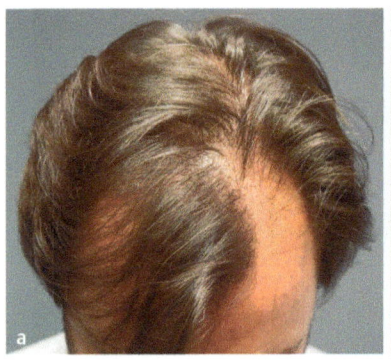

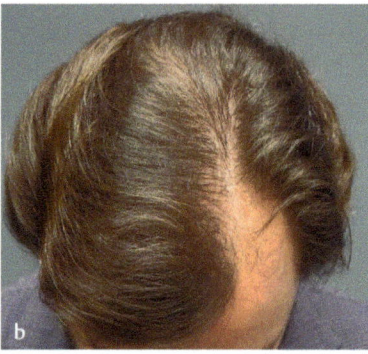

Fig. 2.17 Perda de cabelo típica de padrão masculino tratada com suplemento nutracêutico oral. **(a)** Antes. **(b)** Após 3 meses de Nutrafol.

Tabela 2.1 Tratamentos atuais para queda de cabelo de padrão masculino

Tratamento		Mecanismos	Resultados	Prós	Contras
Minoxidil		Atua encurtando a fase telógena e aumentando o diâmetro do cabelo[64]	40% dos pacientes do sexo masculino apresentam crescimento capilar com minoxidil a 5%[65]	A eficácia é comprovada em homens e mulheres[66,67]	O processo é difícil de ser incorporado em uma rotina diária de cuidados com os cabelos[68]
Inibidores da 5-alfa-redutase	Finasterida	Evita a conversão da testosterona em sua forma ativa, a 5-diidrotestosterona[69]	O gel de finasterida a 1% tem maior absorção dérmica e será um bom substituto da terapia oral[60]	A finasterida tópica pode ser considerada para a manutenção da densidade do cabelo[70]	A disfunção erétil é o efeito colateral mais comum, seguido por disfunção ejaculatória e perda da libido[70] É necessário que os pacientes usem por 1 ano para ver os resultados[71]
	Dutasterida	Foi comprovado que reduz a diidrotestosterona sérica[72]	A dutasterida parece ter uma eficácia melhor do que a finasterida no tratamento da alopecia androgenética[73]	É mais potente do que a finasterida[70,71]	Foi associado a uma maior prevalência de queixas sexuais[74]
Implante de células foliculares (FCI)		Novos folículos são induzidos pelas células da papila dérmica cultivadas em conjunto com a epiderme existente no couro cabeludo[75]	70% dos pacientes tiveram um aumento médio de 11,8% na densidade do cabelo[64]	Seria permanente e não seria limitado pela quantidade de cabelo do doador[75]	Rejeição do enxerto pelo hospedeiro[75]
Transplante de cabelo	Unidade de transferência folicular (FTU)	Uma tira de unidade folicular individual é removida de uma grande seção de tecido do couro cabeludo por meio de cirurgia[76]	Um efeito positivo significativo em homens com relação à atratividade e à percepção da idade foi observado por avaliadores após a realização do tratamento[77]	Maior número de enxertos obtidos e menos folículos transeccionados[64]	Demora muito tempo, deixa uma cicatriz na linha e pode causar disestesia no local doador[64,78]
	Extração de unidades foliculares (FUE)	É uma técnica que usa punções de 0,8 a 1 mm de diâmetro para extrair as unidades foliculares[77]	As principais vantagens do FUE robótico em comparação à elipse padrão são sua natureza minimamente invasiva e a ausência de uma cicatriz linear. A taxa média de transecção com o robô até o momento é de 6,6% (intervalo: 0,4-32,1%)[78]	A cicatriz linear é evitada	Foi limitado pela habilidade clínica do operador que estava removendo os enxertos[79]

(Continua)

Tabela 2.1 *(Cont.)* Tratamentos atuais para queda de cabelo de padrão masculino

Tratamento	Mecanismos	Resultados	Prós	Contras
LLLT (terapia a *laser* de baixa intensidade)	Aumenta a produção de trifosfato de adenosina (ATP), causando a proliferação celular, a oxigenação dos tecidos e o aumento dos fatores de crescimento ao atuar nas mitocôndrias[80]	37% do grupo de tratamento apresentaram aumento no crescimento do cabelo em comparação ao grupo placebo[81]	Pode ser um tratamento eficaz, seguro e bem tolerado, especificamente para pacientes que não desejam se submeter a opções mais invasivas[82,83]	Os parâmetros ideais, como comprimento de onda, coerência e dosimetria, ainda precisam ser determinados[84]
Plasma rico em plaquetas (PRP) e microagulhamento	Preparação autóloga de plaquetas em plasma concentrado. Contém vários fatores de crescimento que são presumivelmente liberados no tecido onde o PRP é introduzido[85]	28% dos pacientes relataram uma melhora excelente, e 64% relataram uma melhora moderada[86]	Melhor penetração de um medicamento tópico, como o minoxidil[86]	A maior parte das evidências é anedótica
Suplemento nutracêutico	Cápsulas com abordagem multimodal compostas de fitoativos padronizados com eficácia clinicamente comprovada, propriedades anti-inflamatórias, adaptadores de estresse, antioxidantes e diidrotestosterona (DHT)[87]	81% relataram melhora no crescimento geral do cabelo. Além disso, melhora a qualidade de vida (QOL) dos participantes e os parâmetros capilares autopercebidos[87]	Multitarget, os inúmeros gatilhos que comprometem a saúde do cabelo no nível do folículo: microinflamação, estresse, desequilíbrios hormonais e danos oxidativos[88]	É necessário um mínimo de 3 meses de uso

Referências

[1] American Society of Aesthetic Plastic Surgery. Statistics. Available at: http://www.surgery.org/media/statistics. Accessed December 28, 2018

[2] American Society for Dermatologic Surgery. ASDS Consumer Survey. 2018. Available at: https://www.asds.net/consumer-survey/. Accessed December 28, 2018

[3] Enlow DH. A morphogenetic analysis of facial growth. Am J Orthod. 1966; 52(4):283–299

[4] Pessa JE, Chen Y. Curve analysis of the aging orbital aperture. Plast Reconstr Surg. 2002; 109(2):751–755, discussion 756–760

[5] Kahn DM, Shaw RB, Jr. Aging of the bony orbit: a three-dimensional computed tomographic study. Aesthet Surg J. 2008; 28(3):258–264

[6] Kim SJ, Kim SJ, Park JS, Byun SW, Bae JH. Analysis of age-related changes in Asian facial skeletons using 3D vector mathematics on picture archiving and communication system computed tomography. Yonsei Med J. 2015; 56(5):1395–1400

[7] Jagdeo J, Keaney T, Narurkar V, Kolodziejczyk J, Gallagher CJ. Facial treatment preferences among aesthetically oriented men. Dermatol Surg. 2016; 42(10):1155–1163

[8] Farhadian JA, Bloom BS, Brauer JA. Male aesthetics: a review of facial anatomy and pertinent clinical implications. J Drugs Dermatol. 2015;14(9):1029–1034

[9] Vierkötter A, Schikowski T, Ranft U, et al. Airborne particle exposure and extrinsic skin aging. J Invest Dermatol. 2010; 130(12):2719–2726

[10] Daniell HW. Smoker's wrinkles. A study in the epidemiology of "crow's feet.". Ann Intern Med. 1971; 75(6):873–880

[11] Green AC, Hughes MC, McBride P, Fourtanier A. Factors associated with premature skin aging (photoaging) before the age of 55: a population-based study. Dermatology. 2011; 222(1):74–80

[12] Gunn DA, Dick JL, van Heemst D, et al. Lifestyle and youthful looks. Br J Dermatol. 2015; 172(5):1338–1345

[13] Hamer MA, Pardo LM, Jacobs LC, et al. Lifestyle and physiological factors associated with facial wrinkling in men and women. J Invest Dermatol. 2017; 137:1692e–1699

[14] Keaney TC. Aging in the male face. Intrinsic and extrinsic factors. Dermatol Surg. 2016; 42(7):797–803

[15] Keaney TC. "Man-some": a review of male facial aging and beauty. J Drugs Dermatol. 2017; 16(6):91–93

[16] Kimball AB, Alora-Palli MB, Tamura M, et al. Age-induced and photoinduced changes in gene expression profiles in facial skin of Caucasian females across 6 decades of age. J Am Acad Dermatol. 2018; 78(1):29–39.e7

[17] Mendelson BC, Jacobson SR. Surgical anatomy of the midcheek: facial layers, spaces, and the midcheek segments. Clin Plast Surg. 2008; 35(3):395–404, discussion 393

[18] Dutton JJ. Atlas of Surgical Orbital Anatomy. 2nd ed. Philadelphia, PA: Elsevier, Saunders; 2011:130–131

[19] Knize DM. An anatomically based study of the mechanism of eyebrow ptosis. Plast Reconstr Surg. 1996; 97(7):1321–1333

[20] Most SP, Mobley SR, Larrabee WF, Jr. Anatomy of the eyelids. Facial Plast Surg Clin North Am. 2005; 13(4):487–492, v

[21] Dutton JJ. Atlas of clinical and Surgical Orbital Anatomy. 2nd ed. Philadelphia, PA: Elsevier, Saunders; 2011:131

[22] Lavker RM. Structural alterations in exposed and unexposed aged skin. J Invest Dermatol. 1979; 73:59–66

[23] Lavker RM, Zheng PS, Dong G. Aged skin. J Invest Dermatol. 1987; 88s uppl:44s–51s

[24] Cook BE, Jr, Lucarelli MJ, Lemke BN. Depressor supercilii muscle: anatomy, histology, and cosmetic implications. Ophthal Plast Reconstr Surg. 2001; 17(6):2001–404–411

[25] Knize DM. Muscles that act on glabellar skin: a closer look. Plast Reconstr Surg. 2000; 105(1):350–361
[26] Dempf R, Eckert AW. Contouring the forehead and rhinoplasty in the feminization of the face in male-to-female transsexuals. J Craniomaxillofac Surg. 2010; 38(6):416–422
[27] Ferembach D, Schwindezky I, Stoukal M. Recommendation for age and sex diagnoses of skeletons. J Hum Evol. 1980; 9:517–549
[28] Pretorius E, Steyn M, Scholtz Y. Investigation into the usability of geometric morphometric analysis in assessment of sexual dimorphism. Am J Phys Anthropol. 2006; 129(1):64–70
[29] Spiegel JH. Facial determinants of female gender and feminizing forehead cranioplasty. Laryngoscope. 2011; 121(2):250–261
[30] Russell MD, Brown T, Garn SM, et al. The supraorbital torus. Curr Anthropol. 1985; 26:337–360
[31] Flynn TC. Botox in men. Dermatol Ther. 2007; 20(6):407–413
[32] Rihani J. Aesthetics and rejuvenation of the temple. Facial Plast Surg. 2018; 34(2):159–163
[33] Scheuer JF, III, Sieber DA, Pezeshk RA, Campbell CF, Gassman AA, Rohrich RJ. Anatomy of the facial danger zones: maximizing safety during soft-tissue filler injections. Plast Reconstr Surg. 2017; 139(1):50e–58e
[34] Shaw RB, Jr, Kahn DM. Aging of the midface bony elements: a threedimensional computed tomographic study. Plast Reconstr Surg. 2007; 119(2):675–681, discussion 682–683
[35] Richard MJ, Morris C, Deen BF, Gray L, Woodward JA. Analysis of the anatomic changes of the aging facial skeleton using computer-assisted tomography. Ophthal Plast Reconstr Surg. 2009; 25(5):382–386
[36] Frank K, Gotkin RH, Pavicic T. Age and gender differences of the frontal bone: a computed tomographic (CT)-based study. Aesthet Surg J. 2019; 39(7):699–710
[37] Foissac R, Camuzard O, Piereschi S, et al. High-resolution magnetic resonance imaging of aging upper face fat compartments. Plast Reconstr Surg. 2017; 139(4):829–837
[38] Oh SR, Chokthaweesak W, Annunziata CC, Priel A, Korn BS, Kikkawa DO. Analysis of eyelid fat pad changes with aging. Ophthal Plast Reconstr Surg. 2011; 27(5):348–351
[39] Abenavoli FM, Lofoco G, DeGaetano C. A technique to correct floppy eyelid syndrome. Ophthal Plast Reconstr Surg. 2008; 24(6):497–498
[40] van den Bosch WA, Leenders I, Mulder P. Topographic anatomy of the eyelids, and the effects of sex and age. Br J Ophthalmol. 1999; 83:347–352
[41] Sadick NS. Volumetric structural rejuvenation for the male face. Dermatol Clin. 2018; 36:43–48
[42] Swift A. The mathematics of facial beauty. In: Jones D, ed. Injectable Fillers: Principles and Practice. Hoboken, NJ: Blackwell Pub.; 2010:140
[43] Koudelová J, Brůžek J, Cagáňová V, Krajíček V, Velemínská J. Development of facial sexual dimorphism in children aged between 12 and 15 years: a three-dimensional longitudinal study. Orthod Craniofac Res. 2015; 18(3):175–184
[44] Chopra K, Calva D, Sosin M, et al. A comprehensive examination of topographic thickness of skin in the human face. Aesthet Surg J. 2015; 35(8):1007–1013
[45] Saban Y, Polselli R, Bertossi D, East C, Gerbault O. Facial layers and facial fat compartments: focus on midcheek area. Facial Plast Surg. 2017; 33(5):470–482
[46] Kruglikov I, Trujillo O, Kristen Q, et al. The facial adipose tissue: a revision. Facial Plast Surg. 2016; 32(6):671–682
[47] Wollina U, Wetzker R, Abdel-Naser MB, Kruglikov IL. Role of adipose tissue in facial aging. Clin Interv Aging. 2017; 12:2069–2076
[48] Rossi AM. Men's aesthetic dermatology. Semin Cutan Med Surg. 2014; 33(4):188–197
[49] Janssen I, Heymsfield SB, Wang ZM, Ross R. Skeletal muscle mass and distribution in 468 men and women aged 18-88 yr. J Appl Physiol (1985). 2000; 89(1):81–88
[50] Tsukahara K, Hotta M, Osanai O, Kawada H, Kitahara T, Takema Y. Gender-dependent differences in degree of facial wrinkles. Skin Res Technol. 2013; 19(1):e65–e71
[51] Sjöström L, Smith U, Krotkiewski M, Björntorp P. Cellularity in different regions of adipose tissue in young men and women. Metabolism. 1972; 21(12):1143–1153
[52] Humphrey GM. A Treatise on the Human Skeleton. Cambridge, England: MacMillan; 1858
[53] Enlow DH. The Human Face: An Account of the Postnatal Growth and Development of the Craniofacial Skeleton. New York, NY: Harper and Row; 1968
[54] Pessa JE. An algorithm of facial aging: verification of Lambros's theory by three-dimensional stereolithography, with reference to the pathogenesis of midfacial aging, scleral show, and the lateral suborbital trough deformity. Plast Reconstr Surg. 2000; 106(2):479–488, discussion 489–490
[55] Pessa JE, Zadoo VP, Mutimer KL, et al. Relative maxillary retrusion as a natural consequence of aging: combining skeletal and soft-tissue changes into an integrated model of midfacial aging. Plast Reconstr Surg. 1998; 102(1):205–212
[56] Paskhover B, Durand D, Kamen E, Gordon NA. Patterns of change in facial skeletal aging. JAMA Facial Plast Surg. 2017; 19:413–417
[57] Mendelson B, Wong CH. Changes in the facial skeleton with aging: implications and clinical applications in facial rejuvenation. Aesthetic Plast Surg. 2012; 36:753–760
[58] Mendelson B, Wong CH. Changes in the facial skeleton with aging: implications and clinical applications in facial rejuvenation. Aesthetic Plast Surg. 2012; 36(4):753–760
[59] de Maio M. Ethnic and gender considerations in the use of facial injectables: male patients. Plast Reconstr Surg. 2015; 136(5) Suppl:40S–43S
[60] Chatham DR. Special considerations for the male patient: things I wish I knew when I started practice. Facial Plast Surg. 2005; 21(4):232–239
[61] Santos LD, Shapiro J. Update on male pattern hair loss. J Drugs Dermatol. 2014; 13(11):1308–1310
[62] McAndrews P. American Hair Loss Association: Men's Hair Loss/Introduction. 2010. Available at: https://www.americanhairloss.org/men_hair_loss/introduction.html
[63] Santos LD, Shapiro J. Update on male pattern hair loss. J Drugs Dermatol. 2014; 13(11):1308–1310
[64] Fabbrocini G, Cantelli M, Masarà A, Annunziata MC, Marasca C, Cacciapuoti S. Female pattern hair loss: a clinical, pathophysiologic, and therapeutic review. Int J Womens Dermatol. 2018; 4(4):203–211
[65] Blume-Peytavi U, Hillmann K, Dietz E, Canfield D, Garcia Bartels N. A randomized, single-blind trial of 5% minoxidil foam once daily versus 2% minoxidil solution twice daily in the treatment of androgenetic alopecia in women. J Am Acad Dermatol. 2011; 65(6):1126–1134.e2
[66] Gupta AK, Foley KA. 5% Minoxidil: treatment for female pattern hair loss. Skin Therapy Lett. 2014; 19(6):5–7
[67] Farris PK, Rogers N, McMichael A, Kogan S. A novel multi-targeting approach to treating hair loss, using standardized nutraceuticals. J Drugs Dermatol. 2017; 16(11):s141–s148
[68] Mella JM, Perret MC, Manzotti M, Catalano HN, Guyatt G. Efficacy and safety of finasteride therapy for androgenetic alopecia: a systematic review. Arch Dermatol. 2010; 146(10):1141–1150
[69] Hajheydari Z, Akbari J, Saeedi M, Shokoohi L. Comparing the therapeutic effects of finasteride gel and tablet in treatment of the androgenetic alopecia. Indian J Dermatol Venereol Leprol. 2009; 75(1):47–51
[70] Price VH, Menefee E, Sanchez M, Kaufman KD. Changes in hair weight in men with androgenetic alopecia after treatment with finasteride (1 mg daily): three- and 4-year results. J Am Acad Dermatol. 2006; 55(1):71–74
[71] Clark RV, Hermann DJ, Cunningham GR, Wilson TH, Morrill BB, Hobbs S. Marked suppression of dihydrotestosterone in men with benign prostatic hyperplasia by dutasteride, a dual 5alpha-reductase inhibitor. J Clin Endocrinol Metab. 2004; 89(5):2179–2184
[72] Zhou Z, Song S, Gao Z, Wu J, Ma J, Cui Y. The efficacy and safety of dutasteride compared with finasteride in treating men with androgenetic alopecia: a systematic review and meta-analysis. Clin Interv Aging. 2019; 14:399–406

[73] Traish AM, Mulgaonkar A, Giordano N. The dark side of 5α-reductase inhibitors' therapy: sexual dysfunction, high Gleason grade prostate cancer and depression. Korean J Urol. 2014; 55(6):367–379

[74] Teumer J, Cooley J. Follicular cell implantation: an emerging cell therapy for hair loss. Semin Plast Surg. 2005; 19(02):193–200

[75] Bicknell LM, Kash N, Kavouspour C, Rashid RM. Follicular unit extraction hair transplant harvest: a review of current recommendations and future considerations. Dermatol Online J. 2014;20(3):doj_21754

[76] Bater KL, Ishii M, Joseph A, Su P, Nellis J, Ishii LE. Perception of hair transplant for androgenetic alopecia. JAMA Facial Plast Surg. 2016; 18(6):413–418

[77] Rashid RM, Morgan Bicknell LT. Follicular unit extraction hair transplant automation: options in overcoming challenges of the latest technology in hair restoration with the goal of avoiding the line scar. Dermatol Online J. 2012; 18(9):12

[78] Jiménez-Acosta F, Ponce-Rodríguez I. Follicular unit extraction for hair transplantation: an update. Actas Dermosifiliogr. 2017; 108(6):532–537

[79] Avram MR, Watkins SA. Robotic follicular unit extraction in hair transplantation. Dermatol Surg. 2014; 40(12):1319–1327

[80] Keaney T. Emerging therapies for androgenetic alopecia. J Drugs Dermatol. 2015; 14(9):1036–1040

[81] Leavitt M, Charles G, Heyman E, Michaels D. HairMax LaserComb laser phototherapy device in the treatment of male androgenetic alopecia: a randomized, double-blind, sham device-controlled, multicentre trial. Clin Drug Investig. 2009; 29(5):283–292

[82] Lanzafame RJ, Blanche RR, Chiacchierini RP, Kazmirek ER, Sklar JA. The growth of human scalp hair in females using visible red light laser and LED sources. Lasers Surg Med. 2014; 46(8):601–607

[83] Jimenez JJ, Wikramanayake TC, Bergfeld W, et al. Efficacy and safety of a low-level laser device in the treatment of male and female pattern hair loss: a multicenter, randomized, sham device-controlled, double-blind study. Am J Clin Dermatol. 2014; 15(2):115–127

[84] Afifi L, Maranda EL, Zarei M, et al. Low-level laser therapy as a treatment for androgenetic alopecia. Lasers Surg Med. 2017; 49(1):27–39

[85] Avci P, Gupta GK, Clark J, Wikonkal N, Hamblin MR. Low-level laser (light) therapy (LLLT) for treatment of hair loss. Lasers Surg Med. 2014; 46(2):144–151

[86] Rose PT. Hair restoration surgery: challenges and solutions. Clin Cosmet Investig Dermatol. 2015; 8:361–370

[87] Shah KB, Shah AN, Solanki RB, Raval RC. A comparative study of microneedling with platelet-rich plasma plus topical minoxidil (5%) and topical minoxidil (5%) alone in androgenetic alopecia. Int J Trichology. 2017; 9(1):14–18

[88] Ablon G, Kogan S. A six-month, randomized, double-blind, placebocontrolled study evaluating the safety and efficacy of a nutraceutical supplement for promoting hair growth in women with self-perceived thinning hair. J Drugs Dermatol. 2018; 17(5):558–565

[89] Sadick NS, Callender VD, Kircik LH, Kogan S. New insight into the pathophysiology of hair loss trigger a paradigm shift in the treatment approach. J Drugs Dermatol. 2017; 16(11):s135–s140

3 Um Olhar Atento: Aumento dos Tecidos Moles

Shino Bay Aguilera ▪ *Cameron Chesnut* ▪ *Michael B. Lipp* ▪ *Luis Soro*

Resumo

Como o número de pacientes do sexo masculino que buscam melhorias estéticas continua a aumentar, a necessidade de entender as diferenças e semelhanças entre os dois gêneros para adaptar as técnicas mais adequadas ao paciente estético masculino é crucial para obter os melhores resultados. Para evitar a feminilização de uma face, é importante apreciar as áreas da face que representam o dimorfismo sexual. Juntamente com o aumento da conscientização dessas características faciais fundamentais, os injetores devem entender as propriedades reológicas dos preenchedores injetáveis para preservar e criar a masculinidade da face, produzindo bordas fortes e definidas que são geralmente percebidas como mais atraentes nos homens. Neste capítulo, abordamos esses princípios para melhor ajudar os profissionais a obter resultados bem-sucedidos com seus pacientes do sexo masculino.

Palavras-chave: dimorfismo, simetria, esculpido, masculino

3.1 Histórico

De acordo com as Estatísticas Nacionais de Cirurgia Plástica de 2017 da American Society Plastic Surgeons, foram realizados 14,1 milhões de procedimentos cosméticos, sendo que os homens representaram 1,1 milhão de casos.[1] Isso representa 8% do mercado, que cresceu significativamente (76%) desde 2000.[1] Os preenchedores de tecidos moles são um dos cinco principais procedimentos cosméticos não cirúrgicos, minimamente invasivos, realizados em homens. Em um estudo com mais de 52.000 homens e mulheres, as mulheres superaram os homens em uma proporção de 9:1 de procedimentos cosméticos realizados. Curiosamente, as mulheres só superaram os homens em uma proporção de 2:1 em seu interesse por procedimentos estéticos,[2] sugerindo que há uma necessidade não atendida para o paciente estético do sexo masculino. Apesar da crescente demanda de procedimentos estéticos para homens, há pouca literatura disponível para orientar os médicos na compreensão das preferências de tratamento do paciente estético masculino, bem como das abordagens de tratamento.

Em uma pesquisa com homens sem tratamento interessados em procedimentos estéticos, os homens foram os mais motivados a considerar procedimentos injetáveis "para ter uma boa aparência para a minha idade" e "para parecer mais jovem".[3] As áreas faciais mais preocupantes e com maior probabilidade de serem priorizadas para tratamento foram os sulcos lacrimais e os pés de galinha, destacando que as áreas periorbitais são provavelmente o foco principal dos homens esteticamente orientados. As áreas faciais menos preocupantes e com menor probabilidade de serem priorizadas para tratamento foram o volume dos lábios e as linhas periorais. Respectivamente, isso pode se dever a conceitos de feminização e ao fato de os homens serem menos suscetíveis ao desenvolvimento de rugas periorais devido ao maior número inerente de apêndices cutâneos e à pele mais espessa.[4,5,6]

Os principais motivos pelos quais os homens não considerariam um procedimento cosmético injetável foram, na seguinte ordem: achar que ainda não precisavam dele, preocupações com efeitos colaterais/segurança, preocupações com a injeção de um material estranho no corpo, custo, manutenção dos procedimentos e preocupações com a aparência não natural.[3]

A pesquisa sugeriu que muitas das barreiras à experimentação de tratamentos estéticos, como os preenchimentos dérmicos, têm origem em um baixo nível de conscientização e falta de educação sobre os procedimentos. Como médico cosmético, é fundamental educar o paciente cosmético do sexo masculino, entender seus interesses e necessidades e abordar os tratamentos com atenção aos dimorfismos faciais exclusivos entre os gêneros. As alterações volumétricas são um componente fundamental do envelhecimento facial masculino e das áreas de preocupação mencionadas anteriormente, e há várias opções disponíveis para rejuvenescer a face masculina. O ácido poli-L-láctico (PLLA) é um preenchedor bioestimulador de ácido não hialurônico que produz uma aparência natural ao estimular a produção de colágeno e, na opinião dos autores, ajuda a manter e imitar a arquitetura do osso quando colocado adequadamente.[7] O PLLA tem propriedades rejuvenescedoras e pré-juvenescedoras, que são ideais para pacientes com estética masculina preocupados com a aparência "exagerada ou feminizada" ou com a sensação de que "ainda não precisam disso".

Para obter uma aparência masculina, mais cinzelada, angulada e quadrada, o médico cosmético deve escolher os produtos de preenchimento adequados. A compreensão das propriedades reológicas dos preenchedores é essencial para entender a personalidade de cada um deles.[8] Uma das medidas de preenchedores mais referenciadas e usadas é o G prime (G'). O G' é usado com mais frequência para descrever a dureza dos preenchedores e a capacidade de causar projeção do tecido. Os preenchedores de alto G', como a hidroxiapatita de cálcio (CaHA) ou o ácido hialurônico (HA), quando colocados adequadamente, podem corrigir e aprimorar as características da máscara. Uma exceção seria os preenchedores colocados no canal lacrimal ou na região dos lábios, que exigem um preenchedor de HA de baixo G'. A transferência de gordura apresenta uma opção autóloga para a revolumização que pode oferecer uma variação semelhante nas características com base na colheita e na preparação, permitindo propriedades estruturais específicas para uso em áreas específicas. O aumento do tecido mole com volume é um equilíbrio entre a anatomia e os objetivos estéticos. Com a compreensão do dimorfismo facial entre os gêneros e as mudanças relacionadas à idade, o posicionamento e o volume adequados podem ser usados para obter uma aparência masculina e natural.

3.2 Dimorfismos Faciais

As características dimórficas que diferenciam a face de um homem da face de uma mulher são resultado das influências hormonais que ocorrem durante a puberdade.[9] Em um homem adulto, as diferenças podem ser vistas na pele, no tecido subcutâneo e na estrutura óssea. A epiderme e a derme dos homens são, em geral, mais espessas do que as das mulheres e se devem, em grande parte, ao aumento da densidade de colágeno nos homens.[6] Isso provavelmente é influenciado pelos andrógenos, já que a densidade de colágeno da pele está aumentada em mulheres com virilismo cutâneo primário em comparação a controles femininos normais.[10] No entanto, os homens têm menos gordura subcutânea facial.[9]

Em geral, excluindo as variações étnicas, a face do homem tem um formato mais quadrado em comparação ao formato de coração ou triangular invertido da mulher. Ao avaliar um paciente do sexo masculino, o ideal é que a largura da têmpora se alinhe com o zigoma lateral, que também deve-se alinhar com a projeção da mandíbula. O equilíbrio dessas três áreas ajudará a obter uma aparência quadrada, que é considerada uma característica masculina ideal pelos especialistas.[9]

3.3 A Face Envelhecida

Levando em conta as características masculinas, as mudanças na estrutura óssea também ocorrem na face envelhecida, e o fato de não se adaptar a essas mudanças fundamentais pode limitar os benefícios dos procedimentos de rejuvenescimento. Os homens tendem a envelhecer de forma mais linear em comparação às mulheres, que sofrem mais alterações relacionadas à idade após a menopausa.[11] Estudos de densidade mineral óssea do crânio de homens e mulheres mostraram que tanto os homens quanto as mulheres sofrem uma diminuição nas densidades ósseas, especialmente na maxila e na mandíbula, entre indivíduos jovens (20-40 anos) e de meia-idade (41-60 anos).[12] A reabsorção óssea também ocorre nas aberturas orbitais, na abertura piriforme, na maxila, nos zigomas e na mandíbula, e é descrita em mais detalhes a seguir (▶ Fig. 3.1).

A abertura orbital aumenta com a idade. Isso ocorre em grande parte devido à reabsorção que tende a ocorrer no quadrante inferolateral e superomedial da órbita.[13] A face média, formada pela maxila e pelo zigoma, sofre retrusão.[14,15,16] Assim como a abertura orbital, a abertura da forma piriforme também aumenta. A reabsorção ocorre nas paredes inferior e lateral. A reabsorção posterior é maior na abertura piriforme inferior, que é a principal estrutura de suporte da crura lateral e das válvulas nasais externas.[17] A espinha nasal anterior, que suporta a columela, também sofre reabsorção. Essas alterações se manifestam como um alongamento clínico do nariz, inclinação da ponta e deslocamento posterior da columela e da crura lateral.[18] O suporte dessa área com injeções supraperiosteais na fossa piriforme com um preenchedor de alto G' pode ajudar a suavizar e levantar os sulcos perinasais e nasolabiais. O PLLA pode ser usado nessa área para formar colágeno e fornecer suporte suplementar aos tecidos moles, atuando como um substituto onde ocorreu a reabsorção óssea.[7] Em homens e mulheres dentados, a maxila e a mandíbula sofrem alterações de reabsorção, apesar de tradicionalmente se pensar que isso ocorre apenas em indivíduos não dentados.[19] Um fator acelerador pode ser observado em pacientes com bruxismo, um ato inconsciente de cerrar e ranger os dentes.[20] A altura do ramo e do corpo mandibular e o comprimento do corpo mandibular diminuem com a idade em ambos os gêneros, enquanto o ângulo mandibular aumenta com a idade.[21] O aumento do ângulo mandibular provavelmente se deve à combinação de comprimentos decrescentes na altura do corpo do ramo e no comprimento do corpo mandibular. O CaHA ao longo das bordas inferiores da mandíbula pode ajudar a mascarar essas alterações, mantendo as proporções mandibulares.

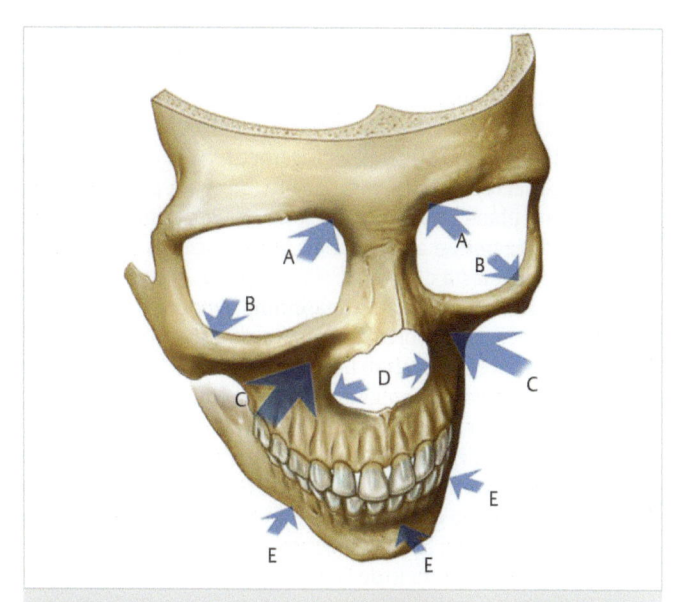

Fig. 3.1 Reabsorção óssea do crânio humano com o envelhecimento. As *setas* indicam áreas onde a reabsorção tende a ocorrer com o envelhecimento. **(A)** Borda orbital superomedial. **(B)** Borda orbital inferomedial. **(C)** Maxila. **(D)** Abertura piriforme. **(E)** Mandíbula.

3.3.1 Terço Superior

Um dos principais fatores que contribuem para a aparência de envelhecimento no terço superior da face é a concavidade frontal. A ptose da sobrancelha e o eventual sulco das sobrancelhas são resultado da diminuição do volume do tecido mole na fronte, criando expressões projetadas de raiva, tristeza e cansaço. O gênero e a genética desempenham um papel na apresentação de variações da concavidade frontal.[22,23,24]

O terço superior da face das estruturas ósseas da fronte e da glabela da mulher é mais curvilíneo e menos pronunciado. A borda supraorbital de uma mulher é menos perceptível do que a de um homem. O homem tem uma fronte mais oblíqua, uma glabela mais proeminente e uma borda supraorbital mais pronunciada. A borda supraorbital pronunciada estabelece a posição da sobrancelha masculina, que fica plana ao longo da borda orbital, em comparação às mulheres que têm uma sobrancelha mais arqueada. Como resultado, as mulheres tendem a dominar o terço superior da face com sobrancelhas mais arqueadas e uma aparência mais aberta dos olhos.[25] Por outro lado, os homens dominam o terço inferior da face devido às linhas pronunciadas da mandíbula, mas também apresentam sobrancelhas mais baixas, ossos da sobrancelha salientes e menos volume de tecido mole no terço superior da face. Devido a esses fatores combinados, uma concavidade frontal pronunciada é naturalmente mais prevalente nos homens. O envelhecimento prematuro do terço superior da face também pode ser devido a diferenças genéticas. As etnias asiática e mestiça, especificamente, têm deficiência no volume dos tecidos moles, o que contribui para uma projeção frontal muito plana ou até mesmo côncava. Portanto, a presença de concavidade frontal aparece mais cedo em certas populações, geralmente na quarta década.

A posição da sobrancelha masculina repousa sobre a borda orbital superior, e o formato é plano com menos pico lateral do que a sobrancelha feminina. Essa posição mais baixa e plana na linha de base coloca a sobrancelha masculina em uma posição que pode se tornar notavelmente ptótica com a idade. Como as técnicas de levantamento de sobrancelha para homens são frequentemente limitadas e menos do que o desejável devido à recessão da linha do cabelo, o uso progressivo de volume para controlar a posição e o formato da sobrancelha torna-se especialmente importante por meio da frontoplastia. A volumização pode afetar e elevar os dois terços mediais da sobrancelha por meio da conexão do músculo frontal, enquanto o aumento do coxim adiposo lateral da sobrancelha e do compartimento de gordura retro-orbicular do olho pode elevar o terço da sobrancelha lateral ao tendão conjunto.

As neurotoxinas, embora excelentes para reduzir as rítides, quando usadas em um músculo frontal que já está com o volume reduzido, podem levar a uma aparência de envelhecimento exagerado e à piora da ptose da sobrancelha e da pálpebra.[26] Para contornar esse possível resultado indesejável, descrevemos aqui uma técnica que utiliza um preenchedor de HA de baixa viscosidade e baixo G' para dar volume à concavidade frontal.

Anatomia

A compreensão dos limites anatômicos e das zonas de perigo na região frontal é de extrema importância ao injetar para evitar complicações. O mais importante é ter um conhecimento claro dos nervos e do suprimento vascular da área. As principais zonas de perigo arterial das quais se deve estar ciente ao usar essa técnica incluem as artérias supratroclear, supraorbital e ramos da artéria temporal superficial.

O ramo frontal da artéria temporal superficial segue superior e medialmente para anastomose com as artérias supratroclear e supraorbital, que são ramos da artéria oftálmica. Bilateralmente, elas suprem a maior parte da região frontal. A glabela é suprida predominantemente por pequenos ramos arteriais das artérias supratroclear e supraorbital com circulação colateral limitada.[7] As veias da região frontal acompanham as artérias e drenam para a veia angular e a veia jugular interna. Os nervos supratroclear e supraorbital ramificam-se do nervo trigêmeo e fornecem inervação sensorial à região (▶ Fig. 3.2).

O plano anatômico de todas as estruturas deve ser levado em consideração antes da injeção do preenchedor para reduzir complicações como o comprometimento vascular. A oclusão vascular pode ocorrer por compressão externa do suprimento de sangue pela injeção adjacente de preenchedor, injeção intra-arterial direta do produto e por lesão vascular durante a injeção.[26,27,28]

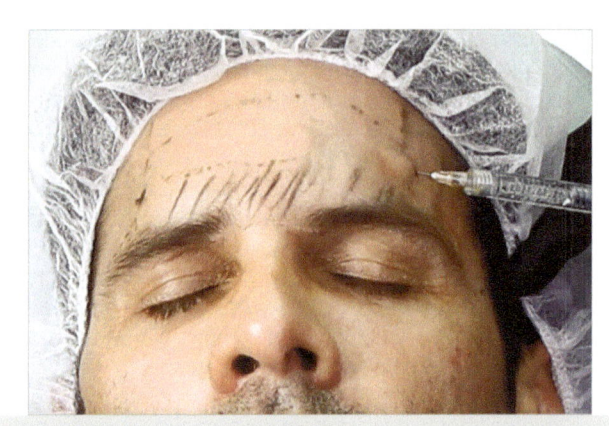

Fig. 3.2 A injeção no espaço subgaleal é segura e eficaz quando se faz frontoplastia com preenchedores injetáveis.

Sintomas de comprometimento vascular são o branqueamento da pele, a mudança progressiva da cor escura da pele e a eventual ulceração com formação de escaras. Especificamente na região glabelar, a oclusão vascular pode levar à cegueira. Por fim, além da lesão do vaso, pode ocorrer lesão do nervo, que pode se apresentar como desconforto durante a injeção, dor de cabeça, neuralgia e/ou parestesia.

Se houver suspeita de eventos adversos, devem ser utilizados protocolos de tratamento.[27,28] O risco desses eventos pode ser minimizado pela seleção cuidadosa do local da injeção, aspiração antes da injeção, injeção no espaço subgaleal e monitoramento contínuo dos sinais e sintomas de oclusão do vaso.

Técnica de Frontoplastia

Sempre tendo em mente os pontos de referência vasculares importantes (▶ Fig. 3.3a), encontre a crista temporal como ponto de referência e demarque essa área. Dependendo da largura e da profundidade da concavidade frontal do indivíduo, marque de dois a quatro pontos de entrada em cada lado da crista temporal (▶ Fig. 3.3b). Antes das injeções, a face é limpa (por exemplo, com ácido hipocloroso ou clorexidina) para promover uma técnica asséptica e estéril. Uma agulha de calibre 21 pode ser usada para criar as aberturas e uma cânula de calibre 25 ou 22, de 2 polegadas, para preencher a concavidade frontal no plano subgaleal, levantando o músculo frontal entre o polegar e o indicador e deslizando a cânula para o espaço subgaleal (▶ Fig. 3.3c). O HA pode ser depositado de forma linear e retrógrada. Com o uso de cânulas de pequeno calibre (ou seja, cânulas de 25 ou 22 calibre), é necessário saber onde a ponta da cânula está localizada. A cânula deve estar sempre se movendo pelo menos 1 a 2 mm para trás antes de começar a depositar pequenas alíquotas do produto. Conhecer a trajetória das artérias importantes e certificar-se de sempre injetar perpendicularmente a elas podem ajudar a evitar a canalização da artéria e a reduzir o risco de oclusão intravascular. O ponto final de cada injeção ocorre quando a visualização do déficit não é mais apreciada (▶ Fig. 3.3d). Vale ressaltar que é importante para incentivar o *feedback* do paciente durante a injeção para avaliar o impacto ou o comprometimento do nervo. A maioria dos pacientes

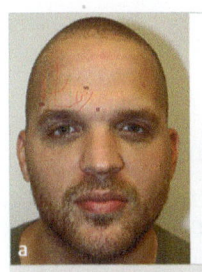

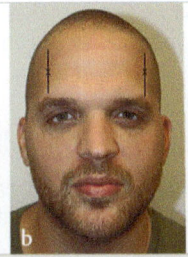

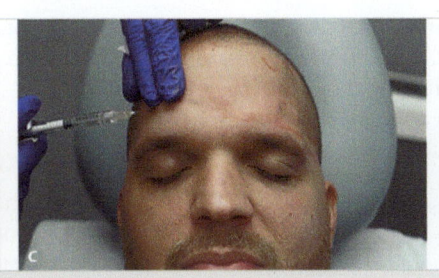

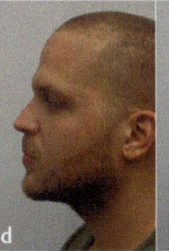

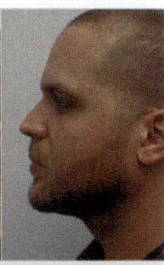

Fig. 3.3 (a) Pontos de referência vasculares importantes a serem considerados na preparação para o tratamento da concavidade frontal. **(b)** Os pontos de entrada marcados com um "X" podem variar de acordo com o tamanho e a localização do defeito da concavidade frontal. Um pequeno *bolus* de lidocaína 1% com epinefrina é injetado até que o branqueamento seja observado em cada local de entrada marcado. **(c)** Antes das injeções, a face é limpa com uma esponja de clorexidina ou ácido hipocloroso, e as marcações a lápis são removidas para promover uma técnica asséptica ou estéril. Os pontos de entrada são injetados com lidocaína 1% com epinefrina para anestesia. Uma agulha de calibre 21 é usada para criar as aberturas, e uma cânula de calibre 25 e 2 polegadas é usada para preencher a concavidade frontal no plano subgaleal. **(d)** Paciente tratado com um total de 1,8 mL de ácido hialurônico para aliviar a concavidade frontal moderada.

apresenta uma grande melhora com pequenos volumes, como uma seringa de 1 a 2 mm de produto. Ao usar o HA, é importante escolher um produto com a consistência correta que permita um fluxo fácil (ou seja, baixa viscosidade) através do espaço subgaleal, mas com capacidade de elevação suficiente (ou seja, baixo G′) para dar volume à fronte. Ao utilizar a transferência de gordura para essa região, um autor (C.C.) prefere usar um enxerto de microgordura moderadamente estrutural, menos homogeneizado ou emulsionado, com o objetivo de obter uma correção suave e duradoura, já que o músculo e a pele da fronte sobrepostos cobrem um plano mais profundo com o qual se pode enxertar estruturalmente e proporcionar essa correção de contorno.

O coxim adiposo lateral da sobrancelha pode ser abordado por meio de um local de entrada da cânula e plano de injeção semelhantes; também pode ser realizada a combinação com qualquer aumento temporal. Quando se usa gordura autóloga, a profundidade tolerável na fossa temporal permite o uso de um enxerto de gordura miliforme mais grosseiro e estrutural com o objetivo de projetar a massa densa de tecido mole sobreposta. O tamanho maior da cânula, geralmente de 19 Gauge, utilizado com esses enxertos de *milifat*, permite que o injetor sinta a penetração da fáscia temporal profunda para a colocação profunda do enxerto, a fim de produzir essa projeção do tecido mole.

Em resumo, a injeção de um preenchedor coesivo, de baixa viscosidade, baixo G′, HA ou enxerto de gordura estrutural por meio do uso de uma técnica de injeção de cânula subgaleal mais segura permite o rejuvenescimento eficaz da concavidade frontal. Um preenchimento colocado adequadamente no meio da fronte traz uma aparência mais jovem e fresca ao rosto, e os pacientes indicam um alto nível de satisfação com o resultado do tratamento. A maioria dos pacientes tratados observa uma durabilidade dessa técnica de preenchimento com HA diluído de cerca de 2 a 3 anos.

3.3.2 Face Média (Terço Médio)

No terço médio da face, as bochechas das mulheres são mais redondas e cheias, com um ápice mais anterolateral. Isso se deve a uma combinação de mais gordura subcutânea nas bochechas[29,30,31] juntamente com um zigoma mais curvilíneo.[32] Os homens têm um ápice mais anteromedial e sutil, com uma proeminência malar de base mais ampla.[33] Isso se deve, em grande parte, aos processos zigomáticos que são mais largos e aos arcos zigomáticos que são maiores nos homens.[11] Os homens também têm menos gordura subcutânea superficial na face média/bochechas.[30,31,34] A injeção de preenchedores nas bochechas dos homens deve ser feita com um preenchedor de alto G′ equilibrando uma proporção de 1:1 entre a bochecha medial e a lateral.[11] Em comparação, a proporção de espessura da bochecha medial para a lateral é de 1,5:1 nas mulheres.[35] Um médico cosmético que injeta um preenchedor nessa região deve estar ciente dessas diferenças para não causar feminização ao injetar nas bochechas.

Revolumizar o terço médio da face e aumentar o arco zigomático são seguros e eficazes. Essa técnica trata do achatamento e da flacidez do terço médio da face, que ocorre naturalmente devido ao envelhecimento, e, em muitos casos, também melhora a atratividade facial geral. Estudos demonstraram que uma relação maior entre a largura bizigomática e a altura facial, medida do lábio superior até a pálpebra superior ou a sobrancelha, é percebida como mais atraente.[25]

Anatomia

Várias estruturas anatômicas devem ser consideradas no uso adequado de todas as injeções de preenchimento. Ao usar um produto mais difícil de dissolver, como o CaHA, isso é imperativo. Nos procedimentos cirúrgicos, é de suma importância estar atento ao perigo de transecção de nervos e vasos. Com as injeções de preenchimento, aplica-se o mesmo cuidado. O foco deve estar na vasculatura subjacente, pois a oclusão decorrente da injeção de um produto no lúmen de um vaso ou da compressão externa é a complicação mais fundamental a ser evitada. Felizmente, a oclusão vascular é rara, e o potencial é ainda mais minimizado quando se injeta um produto na região periosteal, conforme descrito nesta técnica.[36]

Devido à natureza variável da anatomia facial, ao trabalhar em torno de artérias e nervos primários, é necessário um cuidado extra. Na região do terço médio da face, elas incluem a artéria infraorbital que surge do forame infraorbital, a artéria facial transversa que atravessa logo abaixo da borda inferior do arco zigomático e a artéria facial tortuosa com sua artéria angular anastomosada (▶ Fig. 3.4). O principal nervo ao qual se deve prestar atenção nessa região é o nervo infraorbital, que também emerge do forame infraorbital palpável. A lesão desse nervo pode resultar em neuralgia intratável por um período prolongado e, portanto, deve-se ter extremo cuidado ao injetar ao redor do forame.

Face Média com Hidroxiapatita de Cálcio

Antes de injetar CaHA em áreas de perigo, considere transferir o produto para uma seringa BD de 1 mL, que permite uma aspiração mais fácil e garante que a ponta da agulha não seja colocada intravascularmente.[36] Utilizar uma técnica de injeção retrógrada e evitar grandes *bolus* também podem ajudar a minimizar a oclusão inadvertida.

Usando as linhas de Hinderer, o ápice da bochecha é ligeiramente mais anteromedial em um homem em comparação a uma mulher. Uma combinação de técnicas de agulha e cânula pode ser útil nessa área para criar uma aparência masculina bem definida e cinzelada. Usando uma cânula e entrando por trás da eminência zigomática, pequenas alíquotas de produto contínuo devem ser injetadas em um fluxo retrógrado paralelo ao longo do plano supraperiosteal através do zigoma, tendo em mente que o zigoma deve ser fino lateralmente. Isso acentua e define a bochecha malar e, ao mesmo tempo, usa o zigoma como plataforma para elevar diretamente o terço médio da face. Usando uma agulha, pequenas alíquotas de CaHA podem ser colocadas perpendicularmente ao osso no ápice para proporcionar elevação adicional (▶ Fig. 3.5a-g).

Face Média com Ácido Hialurônico

O HA é o preenchedor injetável mais comumente utilizado para o rejuvenescimento facial. Ele tem um baixo nível de reações adversas devido à sua biocompatibilidade com o tecido humano e ao benefício da reversibilidade com a enzima hialuronidase.[37] Para o paciente do sexo masculino, ao selecionar um preenchedor injetável de AH, é importante usar a opção de maior G' para elevar o meio da face ou obter o contorno e a angularidade adequados que definem uma face masculina. O Restylane Lyft HA é uma opção razoável para uso em pacientes do sexo masculino devido à sua rigidez ou G' mais alto.

A técnica a seguir, descrita aqui pelos autores para elevar e contornar a face média do paciente do sexo masculino, usa quatro injeções focadas na retenção dos ligamentos da face para elevar e simultaneamente contornar a face média de um paciente do sexo masculino com relação ao dismorfismo sexual.[38]

Primeiro, o ápice da bochecha é identificado pelo olhar ou usando as linhas de Hinderer, conforme descrito anteriormente. A primeira injeção pode então ser feita aproximadamente 1 cm posterior ao ápice, onde 0,1 mL de HA é colocado supraperiostealmente (▶ Fig. 3.6a). Em seguida, um *bolus* maior de 0,2 mL é feito diretamente no ápice (▶ Fig. 3.6b). Esses pontos de injeção sozinhos ajudam a elevar e ancorar o terço médio da face. Um *bolus* de 0,1 mL é então injetado aproximadamente 5 mm

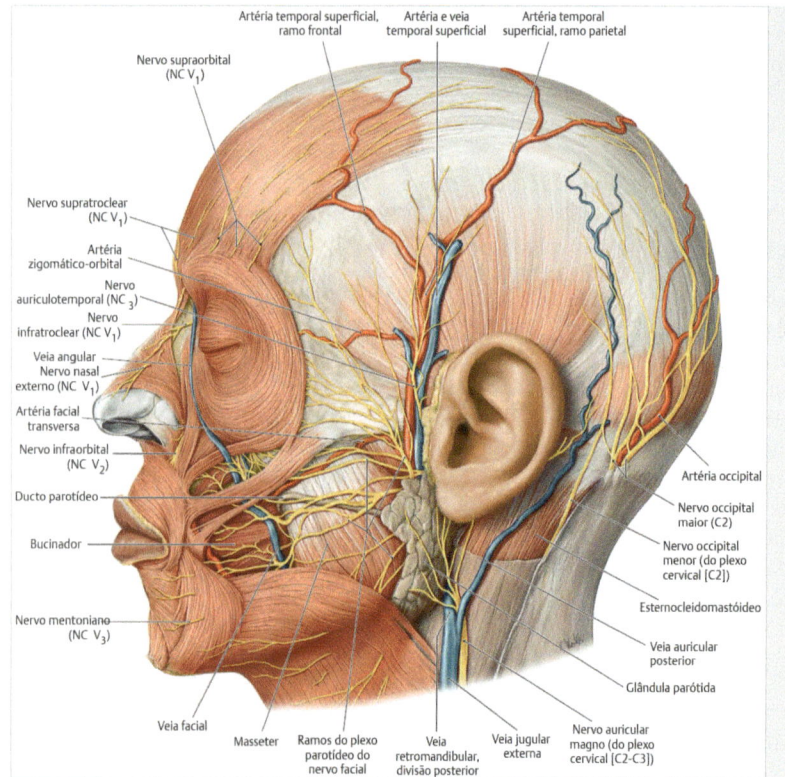

Fig. 3.4 Artérias e veias superficiais da face e do couro cabeludo. (Reproduzida com permissão de Schünke M *et al.* Thieme Atlas of Anatomy, Volume 3: Head, Neck, and Neuroanatomy. 3rd Edition. New York: Thieme; 2020).

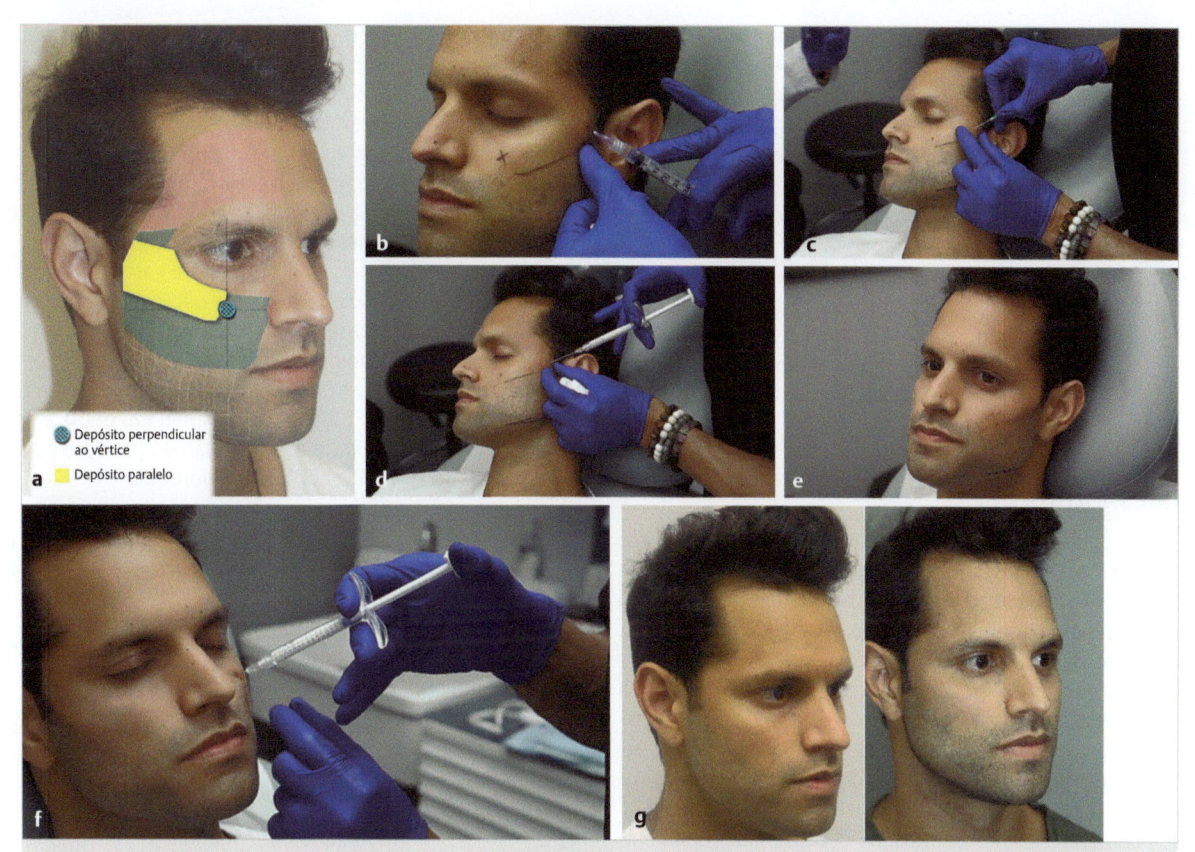

Fig. 3.5 Meio da face com hidroxiapatita de cálcio. **(a)** Desenho esquemático da injeção do produto no terço médio da face. O *círculo azul* representa o ápice onde uma injeção de depósito em um ângulo de 90 graus é colocada supraperiostealmente. A *região amarela* representa o caminho ao longo do qual o produto deve ser colocado de forma retrógrada com uma cânula supraperiosteal de calibre 25. **(b)** Anestesiar a área com lidocaína a 1% com epinefrina. **(c)** Criar um ponto de entrada com uma agulha de calibre 21. **(d)** Introduzir a cânula em um ângulo de 30 graus. Uma vez no plano supraperiosteal, diminua o ângulo para 10 graus e mantenha a seringa paralela ao zigoma. A ponta da cânula deve estar 1 a 2 mm atrás da eminência zigomática. **(e)** Injete enquanto se move retrógrada e lateralmente em direção à linha do cabelo, colocando 0,1 mL de produto continuamente, com um total final de 0,5 mL colocado ao longo do zigoma. **(f)** Coloque 0,2 mL do produto perpendicularmente ao zigoma no ápice com a agulha fornecida. **(g)** O paciente foi tratado com Radiesse + no terço médio da face, na linha da mandíbula e no queixo.

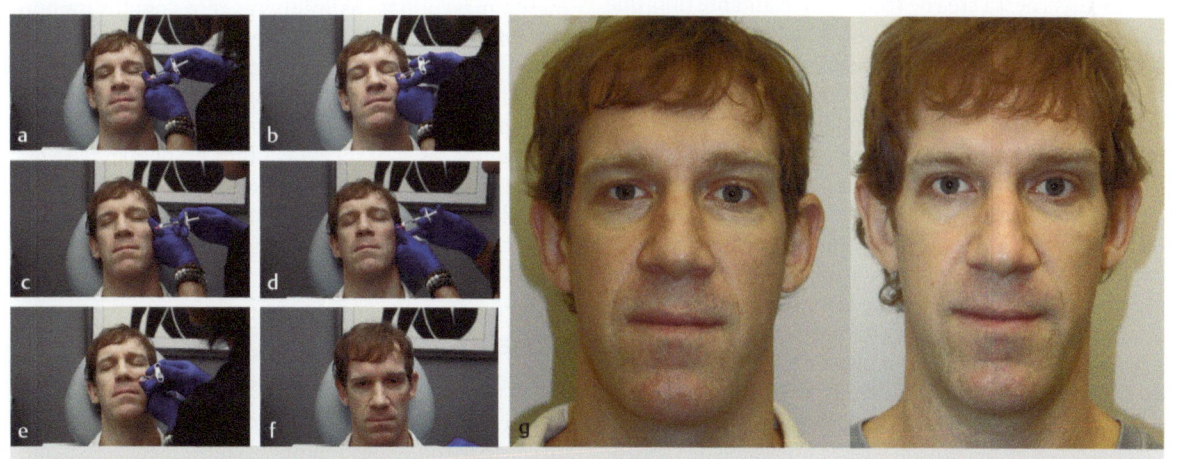

Fig. 3.6 Face média com ácido hialurônico. **(a)** Depois de encontrar o ápice, movemos 1 cm para trás do ápice e injetamos 0,1 mL do ácido hialurônico (HA) perpendicularmente ao periósteo (supraperiosteal). **(b)** Injete 0,2 mL do produto bem no ápice, que é a nossa posição nº 2 (a injeção é supraperiosteal perpendicular). As posições nºˢ 1 e 2 elevam e ancoram a face. **(c)** Depois de injetar o ápice, injete 0,1 mL do produto na frente do ligamento zigomático (remendo de McGregor). **(d)** Depois de injetar o *patch* de McGregor, continuamos a seguir o zigoma com pequenas alíquotas de 0,05 mL até chegar à linha do cabelo (geralmente espaçando as injeções em cerca de 0,5 cm). **(e)** 0,2 mL foi injetado supraperiostealmente na fossa canina para aliviar um sulco nasolabial profundo. **(f)** Face dividida mostrando o lado tratado e o não tratado. Mostrando um zigoma e um arco zigomático muito mais definidos, fortes e masculinos. **(g)** Antes e depois das injeções de HA no terço médio da face, demonstrando uma aparência masculina e jovem mais renovada.

lateralmente ao ponto de injeção inicial (retalho de McGregor) para elevar ainda mais a face média (▶ Fig. 3.6c). Finalmente, uma série de injeções em intervalos de 5 mm com pequenas alíquotas de 0,05 mL é feita até atingir a linha do cabelo (▶ Fig. 3.6d). Se necessário e se o produto permanecer, a fossa canina ou a área submalar também podem ser injetadas usando uma abordagem de punção em série ou uma técnica retrógrada de leque com uma agulha ou cânula (▶ Fig. 3.6e).

Uma pérola a ser considerada é que, ao tratar pacientes do sexo masculino nessa área, é importante evitar a correção excessiva da bochecha medial para evitar a criação de uma "curva em forma de ogiva" mais arredondada, frequentemente procurada por pacientes do sexo feminino. Deve-se, então, dar mais ênfase ao aprimoramento do zigoma lateral.

Cavidades Infraorbitais

Talvez um dos primeiros sinais de envelhecimento visível da face para homens e mulheres sejam as alterações na região periocular. A lipoatrofia dos compartimentos de gordura profunda no espaço infraorbital, em particular, leva a uma aparência afundada e oca, resultante da maior visibilidade do músculo *orbicularis oculi* subjacente e da menor reflexão da luz na área. Para combater isso, o uso de um preenchedor com baixo teor de G' HA e, idealmente, com uma concentração menor de HA para evitar reações de inchaço retardado pode ser muito benéfico para pacientes preocupados com alterações nessa zona.

Com a transferência de gordura na região infraorbital, um enxerto com estrutura celular menor, como um enxerto baseado em fração vascular estromal com uma preparação de *microfat* ou *nanofat* (Tulip Medical, San Diego, Califórnia, Estados Unidos), permite o enxerto em vários planos dentro dos tecidos mais delicados ao redor do *orbicularis oculi* e da pele fina e excessiva, o que permite que cada tipo de tecido envelhecido seja tratado de forma independente. O componente de células-tronco desse tipo específico de enxerto também mostra benefícios para a melhoria da qualidade do tecido por meio de efeitos parácrinos, que são especialmente úteis nessa área de tecido relativamente fino, que é especialmente propensa a fotodanos e quebra estrutural devido a movimentos repetidos. Um enxerto de gordura mais estrutural pode ser colocado simultaneamente no compartimento de gordura profunda para tratar a atrofia profunda e a descida. A colocação de tipos específicos de enxertos de gordura em vários planos garante excelente sobrevida e resultados do enxerto, abordando áreas específicas de alteração volumétrica.

Ao tratar com HA, o volume total usado deve ser conservador, normalmente não excedendo mais do que 0,5 mL por lado ou 1 mL do produto total. O produto deve ser colocado profundamente ao longo da borda orbital para garantir que o preenchedor permaneça abaixo do músculo orbicular do olho. A não ser que seja usado em quantidades extremamente pequenas, a colocação de HA muito superficial pode levar a um inchaço tardio e a uma aparência indesejável de puberdade na área e ao efeito de Tyndall.

A técnica para tratar pacientes do sexo masculino nessa área não é essencialmente diferente da técnica para tratar pacientes do sexo feminino. Cada indivíduo terá deficiências de volume variáveis que devem ser avaliadas e localizadas antes da injeção.

O ideal é que as injeções de preenchimento nas cavidades infraorbitais sejam feitas com uma cânula de calibre 25 a 27 para minimizar o trauma e o potencial de equimoses. Uma técnica considerada bem-sucedida é a criação de duas portas de entrada por lado com uma agulha de calibre 23 a 25, uma inferior ao sulco lacrimal e logo lateral à linha pupilar média, e outro ponto que é inferior à cavidade infraorbital lateral. A inserção da cânula através desses dois pontos permite o acesso fácil às zonas de tratamento-alvo. É importante garantir a profundidade adequada. O ideal é que o injetor não consiga ver a ponta da cânula através da derme. Quando a ponta da cânula estiver no local da revolumização pretendida, uma abordagem retrógrada em leque usando não mais do que 0,1 a 0,2 mL em cada zona proporciona correção natural do volume. Em geral, é preferível subcorrigir essa área, pois a hidratação do produto ao longo do tempo pode levar ao inchaço e à puberdade.

3.3.3 Face Inferior

Linha da Mandíbula e Queixo

Uma linha da mandíbula quadrada e bem definida é uma característica sexualmente dimórfica amplamente aceita e associada à atratividade masculina. Pacientes com papada, delineamento deficiente da linha lateral da mandíbula em relação ao pescoço ou àqueles que simplesmente desejam aumentar o volume e a definição da parte inferior da face, podem-se beneficiar muito com esse procedimento. O uso de um preenchedor mais rígido e de alto G', como o CaHA ou o *milifat* estrutural, injetado supraperiostealmente por meio de uma cânula, pode proporcionar resultados cosmeticamente agradáveis.

No terço inferior da face, os homens têm mandíbulas maiores e queixo e linha da mandíbula com ângulos bem definidos, resultando em um contorno mais quadrado da face. O queixo tem tubérculos bem desenvolvidos, e o ramo mandibular tem angulação proeminente.[39,40] Os homens também têm grandes músculos masseteres, que dão mais projeção e definição à linha da mandíbula. Essas características são percebidas como altamente masculinas. As mulheres têm ângulos menores e mais sutis da mandíbula. Em um estudo em que os participantes foram questionados sobre o gênero prototípico de uma face feminina sobreposta a características masculinas, a mandíbula foi percebida como a mudança mais significativa de gênero. Em seguida, as sobrancelhas/olhos e o queixo.[41] Na opinião dos autores, um preenchedor de alto G', idealmente CaHA, pode ser colocado supraperiostealmente ao longo da linha da mandíbula para proporcionar projeção e construir uma linha da mandíbula forte.

Linha da Mandíbula e Queixo com Hidroxiapatita de Cálcio

A altura do ramo, a altura do corpo mandibular e o comprimento do corpo mandibular diminuem com a idade, enquanto o ângulo mandibular aumenta com a idade.[21] O aumento do ângulo mandibular provavelmente se deve à combinação da diminuição na altura do comprimento da altura do corpo do ramo e no comprimento do corpo mandibular. A injeção de CaHA ao longo das bordas inferiores da mandíbula pode ajudar a mascarar essas alterações, mantendo as proporções mandibulares mais jovens. O CaHA injetado ao longo das bordas inferiores da mandíbula pode ajudar a mascarar essas alterações, mantendo as proporções mandibulares mais jovens. Para a correção da linha da mandíbula, o CaHA pode ser injetado com uma agulha ao longo das bordas inferior e posterior, criando um ângulo mandibular menor. As injeções colocadas lateralmente ampliarão a mandíbula, criando características masculinas, e são evitadas com mais frequência no tratamento de mulheres. Para tratar o sulco pré-mandibular, pequenas alíquotas podem ser injetadas supraperiostealmente com uma agulha ao longo da borda, evitando a injeção no ápice da mandíbula, pois isso pode piorar a aparência da mandíbula. Deve-se tomar muito cuidado para evitar injetar a artéria facial além da borda anterior do ponto de inserção do masseter. O entalhe antegonial ao longo da porção média do corpo mandibular pode ser palpado com frequência como um ponto de referência que indica a localização da artéria, à medida que ela cruza a mandíbula e continua tortuosamente ao longo da dobra labial nasal, dividindo-se nas artérias labiais inferior e superior e na artéria angular. Na região antegonial, recomenda-se uma técnica de cânula que coloca pequenas alíquotas por via subcutânea de forma linear retrógrada para atravessar o sulco pré-mandibular e as regiões massetéricas da linha da mandíbula.

Ao abordar a linha da mandíbula, o queixo também deve ser avaliado e abordado, pois é contínuo com a linha da mandíbula. Idealmente, o gnátio deve ser posicionado dentro de 1 a 2 mm da borda do vermelhão do lábio inferior quando avaliado de uma posição lateral no plano horizontal de Frankfort. O tratamento do queixo e a adição de projeção alongam a mandíbula, ajudando a reduzir a aparência das linhas marianas e da papada. As injeções no pogônio aumentarão a projeção, enquanto as injeções no mento aumentarão a altura vertical. As injeções no gnátio aumentam tanto a projeção, quanto a altura vertical do queixo. Para obter um efeito masculino, as injeções podem ser colocadas mais lateralmente para enquadrar o queixo. É importante evitar o forame infraorbital, que fica aproximadamente 1,5 cm acima da borda mandibular, alinhado com o primeiro e o segundo pré-molares, pois essa é uma zona de perigo para injeção intravascular e lesão nervosa.

A transferência de gordura para o aumento da linha da mandíbula e do queixo se alinha bem com a abordagem dessas características sexuais dimórficas e tem um desempenho especialmente bom devido à capacidade da musculatura e da vasculatura de apoio de suportar um enxerto de tecido nas áreas específicas de necessidade ao longo do músculo mental e do masseter. O aumento do queixo é realizado dentro e ao redor do músculo *mentalis* altamente vascularizado, misturado ao sulco *pré-jowl* e adicionado aos ramos posteriores da mandíbula, tanto superficial, quanto profundamente ao masseter. Todas essas áreas podem ser acessadas por meio de um local de entrada da cânula no meio do corpo mandibular. O sistema musculoaponeurótico superficial (SMAS)/platisma se integra e se insere para funcionar como um depressor labial na região logo acima da borda inferior da mandíbula; assim, ele serve como excelente suporte durante a transferência de gordura para a linha da mandíbula.

Rejuvenescimento Labial

Assim como as mulheres, os homens podem apresentar uma perda sutil de volume nos lábios com o passar do tempo. Ao tratar pacientes do sexo masculino com essa preocupação, é de suma importância manter um lábio com aparência natural e evitar a superinflação artificial. O objetivo deve ser a simples reposição de volume, e não o aumento. Os autores concluem que também é melhor evitar o aprimoramento ou a definição da borda do vermelhão, que às vezes é um sinal revelador de aumento labial. A utilização de um preenchedor macio e de baixo G' produz os melhores resultados nessa região. Em particular, alguns dos autores (S.B.A., L.S.) consideraram o produto HA Versa da Revanesse uma excelente escolha para um resultado cosmeticamente agradável e uma alta satisfação do paciente. A injeção de aproximadamente 0,2 mL do produto uniformemente em cada um dos quatro quadrantes do corpo do vermelhão geralmente é suficiente para obter um resultado sutil e de aparência natural. Como as equimoses podem ser uma grande preocupação para os pacientes do sexo masculino nessa região, os autores também recomendam injetar o preenchedor com uma técnica de cânula para permitir menos trauma no lábio e menos inchaço após o procedimento.

3.3.4 Revolumização Panfacial com Ácido Poli-L-Láctico

O ácido poli-L-láctico (PLLA) é único em sua capacidade de estimular o colágeno tipo 1 do próprio hospedeiro, dando volume à pele de maneira gradual, progressiva e previsível.[42] Atualmente, sabe-se que o envelhecimento facial é resultado de alterações arquitetônicas em várias camadas de tecido que contribuem para mudanças na topografia, no formato, nas proporções e nas proporções de uma face jovem. À medida que envelhecemos, a produção de colágeno pelos fibroblastos desacelera após os 25 anos de idade e acaba parando. Além disso, por volta da quarta década, o mau posicionamento da gordura se torna aparente. A perda de gordura, principalmente nos compartimentos profundos de gordura, cria descida e deflação da face média, resultando em uma aparência magra e cansada.[43] A perda de compartimentos superficiais de gordura contribui ainda mais para as deformidades de contorno. Após a quinta década e depois, as alterações do esqueleto craniofacial diminuem a sustentação estrutural da face, diminuindo o suporte dos ligamentos de retenção facial, resultando em um aspecto de concertina e flacidez da face (▶ Fig. 3.7).[14]

Para aliviar as alterações dos compartimentos de gordura medial profunda e do periósteo da maxila, dois pontos de inserção são usados usando uma técnica de injeção retrógrada em leque (▶ Fig. 3.8a, b).

A bochecha anteromedial é mais bem recriada por meio de cruzamentos. A agulha deve ser colocada em um dos dois pontos de entrada. É importante evitar colocar a ponta da agulha perto do forame infraorbital, puxando lentamente o êmbolo para trás por 6 a 10 segundos antes da injeção para confirmar que a agulha não está em um vaso.

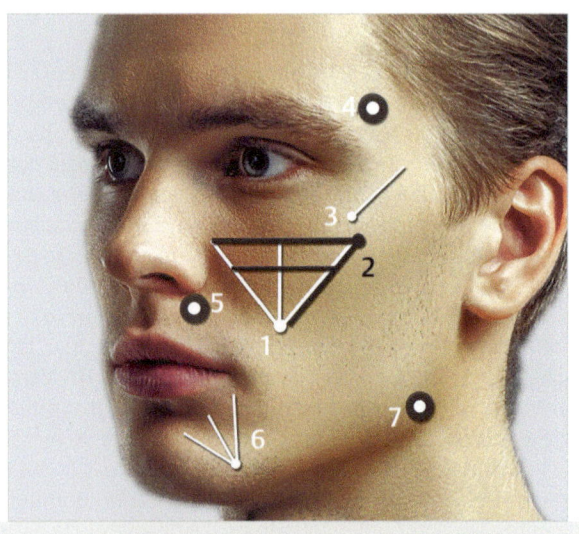

Fig. 3.7 Técnica de escultura precisa com ácido poli-L-láctico.

O zigoma e o arco zigomático mudam com o passar do tempo. Isso causa uma perda de suporte do periósteo e do ligamento zigomático, resultando em uma descida anteroinferior da face média e na aquisição de características de aparência idosa. A restauração dessa área com PLLA provou ser benéfica com injeções anterógradas repetidas paralelamente ao osso, permitindo que o produto siga ao longo do zigoma, movendo-se lateralmente em direção à linha do cabelo (▶ Fig. 3.8c).

A fossa temporal é uma das áreas mais negligenciadas na região do terço superior da face e contribui para uma aparência significativamente envelhecida se não for tratada durante o processo de rejuvenescimento com PLLA. Ao injetar nessa área, é melhor pedir aos pacientes que abram bem a boca para relaxar o músculo temporal e a fáscia. Isso reduz o desconforto pós-injeção durante a mastigação e também permite que a agulha penetre na fáscia e no músculo temporal sem muita dor. A agulha é introduzida perpendicularmente à pele sobre a fossa temporal, com cuidado para evitar quaisquer vasos visíveis. É importante puxar o êmbolo para trás e esperar de 6 a 10 segundos antes de injetar para confirmar que a agulha não está em um vaso.

Um sulco nasolabial pronunciado pode causar uma aparência cansada e mais velha e continua a ser uma das primeiras alterações anatômicas que um paciente pode observar com a idade avançada. Os fatores que contribuem para isso podem ser multifatoriais, mas as causas mais comuns são a descida das estruturas faciais médias sobrepostas, causada pela remodelação óssea retrógrada na maxila superior e pela perda óssea na fossa canina e na abertura piriforme. Postula-se que quando os ligamentos de retenção na face se soltam devido à falta de suporte dos tecidos mais profundos, isso contribui para a formação de sulcos e dobras na face (▶ Fig. 3.8e, f). Injeções de PLLA direcionadas profundamente para o sulco alar, bem como para os compartimentos de gordura medial profunda (descritos anteriormente) com verificações de segurança de aspiração de 6 a 10 segundos podem ajudar a criar suporte para os ligamentos de retenção por meio de suas propriedades de produção de colágeno.

As dobras melomentais são frequentemente causadas pela falta de suporte do periósteo, dos compartimentos de gordura profundos e do septo mandibular. O uso de PLLA supraperiosteal pode ajudar a imitar esses tecidos mais profundos e, ao mesmo tempo, fornecer suporte aos ligamentos nessa área (▶ Fig. 3.8g).

Para tratar essa área, o músculo *mentalis* e o tecido mole são pinçados e levantados com a mão não dominante do injetor, logo medialmente ao sulco pré-mandibular. A agulha deve ser introduzida certificando-se de que sua ponta não esteja dentro de um músculo. Novamente, é importante puxar o êmbolo para trás por 6 a 10 segundos antes da injeção para confirmar que a agulha não esteja em um vaso.

O ramo da mandíbula pode ser o principal contribuinte para a formação de papada com a idade avançada, mas muitas vezes não é considerado como tal quando se tenta melhorar a formação de uma papada. Outros fatores que contribuem para a formação de papada são a depleção da gordura lateral, o acúmulo de gordura mandibular e o relaxamento do septo mandibular. À medida que envelhecemos, o ramo da mandíbula se remodela e perde a altura do esqueleto, fazendo com que o tecido mole deslize para frente. Se essa estrutura óssea for recriada com a ajuda do PLLA, é possível observar uma melhora acentuada ou a resolução de uma papada, dependendo da gravidade dos outros fatores que contribuem para a formação da papada (▶ Fig. 3.8h). Para tratar essa área com PLLA, a agulha é introduzida perpendicularmente à pele sobre a parte mais posterior da pele. Porção superior do ramo do osso da mandíbula. Recomenda-se uma verificação de segurança da aspiração de 6 a 10 segundos para confirmar que a agulha não está em um vaso antes que um *bolus* supraperiosteal seja administrado.

As proporções de diluição variáveis, os tempos de reconstituição, as técnicas de injeção e o risco de formação de nódulos com PLLA podem ser intimidadores para novos injetores. O risco de formação de nódulos e pápulas nos primeiros estudos clínicos foi de 17,2%; no entanto, nesses estudos da Food and Drug Administration (FDA), os volumes de reconstituição foram de 5 mL usando técnicas de injeção cruzada na derme profunda. Atualmente, os injetores mais experientes de PLLA usam volumes de reconstituição maiores e injetam mais profundamente no osso ou nas almofadas de gordura profunda.

Os pacientes devem ser instruídos a fazer a massagem em casa usando a "regra dos 5s" (5 minutos, 5 vezes por dia durante 5 dias). O acompanhamento programado deve ser feito em 8 a 12 semanas. Dependendo do grau de perda de volume, pode ser necessário um segundo ou até mesmo um terceiro tratamento para obter os melhores resultados. Os resultados podem ser mantidos com "retoques" anuais.

3.4 Complicações

As técnicas de preenchimento injetável são todas consideradas procedimentos cegos; portanto, um bom entendimento da anatomia facial é imperativo para evitar a possibilidade de reações adversas comuns e complicações graves ao injetar preenchimentos. Além disso, é preciso levar em conta que sempre há variações na anatomia normal, e que outras medidas devem ser tomadas para reduzir a incidência de tais reações adversas. O plano anatômico

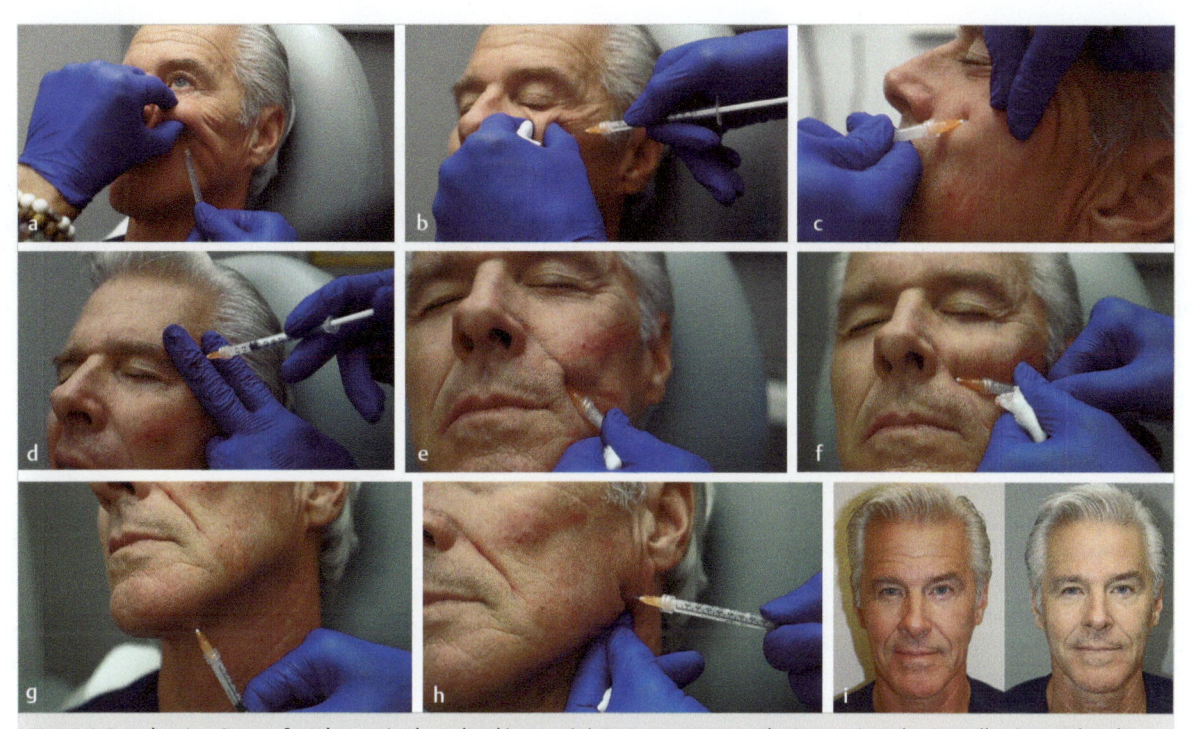

Fig. 3.8 Revolumização panfacial com ácido poli-L-láctico. **(a)** Seringa nº 1: ventilação retrógrada. A agulha é introduzida aproximadamente 2 cm abaixo do zigoma com a ponta da agulha direcionada para o canto medial. Injete lentamente cerca de 0,2 a 0,3 mL de forma retrógrada. Retire parcialmente a agulha, redirecione-a 15 a 20 graus lateralmente e repita o processo. Um total de três injeções retrógradas lineares é realizado com a última injeção em ângulo em direção ao canto lateral. **(b)** Seringa nº 2: retrógrada paralela/cruzada. Injete lentamente cerca de 0,2 a 0,3 mL periostealmente ao longo da bochecha anteromedial de forma retrógrada. Retire parcialmente a agulha, redirecione-a para um ponto inferior e paralelo à primeira injeção e repita o processo, injetando de forma retrógrada. Retire parcialmente a agulha, redirecione-a aproximadamente 45 graus inferiormente e injete os 0,1 a 0,2 mL restantes. Essas injeções devem ser cruzadas com as da seringa nº 1. **(c)** Seringa nº 3: impulso anterógrado. A agulha é inserida em um ângulo de 30 a 45 graus, direcionada lateralmente. Uma vez no subcutâneo, o ângulo da agulha é reduzido para 5 a 10 graus. Injete lentamente, de forma anterógrada, aproximadamente 0,2 a 0,3 mL periostealmente ao longo do zigoma, mantendo a agulha parada. **(d)** Seringa nº 4: *bolus* da fossa temporal. A agulha é introduzida perpendicularmente à pele sobre a fossa temporal, tomando cuidado para evitar quaisquer vasos visíveis. Avance a agulha até o periósteo temporal. Puxe o êmbolo para trás antes de injetar para confirmar que a agulha não está em um vaso. Injete lentamente um *bolus* periosteal. A seringa inteira pode ser usada se for clinicamente necessário. **(e)** Seringa nº 5: injeção retrógrada (parte 1). A agulha é introduzida na pele da bochecha, logo medialmente ao ponto médio do sulco nasolabial, com a ponta da agulha direcionada para o sulco alar. Injete lentamente cerca de 0,2 a 0,3 mL de forma retrógrada, paralelamente ao sulco nasolabial. **(f)** Seringa nº 5: impulso anterógrado (parte 2). Reintroduza a agulha apenas medialmente ao polo superior do sulco nasolabial, injetando um impulso anterógrado de aproximadamente 0,2 a 0,3 mL na abertura piriforme. **(g)** Seringa nº 6: *fanning* retrógrado. A agulha é introduzida na pele anterior e paralela ao tubérculo mental com a agulha direcionada superiormente. Avance a agulha e puxe o êmbolo para trás antes de injetar para confirmar que a agulha não está em um vaso. Injete lentamente cerca de 0,2 a 0,3 mL de forma retrógrada. **(h)** Seringa nº 7: *bolus* no ramo. A agulha é introduzida perpendicularmente à pele sobre a porção mais posterior do ramo do osso da mandíbula, tomando cuidado para evitar quaisquer vasos visíveis. Avance a agulha em direção ao periósteo. Injete lentamente um *bolus* periosteal. A seringa inteira pode ser usada se for clinicamente necessário. **(i)** Antes e 8 semanas após o pós-procedimento. O paciente foi tratado com ácido poli-L-láctico nas têmporas, no terço médio da face, no queixo e na linha da mandíbula. Essa técnica é supraperiosteal com uma diluição de 6 mL.

de todas as estruturas deve ser considerado antes da injeção de qualquer preenchedor para reduzir complicações como o comprometimento vascular. A oclusão vascular pode ocorrer devido à compressão externa do suprimento de sangue pela injeção adjacente do preenchedor, mas é mais comumente associada à injeção intra-arterial direta do produto. Os sintomas de comprometimento vascular são o branqueamento da pele, uma mudança progressiva de cor reticulada, escura ou púrpura, e eventual ulceração com formação de escaras. Na região glabelar ou durante a plastia frontal, a oclusão vascular pode levar à cegueira. Também pode ocorrer dano ao nervo, que pode se apresentar como desconforto durante a injeção, dor de cabeça, neuralgia e/ou parestesia após a injeção.

Antes da injeção de qualquer preenchedor, certifique-se de que a pele esteja completamente limpa e sem qualquer maquiagem ou hidratante. É importante evitar a injeção em pele com lesões inflamatórias visíveis, como acne, rosácea ou herpes simples. Para otimizar a segurança ao injetar o HA, é importante sempre puxar o êmbolo para trás e contar de 6 a 10 segundos antes de injetar para reduzir o risco de lesão intravascular. Entretanto, ter um exame de sangue negativo não garante que a agulha não esteja dentro de um vaso sanguíneo. Utilizar uma técnica de injeção retrógrada ao injetar intradérmica e evitar *bolus* grandes, maiores que 0,3 mL, reduzirá ainda mais o potencial de risco.

Ao usar o CaHA como preenchimento injetável, considere usar uma cânula ao injetar por via intradérmica ou transferir o produto para uma seringa de 1 mL com um êmbolo de borracha para criar sucção e facilitar a aspiração, pois a seringa fornecida não permite a aspiração do produto.

Durante a técnica de frontoplastia, medidas extremas de precaução devem ser levadas em consideração para evitar lesões nervosas ou oclusões vasculares. Os efeitos colaterais são reduzidos com a seleção cuidadosa do local da injeção, aspiração antes da injeção se estiver usando uma agulha, injeção no espaço subgaleal com cânula de calibre 25 ou 22 e monitoramento rigoroso dos sinais e sintomas de oclusão do vaso. Os autores sugerem nunca seguir o trajeto das artérias, mas sim permanecer perpendicular ao seu curso.

O PLLA, como qualquer outro preenchedor, pode ser prejudicial e causar reações adversas graves se for injetado por via intravascular. Portanto, as mesmas medidas de segurança devem ser aplicadas ao utilizar esse produto. Além disso, a injeção profunda ao longo do periósteo pode ajudar a reduzir a formação de nódulos iatrogênicos visíveis.

A injeção intravascular é um dos maiores temores de todos os injetores estéticos. É importante tomar todas as medidas de precaução possíveis para evitar que isso ocorra. Caso ocorra, o reconhecimento imediato de uma possível injeção intravascular é fundamental. Alguns sinais e sintomas comuns podem ajudar a alertar o injetor para que inicie um protocolo de reversão imediatamente. A primeira indicação é o branqueamento imediato da pele. O paciente que expressa dor desproporcional à injeção é outro sintoma sugestivo; no entanto, devido à adição de lidocaína na maioria dos preenchedores injetáveis, nem todos os pacientes podem apresentar esse sintoma. Várias horas após a injeção aparece uma mancha reticulada marrom, que tende a se mover superiormente a partir do local da injeção, consistente com a trajetória da artéria. Um ou dois dias depois, pode haver o desenvolvimento de formação de pústulas, que podem ser confundidas com herpes-zóster ou impetigo por injetores inexperientes. O escurecimento subsequente do tecido indica necrose iminente. Há vários protocolos em vigor na suspeita de uma injeção intravascular, mas a primeira linha de defesa é o uso de hialuronidase (500-1.500 unidades), evitar compressas frias em favor de compressas quentes para aumentar o fluxo sanguíneo, aspirina diariamente e tratamento com luz LED (diodo emissor de luz) vermelha para aumentar a microcirculação. O tratamento com oxigênio hiperbárico deve ser considerado, se essas medidas não levarem a sinais de reversão da necrose iminente. Os autores também recomendam enfaticamente que se aprenda a realizar injeções retrobulbares de hialuronidase ou que se possa encaminhar o paciente a um médico proficiente em injeções retrobulbares de hialuronidase para evitar o risco de perda de visão devido a uma lesão intravascular.

3.5 Conclusão

Cada vez mais homens estão buscando procedimentos estéticos minimamente invasivos. Para atender a essa demanda crescente, os profissionais de estética devem conhecer bem as importantes diferenças anatômicas entre homens e mulheres, bem como as respectivas diferenças nos padrões de beleza. Como a beleza masculina é geralmente associada a uma maior angularidade da face, em oposição às curvas e contornos mais suaves associados às mulheres, os homens podem-se beneficiar com a seleção de preenchedores mais sólidos e de maior G' e com o enxerto de gordura mais estrutural ao injetar nas partes média e inferior da face. O posicionamento adequado do volume no terço médio da face é de extrema importância para evitar uma aparência feminilizada. A injeção de quantidades maiores de preenchedor ao longo da mandíbula pode ajudar a obter uma linha da mandíbula mais forte e definida, de acordo com uma estética masculina desejável. Quando indicado, o uso de um preenchedor macio e com baixo teor de gordura geralmente proporciona o melhor resultado para a revolumização sutil do lábio masculino. Para a manutenção em longo prazo da arquitetura óssea da face e para o condicionamento geral da pele, as injeções de PLLA são outra excelente ferramenta no arsenal para combater os efeitos do envelhecimento. Assim como no caso de pacientes do sexo feminino, deve-se tomar cuidado especial para evitar resultados que possam parecer exagerados ou não naturais. Uma compreensão completa da anatomia facial subjacente, bem como dos sinais e sintomas da injeção intravascular, ajudará a garantir a segurança desses procedimentos em todos os pacientes.[44]

3.6 Pérolas

- Um rosto quadrado é uma característica masculina ideal. A largura das têmporas deve-se alinhar com o zigoma lateral e a projeção da mandíbula.
- A estrutura óssea facial dos homens tende a envelhecer de forma mais linear em comparação às mulheres, que sofrem maiores alterações relacionadas à idade após a menopausa.
- A beleza masculina está associada à angularidade em comparação às curvas e aos contornos mais suaves associados às mulheres. Dessa forma, os homens geralmente se beneficiam da correção com preenchedores *stiffer high-G'* e enxertos de gordura estrutural.
- Rejuvenescimento da face superior:
  - A posição da sobrancelha é mais baixa nos homens e pode-se tornar notavelmente ptótica com a idade. A frontoplastia pode ajudar a corrigir o posicionamento e o formato da sobrancelha com a adição progressiva de preenchedores de HA coesivos, de baixa viscosidade e baixo G' ou enxertos de gordura estrutural.
  - Um conhecimento claro dos limites anatômicos e das zonas de perigo (ou seja, nervos e vasos) é de suma importância para evitar complicações.

- As injeções subgaleais usando uma cânula são uma técnica segura e um tratamento eficaz para o rejuvenescimento da cavidade frontal.
- Rejuvenescimento do terço médio da face:
  - Uma relação maior entre a largura bizigomática e a altura facial, medida do lábio superior até a pálpebra superior ou a sobrancelha, é percebida como mais atraente.
  - As injeções supraperiosteais no terço médio da face com um preenchedor de alto G' maximizam a elevação e podem ser usadas para obter uma aparência mais esculpida.
- Cavidades infraorbitais:
  - Um preenchedor de HA de baixa concentração e baixo G' é ideal para os *hallows* infraorbitais.
  - A transferência de gordura para a região infraorbital requer um enxerto com estrutura celular menor.
- Rejuvenescimento da face inferior:
  - Uma linha de mandíbula quadrada e bem definida é uma característica sexualmente dimórfica amplamente aceita e associada à atratividade masculina. O uso de um preenchedor de alto G' ou de um enxerto de gordura estrutural colocado supraperiostealmente pode alcançar resultados cosmeticamente agradáveis.

Referências

[1] American Society of Plastic Surgeons. 2017 Plastic Surgery Statistics: Cosmetic Surgery Gender Distribution—Male. Available at: https://www.plasticsurgery.org/news/plastic-surgery-statistics. Accessed May 12, 2019

[2] Frederick DA, Lever J, Peplau LA. Interest in cosmetic surgery and body image: views of men and women across the lifespan. Plast Reconstr Surg. 2007; 120(5):1407–1415

[3] Jagdeo J, Keaney T, Narurkar V, Kolodziejczyk J, Gallagher CJ. Facial treatment preferences among aesthetically oriented men. Dermatol Surg. 2016; 42(10):1155–1163

[4] Paes EC, Teepen HJ, Koop WA, Kon M. Perioral wrinkles: histologic differences between men and women. Aesthet Surg J. 2009; 29(6):467–472

[5] Lindsey S, Rosen A, Shagalov D, Weiss E. Sex differences in perioral rhytides-does facial hair play a role? Dermatol Surg. 2019; 45(2):320–323

[6] Shuster S, Black MM, McVitie E. The influence of age and sex on skin thickness, skin collagen and density. Br J Dermatol. 1975; 93(6):639–643

[7] Aguilera SB, Branch S, Soro L. Optimizing injections of poly-L-lactic acid: the 6-step technique. J Drugs Dermatol. 2016; 15(12):1550–1556

[8] Pierre S, Liew S, Bernardin A. Basics of dermal filler rheology. Dermatol Surg. 2015; 41 Suppl 1:S120-S126

[9] Rossi AM, Fitzgerald R, Humphrey S. Facial soft tissue augmentation in males: an anatomical and practical approach. Dermatol Surg. 2017; 43 Suppl 2:S131–S139

[10] Burton JL, Johnson C, Libman L, Shuster S. Skin virilism in women with hrsutism. J Endocrinol. 1972; 53(3):349–354

[11] Keaney TC, Anolik R, Braz A, et al. The male aesthetic patient: facial anatomy, concepts of attractiveness, and treatment patterns. J Drugs Dermatol. 2018; 17(1):19–28

[12] Shaw RB, Jr, Katzel EB, Koltz PF, Kahn DM, Puzas EJ, Langstein HN. Facial bone density: effects of aging and impact on facial rejuvenation. Aesthet Surg J. 2012; 32(8):937–942

[13] Kahn DM, Shaw RB, Jr. Aging of the bony orbit: a three-dimensional computed tomographic study. Aesthet Surg J. 2008; 28(3):258–264

[14] Pessa JE. An algorithm of facial aging: verification of Lambros's theory by three-dimensional stereolithography, with reference to the pathogenesis of midfacial aging, scleral show, and the lateral suborbital trough deformity. Plast Reconstr Surg. 2000; 106(2):479–488, discussion 489–490

[15] Shaw RB, Jr, Kahn DM. Aging of the midface bony elements: a threedimensional computed tomographic study. Plast Reconstr Surg. 2007; 119(2):675–681, discussion 682–683

[16] Mendelson BC, Hartley W, Scott M, McNab A, Granzow JW. Agerelated changes of the orbit and midcheek and the implications for facial rejuvenation. Aesthetic Plast Surg. 2007; 31(5):419–423

[17] Pessa JE, Peterson ML, Thompson JW, Cohran CS, Garza JR. Pyriform augmentation as an ancillary procedure in facial rejuvenation surgery. Plast Reconstr Surg. 1999; 103(2):683–686

[18] Rohrich RJ, Hollier LH, Jr, Janis JE, Kim J. Rhinoplasty with advancing age. Plast Reconstr Surg. 2004; 114(7):1936–1944

[19] Mendelson B, Wong CH. Changes in the facial skeleton with aging: implications and clinical applications in facial rejuvenation. Aesthetic Plast Surg. 2012; 36(4):753–760

[20] Aguilera SB, Brown L, Perico VA. Aesthetic treatment of bruxism. J Clin Aesthet Dermatol. 2017; 10(5):49–55

[21] Shaw RB, Jr, Katzel EB, Koltz PF, Kahn DM, Girotto JA, Langstein HN. Aging of the mandible and its aesthetic implications. Plast Reconstr Surg. 2010; 125(1):332–342

[22] Henderson JL, Larrabee WF, Jr. Analysis of the upper face and selection of rejuvenation techniques. Otolaryngol Clin North Am. 2007;40(2):255–265

[23] Lambros V. Observations on periorbital and midface aging. Plast Reconstr Surg. 2007; 120(5):1367–1376, discussion 1377

[24] Charles Finn J, Cox SE, Earl ML. Social implications of hyperfunctional facial lines. Dermatol Surg. 2003; 29(5):450–455

[25] Valentine KA, Li NP, Penke L, Perrett DI. Judging a man by the width of his face: the role of facial ratios and dominance in mate choice at speed-dating events. Psychol Sci. 2014; 25(3):806–811

[26] Emer J, Waldorf H. Injectable neurotoxins and fillers: there is no free lunch. Clin Dermatol. 2011; 29(6):678–690

[27] Glaich AS, Cohen JL, Goldberg LH. Injection necrosis of the glabella: protocol for prevention and treatment after use of dermal fillers. Dermatol Surg. 2006; 32(2):276–281

[28] Van Loghem J, Humzah D, Kerscher M. Cannula versus sharp needle for placement of soft tissue fillers: an observational cadaver study. Aesthet Surg J. 2017; 38(1):73–88

[29] Wysong A, Joseph T, Kim D, Tang JY, Gladstone HB. Quantifying soft tissue loss in facial aging: a study in women using magnetic resonance imaging. Dermatol Surg. 2013; 39(12):1895–1902

[30] Codinha P. Facial soft tissue thicknesses for the Portuguese adult population. Forensic Sci Int. 2009; 184(1–3):80.e1–80.e7

[31] Cha KS. Soft-tissue thickness of South Korean adults with normal facial profiles. Korean J Orthod. 2013; 43(4):178–185

[32] Toledo Avelar LE, Cardoso MA, Santos Bordoni L, de Miranda Avelar L, de Miranda Avelar JV. Aging and sexual differences of the human skull. Plast Reconstr Surg Glob Open. 2017; 5(4):e1297

[33] Farhadian JA, Bloom BS, Brauer JA. Male aesthetics: a review of facial anatomy and pertinent clinical implications. J Drugs Dermatol. 2015;14(9):1029–1034

[34] Wysong A, Kim D, Joseph T, MacFarlane DF, Tang JY, Gladstone HB. Quantifying soft tissue loss in the aging male face using magnetic resonance imaging. Dermatol Surg. 2014; 40(7):786–793

[35] Keaney TC. Aging in the male face: intrinsic and extrinsic factors. Dermatol Surg. 2016; 42(7):797–803

[36] Aguilera SB, Tivoli YA, Seastrom SJ. How to make calcium hydroxylapatite injections safer. J Drugs Dermatol. 2014; 13(9):1015

[37] Snozzi P, van Loghem JAJ. Complication management following rejuvenation procedures with hyaluronic acid fillers-an algorithm-based approach. Plast Reconstr Surg Glob Open. 2018; 6(12):e2061

[38] Furnas DW. The retaining ligaments of the cheek. Plast Reconstr Surg. 1989; 83(1):11–16

[39] Thayer ZM, Dobson SD. Sexual dimorphism in chin shape: implications for adaptive hypotheses. Am J Phys Anthropol. 2010; 143(3):417–425

[40] Loth SR, Henneberg M. Mandibular ramus flexure: a new morphologic indicator of sexual dimorphism in the human skeleton. Am J Phys Anthropol. 1996; 99(3):473–485

[41] Brown E, Perrett DI. What gives a face its gender? Perception. 1993;22(7):829–840

[42] Sculptra® Aesthetic. Instructions for Use. Fort Worth, TX: Galderma Laboratories, L.P.; 2016

[43] Fitzgerald R, Vleggaar D. Facial volume restoration of the aging face with poly-l-lactic acid. Dermatol Ther (Heidelb). 2011; 24(1):2–27

[44] Chesnut C. Restoration of visual loss with retrobulbar hyaluronidase injection after hyaluronic acid filler. Dermatol Surg. 2018; 44(3):435–437

4 Abordagem de Alto Nível para Neuromoduladores

Edith A. Hanna ▪ Matthew K. Sandre ▪ Vince Bertucci

Resumo

Embora as mulheres representem a maioria dos pacientes atendidos em muitos consultórios de estética, o número de pacientes do sexo masculino está aumentando. Essa demanda elevada tem sido atribuída a uma série de fatores, incluindo o interesse em melhorar a aparência, o preconceito de idade, a concorrência no local de trabalho, a crescente aceitação de procedimentos cosméticos, bem como as crescentes pressões da sociedade e da mídia social. Os tratamentos com toxina botulínica A (BTX-A) são, de longe, o procedimento cosmético minimamente invasivo mais popular. Embora os princípios gerais do tratamento com BTX-A para homens e mulheres sejam semelhantes, é importante reconhecer as características masculinas exclusivas que afetam os paradigmas de avaliação e tratamento. Atender às necessidades específicas do paciente masculino é fundamental para obter resultados clínicos ideais e aprimorar a experiência geral do paciente.

Palavras-chave: toxina botulínica, neurotoxina botulínica A, toxina botulínica sorotipo A, neurotoxinas, neuromoduladores, BTX-A, homem, homens

4.1 Histórico

A introdução da toxina botulínica A (BTX-A) no arsenal dos profissionais de cosmética revolucionou o campo do rejuvenescimento facial, iniciando uma mudança sísmica nas preferências dos pacientes em favor de procedimentos minimamente invasivos. Nos últimos 15 anos, as injeções de BTX-A se tornaram cada vez mais populares como um procedimento cosmético não invasivo, com um aumento de 759%.[1] Enquanto as mulheres se submetem muito mais comumente a tratamentos de BTX-A, o número de homens que utilizam injeções de BTX-A aumentou 337% desde 2000.[2] Os homens estão se tornando cada vez mais atentos à sua aparência, e as normas sociais estão evoluindo para criar um ambiente mais receptivo para que os homens expressem suas preocupações e busquem tratamentos adequados. De acordo com a Sociedade Americana de Cirurgia Plástica Estética, 1.638.940 mulheres e 162.093 homens foram submetidos a tratamento com BTX-A, em 2018. Os homens constituíram 9% dos tratamentos com BTX-A, e esse número continua a aumentar.[3] De acordo com a American Society for Aesthetic Plastic Surgery, os tratamentos com toxina botulínica foram, de longe, o procedimento minimamente invasivo mais popular entre os homens, em 2018, com uma participação de 41%, uma margem de quase três vezes sobre a depilação a *laser*, a segunda mais popular.[4]

4.1.1 Motivação

De 2000 a 2018, o uso de BTX-A entre os homens aumentou 381%, de acordo com o Relatório de Estatísticas de Cirurgia Plástica realizado anualmente pela Sociedade Americana de Cirurgiões Plásticos.[4] Embora a BTX-A reduza os efeitos indesejáveis da vaidade não é o único motivador por trás das decisões de se submeter a esse tratamento. Esse aumento na taxa de injeções de BTX-A entre os homens pode ser atribuído a vários fatores. Em primeiro lugar, de uma perspectiva evolutiva, uma aparência melhorada é sempre desejável.[5] A BTX-A trata as rugas, suavizando as linhas faciais, melhorando a qualidade da pele e aprimorando a aparência geral da face.[6] Em segundo lugar, como o preconceito de idade existe em alguns locais de trabalho, uma aparência envelhecida pode interferir em promoções, oportunidades de carreira e crescimento pessoal.[7] Como resultado, os homens demonstraram mais interesse em receber injeções de BTX-A para melhorar a aparência e se tornarem mais competitivos em relação aos colegas de aparência mais jovem. Terceiro, há uma mudança nas expectativas em relação ao envelhecimento. À medida que a expectativa de vida aumenta, também aumentam as expectativas de um envelhecimento gracioso. De acordo com um projeto liderado pelo Dr. Scherbov, do Instituto Internacional de Análise de Sistemas Aplicados na Áustria, como a expectativa de vida está aumentando, as pessoas agora são vistas como "velhas" quando chegam aos 65 anos.[8] Os homens que estão na faixa dos 60 anos não sentem sua idade e, portanto, recorrem a procedimentos não invasivos, como as injeções de BTX-A, para manter uma aparência jovem que melhor corresponda ao que sentem. Por fim, a mídia social tornou-se parte integrante da sociedade, o que gerou enormes pressões para que se tenha uma aparência jovem. De acordo com um relatório realizado pelo Conselho Nacional de Bioética, a pressão da mídia social está ligada a um aumento significativo de procedimentos cosméticos, como as injeções de BTX-A.[9]

4.1.2 Dados Demográficos

Os dados sobre a demografia dos homens submetidos a infecções por BTX-A são limitados. De acordo com o Relatório de Estatísticas de Cirurgia Plástica de 2018,[4] 1% dos homens submetidos ao tratamento com BTX-A se enquadravam na faixa etária entre 20 e 29 anos, seguidos por 18% daqueles que estavam na faixa etária entre 30 e 39 anos, 57% estavam na faixa etária entre 40 e 45 anos, enquanto 23% tinham 55 anos ou mais.

Em uma recente revisão sistemática feita por Roman e Zampella sobre 19 estudos controlados e randomizados (RCTs) sobre injeções de BTX-A para rítides faciais e 22 RCTs sobre preenchimentos injetáveis de ácido hialurônico para aumento de tecidos moles, os homens representaram 11,8% de todos os pacientes, e 13,9% dos pacientes que receberam BTX-A.[10] Os pacientes caucasianos representaram 67,1% do total de pacientes, enquanto os asiáticos, hispânicos e negros representaram 16,8%, 6,5% e 5,4% dos participantes do estudo, respectivamente.

4.2 Anatomia

4.2.1 Avaliação da Face

Ao avaliar a face masculina (▶ Fig. 4.1), deve-se tomar cuidado para analisar não apenas a musculatura que deve ser atingida

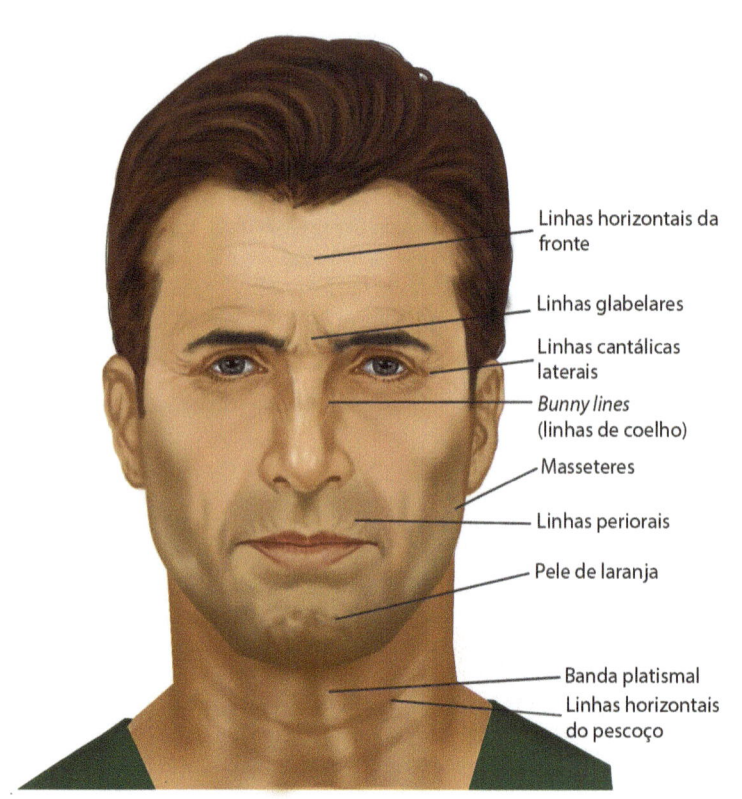

Fig. 4.1 Áreas faciais passíveis de tratamento com neuromoduladores.

- Linhas horizontais da fronte
- Linhas glabelares
- Linhas cantálicas laterais
- *Bunny lines* (linhas de coelho)
- Masseteres
- Linhas periorais
- Pele de laranja
- Banda platismal
- Linhas horizontais do pescoço

com neurotoxina (▶ Fig. 4.2), mas também a forma esquelética, a vasculatura e a linha do cabelo. Isso garante que o médico leve em conta o dimorfismo sexual, que é a diferença fenotípica intraespecífica entre os sexos.[11]

Osso

Há várias diferenças entre o crânio masculino e o feminino (▶ Fig. 4.3). Os homens são caracterizados por terem crânios maiores do que as mulheres. Na realidade, isso reflete a observação de que os crânios femininos são mais ou menos 80% do tamanho dos crânios masculinos.[12,13] Começando pelos aspectos mais anteriores do crânio, os homens parecem ter uma fronte mais alta, mais larga, mais plana e mais inclinada em comparação às mulheres.[11,14]

Observando a área periorbital do crânio masculino, a crista supraorbital é mais proeminente nos homens, proporcionando maior projeção anterior da glabela e atuando como o ponto de referência comum para a posição da sobrancelha masculina.[11,12,15,16] Por outro lado, a crista supraorbital feminina é menos proeminente, com a sobrancelha posicionada logo acima da crista.[17] A forma da sobrancelha masculina é geralmente plana, enquanto a feminina costuma ter um pico ou arco em sua porção do terço lateral.[17,18] Além disso, as próprias órbitas masculinas frequentemente têm uma altura maior e uma forma menos oval.[19]

As diferenças esqueléticas mais notáveis na parte inferior da face entre os sexos estão nas bochechas e no queixo.[12,20,21] As bochechas ou os zigomas masculinos são frequentemente mais planos, porém mais angulado do que o das mulheres.[20] Por fim, o queixo masculino é visto como mais largo e maior do que o das mulheres, e os queixos masculinos também têm maior projeção anterior.[21]

Musculatura

Em geral, os homens têm aproximadamente 1,5 vez mais massa muscular do que as mulheres, mas faltam estudos que confirmem se esse aumento também se aplica especificamente à massa muscular facial.[22] Após o ajuste para o tamanho facial, os homens também parecem ter maior movimento muscular facial durante a flexão dos lábios, a flexão das bochechas e as animações que abrem os olhos.[23] Um estudo de 2009 mostrou que os homens têm maior movimento para cima em ambos os movimentos faciais analisados no estudo – sorriso posado e franzir dos lábios.[24] Com relação à formação de rítides, um estudo japonês, de 2013, com 173 homens e mulheres com idades entre 21 e 75 anos descobriu que os homens têm maior formação de rítides na fronte em todas as faixas etárias.[25] Além disso, o estudo constatou que os homens tinham pontuações de rítides estatisticamente significativas mais altas em áreas faciais adicionais dentro de categorias de idade específicas: homens de 21 a 28 anos de idade tinham pontuações de rítides glabelares, da raiz nasal e da bochecha mais altas; homens de 35 a 41 anos de idade tinham pontuações de rítides da raiz nasal mais altas; e, finalmente, homens de 47 a 59 anos de idade tinham pontuações de rítides perioculares mais altas.[25]

Os homens não têm mais rítides em todas as áreas faciais. Por exemplo, as mulheres que estão envelhecendo normalmente

4.2 Anatomia

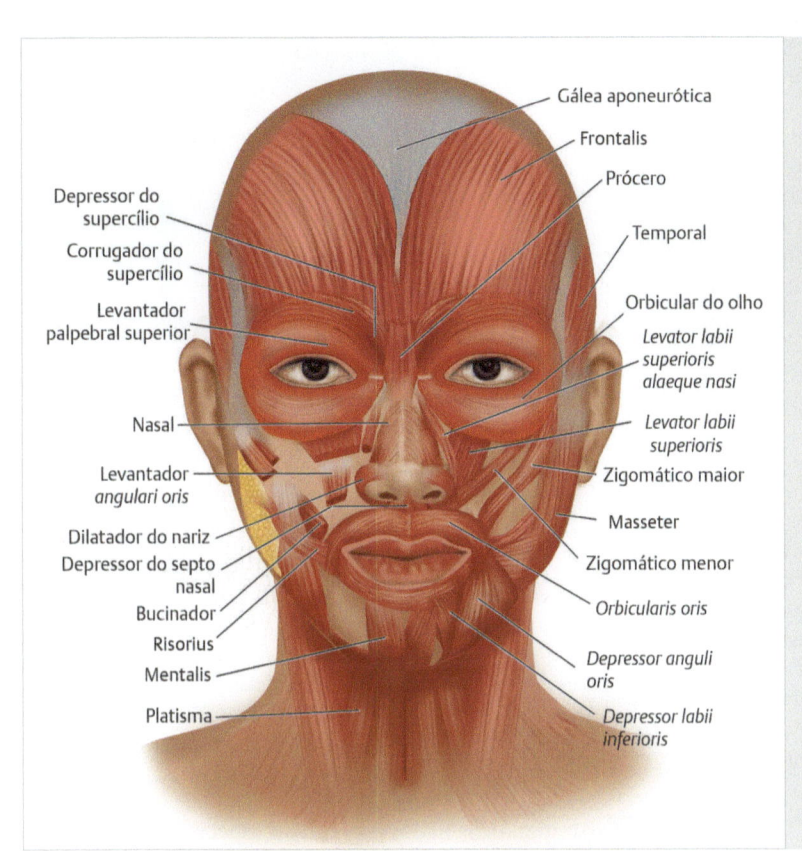

Fig. 4.2 Músculos faciais relevantes para o tratamento com toxina botulínica. Observe as estreitas inter-relações musculares.

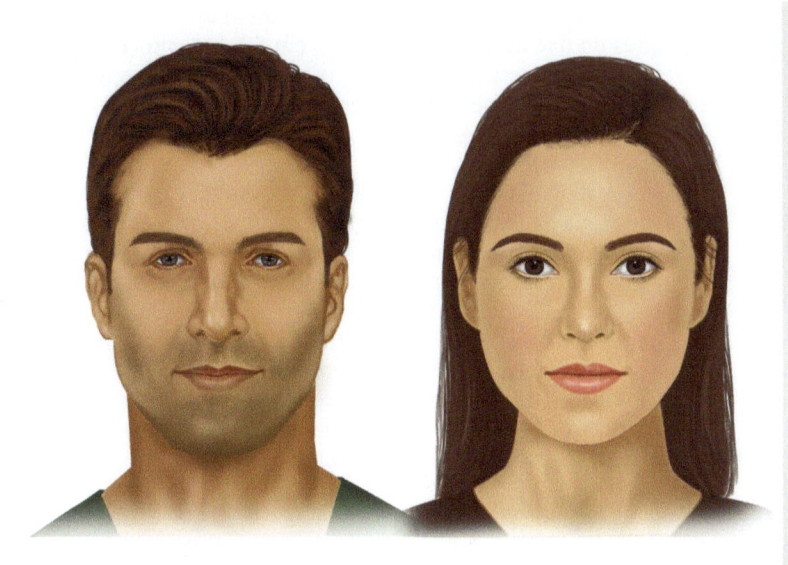

Fig. 4.3 Rostos masculinos e femininos jovens. O conhecimento detalhado das diferenças de gênero é importante para otimizar os resultados do tratamento estético masculino.

têm rítides mais profundas do que os homens na área perioral.[25,26] Isso pode ser devido a menor tamanho da unidade pilossebácea perioral em mulheres em comparação aos homens.[26] Camadas adiposas mais espessas são vistas em faces femininas, o que também poderia explicar por que as mulheres frequentemente têm menos ou mais rítides rasas do que seus colegas masculinos.[11,27] Também foi demonstrado que a pele masculina, incluindo a pele facial, pode ser de 10% a 20% mais espessa do que nas mulheres, o que pode afetar a técnica de injeção.[28]

Certos padrões de rítides faciais são mais comumente observados em homens devido ao maior volume dos músculos faciais e ao recrutamento de músculos próximos.[12] Por exemplo, o padrão de rugas glabelares em "U" é visto com mais frequência em homens devido ao maior volume do músculo prócero.[29] Os homens também apresentam mais comumente um padrão de rugas cantal lateral em leque descendente, enquanto as mulheres apresentam padrões central, completo ou em leque descendente.[30] A maior prevalência do padrão de leque descendente em homens pode ser secundária ao maior recrutamento do músculo zigomático maior.[12]

Alguns autores também sugerem que o corrugador do supercílio é mais largo nos homens, e suas fibras distais se estendem mais lateralmente do que nas mulheres.[31] O mesmo autor enfatiza que o frontal é mais semelhante a uma folha nos homens, enquanto nas mulheres ele é considerado como dois ventres musculares separados com massa muscular central ausente ou reduzida.[31] Ambas as diferenças mencionadas anteriormente devem ser consideradas ao planejar padrões de injeção em pacientes do sexo masculino.

Vasculatura

Parece haver um aumento da vasculatura na face masculina em comparação à face feminina.[32,33] Existe a hipótese de que esse achado seja secundário ao maior suprimento de sangue necessário para os pelos faciais terminais grossos nos homens.[11] Além disso, um aumento no número de capilares dérmicos geralmente corresponde a um diâmetro maior dos folículos pilosos do paciente.[34] Acredita-se que esse aumento na vasculatura local aumente o risco de equimoses em homens com a injeção de neurotoxina facial.[11] Entretanto, como se acredita que o aumento na vasculatura esteja localizado em áreas de pelos faciais grossos, Keaney e Alster postulam que a injeção no *frontalis* não acarretaria um risco aumentado semelhante de equimoses.[11]

Linha do Cabelo

Uma regressão dos aspectos anteriores, especialmente os anterolaterais, da linha do cabelo pode ocorrer com frequência na alopecia androgênica masculina.[12,35] Como resultado dessa regressão, a parte anterior da cabeça masculina pode parecer maior.[12] Os autores sugerem que se deve tomar cuidado para avaliar os aspectos mais superolaterais das rítides da fronte masculina, especialmente se o paciente tiver alopecia androgênica, pois o não tratamento dessa área pode chamar atenção desnecessária para uma linha do cabelo recuada.

4.3 Abordagem

Os pacientes do sexo masculino têm diferentes graus de conhecimento sobre os tratamentos com BTX-A, o que torna importante dedicar um tempo para explicar completamente o processo e definir expectativas realistas para otimizar a satisfação do paciente.[12] Os pacientes do sexo masculino também são mais propensos a procurar procedimentos cosméticos que exijam menos tempo de inatividade e menos visitas.[12,36] Os autores sugerem agendar uma visita de acompanhamento para todos os pacientes recém-tratados 2 a 3 semanas após o tratamento para otimizar os resultados, criar confiança e melhorar as taxas de retenção. Os dados sugerem que os pacientes do sexo masculino têm menos probabilidade de retornar por conta própria, mesmo que considerem o resultado inferior ao desejável.[12,37]

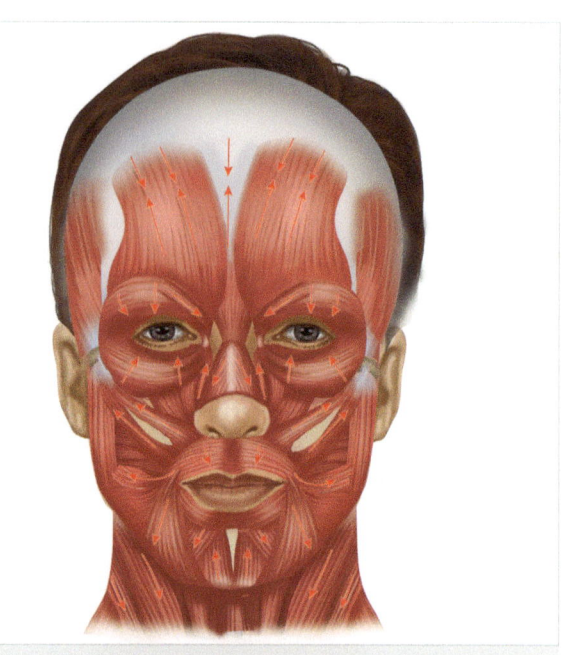

Fig. 4.4 Vetores musculares faciais. A compreensão da atividade muscular precisa permite personalizar os tratamentos e otimizar os resultados.

Existem poucos dados que tratam especificamente da dosagem de neurotoxinas em homens, sendo que a maioria deles se concentra na glabela. Devido ao aumento da massa muscular e da força, os homens geralmente tendem a exigir doses mais altas do que as mulheres.[38] Como em todos os procedimentos médicos, os tratamentos com neurotoxinas devem ser individualizados com base em características masculinas exclusivas, a fim de obter resultados clínicos ideais e aprimorar a experiência geral do paciente.

A abordagem do tratamento com BTX-A envolve a avaliação adequada da massa muscular e da atividade com os vetores de movimento correspondentes (▶ Fig. 4.4), pois eles determinam a dose necessária e o padrão de tratamento, respectivamente.[70] Para os fins deste capítulo, a dosagem será indicada em equivalentes de botulinumtoxina A, salvo indicação em contrário, e o foco será principalmente o tratamento da parte superior da face (▶ Tabela 4.1). É importante observar que a dosagem entre as formulações de BTX-A não é intercambiável, e as unidades não podem ser convertidas em uma base de 1:1.

4.3.1 Fronte e Sobrancelha

A altura, a forma e a posição da sobrancelha são determinantes importantes dos sinais não verbais percebidos pelos outros e da aparência facial geral. A ptose da sobrancelha ocorre naturalmente com o passar do tempo, o que torna a inspeção cuidadosa da altura da sobrancelha essencial ao avaliar a parte superior da face.[12,39] Embora a monografia do produto recomende a injeção de pelo menos 2 cm acima da sobrancelha para reduzir o risco de ptose induzida por neurotoxina, os autores sugerem considerar a anatomia individual e a profundidade muscular para evitar abaixar

4.3 Abordagem

Tabela 4.1 Aplicações da toxina botulínica na face superior

Aplicações da toxina botulínica na face superior[a]			
Indicação	Músculo-alvo	Local da injeção e dose	Dicas
Rítides da fronte	Frontal	1-2 unidades por local; mais comumente 3-5 locais, mas até 14 locais com base na altura da fronte, posição da sobrancelha e tendência a sobrancelhas pontiagudas	Avaliar a dermatocalasia da pálpebra superior e as sobrancelhas pouco definidas Fique ≥ 2 cm acima da sobrancelha Considere locais adicionais de injeção superior para frontes altas
Rítides glabelares	Prócero, corrugador do supercílio, depressor do supercílio	20-50 unidades divididas entre 1-2 locais de injeção no prócero e 2-6 locais no corrugador do supercílio	Injetar os corrugadores mediais profundamente e os corrugadores laterais superficialmente
Linhas cantais laterais	*Orbicularis oculi*	1-4 unidades por local a 3-4 locais de injeção	Avaliar o padrão de LCL Fique ≥ 1 cm fora das bordas orbital e superior à proeminência maxilar Considere uma dose mais baixa para locais de injeção inferiores para evitar a aparência de "prateleira" na bochecha ao sorrir
Lifting lateral da sobrancelha	*Orbicularis oculi*	1 unidade superficialmente por local para 1-3 locais na cauda da sobrancelha	Funciona melhor quando as sobrancelhas se movem para baixo com o fechamento apertado dos olhos
Crista muscular infraorbital proeminente ("*jelly roll*")	*Orbicularis oculi*	0,5-2 unidades superficialmente 2-3 mm abaixo da margem ciliar em cada um dos 1-2 locais de injeção	Realizar o "*snap test*" para avaliar a elasticidade da pálpebra inferior para evitar ectrópio e *festoons* infraorbitais

Abreviações: LCL, linha cantal lateral.
[a]Unidades de onabotulinumtoxina A.

a sobrancelha ao atingir inadvertidamente o músculo frontal.[35,40] Os homens normalmente apresentam rítides mais perceptíveis na fronte, pois podem contrair o frontal com mais frequência para elevar a sobrancelha e maximizar os campos visuais.[31] Muitos homens têm a fronte alta, o que significa que uma fileira de injeções pode não ser suficiente para atingir o grau desejado de redução das rugas. Assim, em alguns casos, podem ser necessárias duas fileiras de quatro a oito pontos de injeção para tratar completamente as rítides frontais superiores e inferiores.[12,39,41] Um autor sugere que isso seja feito em duas visitas, tratando as linhas superiores da fronte na primeira visita e, em seguida, tratando quaisquer linhas residuais inferiores da fronte em uma segunda consulta.[31] Também é importante avaliar os aspectos mais superolaterais da fronte em pacientes do sexo masculino com recuo da linha do cabelo para determinar se injeções adicionais de neurotoxina nessa área ajudariam ou não a reduzir as rugas na área de recessão temporal.[20,37,39,41] Os autores recomendam começar com uma dosagem conservadora na fronte, já que o músculo frontal é altamente sensível ao tratamento. Além disso, como o músculo frontal é o único elevador da sobrancelha, ele não deve ser injetado sem tratar também a glabela. Se isso não for feito, resultará em uma atividade depressora da sobrancelha sem oposição e, teoricamente, poderia contribuir para a ptose medial da sobrancelha, especialmente em pacientes mais velhos do sexo masculino.

A linha de convergência (linha C) é um conceito introduzido mais recentemente[42] que descreve uma linha horizontal localizada a aproximadamente 60% da altura total da fronte medida a partir da borda orbital. Abaixo dessa linha, o músculo frontal levanta as sobrancelhas, enquanto acima da linha C, ele deprime a linha do cabelo. É importante levar isso em consideração durante o planejamento da injeção na fronte.

Como a maioria dos homens prefere um formato de sobrancelha mais plano, é importante considerar a atividade do *frontalis* lateral inferior ao tratar a fronte. Em homens com atividade proeminente nessa área, o não tratamento pode levar a sobrancelhas laterais excessivamente pontiagudas, resultando em uma aparência de sobrancelha mais feminina.[12,31,37,39,41] Para evitar isso, ou para corrigi-lo caso ocorra, 2 unidades de onaBTX-A/incoBTX-A ou 6 unidades de aboBTX-A podem ser injetadas no *frontalis* lateral inferior acima da sobrancelha lateral ou onde a sobrancelha estiver pontiaguda.[12,31,41] Recomenda-se cautela em indivíduos com dermatocalasia da pálpebra superior.

Em casos menos comuns em que se deseja fazer um *lifting* de sobrancelha em homens, dois enfoques são sugeridos por um autor. O tratamento apenas do aspecto medial da glabela, o músculo prócero, pode resultar na elevação da sobrancelha medial,[31] enquanto a injeção de neurotoxina no aspecto mais lateral da sobrancelha, visando a uma porção do músculo *orbicularis oculi*, elevará a sobrancelha lateral.[31] Ambas as técnicas podem ser combinadas se for desejada a elevação completa da sobrancelha.[31] Um artigo de 2016 de Scherer recomenda uma abordagem diferente para a suspensão de sobrancelhas em homens, que visa elevar toda a sobrancelha sem alterar a forma.[39] Esse autor utiliza quatro pontos de injeção ao longo do comprimento do aspecto superior da própria sobrancelha para relaxar o corrugador e a porção orbital superior do músculo orbicular.[39] Movendo-se de medial para lateral, os pontos de injeção incluem a cabeça da sobrancelha, seguida por um ponto intermediário, depois uma terceira injeção no ponto de curvatura relativa da sobrancelha e, finalmente, na cauda da sobrancelha.[39] Esse autor sugere de 2,5 a 5 unidades por ponto de injeção, exceto para a cabeça medial da sobrancelha, onde são recomendadas 5 unidades.[39]

Um grande consenso desenvolveu recomendações, em 2017, para injeções de incoBTX-A em frontes masculinas e femininas.[38] Eles dividiram a fronte em 12 zonas (3 verticais por 4 horizontais) com as quatro zonas mais baixas posicionadas 1,5 a 2 cm acima da sobrancelha para diminuir o risco de ptose da sobrancelha.[38] Foram desenvolvidos protocolos separados para homens e mulheres, cada um subdividido em cinéticos normal, hipercinético e hipertônico.[38] Outras considerações que afetaram as doses recomendadas incluíram o tamanho da cabeça, a presença de fraqueza palpebral, a linha do cabelo e a tendência a desenvolver um sinal de Mephisto (sobrancelha pontiaguda ou maligna).[38] A dose por ponto de injeção não excedeu 1 unidade em homens ou mulheres hipertônicos. Doses variadas ligeiramente mais altas, de 1 a 2 unidades por ponto de injeção, são recomendadas em homens e mulheres hipercinéticos.[38] Da mesma forma, as doses sugeridas para homens e mulheres cinéticos normais por ponto de injeção são de 1 a 2 unidades.[38] No entanto, uma exceção é a recomendação de 3 unidades em cada uma das duas zonas centrais da fronte, se o homem cinético normal tiver fraqueza palpebral.[38]

4.3.2 Glabela

O complexo glabelar consiste nos músculos corrugadores superciliares esquerdo e direito e no músculo prócero central que puxam as sobrancelhas inferomedialmente com a contração. Ao tratar a área glabelar, os pacientes devem ser examinados tanto em repouso, quanto no franzimento máximo da fronte. Os autores consideram útil classificar a gravidade da carranca glabelar, como leve, moderada ou grave com base na profundidade e na largura das rugas. Isso, combinado com o volume muscular, ajuda a orientar a dosagem de BTX-A, sendo necessária uma dosagem maior nos casos de rugas dinâmicas mais graves e maior volume muscular. É imperativo ter em mente que as linhas glabelares estáticas profundas, coloquialmente chamadas de "os 11 s", não são comumente eliminadas apenas com o tratamento com neurotoxina, e que o tratamento complementar de preenchimento de tecidos moles pode ser necessário para melhorar o contorno e suavizar a aparência de degrau da glabela que, às vezes, é evidente. É interessante notar que os autores descobriram que tratamentos repetidos e consistentes com BTX-A às vezes acabam melhorando significativamente as rugas estáticas.

Os músculos do complexo glabelar se interdigitam e estão intimamente relacionados. Por esse motivo, o conhecimento da anatomia e da profundidade muscular é fundamental para maximizar a eficácia e minimizar as complicações que podem surgir com o tratamento inadvertido de músculos adjacentes. Pedir ao paciente para franzir a fronte permite que o ventre do prócero e dos corrugadores seja visualizado e agarrado entre o polegar e o indicador, facilitando a precisão da injeção. Embora as monografias de produtos da Food and Drug Administration (FDA) para todos os produtos BTX-A aprovados sugiram ficar pelo menos 1 cm acima da borda supraorbital óssea ao injetar os corrugadores, os autores recomendam a avaliação individual para permitir que os tratamentos sejam adaptados à anatomia exclusiva do indivíduo. Observe que a injeção na área glabelar pode estimular o nervo trigêmeo e, assim, desencadear uma sensação ou resposta de espirro.

A primeira injeção é colocada central e perpendicularmente no prócero sobre a área de maior volume muscular. Se o músculo prócero for longo e demonstrar atividade significativa, dois locais separados de injeção na linha média, em vez da injeção única padrão, podem ser vantajosos.[43] Mais uma vez, a profundidade da injeção deve ser adaptada à profundidade do músculo prócero, com injeções mais inferiores, sendo mais profundas do que as mais superiores. Como mais homens parecem ter um padrão glabelar em "U", pode ser aconselhável injetar as porções superior e inferior do músculo prócero.[29]

Ao injetar os corrugadores, é importante considerar a origem e a inserção do músculo. Como o corrugador se origina no osso medialmente e depois se torna mais superficial lateralmente, interdigitando com os músculos *frontais*, é melhor injetar profundamente medial e mais superficialmente lateralmente. A falha em injetar superficial lateralmente pode resultar em ptose da sobrancelha devido ao enfraquecimento inadvertido do músculo frontal. O número de injeções será determinado por fatores, como a extensão do músculo corrugador e o desejo de evitar a ptose da sobrancelha em indivíduos com sobrancelhas pouco definidas, conforme detalhado posteriormente.

Os padrões de injeção de BTX-A na glabela são mais bem determinados com base nos cinco padrões de contração muscular descritos, ou seja, os padrões dinâmicos de rugas "U", "V", "ômega", "setas convergentes" e "ômega invertido".[44] Na Coreia, os padrões descritos incluem "U", "11", "X", "π (pi)" e "I".[29]

Deve-se tomar cuidado para avaliar a posição, a forma e a simetria da sobrancelha ao tratar o complexo glabelar. Tudo isso deve ser feito em conjunto com a avaliação da fronte, pois o músculo frontal influencia muito a posição da sobrancelha, servindo como o único elevador da sobrancelha. Se as sobrancelhas forem assimétricas, é importante apontar esse fato para o paciente antes do tratamento. Ao decidir como proceder em tais casos, deve-se considerar a análise das porções medial, central e lateral da sobrancelha. Quando a porção medial da sobrancelha é baixa, isso pode, às vezes, ser corrigido injetando-se o ventre do músculo corrugador medial profundamente sobre a porção inferomedial da sobrancelha, reduzindo, assim, a tração para baixo da cabeça média do músculo corrugador, permitindo, assim, um posicionamento mais superolateral da sobrancelha medial. Por outro lado, se a porção lateral da sobrancelha estiver baixa, isso pode ser devido à contração das fibras descendentes do músculo *orbicularis oculi* lateral que puxam a sobrancelha inferomedialmente em forma de bolsa. Para verificar a contribuição da atividade do músculo orbicular lateral para a posição lateral da sobrancelha, pode-se pedir ao paciente que feche bem os olhos e observe as mudanças na posição da sobrancelha. Quando a sobrancelha lateral se move inferomedialmente, isso implica que o músculo orbicular do olho desempenha um papel significativo no abaixamento da sobrancelha lateral e, portanto, uma série de uma a três injeções de BTX-A de baixa dosagem na cauda da sobrancelha pode minimizar a tração para baixo e levar à elevação da sobrancelha lateral. Por outro lado, se não houver movimento para baixo da sobrancelha lateral ao fechar os olhos com força, é improvável que essas injeções ajudem a levantar a sobrancelha lateral.

A remodelagem da área da sobrancelha também pode ser realizada pela colocação estratégica de BTX-A no músculo frontal. As injeções na parte inferior do *frontalis* diminuirão a capacidade de elevar a sobrancelha, resultando em uma posição mais baixa da sobrancelha, enquanto as injeções mais acima na fronte normalmente têm o efeito oposto, elevando as sobrancelhas. A utilização de um padrão de injeção na fronte em forma de "V" ou "M" normalmente cria uma sobrancelha mais arqueada, enquanto as injeções na fronte realizadas em uma linha horizontal reta normalmente produzem uma sobrancelha mais reta.

A posição da sobrancelha e das pálpebras deve ser avaliada cuidadosamente antes do tratamento do complexo glabelar. Indivíduos que manifestam dermatocalasia da pálpebra superior ou que têm sobrancelhas naturalmente baixas podem ter maior risco de ptose da sobrancelha com o tratamento da glabela. A injeção dos corregedores laterais pode enfraquecer as fibras frontais inferiores, fazendo com que as sobrancelhas caiam, e as pálpebras fiquem mais pesadas. Portanto, nesses casos, é fundamental reduzir o número de locais de injeção lateral e/ou a dose de BTX-A. Como alternativa, o tratamento do corrugador lateral pode ser omitido por completo como uma medida de precaução adicional. Infelizmente, isso resultará em uma atividade residual do corrugador lateral, levando ao movimento medial da pele e, portanto, contribuindo para a remoção incompleta dos sulcos glabelares. Os pacientes que desejam uma aparência mais "congelada" sobre a glabela devem ser informados de que isso pode ocorrer à custa de sobrancelhas e pálpebras mais pesadas, o que pode produzir uma aparência mais cansada.

Um dos primeiros estudos de resposta à dose de neurotoxina em homens foi publicado por Carruthers e Carruthers, em 2005.[45] O estudo avaliou doses de 20, 40, 60 e 80 unidades de BTX-A distribuídas em sete locais do plexo glabelar em 80 homens.[45] As doses de 40, 60 e 80 unidades foram consistentemente mais eficazes, com duração mais longa, taxa de resposta de pico mais alta e maior melhora em relação à linha de base em comparação à dose de 20 unidades de maneira dependente da dose. É importante ressaltar que a incidência de eventos adversos não aumentou com as doses mais altas.[45] Os autores concluíram que a dose de 20 unidades de TxB-A para glaucoma, aprovada pela FDA e pela Health Canada, é muito baixa em pacientes do sexo masculino e recomendaram começar com 40 unidades.

Um estudo randomizado e controlado por placebo com 50 unidades de aboBTX-A para linhas glabelares constatou que as mulheres tiveram uma resposta substancialmente melhor, medida por ausência de rugas ou rugas leves nos 30° do que os homens (93% *vs.* 67%).[46] Os autores também concluíram que 50 unidades de aboBTX-A são uma dose inicial muito baixa para o complexo glabelar masculino.[46]

Um segundo estudo randomizado, controlado por placebo, de injeção de aboBTX-A no complexo glabelar foi conduzido com ajustes de dosagem com base no gênero e na massa muscular glabelar.[47] Os pacientes do sexo masculino incluídos no estudo receberam de 60 a 80 unidades de aboBTX-A, enquanto a dosagem para os homens variou de 50 a 60 unidades. No geral, apesar da dosagem mais alta, os homens ainda tinham menos probabilidade de responder do que as mulheres; no entanto, a taxa de resposta foi maior do que a relatada por outros estudos que usaram 50 unidades de aboBTX-A.[47]

Um estudo de 2009 sugeriu uma abordagem de injeção de 7 pontos para o tratamento da glabela, em que todas as injeções estão localizadas entre as linhas verticais da pupila média e se concentram em atingir o ponto de inserção do corrugador lateral.[48] O não tratamento dos corrugadores laterais pode resultar em um padrão de contração irregular.[12,31,48]

Por fim, ao tratar o complexo glabelar, é importante perceber que pode ocorrer o afastamento das sobrancelhas como resultado da redução do movimento do músculo inferomedial, levando a uma mudança na aparência facial.[48]

4.3.3 Canto Lateral

As rítides periorbitais laterais são um produto da contração do músculo orbicular do olho e, em menor grau, da contração do músculo zigomático maior. É imperativo verificar a contribuição relativa de cada músculo para formular um padrão de injeção adequado. Da mesma forma que em outras áreas, quanto mais profundas forem as Linhas Cantalinas Laterais (LCLs) dinâmicas, maior será a dose geralmente necessária. Além disso, quanto mais extensa for a área de envolvimento, maior será o número de locais de injeção necessários.

Para fins de diagnóstico, a contribuição relativa dos músculos *orbicularis oculi* e zigomático pode ser determinada quando o paciente faz expressões que utilizam grupos musculares diferentes. Um grande sorriso que inclui o movimento da bochecha é causado por uma combinação de atividade maior do *orbicularis oculi* e do zigomático. Por outro lado, "apertar os olhos" como se estivesse em uma tempestade de areia, sem movimento da bochecha, é causado principalmente pelo movimento do *orbicularis oculi*. Assim, as rugas em pacientes que têm LCLs com um grande sorriso, mas não com estrabismo, são predominantemente devidas à atividade do músculo zigomático maior e, portanto, eles terão uma resposta subótima ao tratamento do *orbicularis oculi*. Por outro lado, se as rugas também estiverem presentes com o estrabismo, espera-se que o tratamento do *orbicularis oculi* proporcione uma melhora significativa. Comunicar isso ao paciente antes do tratamento é fundamental para obter a satisfação do paciente.

O padrão padrão de injeção para LCLs consiste em 4 unidades em cada um dos três locais por lado, totalizando seis pontos de injeção, e um total de 24 unidades de BTX-A ou equivalente por ponto.[40] A primeira injeção cantal lateral deve ser colocada pelo menos 1 cm antes do canto lateral para evitar a fusão com os músculos extraoculares e a porção palpebral do *orbicularis oculi*, o que pode resultar em estrabismo e ptose palpebral.

Ao tratar as LCLs, as injeções devem ser superficiais, pois o músculo *orbicularis oculi* é fino. Entretanto, como os homens têm pele mais espessa, a profundidade da injeção e a dosagem podem precisar ser modificadas de acordo.[28]

Em homens que têm uma extensão mais lateral das LCLs, uma fileira adicional de injeções laterais à primeira fileira pode ser considerada.[31] No entanto, um painel de consenso ficou dividido quanto a essa abordagem.[49] Aqueles que se opuseram sugeriram abordar a perda de volume para tratar as LCLs alongadas, enquanto outros incentivaram o uso de uma segunda fileira de neurotoxina quando danos significativos causados pelo sol e cirurgias cosméticas, como *lifting* facial, eram a etiologia suspeita.[49]

Como observado anteriormente, os homens exibem com mais frequência o padrão LCL em leque descendente. Mesmo nesses casos, recomenda-se a utilização de três pontos de injeção, prestando atenção para não se aventurar medialmente a uma linha vertical traçada pelo canto lateral ou abaixo da proeminência maxilar.[30] Ter cuidado ao injetar as LCLs inferiores ajudará a evitar o enfraquecimento inadvertido do músculo zigomático maior, a incapacidade de levantar o canto da boca ao sorrir e um sorriso assimétrico ou "torto" resultante.

Os autores observam que a naturalidade do sorriso é frequentemente negligenciada quando se considera o tratamento com LCL. Em indivíduos com bochechas grandes, o tratamento dessa área pode levar a uma aparência de prateleira na junção entre a LCL e a bochecha, consistindo em uma projeção excessiva anterior das bochechas com uma parada repentina nessa junção e acima da qual não há projeção, criando assim uma demarcação linear entre as duas zonas.[50] Para entender melhor isso, é instrutivo revisar a anatomia dessa área. O músculo zigomático maior origina-se do aspecto lateral do osso zigomático na região superior da bochecha e corre para dentro e para baixo, inserindo-se no ângulo da boca. Ele contribui para a elevação das regiões média e superior da bochecha. Os autores supõem que a aparência de prateleira é causada pelo enfraquecimento da porção superior do músculo zigomático maior com capacidade reduzida de elevar a parte superior da bochecha. A área superior não contrátil parece mais plana, em contraste com a porção contrátil abaixo, que cria volume devido à atividade muscular, e que, combinada com a incapacidade de elevar a bochecha além desse ponto, significa que o volume da bochecha só pode se mover para frente. O efeito resultante é uma aparência de prateleira com uma linha de demarcação que separa a bochecha excessivamente projetada inferior à linha e achatada acima dela.

Essas nuances devem ser abordadas durante o processo de consulta para garantir que sejam definidas expectativas realistas.

4.3.4 Masseteres

O uso de BTX-A fora da parte superior da face é menos comum em homens.[12,31] Considerações importantes ao formular um plano de tratamento incluem a avaliação da proporção facial e forma, especialmente a parte inferior da face e a presença ou ausência de papada. O paciente deve ser examinado em repouso e ao cerrar os dentes. Se o formato facial for tal que haja excesso de abaulamento no ângulo mandibular e acima dele e se o músculo for palpável com contração, o tratamento pode ser indicado se for desejado um formato menos quadrado. Entretanto, a presença de papada ou flacidez da pele pode ser uma contraindicação relativa, pois o tratamento nesses casos pode levar à piora da papada.

De modo geral, como os homens geralmente preferem um contorno facial inferior quadrado, o tratamento dos masseteres para reduzir o volume muscular é menos comumente empregado do que nas mulheres, que geralmente preferem um contorno mais arredondado. Dito isso, o tratamento dos masseteres também tem sido utilizado para equilibrar a assimetria dos masseteres[41] e no tratamento do bruxismo.[51,52] Assim como em outras áreas, quanto maior a massa muscular, maior a dose de BTX-A necessária. A injeção de 1 cm lateral à borda anterior do músculo masseter ajudará a evitar o enfraquecimento inadvertido do músculo risório e a consequente assimetria do sorriso. O foco das injeções na metade inferior do músculo é considerado mais seguro.[53]

Foi sugerida uma dose de 20% a 50% maior do que a usada em mulheres.[12] Um grupo de consenso recomendou de um a cinco pontos de injeção por lado, consistindo em 5 a 15 unidades de BTX-A ou equivalente por ponto de injeção.[49] Três a quatro locais de injeção por lado são mais comuns em nossa prática e recomendamos a titulação da dose para atingir o grau desejado de redução do volume muscular e do contorno facial. A dosagem total típica é de 15 a 40 unidades de BTX-A por lado.

4.3.5 Outros Usos Faciais

Uma infinidade de outras indicações da BTX-A foi relatada ao longo dos anos. Na região da pálpebra inferior, a redução da aparência de "gelatina" da pálpebra inferior por meio do tratamento do músculo *orbicularis oculi* hipertrófico pode ser realizada com a injeção de 2 a 4 unidades de BTX-A ou equivalente aproximadamente 3 mm abaixo da margem ciliar na linha pupilar média.[54,55] Além disso, é possível alargar a abertura do olho e criar uma aparência mais arredondada com a injeção de 0,5 a 1 unidade intracutânea por lado na linha pupilar média. Isso resulta na redução da margem ciliar inferior e na criação de olhos "em forma de amêndoa".[49] Não recomendamos o tratamento da região infraorbital em casos de frouxidão da pele da pálpebra inferior e quando houver recuo retardado ao puxar e soltar a pele da pálpebra inferior, para evitar exposição escleral excessiva e a evidência das bolsas de gordura.

Em casos de LCLs que se estendem inferiormente para formar linhas finas e hiperdinâmicas em forma de cordão nas bochechas, a injeção superficial de doses muito baixas de BTX-A diluída tem sido usada para melhorar a profundidade e a extensão das linhas.[56] O número de unidades usadas varia muito de acordo com a área a ser coberta, mas o princípio subjacente é injetar doses muito baixas em uma grande área de superfície em um grande volume de reconstituição para evitar o enfraquecimento dos músculos zigomáticos.

Os usos na face média incluem o tratamento de linhas de coelho, alargamento nasal e inclinação da ponta nasal (▶ Tabela 4.2). As linhas de coelho são tratadas com o direcionamento para o músculo nasal e o Levantador dos Lábios Superiores Alados (LLSAN). Os autores normalmente utilizam de um a dois locais de injeção por região nasal proximal. A BTX-A é aplicada em uma parede lateral e uma na linha média proximal dorsal do nariz, com dosagem total entre 6 e 15 unidades de BTX-A. O alargamento nasal é tratado tendo como alvo o músculo dilatador do nariz, a porção alar do músculo nasal, bem como a porção medial do LLSAN. Normalmente, são utilizadas de uma a duas unidades de BTX-A em cada asa nasal média. Para indivíduos com inclinação da ponta nasal que é acentuada ao enunciar "Peter" ou "Bob", a elevação da ponta nasal pode ser obtida com o direcionamento do músculo depressor do septo nasal com 2 a 6 unidades de TxB-A logo acima da junção nasocolumelar.

Outras indicações de neurotoxina na parte inferior da face e no pescoço incluem as rítides periorais, o sorriso gengival, os cantos da boca virados para baixo, o sulco mental, o queixo pele de laranja e as bandas platismais (▶ Tabela 4.3).

Tabela 4.2 Aplicações da toxina botulínica na face média

Aplicações de toxina botulínica na face média[a]

Indicação	Músculo-alvo	Local e dose da injeção	Dicas
Linhas de coelho nasais	Nasalis	2-5 unidades em cada ventre muscular da parede lateral nasal e na linha média do dorso nasal	Fique acima do sulco nasofacial para evitar a injeção inadvertida do elevador dos lábios superiores e da ptose labial
Alargador nasal	Dilatador narinário	1-5 unidades em cada ala nasal lateral	Injete na área mais ativa. Mais comumente, 1-2 unidades por área
Inclinação da ponta nasal	Depressor *septi nasi*	2-3 unidades logo acima da base da columela	Não injetar na pele do lábio superior

[a]Unidades de onabotulinumtoxina A.

Tabela 4.3 Aplicações de toxina botulínica na face inferior e no pescoço

Aplicações de toxina botulínica na parte inferior da face e no pescoço[a]

Uso	Músculo-alvo	Local da injeção e dose	Dicas
Rítides periorais	*Orbicularis oris*	1-2 unidades por quadrante labial	Evitar em cantores e músicos de instrumentos de sopro Evite os cantos dos lábios e a linha média Tenha cuidado em indivíduos com atrofia dos tecidos moles
Sorriso gengival	Levator *labii superioris alaeque nasi*	1-2 unidades por local (1-3 locais por lado) com base no padrão de sorriso gengival	Avalie cuidadosamente o padrão do sorriso gengival para determinar os locais de injeção
Cantos da boca virados para baixo "boca de marionete"	Depressor *anguli oris*	2-5 unidades em cada DAO bem acima do ângulo da mandíbula e 1 cm lateral à dobra melomental	Fique lateral e abaixado para evitar o músculo depressor do lábio inferior (DLI)
Queixo "pele de laranja"	*Mentalis*	1-3 unidades em cada um dos 1-4 pontos de injeção	Evite injetar muito lateralmente para evitar DLI
Bandas platismais	Platisma	2-4 unidades por local de injeção com 2-4 locais por faixa muscular, espaçados de 1-1,5 cm entre si	Múltiplas abordagens são possíveis. Cuidado com o enfraquecimento muscular excessivo. Mais eficaz quando há boa elasticidade basal da pele cervical

Abreviações: DAO, *depressor anguli oris*.
[a]Unidades de onabotulinumtoxina A.

Para rítides periorais dinâmicas, o *orbicularis oris* pode ser direcionado com baixas doses de BTX-A. Recomenda-se cautela para evitar eventos adversos, como fraqueza labial e incontinência bucal. Esses eventos adversos associados foram resolvidos em 21 dias em 87% dos 60 participantes de um estudo clínico randomizado.[57] Ao injetar de dois a quatro locais em cada região perioral dos lábios superior e inferior com um total de 1 a 8 unidades de BTX-A, as linhas podem ser suavizadas. É importante observar que a injeção mais próxima da borda do vermelhão resultará em mais eversão labial.

A exibição gengival excessiva, também conhecida como sorriso gengival, é causada pela hiperatividade de um ou mais músculos, incluindo o LLSAN, o zigomático menor, o zigomático maior e o elevador dos lábios superiores. Determinar se o sorriso gengival é anterior, posterior ou ambos determinará o padrão do local da injeção. Normalmente, são utilizados de um a dois locais de injeção por lado, com dosagem total de 1 a 4 unidades por lado. Entretanto, em alguns casos, podem ser necessários até três locais e 8 unidades por lado.[49,58,59]

A atividade do depressor *anguli oris* (DAO), que pode contribuir para os cantos da boca virados para baixo, pode ser demonstrada pedindo-se ao paciente que mostre os dentes inferiores ou pronunciando a letra "e" de forma exagerada. Um total de 2 a 5 unidades de BTX-A injetadas em um ou dois locais por lado pode ser usado se houver tração proeminente para baixo das comissuras orais. As injeções são normalmente colocadas perto da mandíbula na origem do DAO. Ao permanecer lateral à dobra melomental, o risco de enfraquecimento inadvertido do Depressor Labial Inferior (DLI) será reduzido. Um estudo clínico de 20 pacientes com face dividida não revelou nenhuma diferença entre 10 unidades de aboBTX-A e 4 unidades de onaBTX-A no tratamento do músculo DAO.[60]

Indivíduos com hiperatividade do músculo mental geralmente apresentam covinhas no queixo, também conhecidas como pele de laranja, bem como encurtamento do queixo. Um total de 2 a 8 unidades de BTX-A pode ser injetado no músculo mentoniano usando de um a quatro pontos de injeção para tratar esses problemas. Esse tratamento também ajudará a reduzir o sulco mental. Manter-se medial à borda lateral do *mentalis* ajudará a evitar o enfraquecimento do músculo DLI e evitará a assimetria resultante do lábio inferior. Essa área, muitas vezes negligenciada, é especialmente importante em homens, pois pode servir para realçar o queixo, restaurando assim as características da linha masculina.

A BTX-A diluída e em baixas doses, denominada "Microbotox" por um autor, tem sido usada para atingir as fibras musculares superficiais que se inserem na superfície inferior da pele e que são responsáveis por linhas finas e rugas.[61] Baixas doses de BTX-A reconstituídas com grandes volumes de solução salina normal têm sido usadas com o objetivo de evitar o enfraquecimento dos músculos mais profundos e, assim, prevenir a fraqueza e a assimetria indesejadas dos músculos faciais. Múltiplas injeções sistemáticas em intervalos de 0,8 a 1 cm com reconstituição, variando de 5 a 10 mL de solução salina normal por 100 unidades de BTX-A, têm sido recomendadas.[62,63,64,65]

Por último, mas não menos importante, o platisma, um músculo superficial de suma importância no envelhecimento da parte inferior da face e do pescoço, pode ser modulado com a BTX-A. O platisma se origina na fáscia superficial do músculo peitoral, sobe sobre a clavícula e a mandíbula e se insere na mandíbula e nas comissuras orais laterais. É importante ressaltar que as fibras platismais são contínuas com o sistema musculoaponeurótico superficial (SMAS) da face e com os músculos faciais inferiores, como *orbicularis oris*, DAO, DLI, *risorius* e *mentalis*, servindo, portanto, como um depressor da face inferior.[66] O tratamento do platisma superior com a BTX-A, portanto, afeta a dinâmica e o contorno da face inferior. De Almeida *et al.* analisaram retrospectivamente a face inferior de 161 pacientes que receberam duas injeções no músculo *mentalis* e duas linhas horizontais de injeções superficiais de BTX-A acima e abaixo da mandíbula, com uma dose total de 14 a 18 unidades por lado.[67] Isso resultou em uma redução das linhas horizontais que aparecem abaixo da mandíbula e do queixo, redução das linhas horizontais na face inferior abaixo das comissuras orais e redução das rítides verticais laterais aos cantos da boca.[68]

4.3.6 Rugas Escrotais

Um uso menos frequentemente reconhecido e utilizado da BTX-A em pacientes do sexo masculino tem sido o enrugamento escrotal, que tem sido coloquialmente chamado de "Scrotox" por alguns. A literatura sobre essa aplicação é muito escassa, e as recomendações de dose são anedóticas. Foi levantada a hipótese de que o tratamento do músculo dartos do escroto pode resultar em uma superfície escrotal mais lisa.[69]

4.4 Indicações e Dosagem Aprovadas

É importante observar que os padrões de injeção e a dosagem da BTX-A aprovados pela FDA não são específicos para cada gênero. As recomendações aqui contidas são baseadas na literatura disponível e na experiência clínica do autor sênior. Atualmente, há quatro toxinas botulínicas aprovadas pela FDA que são usadas para o tratamento de glabela, fronte e LCLs (▶ Tabela 4.4), e outras toxinas estão atualmente em desenvolvimento nos Estados Unidos e no Canadá, incluindo daxiBTX-A, letiBTX-A e toxina botulínica E (▶ Fig. 4.5). Além disso, as formulações líquidas que não requerem reconstituição (por exemplo, MT10109 L da Allergan; QM-1114 da Galderma) estão sendo desenvolvidas.[71,72] As formulações líquidas oferecem conveniência, eliminando a necessidade de reconstituição e minimizando o risco de contaminação e erros na reconstituição. Uma desvantagem das fórmulas líquidas é que o volume de reconstituição não pode ser reduzido a partir do volume escolhido pelo fabricante, o que significa que não será possível realizar injeções de menor volume com menos disseminação do neuromodulador.

4.4 Indicações e Dosagem Aprovadas

Tabela 4.4 Indicações e dosagem aprovadas pela FDA para toxinas botulínicas

Toxina botulínica	Local		
	Glabela	Fronte	Canto lateral
OnabotulinumtoxinA	20 unidades divididas igualmente entre cinco locais de injeção (dois locais por corrugador e um no músculo prócero)	20 unidades divididas igualmente entre cinco locais de injeção	12 unidades por lado, divididas igualmente entre três locais de injeção
AbobotulinumtoxinA	50 unidades em cinco locais de injeção	N/A	N/A
IncobotulinumtoxinA	20 unidades em cinco locais de injeção	N/A	N/A
PrabotulinumtoxinaA	20 unidades em cinco locais de injeção	N/A	N/A

Abreviações: FDA, Food and Drug Administration (Administração de Alimentos e Medicamentos).

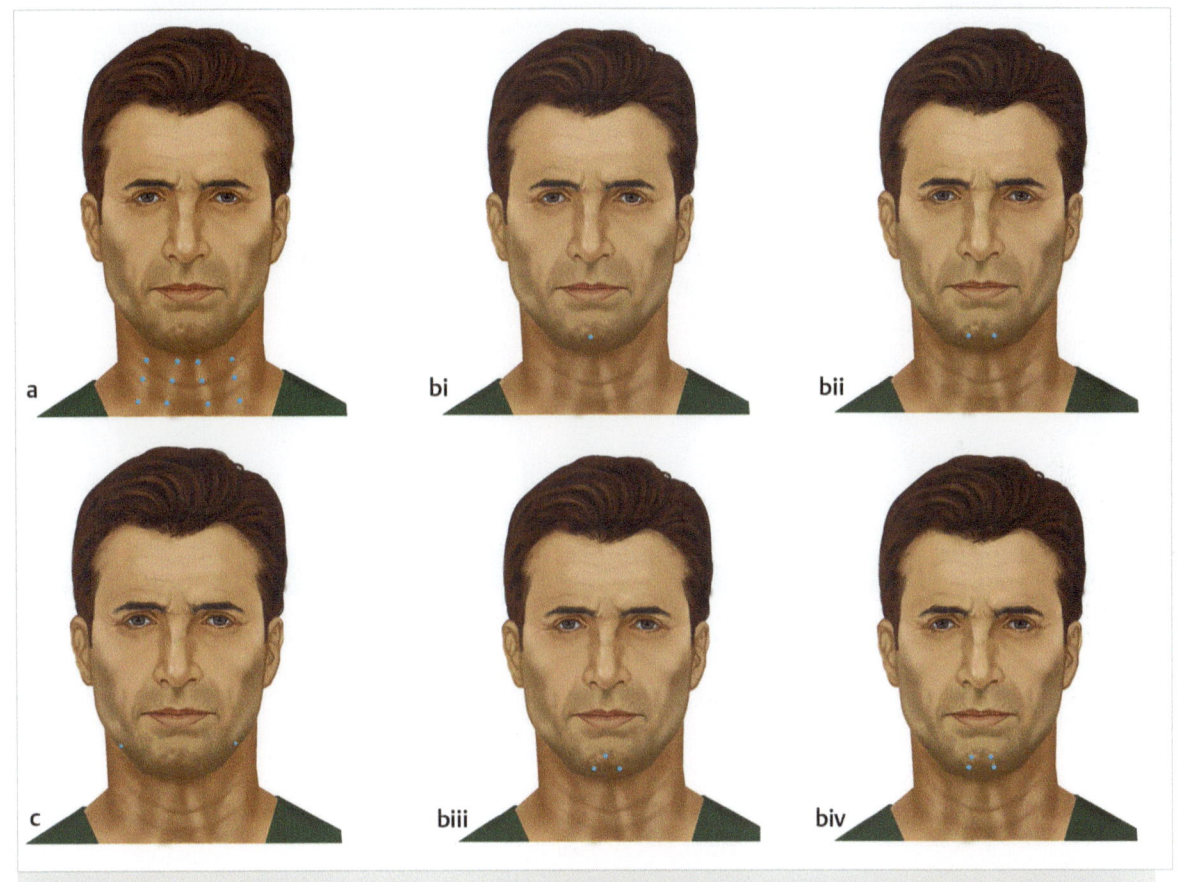

Fig. 4.5 Padrões de injeção de toxina botulínica e opções de dosagem: **(a) Bandas platismais**, *platisma*, 2-4 U por local de injeção com 2-4 locais por lado; **(bi-iv) queixo "peau d'orange"**, *mentalis*, 1-3 U em cada um dos 1-4 pontos de injeção. Os autores escolhem 3 pontos de injeção em muitos casos; **(c) cantos da boca virados para baixo**, *depressor anguli oris*, 2-5 U em cada DAO logo acima do ângulo da mandíbula e 1 cm lateral à dobra melomental.

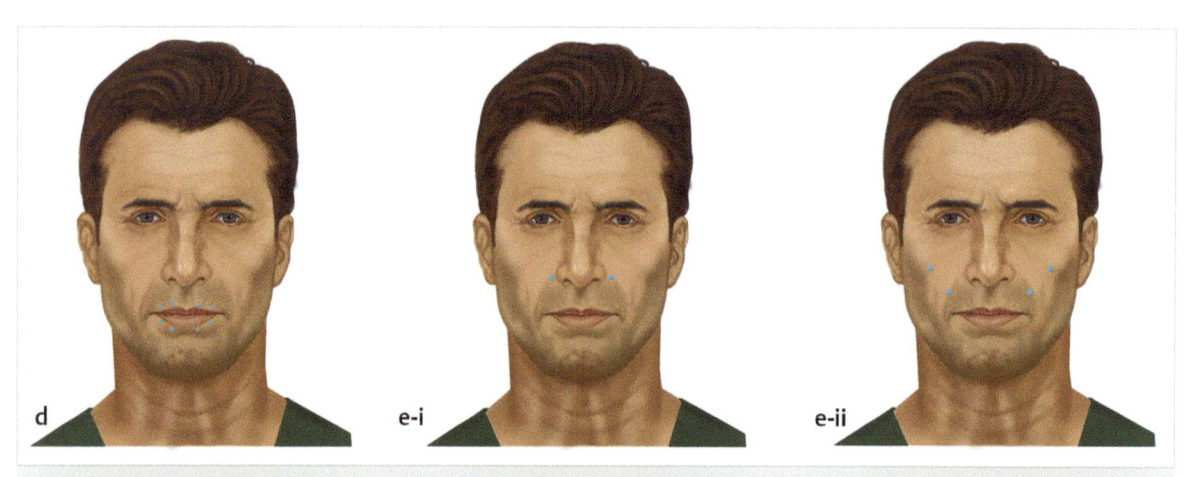

Fig. 4.5 (*Continuação*) **(d) Rítides periorais**, 1-2 U por quadrante labial; **(ei-ii) sorriso gengival**, *levator labii superioris alaeque nasi, zygomaticus major, zygomaticus* minor, 1-2 U por local (1-3 locais por lado) com base no padrão de sorriso gengival. **Locais de injeção no sorriso gengival posterior:** • Injetar no sulco nasolabial no ponto de contração lateral máxima durante o sorriso. • 2 cm lateral ao ponto observado acima, no nível do tragus. **Locais de injeção no sorriso gengival anterior:** • 1 cm lateral e imediatamente inferior à asa nasal.

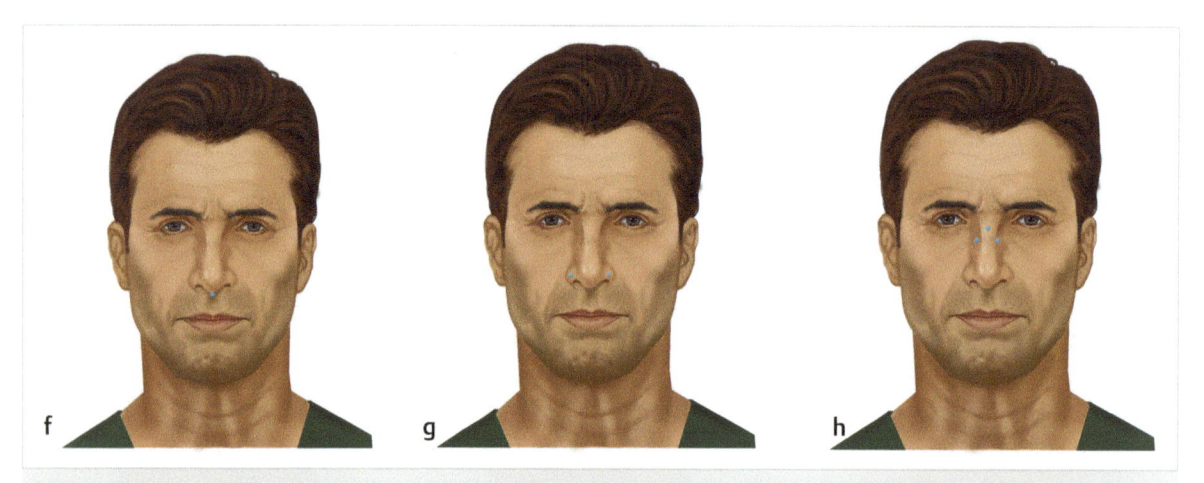

Fig. 4.5 (*Continuação*) **(f) Inclinação da ponta nasal**, depressor *septi nasi*, 2-3 U logo acima da base da columela; **(g) alargamento nasal**, dilatador *naris*, 1-5 U em cada asa nasal lateral, mais comumente 1-2 unidades; **(h) linhas *de* "coelho" nasais**, *nasalis*, 2-5 U em cada ventre muscular da parede lateral nasal e na linha média do dorso nasal na área de atividade muscular máxima.

4.4 Indicações e Dosagem Aprovadas

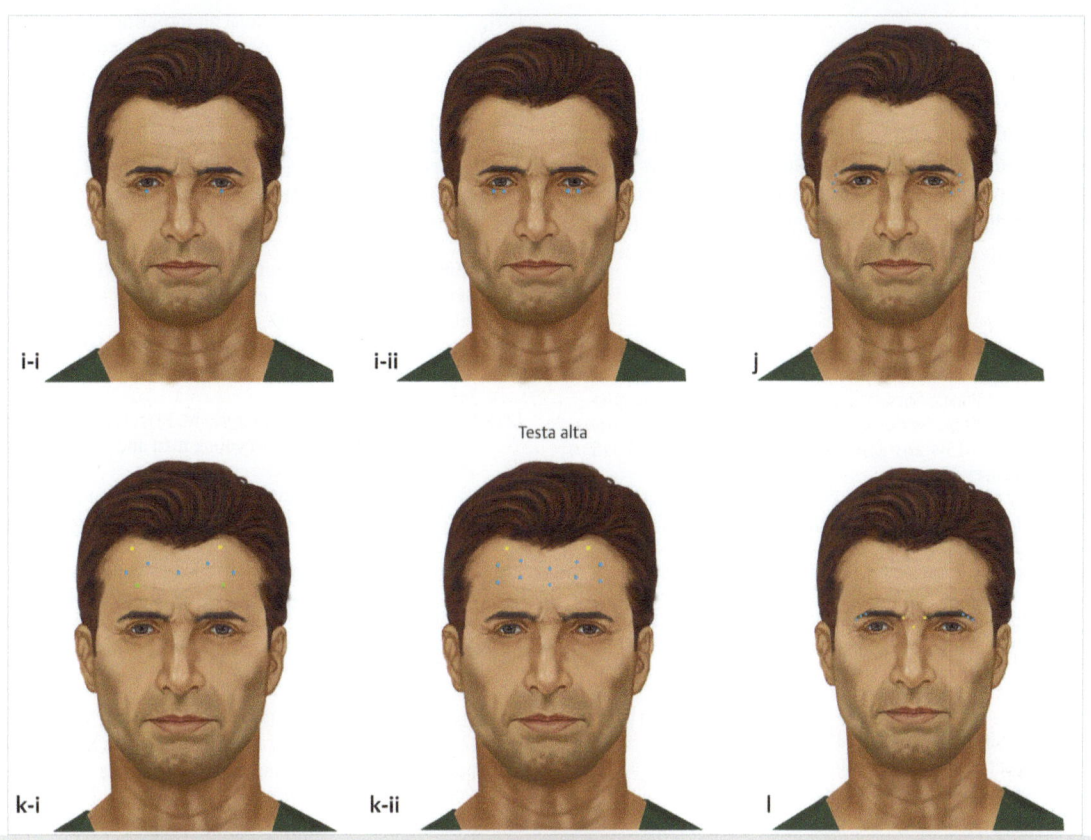

i-i   i-ii   j

Testa alta

k-i   k-ii   l

Fig. 4.5 (*Continuação*) **(i-i e i-ii) Crista muscular infraorbital proeminente ("jelly roll")**, *orbicular oculi*, 0,5-2 U superficialmente 2-3 mm abaixo da margem ciliar em cada um dos 1-2 locais de injeção; **(j) linhas cantalianas laterais**, *obicularis oculi*, 1-4 U por local para 3-4 locais de injeção superficial; **(ki-ii) rítides da fronte**, *frontalis*, 1-2 U por local. Mais comumente, 3 a 5 locais, mas até 14 locais com base na altura da fronte, posição da sobrancelha, tendência a sobrancelhas pontiagudas (●) e recuo da linha do cabelo (●). O padrão é ajustado de acordo com o paciente; **(l) elevação lateral da sobrancelha** (●), *orbicularis oculi*, 1 U superficialmente em cada um dos 1-3 locais sobre a cauda da sobrancelha. **Elevação medial da sobrancelha** (●), *prócero*, conforme a dosagem de rítides glabelares.

Padrão glabelar em V

• Injeção superficial
• Injeção de média profundidade
• Injeção profunda

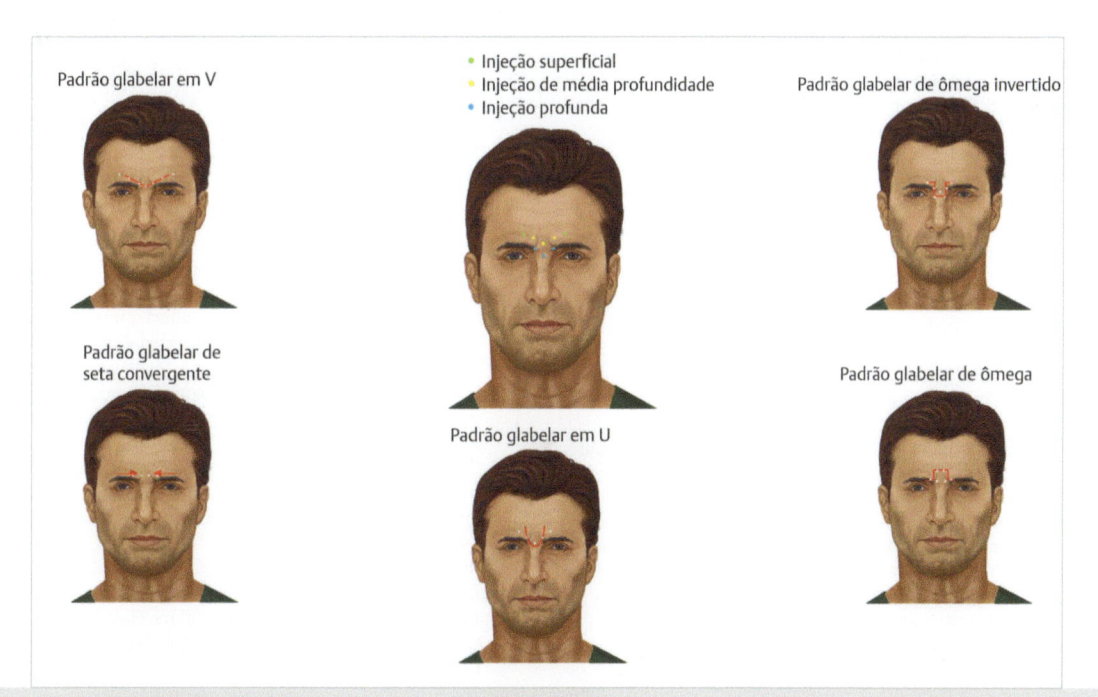

Padrão glabelar de ômega invertido

Padrão glabelar de seta convergente

Padrão glabelar em U

Padrão glabelar de ômega

Fig. 4.5 (*Continuação*) **(m-r) Rítídeos glabelares**, prócero, supercílio corrugador, supercílio depressor, 20-50 U divididos entre 1-2 locais de injeção de prócero e 2-6 ou mais locais corrugadores e depressores de supercílios. As linhas vermelhas sólidas (―) e setas (→) refletem os padrões de contração glabelar; os pontos brancos ( ) representam potenciais locais de injeção.

4.5 Pérolas

- Dada a crescente popularidade dos tratamentos com toxina botulínica A (BTX-A) entre os pacientes do sexo masculino, é imperativo entender as características masculinas únicas que influenciam os paradigmas de avaliação e tratamento.
- Várias diferenças no osso, na vasculatura, na musculatura e na linha do cabelo implicam uma abordagem distinta ao tratar o paciente masculino com BTX-A para obter resultados clínicos ideais.

Referências

[1] American Society of Plastic Surgeons. 2015 Plastic Surgery Statistics Report. Available at: http://www.plasticsurgery.org/Documents/news-resources/statistics/2015-statistics/cosmetic-proceduretrends-2015.pdf. Accessed February 15, 2016

[2] American Society of Plastic Surgeons. 2014 Plastic Surgery Statistics Report. Available at: https://www.plasticsurgery.org/documents/News/Statistics/2014/plastic-surgery-statistics-full-report-2014.pdf

[3] The American Society for Aesthetic Plastic Surgery. Cosmetic (Aesthetic) Surgery National Data Bank STATISTICS. 2018. Available at: https://www.surgery.org/sites/default/files/ASAPS-Stats2018.pdf

[4] American Society of Plastic Surgeons. 2018 Plastic Surgery Statistics Report. Available at: https://www.plasticsurgery.org/documents/News/Statistics/2018/plastic-surgery-statistics-full-report-2018.pdf

[5] Swift A, Remington K. BeautiPHIcation™: a global approach to facial beauty. Clin Plast Surg. 2011; 38(3):347–377, v

[6] Jandhyala R. Impact of botulinum toxin a on the quality of life of subjects following treatment of facial lines. J Clin Aesthet Dermatol. 2013; 6(9):41–45

[7] Hosoda M, Stone-Romero EF, Coats G. The effects of physical attractiveness on job-related outcomes: a meta-analysis of experimental studies. Person Psychol. 2003; 56(2):431–462

[8] Sanderson WC, Scherbov S. Faster increases in human life expectancy could lead to slower population aging. PLoS One. 2015; 10(4):e0121922

[9] Nuffield Council on Bioethics. Cosmetic Procedures: Ethical Issues. 2017. Available at: https://www.nuffieldbioethics.org/wp-content/uploads/Cosmetic-procedures-full-report.pdf

[10] Roman J, Zampella JG. Demographics of men and minorities in cosmetic clinical trials of botulinum toxin and hyaluronic acid fillers. Dermatol Surg. 2020; 46(9):1164–1168

[11] Keaney TC, Alster TS. Botulinum toxin in men: review of relevant anatomy and clinical trial data. Dermatol Surg. 2013; 39(10):1434–1443

[12] Green JB, Keaney TC. Aesthetic treatment with botulinum toxin: approaches specific to men. Dermatol Surg. 2017; 43 Suppl 2:S153–S156

[13] Krogman WM. Craniofacial growth and development: an appraisal. J Am Dent Assoc. 1973;87(5):1037–1043

[14] Whitaker LA, Morales L, Jr, Farkas LG. Aesthetic surgery of the supraorbital ridge and forehead structures. Plast Reconstr Surg. 1986; 78(1):23–32

[15] Garvin HM, Ruff CB. Sexual dimorphism in skeletal browridge and chin morphologies determined using a new quantitative method. Am J Phys Anthropol. 2012; 147(4):661–670

[16] Russell MD. The supraorbital torus a most remarkable peculiarity. Curr Anthropol. 1985; 26(3):337–360

[17] Gunter JP, Antrobus SD. Aesthetic analysis of the eyebrows. Plast Reconstr Surg. 1997; 99(7):1808–1816

[18] Goldstein SM, Katowitz JA. The male eyebrow: a topographic anatomic analysis. Ophthal Plast Reconstr Surg. 2005; 21(4):285–291

[19] Pretorius E, Steyn M, Scholtz Y. Investigation into the usability of geometric morphometric analysis in assessment of sexual dimorphism. Am J Phys Anthropol. 2006; 129(1):64–70

[20] Keaney T. Male aesthetics. Skin Therapy Lett. 2015; 20(2):5–7

[21] Thayer ZM, Dobson SD. Sexual dimorphism in chin shape: implications for adaptive hypotheses. Am J Phys Anthropol. 2010; 143(3):417–425

[22] Janssen I, Heymsfield SB, Wang ZM, Ross R. Skeletal muscle mass and distribution in 468 men and women aged 18–88 yr. J Appl Physiol (1985). 2000; 89(1):81–88

[23] Weeden JC, Trotman CA, Faraway JJ. Three dimensional analysis of facial movement in normal adults: influence of sex and facial shape. Angle Orthod. 2001; 71(2):132–140

[24] Houstis O, Kiliaridis S. Gender and age differences in facial expressions. Eur J Orthod. 2009; 31(5):459–466

[25] Tsukahara K, Hotta M, Osanai O, Kawada H, Kitahara T, Takema Y. Gender-dependent differences in degree of facial wrinkles. Skin Res Technol. 2013; 19(1):e65–e71

[26] Paes EC, Teepen HJ, Koop WA, Kon M. Perioral wrinkles: histologic differences between men and women. Aesthet Surg J. 2009; 29(6):467–472

[27] Sjöström L, Smith U, Krotkiewski M, Björntorp P. Cellularity in different regions of adipose tissue in young men and women. Metabolism. 1972; 21(12):1143–1153

[28] Bailey SH, Oni G, Brown SA, et al. The use of non-invasive instruments in characterizing human facial and abdominal skin. Lasers Surg Med. 2012; 44(2):131–142

[29] Kim HS, Kim C, Cho H, Hwang JY, Kim YS. A study on glabellar wrinkle patterns in Koreans. J Eur Acad Dermatol Venereol. 2014; 28(10):1332–1339

[30] Kane MA, Cox SE, Jones D, Lei X, Gallagher CJ. Heterogeneity of crow's feet line patterns in clinical trial subjects. Dermatol Surg. 2015; 41(4):447–456

[31] Flynn TC. Botox in men. Dermatol Ther. 2007; 20(6):407–413

[32] Mayrovitz HN, Regan MB. Gender differences in facial skin blood perfusion during basal and heated conditions determined by laser Doppler flowmetry. Microvasc Res. 1993; 45(2):211–218

[33] Moretti G, Ellis RA, Mescon H. Vascular patterns in the skin of the face. J Invest Dermatol. 1959; 33:103–112

[34] Montagna W, Ellis RA. Histology and cytochemistry of human skin. XIII. The blood supply of the hair follicle. J Natl Cancer Inst. 1957; 19(3):451–463

[35] Bolognia J, Schaffer JV, Cerroni L. Alopecias. In: Dermatology: 2-Volume Set. 4th ed. Philadelphia, PA: Elsevier; 2018:1162–1185

[36] Ross EV. Nonablative laser rejuvenation in men. Dermatol Ther. 2007;20(6):414–429

[37] Rossi AM. Men's aesthetic dermatology. Semin Cutan Med Surg. 2014; 33(4):188–197

[38] Anido J, Arenas D, Arruabarrena C, et al. Tailored botulinum toxin type A injections in aesthetic medicine: consensus panel recommendations for treating the forehead based on individual facial anatomy and muscle tone. Clin Cosmet Investig Dermatol. 2017; 10:413–421

[39] Scherer MA. Specific aspects of a combined approach to male face correction: botulinum toxin A and volumetric fillers. J Cosmet Dermatol. 2016; 15(4):566–574

[40] Allergan Pharmaceuticals Ireland. Full prescribing information: Botox cosmetic (onabotulinumtoxin A) for injection, for intramuscular use. 2020. Available at: https://media.allergan.com/actavis/actavis/media/allergan-pdf-documents/product-prescribing/20190626-BOTOXCosmetic-Insert-72715US10-Med-Guide-v2-0MG1145.pdf

[41] Haiun M, Cardon-Fréville L, Picard F, Meningaud JP, Hersant B. Particularités des injections de toxine botulique pour le traitement esthétique du visage chez l'homme. Une mise au point de la littérature. Ann Chir Plast Esthet. 2019; 64(3):259–265

[42] Cotofana S, Freytag DL, Frank K, et al. The bidirectional movement of the frontalis muscle: introducing the line of convergence and its potential clinical relevance. Plast Reconstr Surg. 2020; 145(5):1155–1162

[43] Beer JI, Sieber DA, Scheuer JF, III, Greco TM. Three-dimensional facial anatomy: structure and function as it relates to injectable neuromodulators and soft tissue fillers. Plast Reconstr Surg Glob Open. 2016; 4(12) Suppl Anatomy and Safety in Cosmetic Medicine: Cosmetic Bootcamp:e1175

[44] De Almeida ART, da Marques ERMC, Kadunc BV. Glabellar wrinkles: a pilot study of contraction patterns. Surg Cosmet Dermatol.. 2010; 2(1):23–28

[45] Carruthers A, Carruthers J. Prospective, double-blind, randomized, parallel-group, dose-ranging study of botulinum toxin type A in men with glabellar rhytids. Dermatol Surg. 2005; 31(10):1297–1303

[46] Brandt F, Swanson N, Baumann L, Huber B. Randomized, placebo controlled study of a new botulinum toxin type a for treatment of glabellar lines: efficacy and safety. Dermatol Surg. 2009; 35(12):1893–1901

[47] Kane MAC, Brandt F, Rohrich RJ, Narins RS, Monheit GD, Huber MB. Reloxin Investigational Group. Evaluation of variable-dose treatment with a new U.S. botulinum toxin type A (Dysport) for correction of moderate to severe glabellar lines: results from a phase III, randomized, double-blind, placebo-controlled study. Plast Reconstr Surg. 2009; 124(5):1619–1629

[48] Gassia V. La toxine botulique dans le traitement des rides du tiers supérieur de la face. Ann Dermatol Venereol. 2009; 136 Suppl 6:S299–S305

[49] Sundaram H, Signorini M, Liew S, et al. Global Aesthetics Consensus Group. Global aesthetics consensus: botulinum toxin type A: evidence based review, emerging concepts, and consensus recommendations for aesthetic use, including updates on complications. Plast Reconstr Surg. 2016; 137(3):518e–529e

[50] Bertucci V, Almohideb M, Pon K. Approaches to facial wrinkles and contouring. In: Kantor J, ed. Dermatologic Surgery. New York, NY: McGraw-Hill Education; 2018; 1244–1270

[51] Lee SJ, McCall WD, Jr, Kim YK, Chung SC, Chung JW. Effect of botulinum toxin injection on nocturnal bruxism: a randomized controlled trial. Am J Phys Med Rehabil. 2010; 89(1):16–23

[52] Long H, Liao Z, Wang Y, Liao L, Lai W. Efficacy of botulinum toxins on bruxism: an evidence-based review. Int Dent J. 2012; 62(1):1–5

[53] Liew S, Dart A. Nonsurgical reshaping of the lower face. Aesthet Surg J. 2008; 28(3):251–257

[54] Carruthers J, Carruthers A. BOTOX use in the mid and lower face and neck. Semin Cutan Med Surg. 2001; 20(2):85–92

[55] Flynn TC, Carruthers JA, Carruthers JA. Botulinum-A toxin treatment of the lower eyelid improves infraorbital rhytides and widens the eye. Dermatol Surg. 2001; 27(8):703–708

[56] Mole B. Accordion wrinkle treatment through the targeted use of botulinum toxin injections. Aesthetic Plast Surg. 2014; 38(2):419–428

[57] Cohen JL, Dayan SH, Cox SE, Yalamanchili R, Tardie G. OnabotulinumtoxinA dose-ranging study for hyperdynamic perioral lines. Dermatol Surg. 2012; 38(9):1497–1505

[58] Mazzuco R, Hexsel D. Gummy smile and botulinum toxin: a new approach based on the gingival exposure area. J Am Acad Dermatol. 2010; 63(6):1042–1051

[59] Duruel O, Ataman-Duruel ET, ToÅNzüm TF, Berker E. Ideal dose and injection site for gummy smile treatment with botulinum toxin-A: a systematic review and introduction of a case study. Int J Periodontics Restorative Dent. 2019; 39(4):e167–e173

[60] Fabi SG, Massaki AN, Guiha I, Goldman MP. Randomized split-face study to assess the efficacy and safety of abobotulinumtoxinA versus onabotulinumtoxinA in the treatment of melomental folds (depressor anguli oris). Dermatol Surg. 2015; 41(11):1323–1325

[61] Wu WTL. Microbotox of the lower face and neck: evolution of a personal technique and its clinical effects. Plast Reconstr Surg. 2015; 136(5) Suppl:92S–100S

[62] Chang SP, Tsai HH, Chen WY, Lee WR, Chen PL, Tsai TH. The wrinkles soothing effect on the middle and lower face by intradermal injection of botulinum toxin type A. Int J Dermatol. 2008; 47(12):1287–1294

[63] Kim MJ, Kim JH, Cheon HI, et al. Assessment of skin physiology change and safety after intradermal injections with botulinum toxin: a randomized, double-blind, placebo-controlled, split-face pilot study in rosacea patients with facial erythema. Dermatol Surg. 2019; 45(9):1155–1162

[64] Sapra P, Demay S, Sapra S, Khanna J, Mraud K, Bonadonna J. A singleblind, split-face, randomized, pilot study comparing the effects of intradermal and intramuscular injectionof two commercially available botulinum toxin a formulas to reduce signs of facial aging. 2017; 10(2):34–44

[65] Kapoor R, Shome D, Jain V, Dikshit R. Facial rejuvenation after intradermal botulinum toxin: is it really the botulinum toxin or is it the pricks? Dermatol Surg. 2010; 36 Suppl 4:2098–2105

[66] Hoefflin SM. Anatomy of the platysma and lip depressor muscles. A simplified mnemonic approach. Dermatol Surg. 1998; 24(11):1225–1231

[67] de Almeida ART, Romiti A, Carruthers JDA. The facial platysma and its underappreciated role in lower face dynamics and contour. Dermatol Surg. 2017; 43(8):1042–1049

[68] Bertucci V. Commentary on the facial platysma and its underappreciated role in lower face dynamics and contour. Dermatol Surg. 2017; 43(8):1050–1052

[69] Cohen PR. Scrotal rejuvenation. Cureus. 2018; 10(3):e2316

[70] Hanna E, Pon K. Updates on botulinum neurotoxins in dermatology. Am J Clin Dermatol. 2020; 21(2):157–162

[71] Kim JE, Song EJ, Choi GS, Lew BL, Sim WY, Kang H. The efficacy and safety of liquid-type botulinum toxin type A for the management of moderate to severe glabellar frown lines. Plast Reconstr Surg. 2015;135(3):732–741

[72] Monheit GD, Nestor MS, Cohen J, Goldman MP. Evaluation of QM-1114, a novel ready-to-use liquid botulinum toxin, in aesthetic treatment of glabellar lines. 24th World Congress of Dermatology; June 10–15, 2019, Milan, Italy. Available at: https://www.wcd2019milan-dl.org/abstractbook/documents/late-breaking-abstracts/03-aesthetic-cosmeticdermatology/evaluation-of-qm1114-a-novel-490.pdf

5 Seguindo o Padrão: Restauração de Cabelo

Nicole Rogers ▪ Marisa Belaidi

Resumo

A queda de cabelo pode afetar homens de todas as idades e se apresenta em uma variedade de padrões. Felizmente, a maioria dos homens responde bem ao tratamento médico ou cirúrgico. De preferência, os pacientes submetidos a um procedimento de transplante capilar o combinarão com terapia médica para evitar a perda contínua e potencialmente melhorar os resultados de sua cirurgia.

Palavras-chave: alopecia androgenética, queda de cabelo de padrão masculino, minoxidil, finasterida, terapia de luz de baixo nível, plasma rico em plaquetas, cirurgia de transplante capilar, restauração capilar

5.1 Histórico

O tratamento bem-sucedido da queda de cabelo pode melhorar a confiança, os relacionamentos e a qualidade de vida geral de um homem. Também pode aumentar o desejo do homem de melhorar outros aspectos de sua vida. Ele pode começar a namorar novamente, perder peso ou encontrar um emprego melhor, o que contribui para um melhor senso de autoestima. Quando se trata de restauração capilar, é importante que os homens entendam que eles têm várias opções, desde tratamentos médicos não invasivos até procedimentos mais complexos: eles podem optar por começar por uma terapia médica lenta, tentando primeiro atingir o crescimento máximo após 1 a 5 anos, ou avançar rapidamente para o transplante de cabelo sozinho ou, de preferência, em combinação com medicamentos. As opções cosméticas, como produtos de camuflagem ou micropigmentação do couro cabeludo (SMP), podem ajudar a proporcionar resultados "instantâneos" em curto prazo.

5.2 Diagnóstico

A queda de cabelo de padrão masculino se apresenta em uma ampla variedade de situações clínicas. O início pode ocorrer já na adolescência, como mostra a ▶ Fig. 5.1, que retrata um jovem de apenas 16 anos que começou a apresentar afinamento no vértice. Alguns homens podem começar a notar a queda de cabelo ao ingressar na faculdade, apresentando afinamento ou recessão precoce na linha frontal do cabelo (▶ Fig. 5.2). Outros podem não necessariamente "ver" o afinamento do cabelo; em vez disso, podem apenas reclamar de mais cabelo no travesseiro ou nas mãos quando tomam banho.

É importante que os médicos tentem ser ao mesmo tempo compassivos e agressivos ao oferecer tratamento a esses jovens. Não exclua a perda de cabelo de padrão masculino do diagnóstico diferencial simplesmente devido à pouca idade do paciente. Em todos os pacientes, pergunte cuidadosamente sobre o histórico familiar de queda de cabelo. Não se esqueça de incluir parentes do sexo feminino na discussão. Os pacientes podem negar rapidamente qualquer histórico familiar de

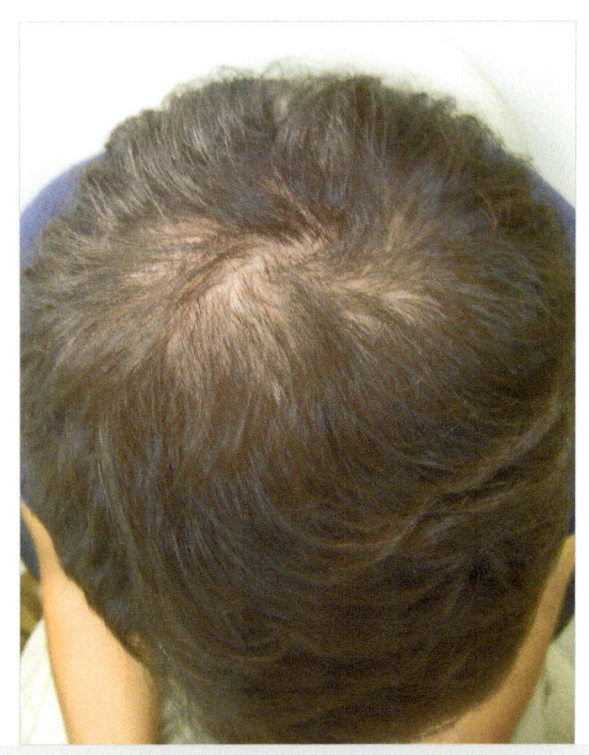

Fig. 5.1 Afinamento do vértice em um adolescente de 16 anos.

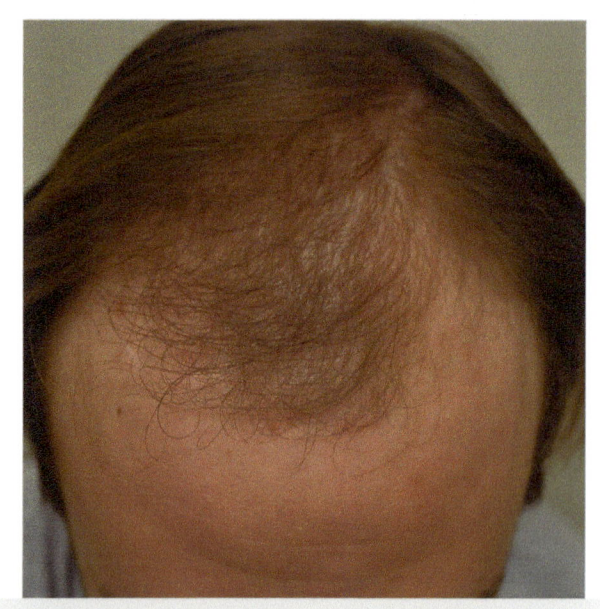

Fig. 5.2 Afinamento frontal em um homem de 19 anos.

queda de cabelo, mas muitas vezes se esquecem do pai ou da mãe do sexo oposto ou de outros indivíduos geneticamente relacionados.

Para os homens, o sistema Hamilton-Norwood é usado para classificar o grau de perda de cabelo. Ele leva em conta os diferentes padrões de queda de cabelo, que podem começar com afinamento isolado no vértice, recessão da linha do cabelo bitemporal frontal ou em uma Alopecia sem Padrão de Uso (DUPA) que imita a queda de cabelo de padrão feminino (▶ Fig. 5.3).

A dermatoscopia pode ser um excelente guia para diagnosticar queda de cabelo de padrão masculino. A presença de cabelos miniaturizados ao longo do aspecto frontal de uma linha capilar recuada ou em um vértice afinado pode ajudar a confirmar o diagnóstico, especialmente se o paciente também tiver um histórico familiar de queda de cabelo. É útil explicar aos pacientes que esse processo de miniaturização é herdado, pois os cabelos terminais grossos são substituídos por versões miniaturizadas deles mesmos ao longo do tempo (▶ Fig. 5.4). Os novos cabelos não são apenas mais finos, mas também estão crescendo por um período mais curto de tempo. A fase anágena, ou de crescimento, pode ser encurtada de 5 a 7 anos para 3 a 4 anos e para 1 a 2 anos e, como resultado desses tempos de ciclo mais curtos, os cabelos tendem a cair mais rapidamente.

5.3 Mimetizadores da Queda de Cabelo de Padrão Masculino

Ocasionalmente, os pacientes podem apresentar queda de cabelo em uso diário. Isso pode ser o resultado de *effluvium* telógeno, uma queda temporária geralmente devido a um grande estressor fisiológico ou psicológico, ou uma anormalidade laboratorial. A obtenção de exames laboratoriais é recomendada para esses pacientes, especialmente se eles não tiverem histórico familiar conhecido de queda de cabelo. As anormalidades laboratoriais mais comuns associadas à queda de cabelo de início recente são observadas na tireoide, no zinco, no ferro e na vitamina D.[1] Pacientes que tomam Accutane ou suplementação com altas doses de vitamina A podem apresentar queda de cabelo temporária. A alopecia *areata* de uso diário também pode-se apresentar com queda de cabelo de uso diário, como no caso do homem gentil retratado na ▶ Fig. 5.5, que rapidamente experimentou crescimento de cabelo com prednisona oral e xampu esteroide tópico.

Os pacientes podem se queixar de sintomas do couro cabeludo, como coceira, queimação ou sensibilidade no contexto da queda de cabelo. Isso deve expandir o diferencial do clínico para além da queda de cabelo padrão. Nesses casos, obtenha uma história completa de quando os sintomas começaram e quais terapias foram tentadas (sem receita ou com receita) e quais ajudaram. Esses sintomas podem indicar ao clínico outros mimetizadores da queda de cabelo de padrão masculino, como a alopecia fibrosante frontal (FFA) ou o líquen plano pilar (LPP), dois tipos de alopecia cicatricial. O paciente na ▶ Fig. 5.6 apresentava recessão da linha do cabelo frontal, assimétrica e de longa data, além de perda das sobrancelhas e das patilhas para apoiar o diagnóstico de FFA. Essas causas inflamatórias da queda

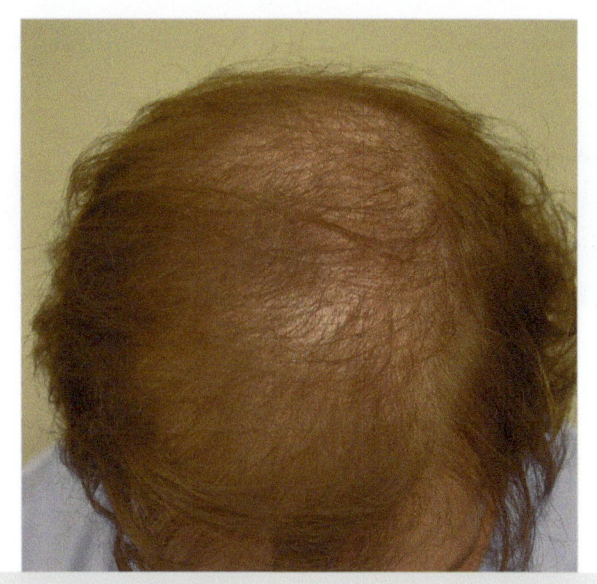

Fig. 5.3 Alopecia difusa não padronizada (DUPA) em um homem de 30 anos.

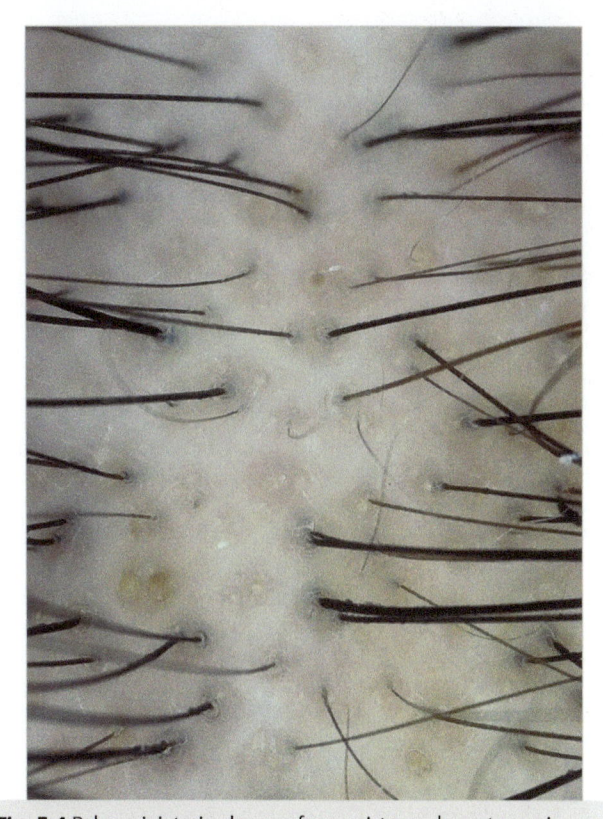

Fig. 5.4 Pelos miniaturizados, conforme visto na dermatoscopia.

de cabelo devem ser tratadas primeiramente com esteroides tópicos, doxiciclina oral e/ou hidroxicloroquina. O transplante de cabelo pode ser possível em uma base caso a caso, mas somente após a estabilização do processo da doença.

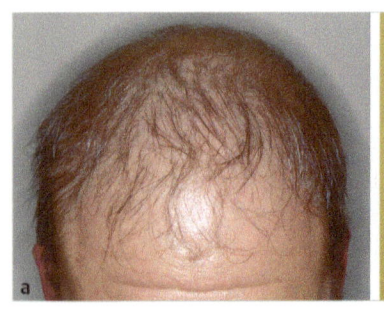

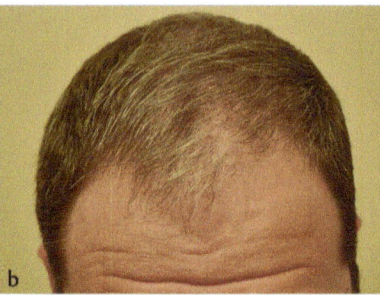

Fig. 5.5 (a) Paciente do sexo masculino com alopecia *areata* difusa, antes do tratamento. **(b)** Paciente do sexo masculino com recrescimento completo da alopecia *areata*, após o tratamento.

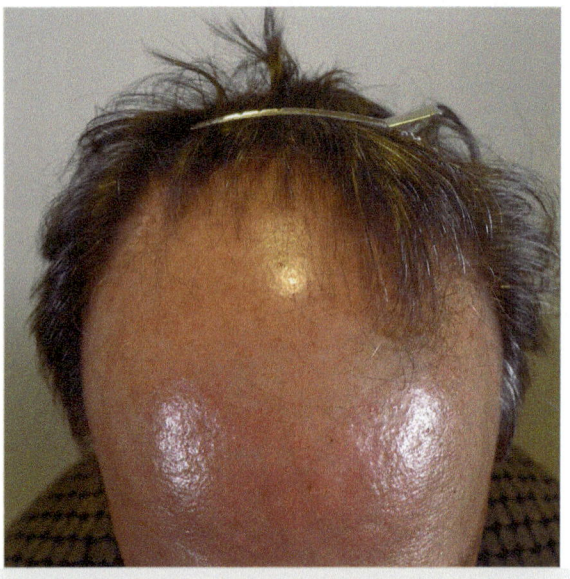

Fig. 5.6 Vista superior de um homem de 67 anos com alopecia fibrosante frontal (FFA) demonstrando perda de cabelo assimétrica.

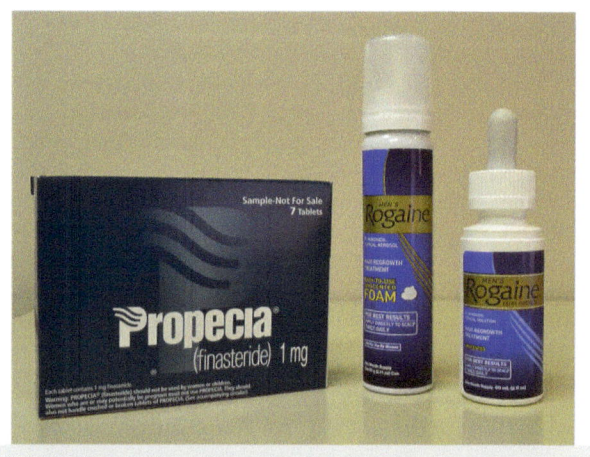

Fig. 5.7 A finasterida oral e o minoxidil tópico são tratamentos aprovados pela Food and Drug Administration (FDA) para a perda de cabelo de padrão masculino (MPHL).

5.4 Tratamento da Queda de Cabelo

Durante a consulta inicial, é útil explicar aos homens que as duas principais abordagens disponíveis para obter o crescimento dos cabelos são a não cirúrgica e a cirúrgica. A terapia não cirúrgica inclui medicamentos que afetam a sinalização molecular para estimular os cabelos mais finos e delicados a voltarem a crescer como versões mais espessas e completas de si mesmos. Essa abordagem não só ajudará a estabilizar a queda de cabelo em andamento, mas também ajudará a regenerar lentamente o cabelo a partir de 6 meses. Ao combinar terapias médicas, é possível obter resultados sinérgicos com o máximo de crescimento ao longo de 3 a 5 anos.

5.4.1 Opções Não Cirúrgicas para Queda de Cabelo

Há duas terapias médicas aprovadas pela Food and Drug Administration (FDA) disponíveis para os pacientes: finasterida oral e solução e espuma tópica de minoxidil a 5% (▶ Fig. 5.7). É importante apresentar essas opções primeiro, pois elas apresentam os dados mais robustos para apoiar seu uso e são geralmente bem tolerados. Outras terapias de prescrição médica para queda de cabelo incluem dutasterida oral, finasterida tópica, minoxidil oral, Terapia de Luz de Baixo Nível (LLLT) e Plasma Rico em Plaquetas (PRP). Vários suplementos, bem como inibidores da 5-alfa-redutase à base de plantas, como palmito cortado e óleo de semente de abóbora, também estão disponíveis atualmente.

5.4.2 Opções Não Cirúrgicas Aprovadas pela FDA

O minoxidil tópico foi aprovado, na década de 1980, com o nome comercial de Rogaine. Foi inicialmente estudado como um medicamento anti-hipertensivo oral, mas descobriu-se que tinha o efeito colateral indesejado de hipertricose. Posteriormente, a Johnson & Johnson realizou testes clínicos randomizados para uma solução a 5% que foi aprovada para aplicação duas vezes ao dia em homens. Agora, o veículo de espuma também foi aprovado pela FDA para aplicação duas vezes ao dia.

O minoxidil pode ser muito eficaz, mas, como acontece com qualquer terapia médica, os pacientes devem cumprir o tratamento por 4 a 6 meses antes de começarem a notar os resultados (▶ Fig. 5.8). Os pacientes são incentivados a usá-lo de forma aberta, apenas como se estivesse escovando os dentes. Embora seja raro, os pacientes podem desenvolver alergia ao minoxidil, e também devem ser informados de que a formulação da solução contém o conservante propilenoglicol, que é um alérgeno de contato conhecido.² Os pacientes que relatam coceira com a solução devem mudar para a espuma antes de descontinuar todo o minoxidil tópico.

A finasterida oral foi aprovada pela FDA, em 1992, com o nome comercial Proscar em uma dose de 5 mg para hipertrofia prostática benigna (BPH). Quando se observou que os pacientes que tomavam esse medicamento apresentavam crescimento de cabelo, os pesquisadores começaram a estudar a finasterida oral quanto às suas propriedades regenerativas. Os ensaios clínicos demonstraram que uma dose diária de 1 mg era suficiente para ajudar a regenerar o cabelo. Embora esses estudos tenham avaliado o couro cabeludo do vértice, essa área foi selecionada especificamente para facilitar a padronização e a geração de imagens. Desde então, foi demonstrado que a finasterida oral também faz crescer cabelo com sucesso no couro cabeludo frontal (▶ Fig. 5.9).³

Em 1997, o medicamento foi aprovado pela FDA para queda de cabelo, com o nome comercial de Propecia. A finasterida atua bloqueando a conversão da testosterona em Diidrotestosterona (DHT), por meio da 5-alfa-redutase tipo 2. Alguns homens se preocupam com o fato de esse tratamento poder causar o crescimento indesejado de pelos faciais ou corporais. No entanto, como a enzima 5-alfa-redutase tipo 2 só existe no couro cabeludo e na próstata, isso é pouco preocupante. Enquanto os bulbos capilares estiverem intactos no couro cabeludo, é possível escurecer e engrossar esses cabelos. Entretanto, quando os cabelos tiverem involuído completamente, e o couro cabeludo parecer brilhante, pode haver menos oportunidade de crescimento.

Em um estudo realizado no Japão, constatou-se que a finasterida é 80% a 90% eficaz para homens em todas as décadas de vida.⁴ Sabemos, por meio de estudos clínicos, que o grau de recrescimento que pode ser alcançado geralmente atinge um patamar por volta do quinto ano de uso. O medicamento pode ser tomado como um comprimido de 1 mg ou como um quarto de um comprimido de 5 mg diariamente. A última opção é geralmente mais barata, mas pode resultar em uma dosagem menos precisa, dependendo de quão bem os pacientes conseguem dividir o comprimido e de quão uniformemente o medicamento é distribuído dentro do comprimido. Pacientes com BPH podem-se beneficiar do comprimido completo de 5 mg por dia.

A finasterida pode ser tomada com ou sem alimentos, a qualquer hora do dia, e não há relatos de alergias ou interações medicamentosas conhecidas. Se os pacientes estiverem bem, com testes de função hepática normais, não é necessário nenhum monitoramento laboratorial. É permitido que um homem comece uma família enquanto estiver tomando finasterida. No entanto, os homens que estão tomando finasterida não podem doar sangue devido à possibilidade de defeitos congênitos em mulheres grávidas que são receptoras em potencial. Pelo mesmo motivo, mulheres com potencial para engravidar não devem tomar ou tocar no medicamento. O uso da finasterida pode reduzir artificialmente o antígeno prostático específico (PSA) de um homem, e os médicos intérpretes devem dobrar o PSA para obter o resultado do valor real.⁵

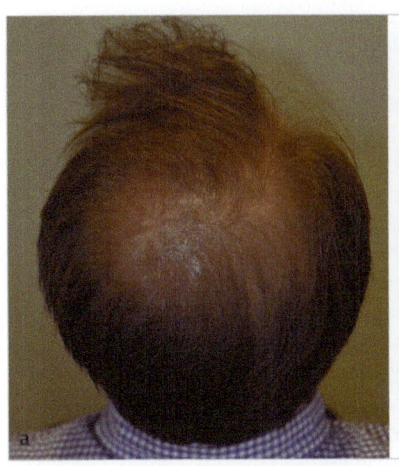

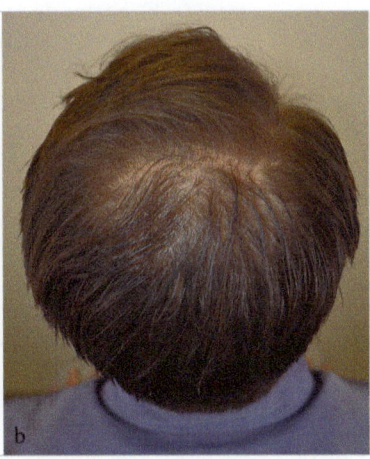

Fig. 5.8 (a) Vista do vértice de um homem de 41 anos antes do tratamento com minoxidil tópico a 5%. **(b)** Vista do vértice do mesmo paciente 6 meses após o tratamento com minoxidil tópico a 5%.

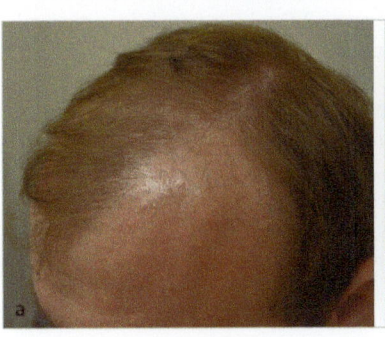

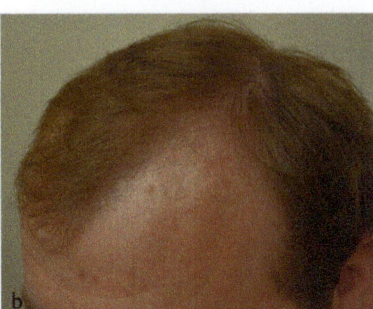

Fig. 5.9 (a) Vista lateral de um homem de 35 anos antes do tratamento com finasterida oral 1 mg por dia. **(b)** Vista lateral do mesmo paciente 6 meses após o tratamento com finasterida oral 1 mg por dia.

Verificou-se que os indivíduos que participaram dos estudos clínicos tinham menos de 2% de chance de apresentar efeitos colaterais sexuais, inclusive diminuição do desejo, do desempenho ou do volume de esperma. Entretanto, é importante observar que a meia-vida do medicamento é muito curta, e a interrupção abrupta do medicamento resultará na eliminação do corpo em menos de uma semana. Os pacientes preocupados com os efeitos colaterais sexuais podem optar por começar com uma dose de uma vez por semana e aumentar lentamente para duas vezes por semana, depois para três vezes por semana, até se sentirem à vontade para tomá-la todos os dias. Muitos homens podem experimentar a estabilização da queda de cabelo e algum grau de recrescimento em um regime de três vezes por semana.

Há controvérsias sobre se a finasterida pode causar efeitos colaterais sexuais em longo prazo, mesmo após a descontinuação da medicação.[6] Muitos estudos foram limitados por viés de seleção, viés de recordação ou falta de controle de variáveis de confusão – especificamente causas de disfunção erétil, como doença vascular, diabetes, depressão e tabagismo.[7] O termo síndrome pós-finasterida (PFS) tem sido usado para descrever uma constelação de sintomas, incluindo depressão e nevoeiro cerebral. Como mencionado anteriormente, embora ainda não tenha sido determinado que a finasterida seja a causa de tais resultados, o fabricante alterou sua embalagem para refletir essa possibilidade. Alguns especialistas em queda de cabelo examinam os pacientes quanto à ansiedade, depressão ou ataques de pânico preexistentes, com a preocupação de que eles possam ter um risco maior de desenvolver a PFS.

5.4.3 Opções Não Cirúrgicas de Rótulo Aberto

O minoxidil oral tem sido usado mais recentemente como uma alternativa à formulação tópica, como forma de melhorar a adesão. Quando administrado em doses de 10 ou 20 mg, sob o nome comercial Loniten, foi associado a vários efeitos colaterais, incluindo retenção de fluidos periféricos e efusão pericárdica. Entretanto, em doses mais baixas de 0,1 a 0,625 mg (um quarto de um comprimido de 2,5 mg), ele pode ser útil e bem tolerado. Os pacientes interessados na medicação oral podem consultar primeiro seus médicos primários, especialmente se já estiverem tomando outros agentes redutores da pressão arterial. Ele não foi aprovado pela FDA nessa formulação para queda de cabelo.

A dutasterida é uma droga irmã da finasterida, aprovada apenas para HPB. Ela bloqueia tanto a 5-alfa-redutase tipo 2, quanto a do tipo 1, o que a torna teoricamente ainda mais eficaz do que a finasterida. Entretanto, sua meia-vida é muito mais longa, durando de 170 a 300 horas no organismo. Como resultado, os possíveis efeitos colaterais de alteração da libido ou redução da contagem de espermatozoides podem durar muito mais tempo. Por esse motivo, não é recomendado para uso em homens jovens que queiram engravidar e não queiram os possíveis efeitos de longo prazo da redução de esperma. Ele ainda é aprovado pela FDA apenas para queda de cabelo na Coreia.

A dutasterida tem sido usada em combinação com finasterida para homens que atingiram um patamar em termos de crescimento capilar. Um protocolo publicado que resultou em crescimento adicional no couro cabeludo do vértice sugere uma dose de ataque de 0,5 mg por dia durante duas semanas, seguida de uma dose semanal em combinação com 1 mg de finasterida oral.[8] Outros pacientes que sofrem de HPB podem considerar a possibilidade de passar diretamente para a dutasterida 0,5 mg por dia, e o seguro pode cobrir o custo do medicamento.

A LLLT envolve a aplicação de luz infravermelha de 600 a 700 nm por meio de uma escova de cabelo, faixa de cabeça, boné ou capacete. Muitos dispositivos já estão disponíveis comercialmente, e alguns receberam autorização 510(k) da FDA como dispositivos. Eles variam em suas instruções de uso, mas geralmente requerem de três a cinco tratamentos semanais, com duração de 20 a 30 minutos cada. Os tratamentos são seguros, sem efeitos colaterais conhecidos. O custo desses dispositivos varia de US$ 300 a US$ 3.000, com base no número de diodos e na intensidade da luz emitida. Felizmente, ainda não temos nenhum estudo comparativo que mostre qual é o dispositivo mais eficaz, mas todos eles parecem ter o mesmo mecanismo de ação.

O PRP ganhou muita atenção por sua função nas medicinas odontológica e ortopédica, especificamente relacionada à cicatrização de feridas e nas articulações. Mais recentemente, os dermatologistas investigaram sua capacidade de regular positivamente o crescimento dos folículos capilares, e há uma quantidade cada vez maior de dados científicos básicos para apoiar essa aplicação. Para obter uma amostra de PRP para infecção, primeiro o sangue venoso é coletado do paciente e depois centrifugado em uma centrífuga de alta velocidade para separar a porção dourada rica em plaquetas. Os grânulos alfas dentro das plaquetas contêm fatores de crescimento, como o fator de crescimento derivado de plaquetas (PDGF), o fator de crescimento epidérmico e o fator de crescimento endotelial vascular (VEGF). A hipótese proposta para os efeitos do PRP é que, quando injetado em alíquotas de 0,1 a 0,5 mL sobre áreas de queda de cabelo, o plasma contendo esses fatores de crescimento pode ajudar a aumentar o crescimento dos folículos capilares. Vários protocolos foram descritos na literatura médica, usando o PRP sozinho ou adicionando vários "ativadores", como gluconato de cálcio ou cloreto de cálcio. Há um grande número de *kits* de preparação de PRP disponíveis comercialmente.

Ainda há muitas dúvidas com relação ao protocolo ideal para o PRP. O que é mais importante: a concentração ou o número absoluto de plaquetas injetadas? Uma publicação recente demonstrou um aumento no crescimento capilar, independentemente da contagem de plaquetas ou da quantificação dos fatores de crescimento.[9] Com que frequência o PRP deve ser administrado? Ele precisa ser ativado com agentes exógenos, como o cloreto de cálcio, ou as plaquetas podem ser ativadas como resultado do simples contato com o colágeno? Qual é o papel de outros aditivos, como matrizes, e esses produtos podem melhorar ainda mais a eficácia do PRP?

A finasterida tópica tem sido investigada como um meio de proporcionar o bloqueio da 5-alfa-redutase sem o desenvolvimento de efeitos colaterais sexuais. Uma metanálise recente sugeriu que uma concentração de 0,25% poderia reduzir com sucesso os níveis de DHT no couro cabeludo sem afetar os níveis séricos de DHT.[10] Um possível contratempo é que esse produto deve ser formulado por uma farmácia de manipulação; entretanto, isso pode oferecer a oportunidade de combiná-lo com o minoxidil tópico para obter resultados sinérgicos. Além da finasterida, também há evidências de que a tretinoína tópica pode ajudar a aumentar a eficácia do minoxidil tópico.[11]

Muitos suplementos de venda livre estão disponíveis para o crescimento dos cabelos. O Viviscal Pro contém o complexo patenteado AminoMar, que contém proteínas marinhas, como cartilagem de tubarão e concha de ostra, além de procianidinas, que têm efeitos antioxidantes.[12] O Nutrafol é outro suplemento para cabelos disponível no mercado que contém ingredientes antioxidantes mais recentes, como ashwagandha e biocurcumina patenteada.[13] Os suplementos anunciados para a saúde da próstata contêm os inibidores de 5-alfa-redutase à base de plantas palmito cortado e óleo de semente de abóbora, que têm alguns dados limitados para apoiar seu uso.[14,15] A biotina é frequentemente usada para queda de cabelo, mas não há dados para apoiar seu uso na alopecia androgenética.

5.5 Opção de Terapia Não Cirúrgica

Os médicos devem observar cuidadosamente os sinais verbais e não verbais durante a consulta inicial com um paciente masculino com perda de cabelo. Alguns homens expressarão pouco ou nenhum interesse na terapia médica, seja como resultado do fracasso de tratamentos anteriores, da percepção de ineficácia ou de preocupações com os efeitos colaterais. Esses homens podem ser mais receptivos a outros tratamentos não cirúrgicos, como LLLT ou PRP, ou podem expressar diretamente uma preferência por opções cirúrgicas como tratamento definitivo. Outros ainda podem ser excelentes candidatos à cirurgia, mas não estão preparados para realizar o transplante capilar.

Cabe ao cirurgião explicar os riscos, os benefícios e as alternativas – inclusive a ausência de tratamento – das várias opções de tratamento para a queda de cabelo de padrão masculino. Além disso, é importante discutir e estabelecer expectativas realistas. Como exemplo, os autores usam a analogia da queda de cabelo de padrão masculino como uma banheira com vazamento. O paciente se apresenta para tratamento porque está insatisfeito com o nível de água na banheira. O transplante capilar move o cabelo da parte de trás do couro cabeludo para a parte da frente – como se estivesse despejando um grande balde de água na banheira. Os pacientes obtêm um bom aumento único no nível de água na banheira, mas a cirurgia por si só não faz nada para evitar o afinamento contínuo do cabelo. É útil explicar que utilizar uma ou mais terapias médicas não cirúrgicas é o equivalente a tapar o vazamento na parte inferior da banheira. Os pacientes devem entender que não importa o tipo de terapia médica que usem, apenas que considerem algo que ajude a interromper o afinamento contínuo dos cabelos.

5.6 Opções Cirúrgicas para Queda de Cabelo

O transplante capilar evoluiu consideravelmente ao longo dos anos. Em 1939, o Dr. Shoji Okuda, do Japão, foi um dos primeiros a usar enxertos de *punch* para tratar a perda de cabelo causada por alopecia *areata*, hanseníase e alopecia cicatricial. Em 1959, o Dr. Norman Orentreich começou a usar enxertos de punção na NYU, estabelecendo, por fim, uma prática bem-sucedida de transplante capilar privado em Manhattan.[16] Embora o transplante cirúrgico inicial de queda de cabelo tenha sido um sucesso cirúrgico, foi considerado um fracasso cosmético por muitos com base na aparência artificial desses enxertos perfurantes. Termos como "picket fence" (cerca de estacas) e "doll hairs" (cabelos de boneca) surgiram para descrever a aparência não natural de muitos desses primeiros transplantes.

O Dr. O'Tar Norwood, um dermatologista de Oklahoma, trabalhou incansavelmente para avançar no campo da cirurgia capilar. Em 1990, ele compilou a primeira publicação do Hair Transplant Forum. Em 1993, o Dr. Norwood, o Dr. Dow Stough e outros fundaram a International Society of Hair Restoration Surgy, organizando o primeiro e maior encontro dedicado estritamente à cirurgia capilar e do couro cabeludo. O evento foi realizado em Dallas e contou com 430 participantes, sendo 80 assistentes. Desde aquela época, a sociedade cresceu para mais de 1.100 membros, representando 70 países em todo o mundo.

Em 1994, o Dr. Bobby Limmer sugeriu o uso de microscópios estereoscópicos para separar os cabelos em seus agrupamentos foliculares nativos de um a quatro cabelos cada (▶ Fig. 5.10).[17] Ele modernizou a cirurgia capilar, fazendo com que o cabelo parecesse mais natural e mais capaz de imitar a aparência dos cabelos ao redor. Ele também prestou muita atenção à correspondência do ângulo do cabelo existente para evitar a colocação de cabelos muito perpendiculares ou no vértice do couro cabeludo, onde a perda contínua poderia resultar em uma ilha de cabelos transplantados de aparência não natural.

5.6.1 Consulta e Seleção de Candidatos

Durante a consulta inicial, além de revisar os históricos médico e cirúrgico, os medicamentos e as alergias conhecidas, é preciso considerar a idade do paciente, o grau de perda de cabelo, a história familiar de perda de cabelo e os tratamentos e resultados atuais e anteriores de perda de cabelo. Além disso, é imperativo determinar os objetivos e as expectativas do paciente com relação

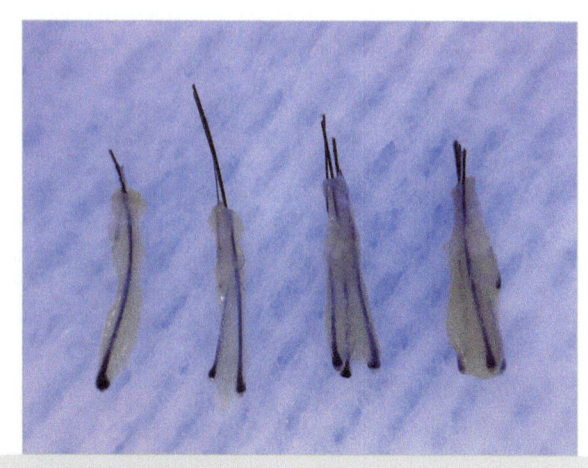

Fig. 5.10 Imagem microscópica do couro cabeludo demonstrando unidades foliculares de um a quatro fios.

à terapia. Se o paciente for muito jovem, com idade entre 15 e 25 anos de idade, com queda de cabelo precoce, é melhor primeiro estabilizar a queda de cabelo com terapia médica e observar a rapidez com que ela está progredindo. Se o paciente for muito jovem e tiver uma queda de cabelo mais avançada, ele pode considerar a cirurgia, mas é importante enfatizar que pode ser necessária uma cirurgia capilar adicional se ele não considerar também a terapia combinada com o tratamento médico. Nos pacientes com um forte histórico familiar de perda de cabelo, há uma probabilidade maior de perda adicional no futuro.

Pacientes com calvície ou perda de cabelo muito avançada podem precisar de várias cirurgias para atingir seus objetivos e, ainda assim, podem não conseguir uma cobertura completa devido à disponibilidade limitada de cabelo doador. Por exemplo, se um paciente estiver usando um aplique de cabelo há muitos anos e for considerado um Norwood 7, talvez seja melhor continuar com essa opção de cobertura devido à zona doadora limitada e à capacidade de distribuir adequadamente o restante do couro cabeludo. Entretanto, se esses pacientes concordarem com um plano para remodelar a face preenchendo de um terço a dois terços da parte frontal do couro cabeludo, eles podem se sair muito bem com o transplante. É útil lembrar aos homens que a parte frontal da face é o que a maioria de seus amigos, colegas de trabalho e familiares verão, e que menos pessoas se importam com a parte de trás da cabeça tanto quanto eles.

Os pacientes transgêneros, especificamente os indivíduos que estão fazendo a transição de homem para mulher, podem se sair muito bem com a cirurgia. Além disso, pacientes de quase todas as etnias, se forem considerados candidatos adequados, podem obter sucesso com o procedimento. Os pacientes de ascendência africana ou caribenha correm um risco maior de formação de cicatrizes hipertróficas ou queloides e devem ser aconselhados adequadamente. Se os pacientes relatarem um histórico de formação de queloide, o cirurgião pode considerar injeções profiláticas de triancinolona na zona doadora. É aconselhável que, sempre que possível, os pacientes que estejam tomando anticoagulantes, como varfarina e clopidogrel, continuem a tomá-los 7 a 10 dias antes da cirurgia. No entanto, os pacientes que tomam aspirina em baixa dose (81 mg) ou os anticoagulantes mais recentes, como o rivaroxaban, podem precisar de menos ou nenhum tempo sem o medicamento. É altamente recomendável que os cirurgiões consultem o médico que prescreveu o medicamento para o paciente, sempre que necessário.

Durante a consulta, fique atento a pacientes com expectativas irrealistas. Incentive a criação de uma linha do cabelo apropriada para a idade, que terá uma boa aparência daqui a um ano e daqui a 20 anos. Explique que uma linha do cabelo arredondada pode ser feminizante e que, se o paciente tiver uma recessão contínua da linha do cabelo temporal, ele poderá ficar com cabelos de aparência estranha que não pertencem a esse local no futuro.

5.6.2 Métodos de Colheita

Há duas técnicas principais usadas para a coleta de cabelos de doadores. A primeira, que ainda é considerada o padrão-ouro por muitos, é a elipse do doador, ou cirurgia de faixa. Essa técnica, também conhecida como transplante de unidades foliculares (FUT), permite que o cirurgião colha o maior número de cabelos no menor tempo possível e com o mínimo de trauma, a partir da zona doadora mais permanente. No entanto, isso tem a desvantagem de poder deixar uma cicatriz linear. Dependendo da idade do paciente, da técnica utilizada e do número de cirurgias anteriores, essa cicatriz pode ter de 1 a 5 mm de largura e pode ser difícil de esconder com cortes de cabelo curtos.

A segunda técnica de coleta é a excisão da unidade folicular (FUE). Esse procedimento envolve a remoção de unidades foliculares (FU) individuais de um a quatro fios, usando um pequeno dispositivo de punção manual ou motorizado de 0,8 a 1 mm de largura. A vantagem da FUE é que ela não deixa uma cicatriz linear, portanto, os homens ainda podem usar o cabelo bem curto. Essa técnica é preferida por homens jovens que são militares ou que preferem usar a cabeça raspada na parte de trás. O termo foi recentemente alterado de *extração* de unidade folicular para *excisão*, a fim de categorizar com mais precisão esse procedimento cirúrgico.

Em qualquer uma das técnicas, é essencial explicar aos pacientes que esse é um procedimento cirúrgico que deve ser realizado por um profissional médico. Ele não pode ser delegado a uma equipe não médica. O médico deve realizar não apenas a coleta dos enxertos, mas também o desenho da linha do cabelo, a criação dos locais de enxerto e deve supervisionar de perto a colocação do enxerto. Em última análise, é a colocação dos enxertos de volta no couro cabeludo que determina o resultado cosmético.

5.6.3 Anestesia Cirúrgica

A cirurgia capilar pode ser realizada com os pacientes acordados e relaxados. Todos os aspectos do caso podem ser realizados com anestesia local. Os medicamentos pré-operatórios podem incluir 2 mg de lorazepam oral, 500 a 1.000 mg de acetaminofeno e 25 a 50 mg de difenidramina. A área doadora é pulverizada com um *spray* de resfriamento, contendo mentol, e uma vibração suave é aplicada com um dispositivo de massagem. Uma combinação de anestesia local de curta e longa duração é útil. Começamos com lidocaína a 0,5 a 1% + epinefrina 1:100.000, acoplada a uma agulha de calibre 32, seguida de uma segunda passagem com lidocaína a 2% + epinefrina 1:100.000 e, em seguida, uma terceira passagem com bupivacaína a 0,25%. Para o FUT, é útil tumescer a área com solução salina para ajudar a separar os folículos da vasculatura subjacente e uns dos outros. Geralmente, evita-se a tumescência na área doadora com a coleta da FUE porque ela pode alterar a direção natural dos folículos sob a superfície da pele e aumentar o risco de transecção.

5.6.4 Colheita de Elipse Doadora

A primeira etapa durante a coleta da elipse é pegar os cabelos sobrepostos no couro cabeludo occipital e localizar a protuberância occipital. Em geral, esse é um nível seguro a partir do qual se pode colher o cabelo, já que os cabelos podem recuar do vértice inferiormente ou do decote superiormente (miniaturização retrógrada). Ao aparar uma área de amostra de 1 cm, a densidade do doador nessa área pode ser avaliada para determinar

5.6 Opções Cirúrgicas para Queda de Cabelo

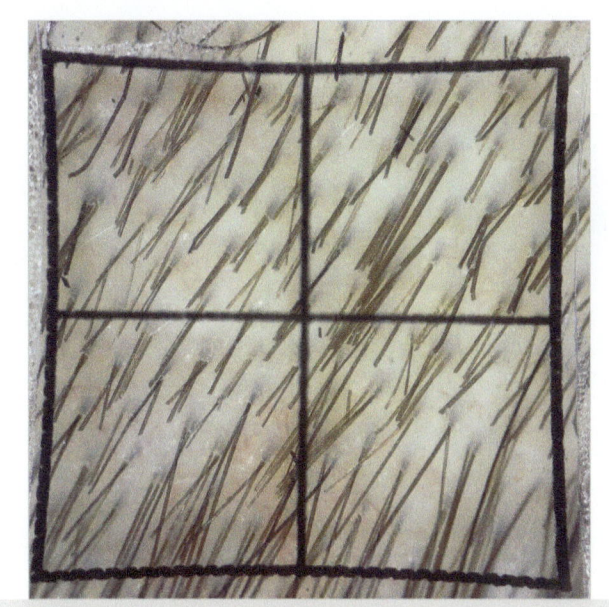

Fig. 5.11 A visão do couro cabeludo por meio de um densitômetro pode ajudar a estimar a densidade do doador.

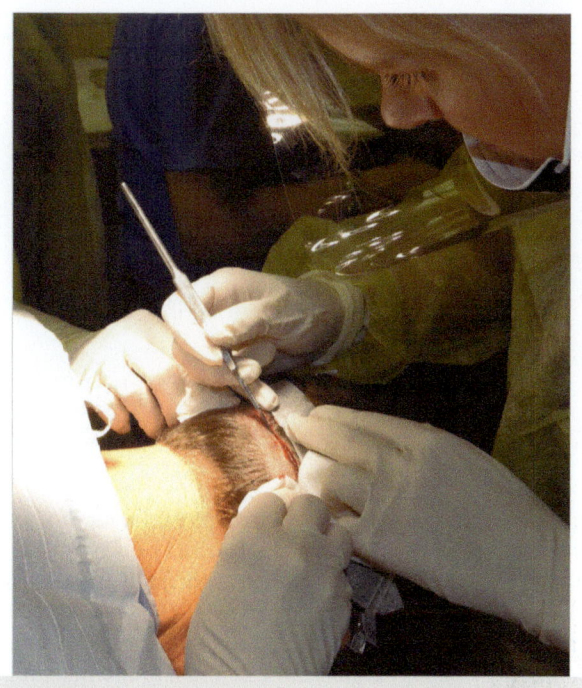

Fig. 5.12 Remoção da tira doadora usando um bisturi orientado caudalmente.

o comprimento necessário da faixa doadora (▶ Fig. 5.11). Por exemplo, se o plano cirúrgico for colher 1.000 enxertos, e a densidade do doador é de 25 UF por 0,25 cm^2 (100 UF/cm^2), então a faixa doadora precisaria ter 10 cm de comprimento × 1 cm de largura.

Uma lâmina n° 10 ou 15 pode ser usada para colher a tira. Deve-se tomar cuidado para angular a lâmina de modo a coincidir com os ângulos de saída dos cabelos no couro cabeludo occipital (▶ Fig. 5.12). Se a lâmina for angulada muito inferior ou superiormente, poderá resultar na transecção dos folículos. Uma pontuação inicial da epiderme e da derme superior pode ser realizada primeiro, seguida pela técnica de dissecção por tensão usando ganchos de pele opostos (▶ Fig. 5.13). A tira é removida com cuidado, separando-se ao longo do plano subcutâneo, logo abaixo dos folículos e bem acima da gálea.

Os melhores resultados geralmente podem ser obtidos com o uso do fechamento tricofítico. Isso envolve a coleta de uma pequena margem de epiderme de um ou de ambos os lados da borda da pele, de modo que, quando aplicada, o cabelo "cresça através" da cicatriz resultante. Também é importante não deixar a faixa doadora muito larga. Se for extirpada uma largura superior a 1,5 cm, poderá haver um alargamento inestético da cicatriz doadora. Para pacientes que podem precisar de várias cirurgias, pode ser útil definir a área doadora do occipício central para lados alternados do couro cabeludo. No entanto, é preciso ter cuidado para que a cicatriz do doador não seja facilmente visível nas áreas de afinamento.

As bordas da pele podem ser unidas com grampos ou suturas. As suturas que se dissolvem são melhores para pacientes que moram fora da cidade e talvez não possam retornar para a remoção da sutura. Também é útil manter as bordas da pele juntas por um período prolongado, especialmente no contexto de um couro cabeludo não virgem, que pode se esticar mais, ou

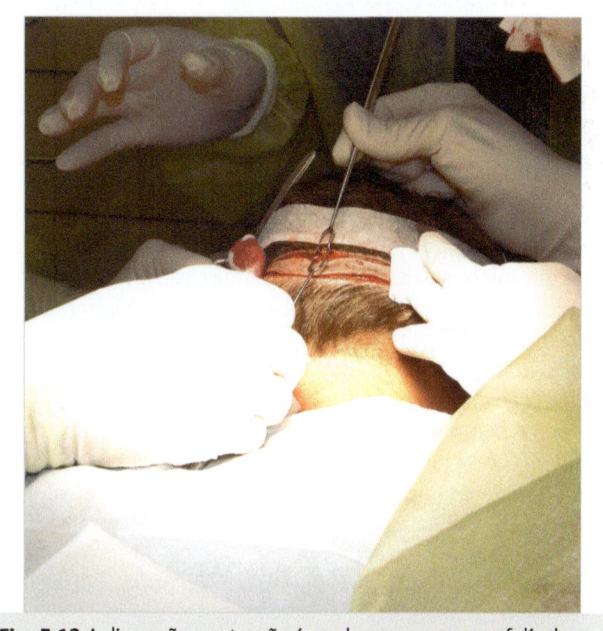

Fig. 5.13 A dissecção por tensão é usada para separar os folículos pilosos.

para indivíduos muito ativos fisicamente. Os autores usam uma sutura contínua de poliglota caprone 25 4-0 com bons resultados e alta satisfação dos pacientes. Os pacientes apreciam o fato de poderem cobrir imediatamente a linha de sutura com o cabelo sobreposto (▶ Fig. 5.14).

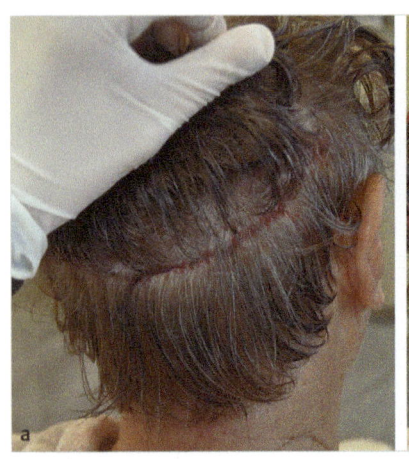

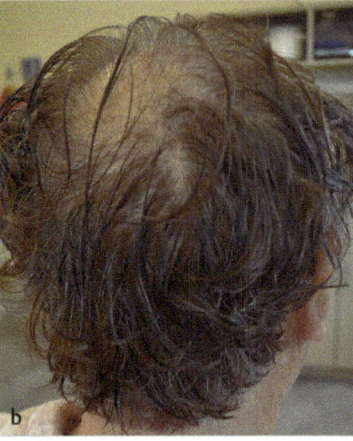

Fig. 5.14 (a) Vista da área doadora imediatamente após a sutura das bordas da pele. **(b)** O local doador está completamente oculto pelo cabelo sobreposto.

Com a extração de tiras, o tecido piloso é colocado em "fatias" seriadas com uma FU de largura (▶ Fig. 5.15). Cada fita é então separada em agrupamentos foliculares individuais de um a quatro cabelos. O tecido pode ser separado com lâminas manuais de ponta única ou com um bisturi de lâmina nº 10. A criação de enxertos a partir de uma tira doadora é muito mais rápida com o uso de ampliação de alta potência. Cada FU está ligada a um músculo *rector pili* e a uma glândula sebácea. Os melhores resultados são obtidos mantendo-se cada FU intacta, de modo que as células-tronco derivadas do bulbo, do bojo e das glândulas sebáceas possam trabalhar de forma coesa para regenerar o cabelo em seu novo local.

5.6.5 Colheita de Excisão da Unidade Folicular

A coleta da FUE pode ser mais demorada e trabalhosa do que a coleta de tiras. No entanto, ela ganhou popularidade entre homens jovens que querem evitar a criação de uma cicatriz linear na parte posterior do couro cabeludo. Também é um procedimento mais delicado, pois a possibilidade de amarração e/ou dificuldade na extração do enxerto pode levar a um trauma maior nos enxertos. A transecção dos folículos também pode ocorrer se o ângulo do dispositivo de punção não corresponder exatamente ao ângulo de saída dos cabelos. Portanto, pode haver uma curva de aprendizado para cirurgiões capilares iniciantes. É essencial adquirir proficiência tanto na cirurgia da FUE, quanto na cirurgia de tira para poder usar as duas técnicas.

Os melhores resultados geralmente são obtidos raspando-se o cabelo do doador occipital para deixar apenas 1 a 2 mm de crescimento. Os pacientes podem ser colocados em decúbito ventral ou podem se sentar voltados para a frente, dependendo da preferência do cirurgião. Lupas de potência muito altas (3,5 a 6X) são úteis para visualizar o ângulo de saída dos cabelos do couro cabeludo occipital. Há vários dispositivos disponíveis para remover os enxertos manualmente ou com assistência motorizada (▶ Tabela 5.1). Esses dispositivos variam consideravelmente em termos de custo e funcionalidade. Os cirurgiões devem ter cuidado com as empresas que defendem a delegação da coleta de

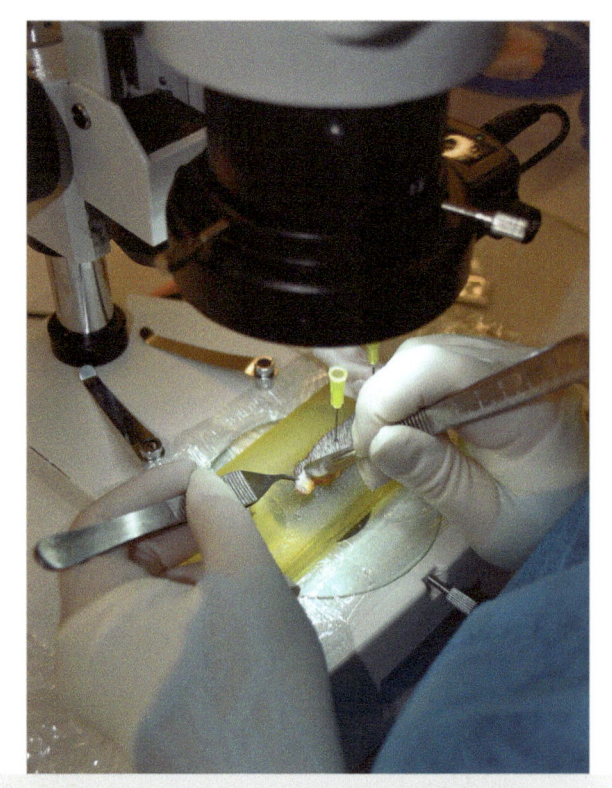

Fig. 5.15 Fragmentação da tira doadora sob o microscópio.

enxertos a pessoas sem treinamento médico pessoal. Isso não é ético e geralmente resulta em resultados muito ruins.

Há também uma variedade de tamanhos e estilos de pontas disponíveis para cada modelo de dispositivo da FUE. Os pacientes com cabelos finos de doadores em grupos de um a dois fios podem ser submetidos à cirurgia com pontas de 0,8 mm de largura. Por outro lado, os pacientes com FU mais grossas de três a quatro fios podem precisar de pontas de 1 mm de largura. Dependendo dos objetivos da cirurgia, o cirurgião pode escolher agrupamentos foliculares de tamanho relativamente menor ou maior. As pontas com formato de trombeta ou alargado podem ajudar a diminuir as taxas de transecção. Algumas pontas são intercambiáveis entre diferentes dispositivos da FUE.

À medida que os enxertos extraídos são contados, eles devem ser cuidadosamente inspecionados para controle de qualidade. Vaselina ou pomada antibiótica podem ser aplicadas no local das extrações no pós-operatório. Os pelos ao redor geralmente voltam a crescer em uma semana para cobrir completamente o local onde os enxertos foram retirados (▶ Fig. 5.16). Pequenos pontos rosados podem permanecer nos locais doadores por 1 a 4 semanas após a cirurgia. As áreas doadoras geralmente não são visíveis, desde que as pontas da FUE tenham menos de 1 mm de largura.

Os pacientes devem entender que, se não estiverem em tratamento médico para a queda de cabelo, poderão enfrentar uma redução da área doadora com o passar do tempo. Portanto, os cabelos colhidos e colocados em seu novo local podem não ser permanentes se, de outra forma, estiverem programados para sofrer miniaturização em uma data posterior. É melhor evitar a coleta muito perto do vértice ou muito perto do decote, caso isso ocorra.

5.6.6 Armazenamento de Enxertos

Assim que o tecido piloso for removido do corpo, ele e os enxertos de cabelo resultantes devem ser armazenados em uma placa de Petri úmida (▶ Fig. 5.17). Muitos médicos usam solução salina simples como solução de retenção, enquanto outros usam soluções de retenção mais sofisticadas, projetadas para manter o pH e reduzir a formação de radicais livres em temperaturas baixas. O PRP também tem sido usado para manter os enxertos enquanto eles estão fora do corpo. Devem-se fazer todos os esforços para colocar os enxertos de volta no corpo o mais rápido possível. O tempo de sobrevida do enxerto geralmente cai após 12 a 24 horas fora do corpo, mesmo nas melhores condições.

5.6.7 *Design* de Linha de Cabelo

Os homens geralmente se beneficiam da criação de uma linha de cabelo "regularmente irregular". É útil procurar cabelos nativos, com marcas da terra. Eles podem ser um guia para restabelecer e fortalecer a linha do cabelo mais apropriada para a idade. Os médicos iniciantes em cirurgia capilar devem ser cautelosos quanto ao rebaixamento agressivo da linha do cabelo na primeira cirurgia. Lembre aos pacientes que sempre podemos diminuir a linha do cabelo com cirurgias subsequentes, mas não podemos aumentar a linha do cabelo sem remover enxertos ou usar depilação a *laser*. Muitos médicos criam pequenos triângulos ou montes ao longo da linha do cabelo para que ela não pareça ser uma linha reta.

Tabela 5.1 Dispositivos para excisão da unidade folicular (FUE)

Nome do dispositivo da FUE	Empresa/localização
ARTAS™ ® Restauração Capilar Robótica	Venus Concept, Toronto, Canadá
Dispositivo E-FUE do Dr. Jack	Robbins Instruments, Chatham, Nova Jersey, Estados Unidos
Ertip	Ertip Hair Transplant Instruments, Istambul, Turquia
Dispositivo Mamba da FUE	Trivellini Instruments, Assunção, Paraguai
Neograft™ ®	Venus Concept, Toronto, Canadá
Smartgraft™ ®	Vision Medical, Glen Mills, Pensilvânia, Estados Unidos
Sistema seguro	Harris FUE Instruments, Greenwood Village, Colorado, Estados Unidos
Powered Cole Isolation Device (PCID)	Cole Instruments, Atlanta, Geórgia, Estados Unidos
Sistema WAW da FUE	DeVroye Instruments, Bruxelas, Bélgica
Dr. UGraft	Dr.UGraft, Redondo Beach, Califórnia, Estados Unidos

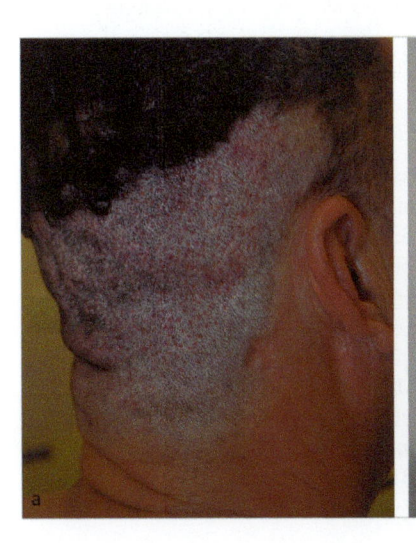

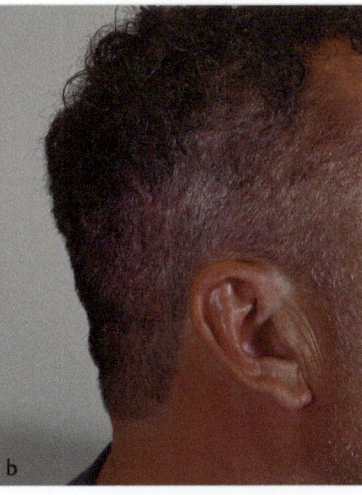

Fig. 5.16 (a) Área doadora imediatamente após a coleta da excisão da unidade folicular (FUE). **(b)** Área doadora 1 semana após a colheita da FUE.

Seguindo o Padrão: Restauração de Cabelo

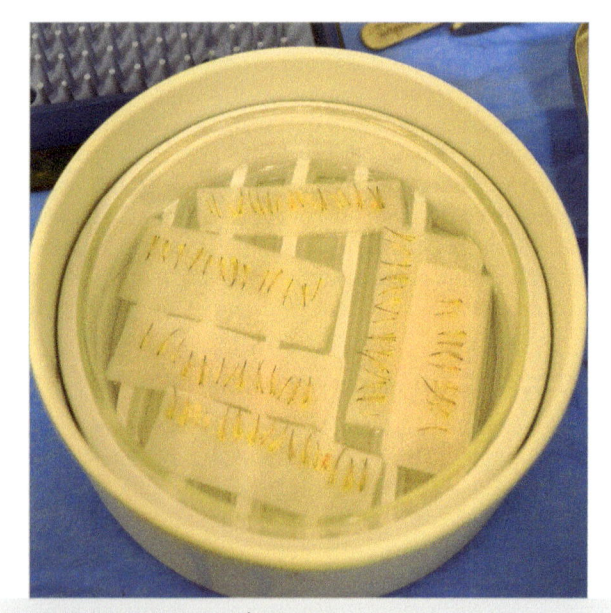

Fig. 5.17 Armazenamento do enxerto.

Tabela 5.2 Ferramentas para criação de *sites* de destinatários

Ferramenta	Largura	Seleção de enxertos
Agulha de calibre 20	0,908 mm	Enxertos caucasianos de 1 fio
Agulha de calibre 19	1,067 mm	Enxertos caucasianos de 2 fios
Agulha de calibre 18	1,270 mm	Enxertos caucasianos de 3 a 4 fios; enxertos afro-americanos de 1 a 2 fios
Agulha de calibre 16	1,651 mm	Enxertos afro-americanos de 3 a 4 fios de cabelo

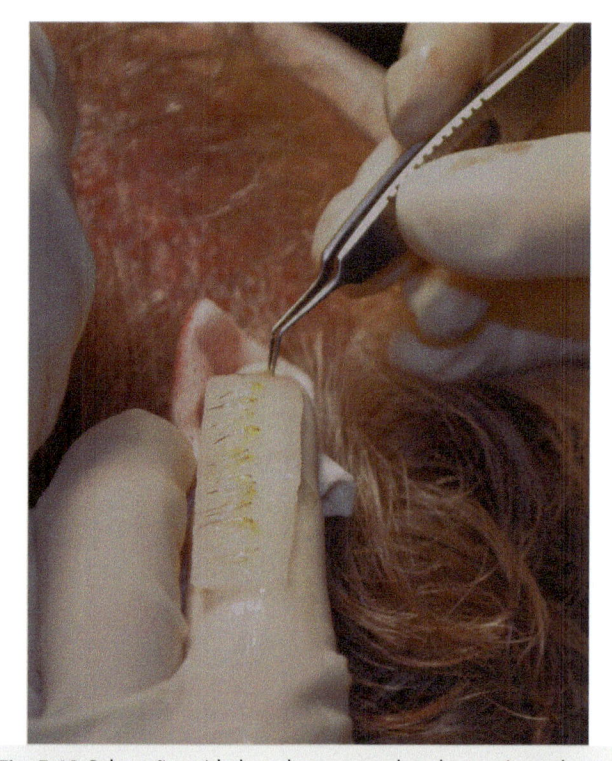

Fig. 5.18 Colocação cuidadosa de enxertos de volta nas áreas de afinamento capilar.

5.6.8 Criação de Locais de Enxerto

A anestesia local pode ser usada para realizar um bloqueio de anel. Um *spray* de resfriamento, seguido de vibração local, pode ajudar a reduzir a dor associada à injeção. Começar com lidocaína a 0,5% com epinefrina também é útil, seguido de uma segunda passagem com lidocaína a 2% com epinefrina. Alguns médicos realizam bloqueios nervosos visando aos nervos supraorbital e supratroclear. Aguarde de 5 a 10 minutos para que os efeitos vasoconstritores ocorram e, em seguida, incisões minúsculas, do tamanho de agulhas, podem ser criadas. Há uma grande variedade de instrumentos disponíveis comercialmente que podem ser usados para essa finalidade, mas agulhas descartáveis simples funcionam muito bem. A ▶ Tabela 5.2 lista as agulhas utilizadas para criar locais de enxerto e seus enxertos de tamanho associado.

Os ângulos corretos da área receptora determinarão a aparência natural do cabelo transplantado. Os locais devem ser angulados de forma a coincidir com o ângulo de saída dos cabelos adjacentes. Em caso de dúvida, é sempre mais seguro orientá-los ligeiramente para a frente e em direção à linha média. Resultados desastrosos podem ocorrer quando os enxertos são orientados muito radialmente ou muito perpendicularmente. Deve-se tomar cuidado também para evitar a aparência de uma linha reta na linha do cabelo transplantado.

À medida que os locais são criados, a profundidade dos locais deve corresponder ao comprimento dos folículos. Por exemplo, se os folículos do doador forem curtos, como 3 mm ou menos, eles podem afundar em áreas muito profundas. É importante garantir que a largura da área receptora seja suficiente para permitir que os enxertos se acomodem confortavelmente. Se os locais forem muito largos, poderá haver sangramento ou estalos durante a colocação do enxerto. Se os locais forem muito estreitos, os enxertos poderão ser esmagados durante o processo de colocação. O teste de colocação de alguns enxertos no início pode ajudar a evitar que isso ocorra.

5.6.9 Colocação do Enxerto

Fórceps especializados são usados para agarrar delicadamente a porção inferior do bulbo e deslizá-lo cuidadosamente em cada local de recebimento (▶ Fig. 5.18). Deve-se tomar muito cuidado para não esmagar, torcer ou dobrar os enxertos durante a inserção. É útil se houver uma pequena porção de tecido adiposo abaixo do bulbo para segurar o enxerto e puxá-lo para a posição. As pinças angulares são úteis na colocação de enxertos nas partes esquerda e central do couro cabeludo. Uma pinça reta pode ser mais útil quando colocada no lado direito do couro cabeludo.

A boa iluminação e a ergonomia são um componente essencial do procedimento de colocação do enxerto. Uma ou duas lâmpadas de diodo emissor de luz (LED) ajustáveis no teto são geralmente úteis e não geram muito calor. O posicionamento dos pacientes também é importante, e eles devem ser posicionados de forma ergonomicamente ideal para quem coloca os enxertos, limitando o desconforto e a fadiga musculoesquelética. A ampliação de alta potência, seja com lupas de farmácia seja com lupas personalizadas de 3,5 a 5X, permite uma boa visualização do enxerto durante a colocação.

Vários desafios podem estar associados à colocação do enxerto. A hemostasia deficiente pode retardar o processo de colocação e diminuir a visibilidade. Manter a pressão ou usar epinefrina diluída pode ajudar a controlar o sangramento. O estalo, cuja causa exata é desconhecida, ocorre quando os enxertos se soltam e precisam ser colocados de volta em seus locais de enxerto. Pedir aos pacientes que interrompam todos os suplementos 7 a 10 dias antes da cirurgia pode ajudar a evitar casos de sangramento devido a óleo de peixe, vitamina E ou outros anticoagulantes desconhecidos. Os pacientes que estão tomando aspirina em dose baixa (81 mg) não precisam interromper o uso, a menos que sejam orientados de outra forma por seu médico de atenção primária.

Muitos cirurgiões usam implantadores para ajudar a deslizar suavemente os enxertos no lugar. Alguns médicos os utilizam após a criação de locais doadores, enquanto outros usam implantadores afiados para criar a incisão e colocar o enxerto em um único movimento. Esses dispositivos são feitos de metal ou plástico e podem ser manuais ou com mola.

5.6.10 Cuidados Pós-Operatórios

Após a conclusão da cirurgia capilar, uma pomada antibiótica é aplicada à área doadora. Em seguida, ela é coberta por um coxim abdominal (ABD). A pomada não é aplicada na área enxertada para evitar que os enxertos se desalojem ou se desloquem para trás. Um curativo não adesivo é colocado suavemente sobre a área enxertada. Em seguida, uma gaze aderente é enrolada ao redor de toda a cabeça para cobrir os enxertos e fixá-los no lugar. Em seguida, é aplicada uma fita de papel, e uma bandana ou touca de esqui é geralmente colocada sobre a bandagem para manter tudo no lugar.

Na primeira noite, os pacientes são incentivados a descansar, fazer uma boa refeição e tomar a medicação para dor, conforme necessário. Em geral, prescrevemos acetaminofeno com uma dose baixa de hidrocarboneto, mas muitos pacientes têm um bom controle da dor apenas com acetaminofeno. No dia seguinte, os pacientes são instruídos a remover o curativo, se ele não tiver caído durante a noite, e borrifar suavemente a área enxertada com uma solução salina. Eles podem passar água do chuveiro suavemente sobre os enxertos, mas são instruídos a proteger a área transplantada com uma toalha de rosto. É solicitado que se espere até o terceiro dia de pós-operatório para lavar a área enxertada com xampu.

Haverá formação de crostas na área transplantada, e os pacientes são instruídos a não as cutucar ou coçar. Se a área transplantada estiver com muita coceira, eles podem aplicar hidrocortisona, loção hidratante ou água do chuveiro suavemente sobre os enxertos várias vezes ao dia. No sexto ou sétimo dia, os pacientes podem usar um xampu à base de ácido salicílico para ajudar a dissolver suavemente as crostas. Os enxertos de cabelo entrarão em uma fase de repouso e cairão entre 2 e 6 semanas após a cirurgia. Entre 6 e 8 semanas, ainda pode haver um leve eritema, mas, de resto, parecerá que nada foi feito.

Então, lentamente, os enxertos começarão a crescer entre 4 e 8 meses, com os resultados finais entre 12 e 18 meses. ▶ A Figura 5.19 mostra a área transplantada no pós-operatório imediato, 8 dias depois, aos 5 meses e aos 12 meses.

5.6.11 Situações Especiais

Os primórdios da restauração capilar deixaram muitos indivíduos com infelizes enxertos perfurantes de aparência entupida. A cirurgia capilar reconstrutiva pode ser usada para colher esses enxertos e colocá-los de volta no couro cabeludo como agrupamentos individuais de um a quatro fios em ângulos adequados e de aparência natural. Eles também podem ser colhidos usando a instrumentação da FUE quando ocorrem individualmente, mas têm ângulos muito perpendiculares ou orientados radialmente. Os pacientes que não estão satisfeitos com a cicatriz linear do doador também podem se submeter ao transplante da FUE, no qual os cabelos são colhidos individualmente de cima ou de baixo e colocados de volta na cicatriz.

Homens que nasceram com crescimento muito limitado de barba ou bigode também podem-se beneficiar do transplante de cabelo. Os cabelos podem ser colhidos do couro cabeludo occipital por meio de tira ou FUE e colocados de volta nas áreas necessárias, da mesma forma que são colocados no couro cabeludo (▶ Fig. 5.20). As sobrancelhas também podem ser restauradas usando cabelos da parte de trás do couro cabeludo. No entanto, os pacientes devem entender que a fase de crescimento será mais longa do que a das sobrancelhas e que esses pelos precisarão ser aparados em todas as poucas semanas.

Áreas com cicatrizes anteriores de cirurgia craniana, trauma ou radioterapia também podem-se beneficiar da transplantação capilar, pois os enxertos podem crescer com muito sucesso nessas áreas. Da mesma forma, pacientes com cirurgia prévia de levantamento de sobrancelhas podem-se beneficiar do enxerto ao longo da linha do cabelo frontal para cobrir a cicatriz e suavizar sua aparência. Os homens também podem-se beneficiar do transplante de pelos corporais se não tiverem folículos doadores no couro cabeludo. O cabelo doado pode ser retirado da barba, das costas ou do tórax. No entanto, esse último pode ser mais difícil, pois os pelos do corpo geralmente são mais finos e crescem em um ângulo mais agudo.

5.6.12 Camuflagem

Há vários produtos de camuflagem que podem ajudar a reduzir instantaneamente o contraste entre a cor do cabelo e a cor do couro cabeludo. Eles estão disponíveis na forma de *sprays*, fibras, aplicadores compactos, xampus coloridos e produtos sem enxágue. Eles não fazem o cabelo crescer, mas podem aumentar a confiança e ajudar a reduzir a autoconsciência, enquanto os pacientes aguardam o crescimento do cabelo.

5.6.13 Micropigmentação do Couro Cabeludo

O SMP é uma opção relativamente nova no tratamento da queda de cabelo. Ele pode ser usado para ajudar a camuflar cicatrizes lineares de doadores, especialmente para homens que querem usar a cabeça raspada. Também pode ser usado para melhorar

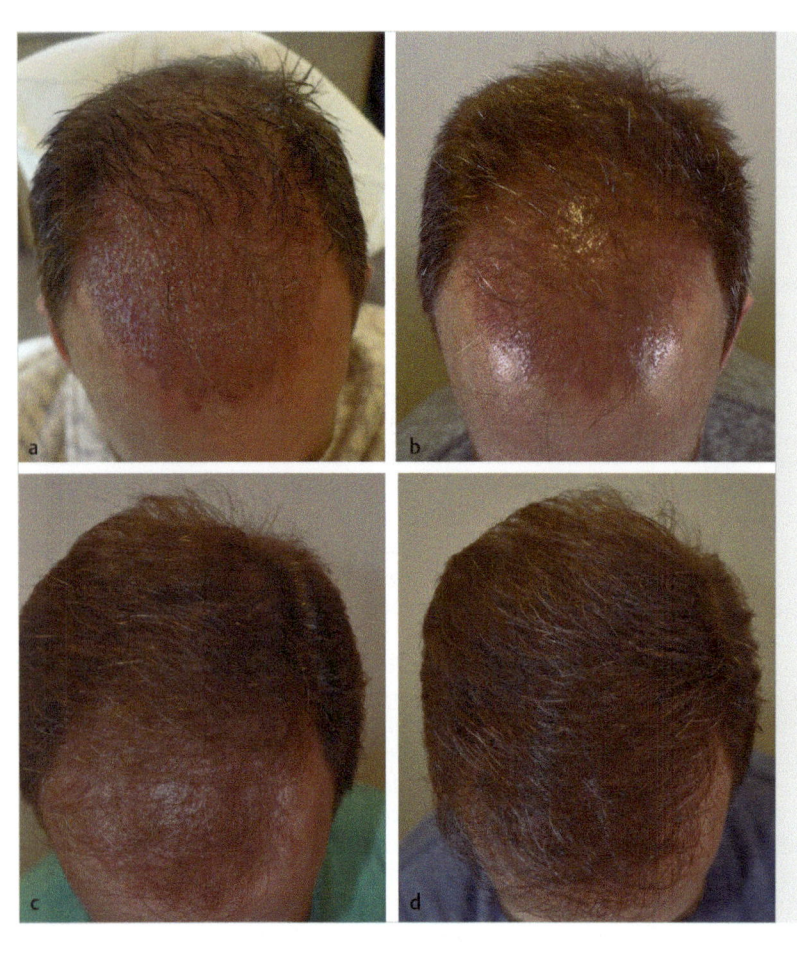

Fig. 5.19 (a) Um homem de 52 anos de idade imediatamente após a colocação de 1.800 enxertos. **(b)** O mesmo paciente 8 dias após a cirurgia. **(c)** 4 meses após a cirurgia. **(d)** 12 meses após a cirurgia.

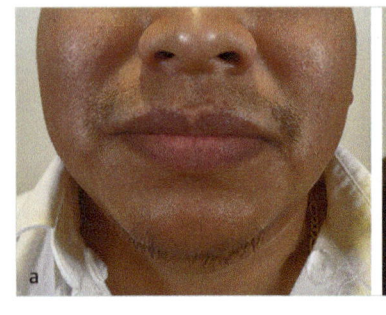

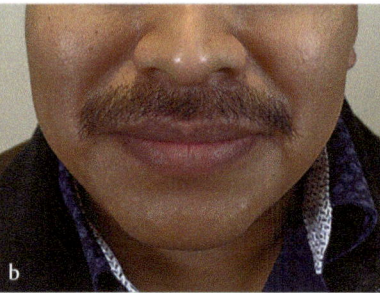

Fig. 5.20 (a) Um homem de 31 anos antes do transplante de bigode. **(b)** O mesmo paciente 7 meses após a colocação de 550 enxertos.

a aparência da densidade em áreas já transplantadas. Pequenos pontos de pigmento são colocados muito superficialmente na pele para ajudar a reduzir o contraste entre o couro cabeludo e a cor do cabelo. Os resultados ideais requerem de uma a três sessões e podem durar até 5 anos.

Deve-se tomar cuidado para evitar a tatuagem ao longo de uma linha de cabelo frontal masculina não estável. Se a pessoa ainda for muito jovem e não estiver fazendo tratamento médico, a tatuagem poderá, com o tempo, ficar visível e não parecer natural. Da mesma forma, as tintas devem ser cuidadosamente escolhidas para combinar com a cor do cabelo. As tintas depositadas muito profundamente na pele podem sangrar juntas ou mudar de cor com o tempo, deixando um tom esverdeado não natural ou azulado. Por fim, os pacientes devem planejar manter a mesma cor de cabelo por mais 5 anos, em vez de deixá-lo ficar grisalho ou branco, por exemplo.

5.7 Conclusão

A restauração capilar pode proporcionar resultados dramáticos e que mudam a vida dos homens afetados pela queda de cabelo. Felizmente, há várias opções médicas e cirúrgicas que podem fazer o cabelo voltar a crescer em um período de 6 a 12 meses. A escolha das terapias depende do histórico familiar de perda de cabelo do paciente, das preferências de estilo de vida e do grau de perda de cabelo.

5.8 Pérolas

- Identificar a causa da queda de cabelo antes de iniciar o tratamento.
- Estabilizar a queda de cabelo de padrão masculino usando terapias aprovadas pela FDA, como minoxidil e finasterida.
- Considere a idade do paciente, o histórico familiar de queda de cabelo e a preferência de penteado antes de planejar a cirurgia.
- Escolha pacientes com boa saúde e expectativas realistas para a cirurgia.
- Incentivar o uso contínuo de terapia médica, mesmo após a cirurgia capilar, para evitar o enfraquecimento contínuo dos cabelos.

Referências

[1] Cheung EJ, Sink JR, English Iii JC. Vitamin and mineral deficiencies in patients with telogen effluvium: a retrospective cross-sectional study. J Drugs Dermatol. 2016; 15(10):1235–1237

[2] Friedman ES, Friedman PM, Cohen DE, Washenik K. Allergic contact dermatitis to topical minoxidil solution: etiology and treatment. J Am Acad Dermatol. 2002; 46(2):309–312

[3] Leyden J, Dunlap F, Miller B, et al. Finasteride in the treatment of men with frontal male pattern hair loss. J Am Acad Dermatol. 1999; 40(6,Pt 1):930–937

[4] Sato A, Takeda A. Evaluation of efficacy and safety of finasteride 1 mg in 3177 Japanese men with androgenetic alopecia. J Dermatol. 2012;39(1):27–32

[5] D'Amico AV, Roehrborn CG. Effect of 1 mg/day finasteride on concentrations of serum prostate-specific antigen in men with androgenic alopecia: a randomized controlled trial. Lancet Oncol. 2007; 8(1):21–25

[6] Andy G, John M, Mirna S, et al. Controversies in the treatment of androgenetic alopecia: the history of finasteride. Dermatol Ther (Heidelb). 2019; 32(2):e12647

[7] Irwig MS, Kolukula S. Persistent sexual side effects of finasteride for male pattern hair loss. J Sex Med. 2011; 8(6):1747–1753

[8] Boyapati A, Sinclair R. Combination therapy with finasteride and low-dose dutasteride in the treatment of androgenetic alopecia. Australas J Dermatol. 2013; 54(1):49–51

[9] Rodrigues BL, Montalvão SAL, Cancela RBB, et al. Treatment of male pattern alopecia with platelet-rich plasma: a double-blind controlled study with analysis of platelet number and growth factor levels. J Am Acad Dermatol. 2019; 80(3):694–700

[10] Lee SW, Juhasz M, Mobasher P, Ekelem C, Mesinkovska NA. A systematic review of topical finasteride in the treatment of androgenetic alopecia in men and women. J Drugs Dermatol. 2018; 17(4):457–463

[11] Sharma A, Goren A, Dhurat R, et al. Tretinoin enhances minoxidil effect in androgenetic alopecia by upregulating folliucular sulfotransferase enzymes. Dermatol Ther. 2019; 32(3):e12915

[12] Ablon G. A 6-month, randomized, double-blind, placebo-controlled study evaluating the ability of a marine complex supplement to promote hair growth in men with thinning hair. J Cosmet Dermatol. 2016; 15(4):358–366

[13] Farris PK, Rogers N, McMichael A, Kogan S. A novel, multi-targeting approach to treating hair loss, using standardized nutraceuticals. J Drugs Dermatol. 2017; 16(11):s141–s148

[14] Rossi A, Mari E, Scarno M, et al. Comparitive effectiveness of finasteride vs Serenoa repens in male androgenetic alopecia: a two-year study. Int J Immunopathol Pharmacol. 2012; 25(4):1167–1173

[15] Cho YH, Lee SY, Jeong DW, et al. Effect of pumpkin seed oil on hair growth in men with androgenetic alopecia: a randomized, doubleblind, placebo-controlled trial. Evid Based Complement Alternat Med. 2014; 2014:549721

[16] Singer N. Norman Orentreich, 96, Force Behind Hair Transplants, Dies. 2019. Available at: https://www.nytimes.com/2019/02/21/business/drnorman-orentreich-dead.html?fbclid=IwAR2_mK12h8fnVKjKsCQY32pLcezObVvMettoL7Jc5LDy9J7XqyPhs21WKSY

[17] Limmer BL. Elliptical donor stereoscopically assisted micrografting as an approach to further refinement in hair transplantation. J Dermatol Surg Oncol. 1994; 20(12):789–793

6 Encontrando o Equilíbrio Certo: *Peelings* Químicos

Jeave Reserva ▪ *Rebecca Tung* ▪ *Seaver Soon*

Resumo

Os *peelings* químicos são um dos pilares da medicina estética e um procedimento cosmético cada vez mais popular realizado em homens. A abordagem dos *peelings* químicos em homens inclui a consideração de variáveis intrínsecas e extrínsecas da pele que afetam vários aspectos do processo de *peeling*. Devido à maior qualidade sebácea de sua pele e à derme mais espessa, os pacientes do sexo masculino, em geral, podem precisar de um número maior de tratamentos, volumes maiores de agente de *peeling*, desengorduramento e aplicação de *peeling* mais agressivos e/ou maior concentração de agente de *peeling* para obter resultados ideais. A seleção de pacientes é de extrema importância, pois o comportamento fotoprotetor inadequado e a não adesão aos regimes pré e pós-*peeling* podem prejudicar os resultados clínicos. O clínico estético com bom entendimento das preocupações cosméticas dos homens e uma base sólida em técnicas básicas e avançadas de *peeling* pode ajudar o paciente masculino contemporâneo a alcançar a estética desejada. Os *peelings* químicos são tratamentos seguros e econômicos que proporcionam resultados confiáveis e devem ser parte integrante do repertório cosmético do profissional de estética.

Palavras-chave: peeling químico, quimioesfoliação, quimabrasão, masculino, estética, ácido tricloroacético, óleo de *Phenol croton*, ácido salicílico, ácido glicólico

6.1 Histórico

Talvez o procedimento estético mais antigo realizado até hoje, o *peeling* químico remonta a 1550 a.C., quando os antigos egípcios usavam leite azedo, óleos animais, sal e alabastro para melhorar esteticamente a pele.[1,2] No início da década de 1870, as primeiras descrições de *peeling* químico na literatura médica moderna foram relatadas por dermatologistas, cuja especialidade continuou a aprimorar a técnica ao longo do século.[2,3]

O baixo custo e os resultados confiáveis do *peeling* químico o tornaram um procedimento básico na medicina estética. A American Society for Dermatologic Surgery e a American Society for Aesthetic Plastic Surgery relataram que o *peeling* químico foi o quinto procedimento cosmético não cirúrgico mais comum realizado, em 2017.[4,5] Um aumento de 15,9% em relação ao ano anterior, entre 457.409 e 485.371 procedimentos de *peeling* químico foram realizados, em 2017, totalizando US$ 64 milhões em gastos.[4,5] Os homens respondem por apenas 5,5% e 9,3% de todos os procedimentos de *peeling* químico realizados nos Estados Unidos e no mundo, respectivamente.[4,6] Dado o crescimento do mercado estético masculino, a relação custo-benefício do *peeling* químico no tratamento de muitas das principais preocupações estéticas dos homens faz dele uma habilidade essencial a ser desenvolvida pelos médicos de medicina estética.[7,8,9,10]

6.2 *Peelings* Químicos e a Pele Masculina
6.2.1 Mecanismos de *Peeling* e Classificação

Os *peelings* químicos induzem todos os três estágios de substituição de tecido – destruição, eliminação e regeneração –, todos sob inflamação controlada por meio de mecanismos especificamente dependentes do agente de *peeling*.[11] Esses mecanismos de *peeling* podem ser caracterizados como sendo principalmente cáusticos, metabólicos ou tóxicos.[11] Embora a grande maioria da literatura médica sobre *peeling* químico tenha considerado a acidez como o único mecanismo para as modificações cutâneas induzidas pelo *peeling*, é útil saber que esse único efeito cáustico se aplica apenas ao ácido tricloroacético (TCA). À medida que o TCA se torna mais concentrado, mais ácido ele se torna e mais profundamente penetra.[11] Além da citotoxicidade dependente da dose, várias vias celulares foram propostas no mecanismo de ação do TCA. O fator de crescimento derivado de plaquetas (PDGF), produzido por queratinócitos, plaquetas e monócitos, estimula a proliferação de fibroblastos no tecido da ferida e a expressão de integrinas, o que promove a reepitelização.[12] Também é observada uma resposta inflamatória que envolve uma citocina pró-inflamatória (interleucina-1 [IL-1]) e uma citocina anti-inflamatória (IL-10). Por fim, foi demonstrado que um equivalente cutâneo local do eixo hipotálamo-pituitária-adrenal (HPA), conhecido como sistema de resposta ao estresse cutâneo (SSRS), aumenta a regulação da pró-opiomelanocortina (POMC) independentemente do hormônio liberador de corticotropina. Além da estimulação dos melanócitos, a POMC também pode ser responsável pela inflamação controlada e pela proliferação de queratinócitos e fibroblastos após a aplicação do TCA.[13]

Foi levantada a hipótese de que os efeitos metabólicos celulares são parcialmente responsáveis pelos resultados de *peeling* dos alfa-hidroxiácidos (AHA), como os ácidos glicólico e láctico, e dos beta-hidroxiácidos (BHA), como o ácido salicílico (SA). O ácido glicólico (GA) em baixa concentração (< 30%) interfere com as sulfotransferases e fosfotransferases na superfície dos corneócitos, causando a discoesão dos corneócitos e a subsequente esfoliação epidérmica. Quando usado em concentrações como 30% a 70% de ácido livre em solução aquosa, o GA exerce seu efeito diretamente com base na acidez, separando as células umas das outras. Outras substâncias comuns de *peeling*, como o fenol e o resorcinol, atuam principalmente por meio de efeitos tóxicos, que causam aumento da permeabilidade celular, inativação enzimática e desnaturação de proteínas com a produção de proteinatos insolúveis. Os procedimentos de *peeling* visam manter a localização rigorosa desses efeitos tóxicos, pois outras células distantes do local onde o produto químico foi aplicado também podem ser afetadas. Embora os *peelings* de SA funcionem principalmente por meio de mecanismos metabólicos que o SA, mesmo que raramente sejam vistos na prática, lembrar que o SA é feito de fenolato de sódio, um sal de sódio do fenol, que pode ajudar a garantir que os efeitos tóxicos do SA sejam lembrados e, portanto, potencialmente evitados.[11]

A capacidade do óleo de *Phenol-croton* de rejuvenescer a pele severamente danificada por foto, superando os resultados observados no rejuvenescimento CO_2 totalmente ablativo, justifica uma breve discussão sobre seus mecanismos propostos. Seu ingrediente ativo, o óleo de *croton*, é derivado de sementes *de Croton tiglium* que contêm uma matriz vegetal de 12-miristato--13-acetato e outros ésteres de forbol capazes de induzir a síntese acelerada de ácido desoxirribonucleico e a ativação da proteína quinase C, causando uma resposta inflamatória extrema.[14] Inicialmente, pensava-se que o ingrediente ativo dos *peelings* de óleo de *phenol croton* era o fenol, que atua como solvente do óleo de *croton*, permitindo a penetração dos ésteres de forbol na derme, onde induz a neocolagênese dérmica densa e a formação de fibras elásticas organizadas.[15,16] Essas bandas densas de neocolágeno são mais espessas do que as induzidas pelo *laser* de CO_2 totalmente ablativo e persistem décadas após o procedimento.[15,17]

Os *peelings* que funcionam principalmente por meio de efeitos metabólicos geralmente se enquadram em queratolíticos, enquanto aqueles que exercem seus efeitos por meio de efeitos cáusticos ou tóxicos são amplamente considerados desnaturantes de proteínas.[11,18] Com esses mecanismos em mente, a lógica por trás das combinações de *peelings* e da seleção de *peelings* para indicações específicas torna-se mais intuitiva. Os *peelings* superficiais, que são subdivididos em *peelings* muito leves e leves, respectivamente, destroem os queratinócitos até o nível dos estratos espinhoso e basal. Os *peelings* médios penetram na derme reticular superior, enquanto os *peelings* profundos ferem até o nível da derme reticular média.[19] A combinação de queratolíticos com desnaturantes de proteínas facilita a penetração mais profunda do *peeling*. A classificação dos agentes comuns de *peeling* químico e sua correspondente profundidade de penetração estão descritas na ▶ Tabela 6.1.

6.2.2 Diferenças de Pele Ligadas ao Gênero Relevantes para o *Peeling* Químico

A diferença entre os resultados bons e excelentes do *peeling* em homens pode ser atribuída, em parte, a um conhecimento prático das diferenças de pele ligadas ao gênero, já que os procedimentos de *peeling* podem ser muito dependentes do operador, e seu planejamento exige a consideração cuidadosa de vários fatores. A Obagi Skin Classification avalia as variáveis da pele, como cor, oleosidade, espessura, frouxidão e fragilidade, para planejar sistematicamente o regime de pele pré e pós-procedimento, selecionar o agente de *peeling* ideal e estratificar os riscos de complicações.[18] A integração das pesquisas atuais sobre como essas variáveis diferem entre os sexos pode facilitar melhores resultados de *peeling*.

Embora não tenham sido relatadas diferenças ligadas ao gênero na distribuição de melanócitos, estudos comparativos de tom de pele entre grupos étnicos mostram que os homens têm pele mais escura e, possivelmente, com menos aspectos refletivos, devido a uma derme superficial mais vascularizada e mais melanina.[20] A pigmentação constitutiva dos homens e a pigmentação facultativa da exposição ao sol são mais robustas, com maior retenção de pigmento do que a das mulheres.[20,21] Como será discutido mais adiante, os resultados previsíveis do *peeling*

Tabela 6.1 Classificação dos agentes de *peeling* químico comuns e a profundidade histológica de penetração correspondente

Classificação do *peeling* químico	Profundidade histológica de penetração
Muito leve e superficial • TCA (10-20%) • Ácido glicólico (10-50%) • Ácido salicílico (20-30%) • Ácido retinoico (1-10%)	Estrato espinhoso
Leve e superficial • TCA (20-30%) • Solução de Jessner[a] • Ácido glicólico (70%)	Estrato basal
Profundidade média • TCA (35%-40%) • CO_2 sólido-TCA (35%; combinação Brody) • Solução de Jessner-TCA (35%; combinação Monheit) • Ácido glicólico (70%)-TCA (35%; combinação Coleman) • Phenol (88%)	Derme reticular superficial
Profundo • *Peeling* de óleo *phenol croton* de Baker-Gordon[b] • *Peeling* de óleo de *phenol croton* de Hetter • TCA (> 50%)	Derme médio-reticular

Abreviações: TCA: ácido tricloroacético.
[a]Solução de Jessner: 14 g de resorcinol, 14 g de ácido salicílico, 14 g de ácido láctico (85%) e 100 mL (quantidade suficiente para perfazer o total) de etanol (95%).
[b]*Peeling* de óleo *phenol croton* de Baker-Gordon
I: óleo de *croton*, *phenol* e hexaclorofeno (0,25%).

e as complicações comuns do tratamento de *peeling* podem ser previstos pela classificação dos pacientes em um sistema de classificação de pele genético-racial.[22] No entanto, dentro de grupos individuais de pele genético-racial, os homens podem-se beneficiar de um condicionamento mais longo da pele antes do *peeling* e de uma fotoproteção mais agressiva. Além disso, estudos de cor que avaliam as diferenças de cor entre eritema e pele normal mostram valores basais mais altos em homens, o que pode ter algumas implicações na avaliação do eritema pós-procedimento.[21]

Devido à estimulação do hormônio androgênico, não é surpresa que os homens tenham maior produção de sebo, o que está associado ao aumento dos poros e à predisposição à acne vulgar.[20,21] Essa propensão à produção excessiva de sebo tem sido associada à função prejudicada da barreira do estrato córneo. Acredita-se que o aumento da perda de água transepidérmica esteja relacionado a alterações induzidas pelo sebo na estrutura lipídica intercelular e à má maturação dos coronócitos. Para piorar ainda mais a função de barreira, há as tendências comportamentais relacionadas ao excesso de sebo nos homens, o que faz com que eles evitem produtos de cuidados com a pele devido ao medo percebido de exacerbar a pele já pegajosa.[23] Devido à relativa oleosidade da pele dos homens, pode ser necessário um regime de condicionamento mais longo ou mais agressivo antes do *peeling*, na forma de retinoides tópicos mais fortes e/ou desengorduramento mais agressivo. As crises de acne pós-procedimento também podem ser mais prováveis. Por outro lado, como os homens têm um número médio significativamente maior de estruturas apendiculares, incluindo glândulas sebáceas, glândulas sudoríparas e vasos sanguíneos, do que as mulheres, as rugas podem ser relativamente menos proeminentes nos homens, especialmente na área perioral.[24] Devido à maior densidade de glândulas sebáceas, a incorporação de *peelings* lipofílicos, como SA e solução de Jessner (JS), no regime de *peelings* de um paciente masculino, deve ser considerada com atenção, se houver indicação clínica. A maior excreção de sebo nos homens também promove o crescimento da *Malassezia restricta* e da *M. globosa*, que podem ser indiretamente reduzidas pelo *peeling* químico, evitando assim o desenvolvimento ou o surgimento de dermatite seborreica.[25] A facilidade de realizar *peelings* focais médios a profundos para hiperplasia sebácea também pode ser útil, pois os homens podem ter maior probabilidade de procurar tratamento para essa condição.[9]

Embora a extensão das diferenças varie de acordo com a região anatômica, a espessura dérmica é maior nos homens como resultado do aumento do colágeno dérmico, em parte devido à ativação do receptor de andrógeno.[26,27] As diferenças no desenho do estudo, nas ferramentas de medição, no tamanho da amostra e nos antecedentes genéticos dos indivíduos podem ter desempenhado um papel em alguns achados conflitantes em alguns estudos, mas a pele da fronte e do pescoço é significativamente mais espessa nos homens em vários estudos.[21] Da mesma forma, a espessura epidérmica é maior nas bochechas e nas costas dos homens. Portanto, para atingir a profundidade pretendida de penetração do *peeling*, os procedimentos de *peeling* em homens podem exigir concentrações mais altas e volumes mais altos de solução de *peeling*, bem como maior pressão de aplicação do *peeling*, mais sessões de *peeling* e/ou condicionamento mais longo da pele antes do *peeling*.

Embora não haja diferenças significativas na elasticidade da pele entre homens e mulheres, a flacidez da pálpebra inferior é significativamente mais grave em homens a partir da meia-idade.[28] Esse achado destaca um papel potencial para o *peeling* segmentar ou direcionado de uma unidade cosmética específica como uma intervenção precoce para o rejuvenescimento periorbital em homens. A disfunção da microcirculação da pele em homens saudáveis de meia-idade no contexto de níveis elevados de homocisteína pode possivelmente ser explicada pelos efeitos protetores dos estrogênios contra a disfunção vascular induzida pela homocisteína.[29] No entanto, em geral, observa-se maior perfusão cutânea nos homens do que nas mulheres.[30,31] O maior número de microvasos na face masculina poderia, em teoria, tornar os homens mais suscetíveis a eritemas persistentes associados a *peelings* médios e profundos, que resultam de fatores angiogênicos que estimulam a vasodilatação. Esse é um sinal de fase prolongada de fibroplasia, que pode levar à formação de cicatrizes.[32] Embora os homens possam tolerar melhor a dor do rejuvenescimento químico,[33,34] a diminuição das taxas de reepitelização associada ao andrógeno pode estender o tempo de inatividade esperado para esses procedimentos.[35,36] Além disso, observa-se uma resposta histamínica mais robusta em homens e em pacientes mais velhos.[37] Isso tem implicações clinicamente significativas, especialmente no rejuvenescimento periorbital por meio de *peeling* médio ou profundo em homens, em que um edema significativo pode fazer com que os olhos se fechem, mas pode ser atenuado por uma profilaxia agressiva e tratamento com anti-histamínicos.[38] A ▶ Tabela 6.2 resume as variáveis intrínsecas da pele específicas do sexo masculino e as considerações relevantes sobre o *peeling*.

6.2.3 Homens e Fatores Extrínsecos Relevantes ao *Peeling* Químico

Os homens podem ser mais propensos a evitar práticas saudáveis de cuidados com a pele, conforme mencionado anteriormente quando se discutiu que homens com maior teor de sebo na pele têm regimes de cuidados com a pele inadequados.[23] Eles também podem participar de comportamentos que contribuem para os sinais de envelhecimento, sendo o tabagismo e a exposição à luz ultravioleta (UV) os mais importantes.[39] Devido aos riscos mais altos de resultados de *peeling* abaixo do ideal e complicações piores, os procedimentos de *peeling* em pacientes que não modificam esses comportamentos devem ser abordados com extrema cautela ou não devem ser tentados.[40]

A mais recente prevalência mundial padronizada por idade de tabagismo diário para homens é de 25%, em comparação a 5% para mulheres.[41] Nos Estados Unidos, as estimativas mais recentes de prevalência são de 21,7% para homens e 18,4% para mulheres.[42] Fatores, como vasoconstrição, aumento do dano oxidativo, inibição da atividade fibroblástica e regulação positiva das metaloproteinases da matriz, foram propostos como possíveis mecanismos de como a exposição ao tabaco acelera o envelhecimento da pele.[43] Como um fator de risco bem conhecido para o desenvolvimento de rugas,[44] deve-se enfatizar fortemente a cessação do tabagismo ao aconselhar os homens antes de qualquer procedimento de *peeling*. Os riscos potencialmente maiores de cicatrizes e má cicatrização de feridas associados à exposição ao tabaco podem levar a resultados desastrosos no *peeling*.[45]

As ocupações ao ar livre são predominantemente compostas por homens.[46] Além desse fator de risco ocupacional para danos à pele causados pela radiação UV, os homens, incluindo aqueles que já têm alto risco de câncer de pele, têm menos probabilidade de praticar comportamentos de proteção solar, apesar da capacidade antioxidante reduzida da pele masculina e da maior tendência à imunossupressão induzida por UV.[47,48,49,50] Embora cada paciente seja único, à luz dessas descobertas, os homens podem ter um risco maior de hiperpigmentação pós-inflamatória (PIH) associada ao *peeling* químico e podem precisar de um condicionamento mais longo antes do *peeling*. O regime de cuidados com a pele após o procedimento, incluindo possíveis restrições de exposição aos raios UV relacionadas ao trabalho, deve ser discutido explicitamente. Considerando o benefício comprovado dos *peelings* químicos na redução da queratose actínica (AK) e na prevenção do câncer de pele,[51] a seleção cuidadosa dos pacientes é de extrema importância.

Por fim, os profissionais que realizam *peeling* devem estar familiarizados com as pesquisas atuais sobre as preferências dos homens em relação a produtos de cuidados com a pele.[52] Em geral, o gênero não desempenha um papel significativo na adesão ao tratamento em dermatologia, exceto no caso da acne, em que os

Tabela 6.2 Variáveis intrínsecas da pele em homens e considerações relevantes sobre o *peeling*

Variáveis específicas de gênero relacionadas à pele	Considerações sobre o *peeling*
Cor • Pigmentação facultativa robusta após exposição ao sol	• Pode exigir um pré-tratamento mais longo • Maior risco de PIH → necessidade de fotoproteção mais agressiva
Oleosidade • Maior produção de sebo • Predisposição para acne vulgar • Evitar produtos para o rosto devido ao medo de piorar a sensação de pele pegajosa	• Pode exigir um pré-tratamento mais longo e retinoides tópicos mais potentes • Deve desengordurar agressivamente (esfregar com força, em vez de limpar) • Melhores candidatos para agentes de *peeling* lipofílicos (por exemplo, ácido salicílico) • Alto risco de exacerbação da acne *pós-peeling* → considere continuar ou reiniciar os medicamentos orais para acne • Função de barreira da pele deficiente → precisa de mais aconselhamento sobre um regime diário consistente para a pele
Espessura • Aumento do colágeno dérmico em homens devido à ativação do receptor de andrógeno • Epiderme mais espessa	• Pode exigir um pré-tratamento mais longo e um desengorduramento mais agressivo • Geralmente, são necessários volumes maiores e concentrações mais altas de agente de *peeling* • Pressão de aplicação do *peeling* mais firme • São necessárias mais sessões de tratamento
Elasticidade • A flacidez da pálpebra inferior se apresenta muito mais cedo	• Discutir o papel dos *peelings* segmentares no rejuvenescimento periorbital e oferecer essa intervenção mais cedo e em combinação com outros procedimentos minimamente invasivos
Percepção da dor • Os potenciais de evocação do *laser* de CO_2 ablativo são de menor amplitude do que os das mulheres, sugerindo melhor tolerância à dor	• Pode exigir um controle menos agressivo da dor (embora seja provável uma variação individual)
Taxa de reepitelização • Cicatrização mais lenta de feridas devido aos androgênios	• Definir expectativas realistas com relação ao tempo de inatividade pós-procedimento
Resposta à histamina • Resposta mais robusta em homens e aumento da idade	• Profilaxia anti-histamínica agressiva para atenuar o edema pós-procedimento, especialmente no rejuvenescimento periorbital com agente de *peeling* médio ou profundo

Abreviações: PCP, provedor de cuidados primários; PIH, hiperpigmentação pós-inflamatória.

homens têm taxas de adesão mais baixas.[53] Entretanto, o conhecimento das preferências dos homens em relação a determinados produtos de cuidados com a pele pode ser vantajoso para aumentar a probabilidade de utilização do produto. Os homens tendem a ser muito agressivos quando se esfregam, um hábito que pode ser visto como um sinal físico de que o produto está funcionando. Nos Estados Unidos, os homens gravitam em torno de produtos que criam uma percepção de "refrescância e revitalização da pele cansada".[52] Os produtos de limpeza que são finos e de cor azul ou verde clara com bolhas suspensas são bem aceitos pelos homens. Da mesma forma, os homens preferem emolientes com uma sensação mais leve e arejada na pele em vez de cremes espessos e opacos.[52] A familiaridade com produtos de cuidados com a pele novos e antigos que se encaixam nesses princípios gerais pode melhorar os resultados do *peeling* em pacientes do sexo masculino, pois eles têm uma estrutura para selecionar produtos eficazes de cuidados com a pele antes e depois do *peeling* que os homens provavelmente usarão. A ▶ Tabela 6.3 resume as variáveis extrínsecas da pele específicas do sexo masculino e as considerações relevantes sobre o *peeling*.

6.2.4 Considerações sobre o *Peeling* em Homens de Minorias Sexuais

Mais de 10 milhões de adultos nos Estados Unidos se identificam como lésbicas, gays, bissexuais e transgênero (LGBT), sendo que 3,9% dos homens se identificam como pertencentes a esse grupo.[54] Esforços contínuos em toda a medicina e dentro da especialidade de dermatologia têm sido feitos para preencher a lacuna na saúde LGBT.[55,56] A literatura que aborda especificamente as considerações sobre casca química em homens de minorias sexuais parece ainda mais escassa do que em seus pares heterossexuais ou cisgêneros. Esta subseção tem como objetivo sintetizar os dados epidemiológicos, comportamentais e fisiológicos conhecidos referentes a homens de minorias sexuais que são relevantes para a saúde LGBT aos procedimentos de *peeling* químico (▶ Tabela 6.4).

Em comparação a seus colegas heterossexuais, os homens homossexuais são mais propensos a considerar procedimentos cosméticos não invasivos e invasivos e, em geral, são mais abertos a revelar sua experiência com esses procedimentos.[57] O bronzeamento artificial é até seis vezes mais comum em homens homossexuais e bissexuais do que em homens heterossexuais.[58,59]

Tabela 6.3 Variáveis extrínsecas da pele em homens e considerações relevantes sobre o peeling

Variáveis específicas de gênero relacionadas à pele	Considerações sobre o peeling
Fumantes • Mais prevalente em homens (25%) do que em mulheres (5%)	• Discutir o envelhecimento acelerado resultante, a má cicatrização de feridas e o aumento dos riscos de cicatrização → aconselhar sobre a cessação do tabagismo • Para *peelings* profundos, recomenda-se uma interrupção de pelo menos 1 ano
Exposição à radiação ultravioleta • Riscos ocupacionais mais altos • Comportamento fotoprotetor inadequado • Redução da capacidade antioxidante da pele	• Aumento dos riscos de câncer de pele → discutir os benefícios do *peeling* químico para a redução da queratose actínica/prevenção do câncer de pele • Pode precisar de aconselhamento adicional sobre modificação comportamental fotoprotetora
Hábitos de limpeza facial • Esfregar agressivamente é bastante comum	• Aconselhamento sobre práticas suaves de cuidados com a pele • Enfatize os altos riscos de cicatrizes se a esfoliação agressiva for realizada após o *peeling*
Preferências de produtos para cuidados com a pele • Limpadores: finos, transparentes, azuis ou verdes com bolhas em suspensão • Emolientes: preferência por veículos menos oclusivos	• Sempre considere as preferências do veículo ao recomendar o pré-tratamento ou outro medicamento para condicionamento da pele (por exemplo, adapaleno 0,3% em gel pode ser preferível a tretinoína 0,1% em creme) • Para emolientes pós-procedimento de *peeling* médio ou profundo, explique a justificativa da função de barreira para o uso de veículos oclusivos, o que pode garantir a adesão

Tabela 6.4 Considerações sobre o peeling em homens de minorias sexuais

Variáveis relacionadas à pele em homens de minorias sexuais	Considerações sobre o peeling
Homens transgênero em terapia de testosterona com hormônio cruzado • Acne vulgar na face e no tronco com pico após 4-6 meses de terapia	• Considerar *peelings* seriados de ácido salicílico como complemento ao tratamento padrão da acne • Para *peeling* corporal: considere o ácido salicílico em veículo de polietilenoglicol devido à menor absorção e aos menores riscos de salicilismo
Homens gays e bissexuais *Exposição a raios ultravioleta (UV)* • Bronzeamento artificial em ambientes fechados é 6 vezes mais prevalente do que em heterossexuais *Uso de esteroides androgênicos anabolizantes* • Mais prevalente entre homens e adolescentes gays e bissexuais de minorias étnicas • É improvável que muitos discutam abertamente o uso indevido de esteroides	• O aconselhamento sobre o comportamento fotoprotetor deve-se concentrar nos conceitos de envelhecimento acelerado associado à radiação ultravioleta/formação de rugas • O *peeling* químico em série pode contornar a necessidade e os riscos associados ao uso de antibióticos orais para melhorar a acne em pacientes que fazem uso concomitante de esteroides anabolizantes

Aqueles que percebem que seu tom de pele não corresponde ao tom de pele ideal mais escuro têm maior probabilidade de se bronzear em ambientes internos e externos, sendo que o maior número de indivíduos de pele clara.[60] Essas descobertas podem fazer com que os homens de minorias sexuais tenham maior probabilidade de procurar procedimentos de rejuvenescimento, como *peelings* químicos, embora corram alto risco de comportamentos que possam afetar negativamente os resultados do *peeling* ou até mesmo excluí-los da possibilidade de se candidatarem a *peelings* químicos. A discussão e a implementação da modificação do comportamento de exposição aos raios ultravioleta podem ser mais perfeitas em homens de minorias sexuais, cuja cultura pode valorizar a pele mais clara, embora sejam necessárias pesquisas futuras sobre isso. No entanto, enfatizar a prevenção de rugas e do envelhecimento da pele pode efetivamente impedir que homens de minorias sexuais se exponham aos raios UV,[61] o que poderia prejudicar sua candidatura e/ou os resultados do procedimento de *peeling* químico.

Homens transgêneros submetidos a tratamento hormonal intersexual com testosterona comumente desenvolvem acne vulgar, sendo que até 94% dos pacientes desenvolvem acne na face, no tórax e nas costas dentro de 4 a 6 meses após o início da testosterona.[62,63] Na maioria dos casos, a gravidade da acne diminui um ano após o início da terapia com testosterona, e a maioria responde a retinoides tópicos e antibióticos tópicos/orais.[62,64] O *peeling* facial e/ou corporal com SA em série e outros *peelings*[65] deve ser considerado, pois pode proporcionar melhora imediata e confiável da acne comedonal e inflamatória.[65,66] Casos graves podem exigir tratamento com isotretinoína, o que envolve uma compreensão sutil da necessidade de contracepção e testes de gravidez nessa população.[56,63] *Peelings* superficiais, como SA ou JS, ainda podem ser realizados com segurança em pacientes que tomam isotretinoína concomitantemente e podem servir como um tratamento adjuvante eficaz.[67,68]

Há relatos de maior prevalência de uso de esteroides anabolizantes androgênicos (EAA) entre homens de minorias sexuais em comparação a seus pares heterossexuais.[69,70,71] Além disso, o uso indevido de EAA entre meninos adolescentes de minorias sexuais é de três a quatro vezes maior do que entre meninos heterossexuais, especialmente entre homens negros e hispânicos.[72] Embora a abordagem do uso indevido de EAA nessas populações esteja além do escopo deste capítulo, recomendações semelhantes de *peeling*, conforme discutidas com homens transgênero, aplicam-se a esse grupo e podem melhorar a autoestima.[73]

6.3 Abordagem
6.3.1 Indicações

Como em qualquer procedimento estético, a seleção adequada do paciente, a consulta pré-operatória e o planejamento do procedimento são essenciais para se obter resultados positivos. As indicações para o *peeling* químico em homens (▶ Tabela 6.5) são muito semelhantes às das mulheres, embora algumas condições possam ser mais comumente observadas em homens, como a pseudofoliculite *barbae*. É fundamental entender as alterações histopatológicas presentes na condição a ser tratada e a profundidade em que elas ocorrem na pele, pois o(s) agente(s) de *peeling* pode(m) ser adaptado(s) para tratar especificamente dessas questões. O exame com luz UV pode ajudar ainda mais na determinação do nível de deposição de pigmento. Além disso, a fotografia do paciente sob essa iluminação pode ilustrar a gravidade do fotodano do paciente e as melhorias subsequentes após o tratamento.[74,75] Em geral, quanto mais superficial for a patologia da pele, mais sensível ela será a um *peeling* químico; portanto, as rugas profundas, como as comumente observadas em homens, não respondem aos *peelings* tão adequados e prontamente quanto as rugas finas e superficiais.[22]

Tabela 6.5 Resumo das indicações de *peeling* químico para homens e seleção do *peeling* correspondente

Indicação	Exemplo de seleção de *peeling*	Considerações práticas
Acne vulgar e cicatrizes Comedões e inflamações leves/moderadas Pacientes com acne troncular ou pele étnica Cicatrizes de acne rolantes Cicatrizes de acne causadas por picadores de gelo e/ou vagões de carga	Ácido salicílico (20-30%) Ácido glicólico (70%) Ácido salicílico (30%) em polietilenoglicol Ácido salicílico (30%) + TCA (10%-20%) Combinação de *peelings* de TCA de média profundidade (por exemplo, combinação de Brody) Método CROSS TCA (50%-100%) Método CROSS óleo de *phenol croton* (88% e 4%, respectivamente)	Combinação com outras modalidades: microagulhamento, PDL, subcisão, *laser* de vidro *erbium* O veículo de polietilenoglicol pode diminuir o risco de salicilismo e "pontos quentes" propensos à hiperpigmentação pós-inflamatória (PIH)
Rosácea Eritrose Papulopustular	Ácido salicílico (20%) Ácido salicílico (20%-30%)	1 aplicação 2-3 aplicações
Queratose pilar	Ácido glicólico (50%-70%)	Terapia de manutenção diária com loção de ácido glicólico (12%-20%) 48 horas após o *peeling*
Melasma, PIH	Ácido salicílico (20%-30%) ± TCA (10%) Ácido glicólico (50%-70%) TCA (10%-30%) *Peelings* de óleo de *phenol croton* (formulação leve ou muito leve de Hetter para casos resistentes)	Realizar em intervalos de 2 semanas Pode começar com concentrações mais baixas de ácido glicólico (30%) para PIH
Queratose actínica	Ácido salicílico (30%) + TCA (10%-35%) Solução de Jessner + TCA pontual (35%) Ácido glicólico (70%)	Pode ser pré-tratado com 5-FU (5%) creme × 1 semana ou realizado como "*peelings* de pulso"
Dermato-heliose/rejuvenescimento periorbital • Fotoenvelhecimento leve • Fotoenvelhecimento moderado a grave	Solução de Jessner Ácido glicólico (70%) Ácido salicílico (30%) + TCA (10%) TCA de Jessner (35%) CO_2 sólido -TCA (35%) Ácido glicólico (70%)-TCA (35%) Óleo de *phenol croton* de Hetter Fenol (88%) em *blefaropeeling* de *micropunch*	Use em combinação com outros procedimentos minimamente invasivos, incluindo neurotoxinas, preenchimentos, microagulhamento e/ou dispositivos de enrijecimento da pele *Peeling* segmentar (não facial completo) recomendado ao usar óleo de *phenol croton* em homens devido à dificuldade de camuflar o eritema pós-procedimento sem maquiagem
Pseudofoliculite barbae	Ácido salicílico (30%) Ácido glicólico (50%-70%) Solução de Jessner	Repetir a cada 2-4 semanas, conforme necessário

Abreviações: 5-FU, 5-fluorouracil; CROSS, reconstrução química de cicatrizes cutâneas; PDL, *laser* de corante pulsado; TCA, ácido tricloroacético.

6.3.2 Consulta Pré-*Peeling*

Uma consulta abrangente antes do *peeling* é fundamental para garantir que tanto o médico quanto o paciente tenham comunicado suas expectativas e que os riscos e benefícios sejam discutidos adequadamente. Deve-se obter um histórico completo com o objetivo de identificar os fatores que podem afetar a cicatrização da ferida. Qualquer processo patológico ou medicamento que altere a saúde ou a densidade das unidades pilossebáceas pode prejudicar a reepitelização adequada da pele. Doenças sistêmicas ou *status* pós-operatório que afetem o estado nutricional geral, como no caso de pacientes pós-cirurgia bariátrica, devem ser avaliados, pois podem limitar a cicatrização adequada da ferida. Deve-se avaliar o histórico de PIH ou de cicatriz hipertrófica ou queloide. A história prévia de infecção herpética ou infecção estafilocócica recorrente facilita o planejamento adequado de medicamentos profiláticos.

Embora os *peelings* químicos superficiais possam ser realizados com segurança durante ou dentro de 6 meses após a terapia com isotretinoína, as evidências atuais impedem a recomendação do uso de *peelings* químicos médios ou profundos durante o uso de isotretinoína.[67,68] Os riscos relatados e potenciais da isotretinoína e dos *peelings* médios/profundos concomitantes devem ser discutidos minuciosamente com o paciente. Pacientes com acne que estejam tomando antibióticos orais, como a doxiciclina, podem continuar a terapia, embora a discussão sobre a fotossensibilidade deva ser enfatizada. Da mesma forma, o aumento do risco de hiperpigmentação deve ser discutido em pacientes que estejam tomando minociclina. O uso atual de testosterona exógena pode pressagiar a necessidade de procedimentos contínuos de *peeling* químico em série.

Transtornos psiquiátricos, como depressão, transtorno do corpo dismórfico, ou transtorno obsessivo-compulsivo, devem ser examinados, pois é necessário o tratamento adequado por especialistas em saúde mental antes de prosseguir com o procedimento de *peeling* químico. Mesmo quando os resultados são bem-sucedidos objetivamente, os pacientes submetidos a um *peeling* por causa de anomalias de pele pouco perceptíveis provavelmente ficarão insatisfeitos com os resultados pós-operatórios.[18] Conforme amplamente discutido nas seções anteriores, os fatores extrínsecos específicos de gênero relevantes para o *peeling*, como a exposição à radiação UV (bronzeamento recreativo ao ar livre, ocupacional ou em ambientes fechados), devem ser cuidadosamente avaliados.

As contraindicações gerais absolutas para *peelings* químicos em homens incluem infecção ativa e dermatite alérgica de contato ao(s) ingrediente(s) do *peeling*. As contraindicações relativas incluem tabagismo, bronzeamento artificial regular em ambientes internos ou externos, histórico de PIH, história de má cicatrização de feridas, histórico de imunossupressão iatrogênica em altas doses (por exemplo, para tratamento de doença autoimune ou rejeição de transplante), dermatoses inflamatórias ativas, doença cardíaca, renal ou hepática (para *peelings* à base de fenol) e escoriação habitual. As contraindicações absolutas aos *peelings* à base de fenol incluem histórico de cicatriz hipertrófica ou formação de queloide, pele tipo VI de Fitzpatrick e ritidectomia cirúrgica recente, pois podem ocorrer comprometimento vascular e formação de cicatriz, quando o *peeling* profundo é aplicado em pele recentemente minada.[75] Não se deve tratar mais de 5% da área de superfície corporal (BSA) com fenol em uma única sessão. O valor máximo recomendado para a BSA total tratada em uma única sessão de *peeling* de fenol é de 2% nas pessoas com doença cardiovascular subjacente.[76] O intervalo QT corrigido (QTc) transitório pode ocorrer durante o *peeling* de óleo de *phenol croton*; portanto, medicamentos conhecidos por prolongar o QTc devem ser descontinuados, especialmente em pessoas submetidas a *peeling* de óleo de *phenol croton* de face inteira ou de múltiplos segmentos.[16,77] Além disso, alguns especialistas em *peeling* recomendam a interrupção do tabagismo por pelo menos 12 meses antes de qualquer procedimento de *peeling* profundo.[76] Um resumo das contraindicações absolutas e relativas aos *peelings* químicos em homens está listado na ▶ Tabela 6.6.

Os candidatos ideais ao *peeling* devem estar dispostos e realmente aderentes ao regime de cuidados pré e pós-*peeling*. A baixa adesão ao condicionamento da pele antes do *peeling* pode ser um sinal revelador da incapacidade de seguir à risca as instruções pós-operatórias. Homens que trabalham ou se exercitam regularmente ao ar livre podem apresentar uma contraindicação relativa, dependendo da capacidade e/ou da disposição do paciente de evitar a exposição ao sol da área tratada após o *peeling*. Embora não haja contraindicações absolutas para o *peeling* periorbital, a menos que sejam corrigidas antes do *peeling* químico, o ectrópio preexistente ou a frouxidão moderada à grave da pálpebra inferior são contraindicações relativas para o *peeling* da pálpebra inferior.[78] Se for observado atraso ou ectrópio após a pálpebra inferior ser puxada para baixo do globo por vários segundos (teste de *snap back*), o *peeling* profundo da pálpebra inferior com óleo de *phenol crotons* pode levar ao ectrópio.[75,76]

Tabela 6.6 Contraindicações ao *peeling* químico em homens

Contraindicações relativas	Contraindicações absolutas
Infecção ativa na área de tratamento	Rosácea ativa e outras dermatoses inflamatórias
Histórico de queloide na área de tratamento	Vitiligo
Dermatite de contato alérgica ao agente de *peeling* a ser usado	Deficiências nutricionais (por exemplo, de cirurgia bariátrica)
Síndrome de Ehlers-Danlos	Diabetes
Escoriação habitual, instabilidade emocional ou doença mental	Uso de isotretinoína em um intervalo de 6 a 12 meses
Incapacidade de seguir instruções	Histórico de radiação na área de tratamento
Expectativas fora da realidade	Imunossupressão iatrogênica
	Esclerodermia ou outra doença vascular do colágeno
	História de infecções herpéticas
	Doença hepática/renal/cardíaca significativa[a]
	Ritidectomia recente
	Tipos de pele mais escuros (tipo de pele VI de Fitzpatrick)[a]
	Uso de fumo/vaporizador/nicotina
	Antecipação de fotoproteção inadequada relacionada ao trabalho ou à recreação

[a]Mais relevante ao realizar um *peeling* profundo.

A avaliação do tipo de pele é parte integrante da consulta *pré-peeling*. A classificação comum tem-se baseado principalmente no grau de pigmentação da pele e na suscetibilidade ao bronzeamento/queimadura. No entanto, uma classificação mais confiável do tipo de pele para *peeling* químico foi proposta por Fanous e Zari, que utilizam uma categoria genético-racial (▶ Tabela 6.7).[22] Habitantes dos três antigos continentes – Europa, África e Ásia – exibem uma pele previsivelmente mais clara, mais fina e com traços menores à medida que se avança para o norte e, gradualmente, desdenham a pele mais escura, mais espessa e com traços maiores à medida que se avança para o sul. Nessa classificação, a Europa e a África correm de forma vertical paralela à Ásia e são divididas em seis categorias totais. Com o uso dessa classificação genético-racial, é possível prever com segurança os resultados das cascas, e é mais provável que as complicações sejam evitadas. Por exemplo, apesar de seu fototipo Fitzpatrick, pode não ser aconselhável fazer um *peeling* profundo em nórdicos (por exemplo, escandinavos, irlandeses ou escoceses), pois sua pele fina pode torná-los propensos a cicatrizes. Uma diretriz de *peeling* útil que incorpora essa classificação genético-racial é a seguinte (1) *peelings* médios a profundos para europeus médios e europeus do sul (mediterrâneos), (2) *peelings* médios e leves a médios para europeus do norte (nórdicos) e asiáticos, (3) *peelings* leves para caucasianos do sul (indo-paquistaneses) e (4) *peelings* muito leves para africanos.

6.3.3 Condicionamento da Pele Pré-*Peeling*

O condicionamento adequado da pele antes de um *peeling*, também chamado de preparação da pele, é essencial para um resultado bem-sucedido do *peeling* químico. O objetivo geral da preparação da pele é restaurar a pele a um estado normal antes de feri-la.[79] Isso é obtido por meio do afinamento do estrato córneo, da regulação dos melanócitos e da produção de colágeno dérmico. Esses processos facilitam a penetração uniforme do agente de *peeling*, a prevenção da despigmentação pós-inflamatória e a reepitelização previsível e mais rápida.

A preparação da pele pode ser dividida em duas fases: pré-tratamento e preparação.[80] O pré-tratamento inclui os dias até meses antes do procedimento de *peeling*. A preparação consiste nas etapas realizadas imediatamente antes do procedimento de *peeling*, que incluem o desengorduramento e a aplicação de anestesia tópica, conforme necessário. Devido a vários fatores intrínsecos e extrínsecos discutidos anteriormente, os homens podem exigir um regime de pré-tratamento mais longo, bem como uma preparação mais agressiva da pele. Os agentes usados durante a fase pré-tratamento podem incluir retinoides tópicos (tretinoína, retinaldeído, adapaleno ou tazaroteno), queratolíticos (ácido láctico, SA, ácido kójico ou GA) e agentes clareadores (hidroquinona ou ácido azelaico; ▶ Tabela 6.8). Como a conveniência e a simplicidade são fundamentais para os homens, os agentes já disponíveis comercialmente em combinação ou uma prescrição tópica composta individualmente podem ser mais ideais. O pré-tratamento típico começa 4 a 6 semanas antes do *peeling* químico planejado; no entanto, os pacientes de pele clara podem precisar de 8 a 12 semanas.[74] Um regime comum de preparação da pele envolve hidroquinona composta (8%), tretinoína (0,025%) e hidrocortisona (1%; fórmula de Kligman modificada) à noite durante todo o período de pré-tratamento.[80] Para grupos genético-raciais com risco de hiperpigmentação pós-*peeling* (▶ Tabela 6.7), bem como aqueles com histórico de discromia, o consenso dos especialistas recomenda a interrupção do retinoide tópico uma semana antes do *peeling* químico para evitar uma possível penetração excessiva do *peeling*.[82-84] Particularmente para o *peeling* com GA, pode ser útil incorporar um creme ou loção tópica contendo 8% a 10% de GA no regime de preparação do paciente em casa, pois a sensibilidade incomum ao GA pode ser desmascarada, permitindo que o profissional de *peeling* tenha a oportunidade de selecionar um agente de *peeling* mais apropriado.[85] Por outro lado, há opiniões divergentes entre os especialistas em *peeling* com relação à importância do pré-tratamento antes do *peeling* profundo com óleo de *phenol croton*.[40]

O pré-tratamento de todo a face deve ser realizado com um retinoide tópico ou creme de GA, incluindo as pálpebras superiores, que devem ser tratadas de uma a duas vezes por semana,[74] especialmente se o rejuvenescimento periorbital for planejado. Recomenda-se também a aplicação de plumagem pré-tratamento na linha do cabelo, na linha da mandíbula e nas áreas pré-auriculares, observando que a linha do cabelo pode-se estender significativamente até o couro cabeludo em alguns homens. O regime diário deve incluir um protetor solar UVA/UVB de amplo espectro com um fator de proteção solar mínimo de 30 (FPS 30). A proteção contra a luz visível, presente em protetores solares com cor, deve ser considerada com ênfase em pacientes com pele étnica e é imprescindível para aqueles com discromia, pois foi demonstrado que a luz visível induz o escurecimento do pigmento nesses indivíduos.[86,87,88]

Outro objetivo muito importante do pré-tratamento, embora indireto, é facilitar a "seleção natural" entre os possíveis candidatos ao *peeling*. A instituição de um regime típico de pele *pré-peeling*, por si só, pode melhorar a aparência do paciente.[74] Aqueles que não têm certeza sobre a decisão de prosseguir com o procedimento de *peeling* e que aderiram ao regime de pré-*peeling* podem estar mais motivados a seguir em frente depois de ver as melhorias iniciais. Por outro lado, as pessoas que não conseguem aderir ao regime de *pré-peeling* têm maior probabilidade de obter resultados abaixo do ideal e podem ter mais dificuldades para aderir às instruções pós-operatórias.[80] Uma mudança na cor da pele que mostre uma tonalidade rosa média pode ser observada após 4 a 12 semanas de pré-tratamento e é um indicador confiável de um tratamento de *pré-peeling* bem-sucedido, que pode ser detectado até mesmo em pacientes com pele étnica.[22]

A fase de preparação da pele é o período imediatamente anterior ao procedimento de *peeling* e envolve o desengorduramento e a administração de anestesia tópica, sedativos e/ou anti-histamínicos. Com relação aos desengordurantes, não há diferença entre a eficácia do álcool, da acetona ou do gluconato de clorexidina.[89] Entretanto, devido ao seu ponto de fulgor relativamente baixo e ao alto risco de combustão, o uso da acetona para desengorduramento deve ser evitado nas proximidades de qualquer possível ignitor, especialmente quando a ventilação é inadequada.[89] Curiosamente, alguns especialistas em *peeling* descontinuaram o desengorduramento com álcool, citando a irritação desnecessária que ele geralmente causa e que pode afetar a

Tabela 6.7 Categorias de classificação genético-racial da pele e resultados do *peeling* de ácido tricloroacético (TCA)[a]

	Africanos do centro e do sul	Caucasianos do sul/ indo-paquistaneses (por exemplo, indianos, egípcios ou sauditas)	Asiáticos do norte, centro e sul (por exemplo, chineses, japoneses ou filipinos)	Europeus do norte/ nórdicos (por exemplo, escandinavos, irlandeses ou escoceses)	Europeus do sul/ mediterrâneos (por exemplo, espanhol, grego, italiano ou turco)	Europeus médios (por exemplo, francês, alemão ou inglês)
Origem geográfica	África Central e Austral	Norte da África e Ásia Ocidental	Ásia Oriental	Norte da Europa	Sul da Europa, norte da África e oeste da Ásia	Europa Central
Características faciais	Grande	Moderadamente grande	Moderadamente grande	Bom	Um pouco grande	Médio
Características da pele	Espesso, com preto a preto profundo	Espesso, com um bronzeado profundo a marrom escuro	Espesso, com marrom claro, médio ou escuro	Branco fino, com um elemento rosa	Ligeiramente grosso, com um bronzeado médio	Espessura média, branco ou bronzeado claro
Resultados do *peeling* de TCA	Aceitável (com *peelings* muito leves)	Aceitável a bom (com *peelings* leves)	Bom (com *peelings* leves e médios)	Bom (com *peelings* leves a médios)	Bom a muito bom (com *peelings* médios e profundos)	Excelente (com todos os *peelings*)
Hiperpigmentação	++	+++	++	+/–	++	+
Hipopigmentação	(se estiver com *peeling*)	(se estiver com *peeling*)	(raro com *peeling* profundo)	–	–	–
Eritema	+/–	+/–	++ (mais tarde se transforma em hiperpigmentação)	++	++	+

O *peeling* muito leve com TCA é inferior a 30%, o leve é de 30% a 35%, o médio é de 35% a 40% e o profundo é de 40% a 45%.

6.3 Abordagem

Tabela 6.8 Regime de pré-tratamento

Indicação	Medicação e dosagem
Prevenção de PIH e otimização da absorção do *peeling*	**Retinoides tópicos** Inicie pelo menos 4-6 semanas antes do *peeling* (8-12 semanas em peles étnicas); pare 1-2 semanas se estiver tratando de PIH ou melasma; 1-2 dias para fotoenvelhecimento Tretinoína 0,02%-0,1% creme ou gel todas as noites ao deitar Adapalene 0,3% gel todas as noites ao deitar *Para peles mais sensíveis, considere:* Ácido glicólico 8%-10% loção/creme Adapalene 0,1% loção ou creme Para pacientes com cicatrizes de acne moderadas a graves, considere: Tazaroteno 0,05% creme todas as noites na hora de dormir **Agentes clareadores:** Iniciar 4-6 semanas antes do *peeling*; parar 1-2 dias antes do *peeling* Hidroquinona 4%-10% duas vezes ao dia Ácido azelaico 15% em gel ou 20% em creme duas vezes ao dia
Melasma ou PIH preexistente	Creme de fluocinolona (0,01-0,025%) duas vezes ao dia por 2 a 12 semanas Protetor solar com tonalidade para proteção contra a luz visível
Proteção contra radiação UV	FPS de amplo espectro (preferível protetor solar à base de dióxido de titânio e óxido de zinco)

Abreviações: PIH, hiperpigmentação pós-inflamatória; FPS, fator de proteção solar; UV, ultravioleta.
ªConsidere a possibilidade de ter agentes de pré-tratamento compostos juntos para melhorar potencialmente a adesão.

absorção homogênea do *peeling*.[22] O desengorduramento geralmente leva menos de 2 minutos e pode ser realizado como uma "limpeza" em um movimento unidirecional ou como uma "esfoliação" com movimento bidirecional e maior fricção.[90] Em geral, os homens precisam de uma esfoliação mais vigorosa devido à maior qualidade sebácea da pele e à maior prevalência de rítides mais profundas. A preparação da pele também pode envolver a aplicação de anestesia tópica e a administração de um sedativo leve. Vários anestésicos tópicos também podem ser aplicados na pele 30 minutos antes do procedimento, com ou sem oclusão.[22,80] Há uma literatura que recomenda o não uso de anestésicos tópicos na realização de *peelings* de média profundidade, citando como impedimentos o aumento imprevisível da penetração do *peeling* e o alívio insuficiente da dor.[18,74] Alguns especialistas em *peeling* recomendam seu uso após a aplicação do agente de *peeling* inicial em um *peeling* combinado, ou seja, antes da aplicação do TCA.[91] As anti-histaminas não sedativas também podem ser administradas antes do procedimento para minimizar o edema e podem continuar após o procedimento para controlar o prurido.

Pacientes com histórico de infecção por herpes simples ou herpes-zóster têm um risco maior de reativação viral devido ao trauma na pele causado pelo *peeling* químico. A maior parte da literatura sobre *peeling* químico recomenda a profilaxia do herpes para todos os candidatos a *peelings* médios e profundos, começando no dia anterior ou no dia do procedimento, pois a cicatrização pode ser devastadora, e a infecção pode-se disseminar facilmente.[18,74,75,92] Os regimes profiláticos comuns incluem 200 a 400 mg de aciclovir três vezes ao dia ou valaciclovir 500 mg duas vezes ao dia até que ocorra a reepitelização completa (normalmente 7 a 10 dias para *peelings* médios e até 14 dias para *peelings* profundos). Um surto herpético pode ocorrer em pacientes sem histórico prévio de ocorrência; entretanto, naqueles com histórico de infecção frequente por herpes simples, o valaciclovir pode ser iniciado 7 dias antes do procedimento com 1 g duas vezes ao dia e continuado por 14 dias após o *peeling*. Embora a maioria dos especialistas em *peeling* químico não use antibiótico empírico ou agente *antiCandida* em todos os pacientes, alguns recomendam pomada de mupirocina tópica aplicada nas narinas três vezes ao dia, começando 7 dias antes do *peeling* médio ou profundo e continuando até a reepitelização completa.[74] Para pacientes submetidos a *peelings* médios e profundos, os autores (R.T./J.R.) recomendam doxiciclina 100 mg duas vezes ao dia por 7 a 10 dias a partir do dia do procedimento, com o paciente entendendo que a fotoproteção se torna ainda mais crucial. Outra profilaxia antibiótica publicada para *peelings* químicos sugere cefalexina 500 mg duas vezes ao dia, começando no dia anterior ao procedimento e continuando por 7 dias.[93]

6.3.4 Cuidados com a Pele Pós-*Peeling*

Os cuidados imediatos com a pele *pós-peeling*, que ocorrem até a reepitelização completa, podem variar de acordo com a profundidade do *peeling* químico. Para *peelings* superficiais, isso envolve simplesmente produtos de limpeza suaves sem sabão duas vezes ao dia e uso abundante de creme emoliente sem perfume.

Sensações leves de ardência e prurido em *peelings* de média profundidade podem melhorar com analgésicos orais e anti-histamínicos, bem como com compressas de vinagre branco diluído (1 colher de sopa em 1 xícara de água) seguidas de enxágues com água em abundância de duas a quatro vezes ao dia. Recomenda-se a aplicação liberal de petrolato branco três vezes ao dia. Depois disso, o paciente pode mudar para um creme emoliente (sem fragrância) ou continuar usando petrolato até que a reepitelização esteja completa.[82]

Os *peelings* profundos exigem que se evite a ducha facial ou o banho por pelo menos 2 dias.[76] Recomenda-se a realização de lavagens frequentes com soro fisiológico estéril ou compressas com soro fisiológico estéril, bem como a aplicação de petrolato puro a cada 2 a 6 horas, com o objetivo de manter as crostas da pele macias. A manipulação das crostas deve ser evitada pelos pacientes. A literatura atual carece de estudos comparativos em humanos sobre os cuidados *pós-peeling* após *peelings* profundos;[94] no entanto, alguns especialistas em *peelings* preferem a oclusão com fita de óxido de zinco à prova d'água, que é removida pelo médico 24 a 48 horas após a aplicação.[76] Para o rejuvenescimento periorbital com óleo de *phenol croton*, os autores deste capítulo não ocluem as pálpebras com fita. O pó subgaláctico de bismuto, que tem propriedades antissépticas e anti-inflamatórias, pode ser usado para rejuvenescimento periorbital, pode então ser aplicado nas áreas tratadas, que secam e formam um "casulo verde" protetor. Essa camada protetora se separa da epiderme subjacente depois de uma semana e é removida suavemente após ficar de molho em petrolato durante a noite.[95]

Os autores recomendam que os pacientes do sexo masculino evitem raspar a área tratada até que ela esteja totalmente reepitelizada. O eritema pós-procedimento pode ser tratado com produtos cosméticos de cor verde ou com agonistas tópicos dos receptores α-adrenérgicos, embora, na experiência de um autor (S.S.), a eficácia seja imprevisível no último caso. O regime de cuidados com a pele *pós-peeling* deve ser iniciado imediatamente após a reepitelização completa, que pode começar em 3 dias, no caso de *peelings* superficiais, ou em 14 dias, no caso de *peelings* profundos. Mais uma vez, manter os regimes simples pode promover uma melhor adesão nos homens; portanto, reiniciar a mesma formulação tópica combinada pré-tratamento que o paciente usou anteriormente pode ser uma recomendação inteligente.

6.4 Procedimentos

Existem vários agentes de *peeling* químico com diversas combinações, concentrações e formulações. Aqueles que desenvolveram o domínio da arte e da ciência dos *peelings* químicos tendem a limitar seu repertório de *peelings* a um número seleto de agentes.[75] A experiência clínica aprofundada com o uso de alguns agentes de *peelings* tem maior probabilidade de produzir resultados excepcionais, pois a pessoa se familiariza intimamente com todos os aspectos desses *peelings*.

Um amplo conhecimento das preocupações cosméticas dos homens pode permitir que os profissionais de *peeling* identifiquem os regimes de *peeling* mais adequados para essas indicações específicas. Em um estudo recente com 600 homens, a região periorbital estava no topo das preocupações masculinas, incluindo pés de galinha, sulcos lacrimais, olheiras e bolsas sob os olhos.[8] Essas e outras preocupações comuns apresentadas pelos homens, como discromias, cicatrizes de acne e pseudofoliculite,[10,96] podem ser melhoradas por uma variedade de técnicas de *peeling* isoladas ou em combinação com outras intervenções minimamente invasivas (▶ Tabela 6.5). Como os homens tendem a ser mais diretos ao falar sobre seus resultados desejados e têm uma falha cosmética autopercebida muito específica, a avaliação de cada unidade cosmética e a seleção dos *peelings* mais adequados para tratar a patologia naquela área facial específica, também conhecida como *peeling* segmentar combinado, podem ser muito eficazes.[97,98]

6.4.1 *Peeling* de Ácido Salicílico

Esse BHA lipofílico é conhecido por sua eficácia no tratamento de lesões inflamatórias e não inflamatórias da acne e por seu perfil de segurança em todos os tipos de pele.[99] As formulações mais comumente usadas são SA 20% a 30% em etanol, que cristaliza com a evaporação do etanol. Isso deixa um *pseudofrost* que pode ser um auxílio visual que facilita a aplicação uniforme do *peeling* (▶ Fig. 6.1). Esse pseudocongelamento, composto de cristais de SA, não deve ser confundido com o glacê observado quando as proteínas coagulam. Devem-se esperar queimação e ardência imediatamente após cada aplicação, o que pode ser significativamente aliviado com um ventilador portátil. Um efeito anestésico pode ser observado cerca de um minuto após a aplicação do *peeling*.

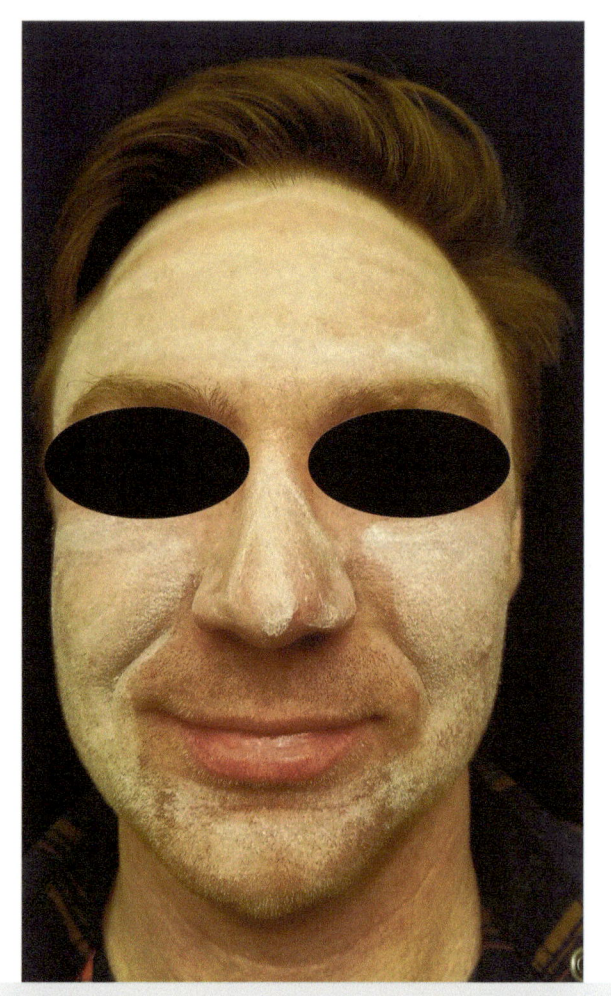

Fig. 6.1 *Pseudofrost* após duas aplicações de *peeling* de ácido salicílico (30%).

É melhor começar com SA 20% para avaliar a sensibilidade e a reatividade do paciente. Após o desengorduramento, aplicadores grandes com ponta de algodão ou esponjas de gaze são usados para aplicar uniformemente o agente *peeling*, com várias aplicações nas áreas mais problemáticas. O *peeling* é deixado por 3 a 5 minutos, e a face é cuidadosamente enxugada com um pano úmido e frio para remover o máximo de pseudocongelamento antes de enxaguar a área com água da torneira. Em pacientes com alto risco de PIH, uma fina camada de esteroide tópico de potência média pode ser aplicada nas áreas tratadas após secar suavemente com um pano. Depois disso, um protetor solar de amplo espectro à base de minerais é aplicado generosamente. Os *peelings* de SA devem ser repetidos em intervalos de 2 a 4 semanas, com os melhores resultados observados após uma série de três a seis sessões (▶ Fig. 6.2).[99]

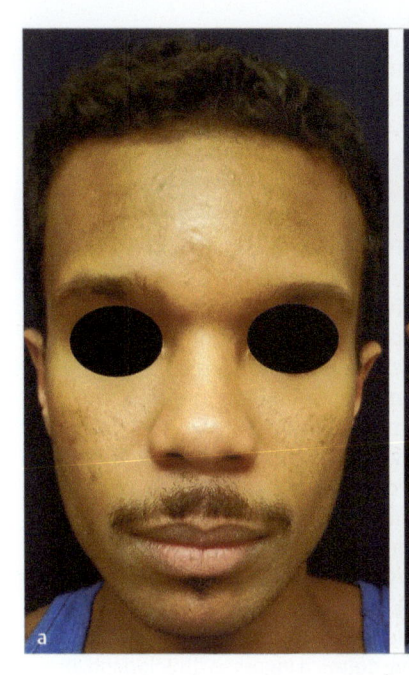

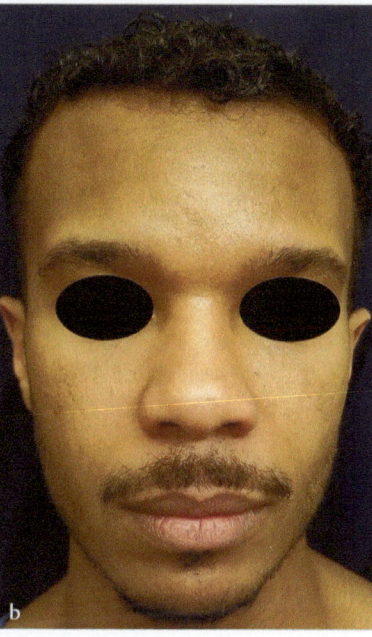

Fig. 6.2 (a,b) Melhora da cicatriz de acne leve e da hiperpigmentação pós-inflamatória (PIH) após uma série de três *peelings* de ácido salicílico (20%-30%) realizados em intervalos de 2 semanas em um fototipo V de Fitzpatrick.

SA 30% em veículo de polietilenoglicol (SA-PEG) é uma formulação mais recente de SA que está associada a um mínimo ou nenhum desconforto após a aplicação. O SA-PEG causa descamação mínima e pouco ou nenhum risco de HPI, frequentemente associado a "pontos quentes" de penetração excessiva do SA etanólico.[82,100] Ele demonstrou resultados superiores na melhora da acne quando comparado ao SA em etanol, com absorção mínima da casca além da camada cornificada, mas maior penetração folicular.[100] Como pode diminuir significativamente o risco de salicilismo,[101] essa formulação pode ser de valor clínico ao realizar *peeling* corporal em pessoas com propensão a desenvolver acne troncular, como homens cis ou transgêneros em terapia exógena com testosterona. O SA-PEG deve ter pelo menos 5 minutos de tempo de contato e requer enxágue completo após a aplicação devido ao seu veículo oclusivo.[82] Ao realizar o *peeling* corporal para acne troncular, três a cinco sessões de SA-PEG ou *peeling* etanólico de SA podem ser realizadas em intervalos de 2 a 4 semanas para obter os melhores resultados.

Solução de Jessner

A JS consiste em SA (14 g), resorcinol (14 g), ácido láctico 85% (14 g) e etanol (quantidade suficiente para 100 mL).[102] O efeito clareador da pele do resorcinol (um derivado do fenol), combinado com o efeito queratolítico do SA e do ácido láctico, faz com que esse seja um bom agente para casos mais leves de acne, melasma, PIH, lentigo, sardas e fotodano. Uma JS modificada, na qual o ácido cítrico é substituído pelo resorcinol, contorna o risco potencial de dermatite de contato alérgica e aumento da hiperpigmentação nos fototipos Fitzpatrick VI.[103] São necessárias pelo menos duas camadas para obter um *peeling* superficial, enquanto camadas adicionais aumentam a profundidade do *peeling*. Pode ser observado um pseudocongelamento irregular do componente do SA. A neutralização não é necessária, embora alguns especialistas em *peeling* recomendem lavar o agente *peeling* após 6 minutos.[18,102]

6.4.2 *Peeling* de Ácido Glicólico

O GA é o AHA mais comumente usado como agente de *peeling* único.[85] Esse "*peeling* da hora do almoço" cresceu em popularidade entre os homens devido ao eritema e descamação pós-procedimento relativamente leves.[85,104] O tempo de contato do agente de *peeling* com a neutralização subsequente é essencial para esse *peeling* de AHA, pois o GA deixado na pele por 15 minutos pode ferir a derme a uma profundidade idêntica à do TCA de 35% a 50%.[105] Os *peelings* de GA estão disponíveis em uma variedade de sistemas de liberação, que incluem ácido livre, parcialmente neutralizado, purificado e esterificado.[85] Os benefícios práticos dos *peelings* de GA incorporados, parcialmente neutralizados e esterificados, têm sido questionados,[85] embora haja alguma literatura sugerindo que esses sistemas de liberação possam ser mais seguros do que o *peeling* de GA como ácido livre.[106] Embora a concentração de GA em geral indique sua potência, o pH do *peeling* de GA dita seu potencial de ferimento.[107,108] Por exemplo, um GA incorporado ou parcialmente neutralizado a 70% em pH 5 é muito menos potente do que um GA a 20% em pH 3.[107]

Uma série de *peelings* de GA é quase sempre necessária para alcançar os resultados clínicos desejados. É aconselhável começar com *peelings* de GA contendo de 20% a 30% de ácidos livres, aumentando a concentração e o tempo de aplicação nas sessões subsequentes de *peelings* repetidas a cada 2 a 4 semanas.[85,108] O ponto final clínico desejado é o eritema uniforme; as áreas com congelamento ou branqueamento indicam epidermólise e devem ser neutralizadas imediatamente.[85] A neutralização geralmente resulta em uma sensação inicial de ardência que desaparece rapidamente.[85] Água ou soluções básicas, como sais de amônio, bicarbonato de sódio ou hidróxido de sódio, são neutralizadores comuns usados no *peeling* de GA e causam uma reação de formação de espuma, que marca a neutralização desejada.[85,108] Os *peelings* de GA com 20% ou 30% de ácidos livres normalmente causam um eritema uniforme quando deixados na pele por 2 a 5 minutos. Os *peelings* subsequentes de GA devem ser realizados em concentrações mais altas sempre que não houver eritema visível após 5 minutos de contato.[85] Devido à etapa adicional necessária de neutralização e seu papel central na segurança do procedimento, pode haver um argumento para que alguns profissionais de *peeling* prefiram outros agentes de *peeling* superficial em vez do GA. A combinação de 5-fluorouracil tópico (5-FU; 5%) com *peeling* de GA (70%) aumenta a eficácia no tratamento de AK quando realizado como "*peeling* de pulso" a cada 1 a 2 semanas.[109,110] Portanto, os médicos devem considerar a facilidade de realizar *peelings* de GA pelo menos para indicações específicas, como AK.

6.4.3 Ácido Tricloroacético e *Peelings* Combinados de Média Profundidade

Considerado o "cavalo de batalha" dos *peelings* químicos, o TCA pode ser usado como agente de *peeling* superficial, médio ou profundo. Embora possa ser útil classificar os *peelings* de TCA como muito leves (< 30%), leves (30%-35%), médios (35%-40%) e profundos (> 40%), é importante entender que volumes maiores (ou seja, várias aplicações de *peeling* e/ou uma gaze mais úmida ou um aplicador com ponta de algodão) e uma pressão de aplicação mais profunda, mesmo em *peelings* de TCA muito leves, podem causar coagulação proteica suficiente para atingir a derme reticular superficial. O principal conceito subjacente ao *peeling* químico, entretanto, é o ferimento eficiente e controlado da pele na profundidade pretendida. Essa é a lógica por trás dos *peelings* combinados de média profundidade que utilizam um agente de *peeling* superficial, como o CO_2 sólido (combinação de Brody), GA (70%; combinação de Coleman) ou JS (combinação de Monheit) antes da aplicação do TCA (35%), permitindo assim que o TCA chegue mais rapidamente à derme. Caso contrário, o TCA precisa coagular as proteínas epidérmicas antes de atingir a profundidade dérmica desejada, o que aumenta o tempo do procedimento e o possível desconforto. Por outro lado, concentrações de TCA superiores a 35% são capazes de coagular proteínas de forma significativamente mais rápida – mesmo uma pequena camada adicional de volume pode levar a ferimentos dérmicos muito mais profundos do que o previsto, o que pode resultar em cicatrizes. Portanto, o TCA ≥ 40% é geralmente utilizado na destruição deliberada de lesões isoladas discretas ou na reconstrução de cicatrizes.[111]

O ponto final clínico para um *peeling* leve, médio ou profundo com TCA baseia-se na formação de gelo. Um *peeling* leve deve ter apenas uma geada branca clara dispersa e não organizada (geada de nível I), indicando ferimento predominantemente epidérmico. Camadas adicionais de TCA resultam em um congelamento branco uniforme com um fundo rosa escuro (congelamento de nível II), que se correlaciona com a coagulação da proteína dérmica papilar. A aplicação contínua de TCA resulta na penetração do TCA na derme reticular superior, que clinicamente aparece como uma geada branca sólida sem nenhum fundo rosa (geada de nível III). Uma geada "acinzentada" sinaliza a penetração na derme reticular média, o que está associado ao aumento do risco de cicatrizes e hipopigmentação. Assim, a geada de nível III é o máximo *endpoint* recomendado para a maioria dos *peelings* de TCA.[18,74,91,111] Portanto, o nível III de congelamento é o ponto final máximo recomendado para a maioria dos *peelings* de TCA.[18,74,91,111]

A preparação da pele deve ser realizada antes do *peeling* de TCA, conforme discutido anteriormente. Uma maneira prática de abordar o *peeling* de TCA é usar a classificação genético-racial (▶ Tabela 6.7) para o *peeling* de TCA e limitar cuidadosamente a cobertura ao nível I para *peelings* leves, nível II para *peelings* médios e nível III para *peelings* profundos. Uma série de *peelings* leves de TCA realizados em intervalos de duas a quatro semanas pode ser eficaz para patologias epidérmicas leves, como fotoenvelhecimento leve, melasma superficial ou PIH. Mais uma vez, embora isso possa ser alcançado mais rapidamente com TCA 35%,[22] ou mais lentamente com mais camadas usando TCA 10%, a facilidade de obter o *frosting* de nível II com maior concentração de TCA deve ser levada em conta, especialmente em categorias genéticas raciais em que os *peelings* médios não são seguros de forma confiável. Para as AK hipertróficas, a absorção da solução de *peeling* pode ser facilitada pela curetagem da hiperqueratose antes da aplicação do *peeling* químico vigoroso direcionado, usando um aplicador com ponta de algodão (▶ Fig. 6.3).[91]

CO_2 Sólido e TCA 35% (Combinação de Brody)

Um bloco de CO_2 sólido aplicado à pele em diferentes durações permite a penetração mais rápida do TCA 35% na derme, resultando em um *peeling* de profundidade média. O CO_2 sólido pode ser comprado em uma loja de ferragens local e quebrado em um formato que possa ser manuseado manualmente de forma conveniente, mergulhado em acetona e aplicado com pressão leve (3 a 5 segundos), moderada (5 a 8 segundos) ou forte (8 a 15 segundos) na face do pneu. A aplicação do CO_2 sólido na pele é indolor. A pele é seca com um pano, e pode ser aplicada anestesia tópica antes da aplicação do TCA 35%. Entre as três combinações mais comuns de *peelings* de média profundidade, foi relatado que a combinação de CO_2 sólido – TCA resulta na melhora no tratamento de fotoenvelhecimento mais avançado, lesões epidérmicas mais espessas e cicatrizes de acne.[91]

Ácido Glicólico 70% e TCA 35% (Combinação de Coleman)

O ácido livre não neutralizado GA 70% é aplicado sobre a pele e neutralizado imediatamente após 2 minutos de contato.[18,74,91] O uso de água como neutralizador pode tornar esse *peeling* combinado mais eficiente, pois o uso de uma base como neutralizador pode alterar o pH da pele, afetando assim o pH do TCA quando ele é aplicado. Após a conclusão da neutralização, a área é limpa com água e seca com um pano antes da aplicação do TCA 35%.

Solução de Jessner e TCA 35% (Combinação de Monheit)

A JS é aplicada nas áreas a serem tratadas em uma ou duas camadas, o que deve causar um leve pseudocongelamento. Uma

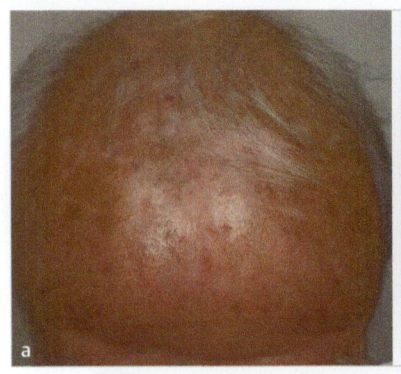

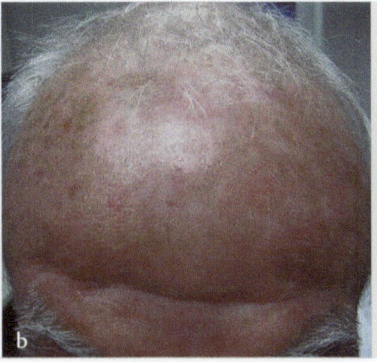

Fig. 6.3 (a,b) Queratoses actínicas tratadas com solução de Jessner e ácido tricloroacético (TCA; 35%).

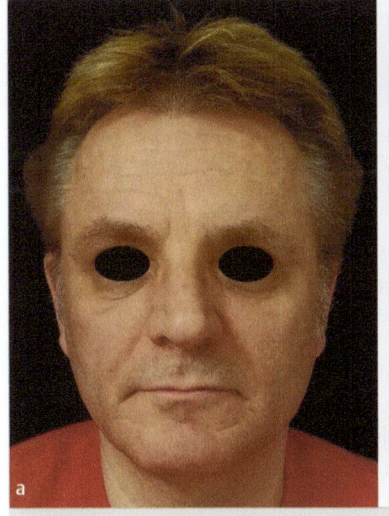

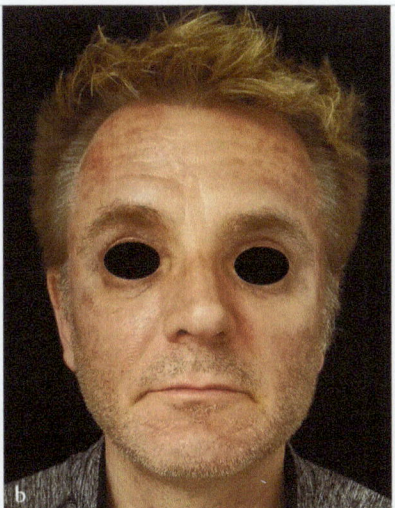

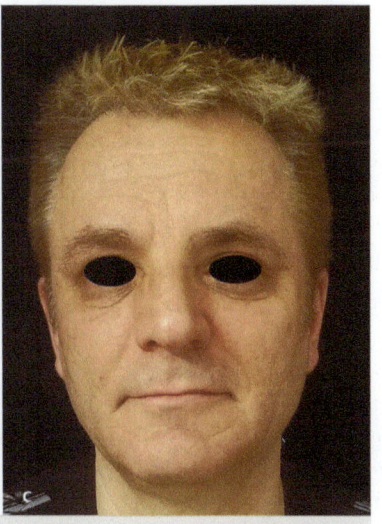

Fig. 6.4 *Peeling* combinado de CO_2 sólido e ácido tricloroacético (TCA; 35%). **(a)** *Pré-peeling*, **(b)** 4 dias *pós-peeling* e **(c)** 14 dias *pós-peeling*.

lâmpada de Wood pode ser usada para garantir que uma camada uniforme de JS seja aplicada na pele, que aparece como uma camada verde fluorescente uniforme. Isso é importante porque uma camada uniforme de JS facilita a penetração uniforme do TCA 35% na derme.[91] O TCA (35%) sozinho ou precedido por CO_2 sólido, GA (70%) ou JS pode ser repetido a cada 12 semanas, conforme necessário, para alcançar os resultados desejados (▶ Fig. 6.4ac).[112]

6.4.4 Técnica de Reconstrução Química de Cicatrizes na Pele

O método de reconstrução química de cicatrizes cutâneas (CROSS) envolve a aplicação firme e focal de TCA em altas concentrações (50%-100%) profundamente na área deprimida das cicatrizes atróficas de acne.[113,114] Seus pioneiros não recomendam o pré-tratamento da pele com retinoides devido ao risco de penetração imprevisível e excessiva do TCA, embora o pré-tratamento com hidroquinona ou outros agentes clareadores seja seguro e possa diminuir ainda mais as baixas taxas de alterações pigmentares pós-inflamatórias associadas a esse procedimento.[114] A técnica CROSS ativa fibroblastos profundamente nas cicatrizes atróficas, levando à formação e remodelação de cicatrizes localizadas. Essa técnica também tem sido usada para melhorar a aparência de poros dilatados.[114,115]

Dependendo da preferência e/ou da experiência do profissional de *peeling*, um aplicador de madeira afiada ou uma agulha reta ou dobrada de 8 mm, calibre 31, em uma seringa de insulina de 1 mL, é usada para aplicar firmemente o TCA na cicatriz atrófica em extensão.[114,116] As cicatrizes de acne do tipo Box Car e Ice Pick são as que mais respondem à técnica CROSS.[117] Aproximadamente 10 segundos após a aplicação, observa-se a formação de gelo de nível II ou III na área tratada, com desenvolvimento de edema leve em seu entorno imediato. A sensação de picadas e queimação pode ser sentida durante o procedimento e é tolerada pela maioria dos pacientes sem necessidade de anestesia. As áreas tratadas são então lavadas com um produto de limpeza suave, com aplicação subsequente de uma pomada antibiótica tópica uma vez[114] e um creme emoliente sem perfume depois. Crostas discretas se formam nas áreas tratadas e devem se soltar sozinhas (geralmente em sete dias), um processo que pode ser inadvertidamente impedido se forem usados curativos oclusivos.[11] Os resultados são observados após cinco ou seis sessões

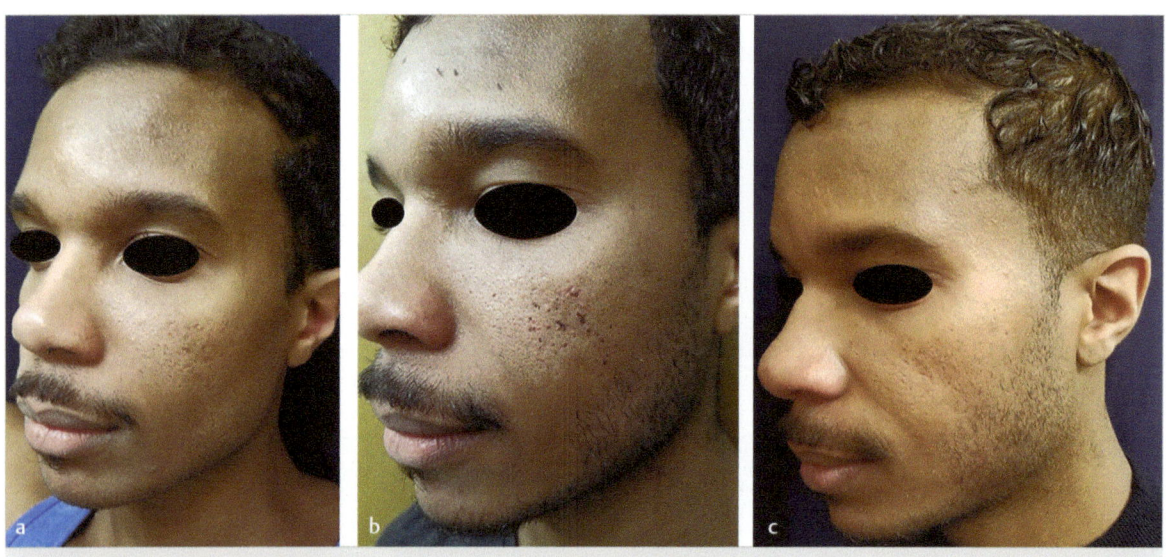

Fig. 6.5 Técnica de reconstrução química de cicatrizes cutâneas (CROSS) usando ácido tricloroacético (TCA; 100%). **(a)** Antes, **(b)** 5 dias após o segundo tratamento e **(c)** 4 semanas após o terceiro tratamento.

de tratamento com intervalo de 2 a 6 semanas, embora a melhora clínica possa ser observada mesmo após apenas duas ou três sessões (▶ Fig. 6.5).[113,114,116]

6.4.5 Peeling de Óleo de Phenol Croton

Os *peelings* de óleo de *phenol croton* podem induzir a neocolagênese dérmica e a formação de fibras elásticas que resultam em um rejuvenescimento da pele que supera o observado após o rejuvenescimento totalmente ablativo com CO_2. O eritema designa a formação de colágeno dérmico reticular e é esperado por 3 a 6 meses após a realização do *peeling* de óleo de *phenol croton*.[16] O uso de maquiagem para camuflar esse eritema é uma parte normal do tratamento *pós-peeling* nesses pacientes, particularmente nos *peelings* de óleo de *phenolcroton* de face inteira, que têm sido predominantemente realizados em mulheres.[76] Embora possa haver mudanças contínuas nas normas culturais que tornem mais aceitável o uso de maquiagem pelos homens,[118,119,120] a maioria dos pacientes do sexo masculino que provavelmente se apresentará na clínica como candidatos ideais para *peelings* de óleo de *phenol croton* (por exemplo, pele clara com fotoenvelhecimento significativo) provavelmente seria desencorajada pela necessidade antecipada de camuflagem cosmética com eritema pós-procedimento. Portanto, o papel dos *peelings* de óleo de *phenol croton* em homens tende a girar principalmente em torno de técnicas de *peeling* segmentar para indicações específicas, como o rejuvenescimento periorbital. Esses *peelings* profundos e segmentados podem abordar as preocupações cosméticas faciais mais incômodas em homens e contornar a necessidade de monitoramento cardíaco ou hidratação intravenosa típica do *peeling* de óleo de *phenol croton* de áreas de superfície maiores.[16] Outras indicações para o *peeling* de óleo de *phenol croton* em homens incluem cicatrizes de acne pela técnica CROSS, AK, queilite actínica e rejuvenescimento labial.[76]

A face pode ser dividida em seis unidades cosméticas: cabeça, nariz, periocular, bochecha esquerda, bochecha direita e área perioral. Cada unidade pode ser tratada em diferentes profundidades de *peeling* com base nas características típicas da pele de cada subunidade e na gravidade clínica do fotoenvelhecimento (▶ Fig. 6.6).[16] Os limites dessas unidades cosméticas devem ser marcados para garantir que a formulação de óleo de *phenol croton* seja aplicada em seu local recomendado correspondente e/ou na gravidade do fotoenvelhecimento. O uso do *peeling* tradicional de Baker-Gordon caiu em desuso devido à sua inaceitável alta de hipopigmentação permanente.[16,40] As novas formulações de Hetter (▶ Tabela 6.9) permitiram que os *peelings* de óleo de *phenol croton* fossem usados no tratamento de fotoenvelhecimento leve a moderado e cicatrizes de acne.[16,18,74] As fórmulas leves e muito leves da Hetter's Heresy são consideradas apropriadas para as áreas periorbitais.[16,121] Por exemplo, a fórmula muito leve pode proporcionar um enriquecimento significativo da lamela anterior para pacientes jovens do sexo masculino que apresentam apenas alterações de textura e leve protrusão de gordura e que ainda não estão buscando intervenções cirúrgicas.[78]

Como alternativa, o rejuvenescimento periorbital pode incluir o *blefaropeeling* com *micropunch* realizado com *phenol* direto (89%). Esse agente de *peeling* é aplicado na área entre a borda superior da placa tarsal da pálpebra superior e a borda inferior da sobrancelha, bem como dentro de 1 a 2 mm da margem da pálpebra inferior. Imediatamente após o congelamento, são realizadas múltiplas (entre 5 e 20) excisões de 3 a 5 mm, dispostas em um padrão de grade aleatório, nas áreas central e lateral da pálpebra superior, que podem cicatrizar por segunda intenção.[122,123] Esse procedimento demonstrou excelentes resultados estéticos no tratamento de rítides perioculares sem a perda de volume associada e a cicatriz linear observadas na blefaroplastia cirúrgica convencional.[122,123]

As considerações de segurança cardíaca surgem especialmente quando se realizam *peelings* de *phenol* em mais de uma unidade cosmética (área da palma da mão sem o dedo) ou em mais de 0,5% da BSA. Recomenda-se o monitoramento eletrocardiográfico contínuo e a hidratação (PO ou IV) quando a BSA total a ser submetida ao *peeling* exceder 1%.[16] Após o tratamento de uma unidade cosmética (fronte, nariz, periocular, bochecha direita, bochecha esquerda, perioral), recomenda-se a circulação de ar e pausas de segurança de 15 a 20 minutos para facilitar a excreção adequada do *phenol*.[16,124] Para o *peeling* segmentar de apenas uma unidade cosmética, a hidratação envolve a ingestão oral pelo paciente de um mínimo de 1 litro de água durante todo o procedimento.[16]

Luvas de neoprene devem ser usadas ao realizar o *peeling* de *phenol*, especialmente se forem usadas compressas de gaze para aplicar o agente ou pegar qualquer gotejamento inadvertido, pois o *phenol* pode penetrar nas luvas de látex e nitrilo.[16,125] Recomenda-se o uso de máscaras contendo carvão ativado, como máscaras reutilizáveis de gases ácidos e vapores orgânicos ou máscaras descartáveis de vapores orgânicos, para atenuar os efeitos adversos agudos da inalação para a equipe médica.[126] Depois que o equipamento de proteção individual adequado for usado e a preparação da pele for concluída, o óleo de *croton* é misturado com 88% de *phenol*, seguido de água e sabão (▶ Vídeo 6.1). A solução se separa em duas fases após 1 minuto; portanto, a mistura deve ser agitada antes de cada demão.[18,74] Os autores preferem usar aplicadores com ponta de algodão ao esfregar a solução na pele, enquanto a mão não dominante segura uma gaze para qualquer gotejamento inadvertido e estabiliza a área tratada. Um gelo branco sólido se forma imediatamente na pele tratada, que também se dissipa rapidamente e, portanto, pode sinalizar falsamente a necessidade de aplicação adicional de *peeling*, levando a ferimentos inadvertidamente mais profundos.[18,74]

6.4.6 Combinação de *Peeling* Químico com Outros Procedimentos Minimamente Invasivos

A combinação de *peelings* químicos com outros procedimentos minimamente invasivos continua a ser uma prática comum.[127,128] Uma revisão retroativa de 114 pacientes (39 homens) com cicatrizes de acne predominantemente onduladas, tratadas com

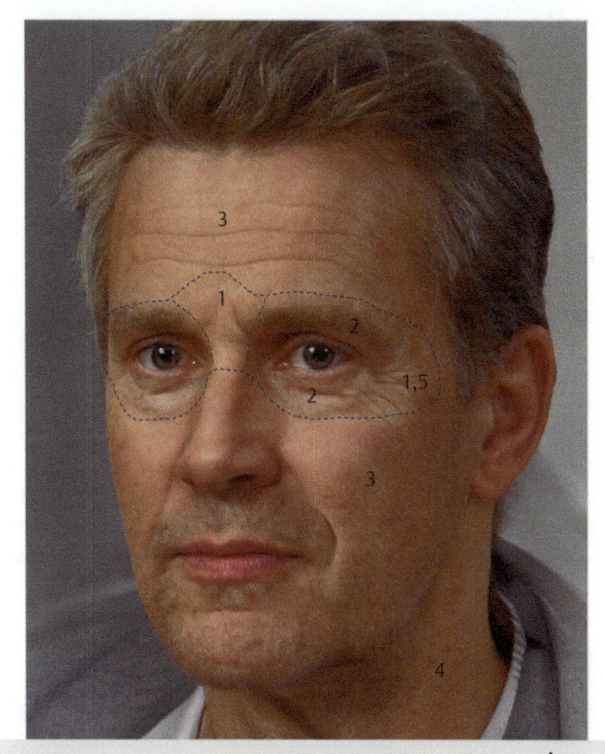

Fig. 6.6 *Peeling* químico segmentar combinado em homens. Óleo de *phenol croton* para a área periorbital com profundidade de penetração variável, dependendo das subunidades cosméticas; solução de Jessner para o pescoço; e ácido CO_2 tricloroacético (TCA; 35%) sólido para o restante da face com difusão na linha do cabelo, pré-auricular/*tragus* e mandíbula (1 = mais profundo, 4 = aplicação leve). (Foto de Generated Photos.)

Tabela 6.9 Formulações de óleo de *phenol croton* da Heresia de Hetter[121]

	Muito leve	Leve	Médio	Pesado	Muito pesado
Indicação	Pálpebras, pescoço	Periocular	Fronte, bochechas	Perioral, nariz	Perioral, queixo
Concentração (%)	0,12	0,4	0,8	1,2	1,6
Concentração de fenol (%)	27,5	35	35	35	35
Estoque de óleo de *croton* de Hetter[a]	0,25 mL	1 mL	2 mL	3 mL	4 mL
Phenol (88%)	3,75 mL	3 mL	2 mL	1 mL	0 mL
Septisol	0,5 mL	0,5 mL	0,5 mL	0,5 mL	0,5 mL
Água	5,5 mL	5,5 mL	5,5 mL	5,5 mL	5,5 mL

[a]A solução estoque de óleo de *croton* de Hetter é composta por 1 mL de óleo de *croton* misturado com 24 mL de *phenol* a 88%. Esta solução estoque contém 4% de óleo de *croton* em *phenol*. Uma gota de óleo de *croton* de um conta-gotas Delasco é igual a 0,04 mL de óleo de *croton*.[16]

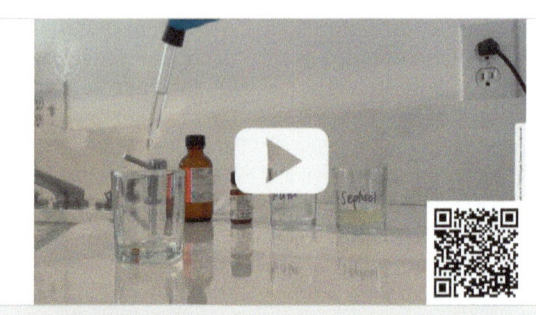

Vídeo 6.1 Misturando a fórmula de Hetter.

uma única sessão que combinou TCA (20%), subcisão extensa e o *laser* CO_2 fracionado, revelou uma melhoria significativa das cicatrizes e uma elevada satisfação dos pacientes com os resultados do tratamento.[128] Outros relatórios sugeriram que o tratamento pré-*peeling* com toxina botulínica e/ou preenchimento com ácido hialurônico tem um efeito sinérgico no tratamento de rítides.[129,130] Em pacientes previamente tratados com neurotoxina, a injeção de neurotoxina 2 a 3 semanas antes de um *peeling* químico médio ou profundo foi postulada para facilitar a cicatrização devido à diminuição da movimentação facial.[76] Para pacientes sem tratamento, a injeção de neurotoxina de 10 a 14 dias após um *peeling* de óleo de *phenol croton* pode prolongar o bloqueio neuromuscular desejado.[76] Embora o tratamento com neurotoxina e o *peeling* químico no mesmo dia geralmente não seja recomendado devido à possível fusão da neurotoxina pelo edema, o aumento dos tecidos moles pode ser realizado no mesmo dia se forem usados *peelings* superficiais ou de profundidade média ou se forem tratadas áreas diferentes. Caso contrário, o tratamento deve ser realizado de 4 a 6 meses após um *peeling* químico profundo.[76]

6.5 Complicações

Conforme discutido anteriormente, as variáveis intrínsecas e extrínsecas da pele masculina podem predispor os homens a taxas de reepitelização mais lentas, edema pós-procedimento mais exuberante e equimoses. As complicações dos *peelings* químicos são muito semelhantes às de outras modalidades de rejuvenescimento discutidas neste livro.[45] Embora a identificação precoce, o tratamento e a prevenção das complicações dos *peelings* químicos (▶ Tabela 6.10) não sejam específicos para cada gênero, os homens podem ser expostos a complicações de *peelings* químicos, circunstâncias especiais são dignas de discussão. Em um couro cabeludo calvo atrófico com múltiplas AK, as áreas quimioesfoliadas que apresentam reepitelização retardada podem ser uma sequência de estruturas anexiais diminuídas ou da própria pele danificada actinicamente.[131] Nesses pacientes, a adesão aos cuidados com a ferida pós-operatória deve ser ainda mais enfatizada, mantendo-se um alto índice de suspeita de infecção ou dermatose pustular erosiva do couro cabeludo. Certas áreas são propensas a cicatrizes hipertróficas de *peelings* médios ou profundos e devem ser descascadas com menos vigor, mesmo em homens. Essas áreas são as pálpebras superiores mediais, as pálpebras inferiores laterais, o arco zigomático, a área pré-auricular e o pescoço. Os *peelings* de média profundidade têm resultados imprevisíveis no pescoço e uma tendência a causar cicatrizes; em vez disso, os *peelings* superficiais em combinação com dispositivos de enrijecimento da pele, neurotoxina e/ou preenchimentos bioestimuladores devem ser considerados.

6.6 Conclusão

Em meio a novas tecnologias de *laser* e outros dispositivos minimamente invasivos, há um ressurgimento do interesse pelo *peeling* químico, devido aos seus resultados estéticos confiáveis e econômicos. Uma boa compreensão das preocupações cosméticas mais comuns dos homens, bem como das variáveis intrínsecas e extrínsecas que afetam sua pele, ajuda o profissional de estética a criar um plano de tratamento bem-sucedido e mais adequado aos desejos do paciente. Embora mais de 70% dos residentes em dermatologia nos Estados Unidos planejem realizar *peelings* químicos em suas práticas clínicas futuras, a grande maioria não teve experiência prática primária em *peelings* químicos.[132] Workshops práticos, como os oferecidos pela International Peeling Society (https://www.peelingsociety.com), proporcionam uma exposição inestimável às técnicas de *peelings* químicos que podem ajudar a preencher as lacunas no treinamento cosmético.[98] A facilidade na realização de *peelings* químicos e a compreensão das nuances específicas de gênero dessa técnica podem ser bem recompensadas no crescente mercado estético atual.

6.7 Pérolas

- Limite seu repertório de *peeling* químico a poucos agentes de *peeling*. Uma vasta experiência no uso de apenas um número seleto de *peelings* tende a produzir os resultados desejados de forma consistente e é fundamental para evitar complicações.
- Os *peelings* de média profundidade normalmente utilizam um queratolítico antes da aplicação de um desnaturante de proteínas, sendo que o primeiro facilita a penetração dérmica eficiente do segundo. A combinação sólida de CO_2-TCA (35%) tende a resultar na maior melhora da pele no tratamento do fotoenvelhecimento avançado.
- Os *peelings* lipofílicos, como SA e JS, podem resultar em uma melhora mais pronunciada da pele em homens, dada a maior densidade de glândulas sebáceas em sua pele do que nas mulheres. Considere fortemente a incorporação desses *peelings* ao selecionar agentes de *peeling* para homens.
- Devido às características intrínsecas da pele masculina, os procedimentos de *peeling* em homens geralmente exigem concentrações e volumes maiores de solução de *peeling*, maior pressão de aplicação do *peeling*, mais sessões de *peeling* e/ou condicionamento prolongado da pele antes do *peeling* para atingir a profundidade pretendida de penetração do *peeling*.
- Otimize a conveniência e a simplicidade ao selecionar o regime de cuidados com a pele pré e *pós-peeling* para homens. Escolha agentes que já estejam disponíveis comercialmente em combinações ou considere a possibilidade de ter os agentes individuais combinados em uma formulação composta, de preferência em veículos "mais leves".

Tabela 6.10 Gerenciamento e prevenção de complicações do *peeling* químico

Sequelas	Pérolas	Dicas de gerenciamento
Erosões ou ulcerações dolorosas	▪ As lesões cutâneas dolorosas que ocorrem após o *peeling* devem ser tratadas como infecção herpética	▪ Teste baseado na reação em cadeia da polimerase, teste de anticorpos fluorescentes diretos e/ou cultura viral para o vírus herpes simples (HSV) ou vírus da varicela-zóster (VZV) ▪ Valaciclovir empírico 1 g três vezes ao dia × 10 dias
Cicatrização hipertrófica	▪ Sinais iniciais de formação de cicatriz: eritema persistente, enrijecimento, prurido e demora na cicatrização ▪ Iniciar o tratamento no primeiro reconhecimento de cicatrizes	▪ Revestimento de gel de silicone ▪ Massagem para cicatrizes ▪ Esteroides tópicos, intralesionais ou orais ▪ Esteroide tópico de classe I duas vezes ao dia ▪ Injeções intralesionais de acetonido de triancinolona (10-20 mg/mL, de acordo com a espessura da cicatriz) realizadas mensalmente ▪ *Laser* de corante pulsado (PDL) ▪ As injeções de 5-fluorouracil podem ser usadas em combinação com esteroides intralesionais e/ou tratamentos com PDL

Hiperpigmentação pós-inflamatória (PIH)	▪ Tipos de pele III-VI de Fitzpatrick com maior risco
	▪ Considere a realização de testes pontuais em pacientes de risco
	▪ Iniciar o tratamento após a reepitelização
		▪ Protetor solar com ingrediente bloqueador físico (dióxido de titânio ou óxido de zinco) e proteção contra a luz visível (versões com cor)
		▪ Hidroquinona 4% ou mais, duas vezes ao dia:
		  • ±retinoide tópico e esteroide de baixa potência (ou produto combinado com hidroquinona/retinoide/esteroide)
		  • Pode alternar meses com ácido azelaico em gel a 15% ou creme a 20% para diminuir o risco de ocronose
		▪ Imunomodulador tópico (pomada de tacrolimus 0,1%) pode ser adicionado para tratar a inflamação residual
		▪ *Peelings* de ácido glicólico (10%-30%) a cada duas semanas

Dermatite alérgica de contato	▪ Mais comumente devido ao resorcinol	▪ Esteroides tópicos ▪ Se grave/persistente: pacote de doses de metilprednisolona
Formação de pústulas	▪ Infecção bacteriana ou por *Candida*	▪ *Swab* para coloração de Gram, cultura e sensibilidade ▪ Fluconazol empírico 150 mg oral × 1 dose ▪ Considere a adição de um antibiótico oral (por exemplo, doxiciclina) enquanto aguarda os resultados da cultura
Erupção acneiforme	▪ Associado a *peelings* de média profundidade	▪ Pústulas sem telhado ▪ Antibiótico oral da classe da tetraciclina × 2 semanas ▪ Injeção intralesional de acetonido de triancinolona (2,5 mg/mL)

- As considerações de segurança cardíaca surgem especialmente quando se realizam *peelings* de *phenol* em mais de uma unidade cosmética (área da palma da mão sem o dedo) ou com mais de 0,5% de BSA.
- O uso da fórmula leve ou muito leve de Hetter para rejuvenescimento periorbital durante um *peeling* químico combinado segmentar pode tratar com sucesso uma das principais preocupações cosméticas em homens.
- Ao combinar *peelings* químicos com outros procedimentos minimamente invasivos, considere as profundidades-alvo dos diferentes procedimentos (as mesmas profundidades podem aumentar o risco de cicatriz), como a inflamação ou o edema do *peeling* químico pode alterar os resultados do(s) outro(s) procedimento(s) (por exemplo, fusão de neurotoxina) ou como o outro procedimento pode alterar a penetração do agente do *peeling* (por exemplo, microagulhamento, rejuvenescimento fracionado não ablativo).

Referências

[1] Weissler JM, Carney MJ, Carreras Tartak JA, Bensimon RH, Percec I. The evolution of chemical peeling and modern-day applications. Plast Reconstr Surg. 2017; 140(5):920–929
[2] Brody HJ, Monheit GD, Resnik SS, Alt TH. A history of chemical peeling. Dermatol Surg. 2000; 26(5):405–409
[3] Bangash HK, Eisen DB, Armstrong AW, et al. Who are the pioneers? A critical analysis of innovation and expertise in cutaneous noninvasive and minimally invasive cosmetic and surgical procedures. Dermatol Surg. 2016; 42(3):335–351
[4] American Society for Aesthetic Plastic Surgery. 2017 Cosmetic Surgery National Data Bank Statistics. Available at: https://www.surgery.org/media/statistics. Updated 2018. Accessed Dec 15, 2018
[5] American Socitey for Dermatologic Surgery. ASDS Survey on Dermatologic Procedures: Report of 2017 Procedures. Available at: https://www.asds.net/medical-professionals/practice-resources/asds-surveyon-dermatologic-procedures. Updated 2018. Accessed Dec 15, 2018

[6] International Society of Aesthetic Plastic Surgery. ISAPS International Survey on Aesthetic/Cosmetic Procedures Performed in 2017. Available at: https://www.isaps.org/wp-content/uploads/2018/10/ISAPS_2017_International_Study_Cosmetic_Procedures.pdf. Updated 2018. Accessed December 15, 2018
[7] Keaney T. Male aesthetics. Skin Therapy Lett. 2015; 20(2):5–7
[8] Jagdeo J, Keaney T, Narurkar V, Kolodziejczyk J, Gallagher CJ. Facial treatment preferences among aesthetically oriented men. Dermatol Surg. 2016; 42(10):1155–1163
[9] Frucht CS, Ortiz AE. Nonsurgical cosmetic procedures for men: trends and technique considerations. J Clin Aesthet Dermatol. 2016; 9(12):33–43
[10] Handler MZ, Goldberg DJ. Cosmetic concerns among men. Dermatol Clin. 2018; 36(1):5–10
[11] Dewandre L, Tenenbaum A. The chemistry of peels: a hypothesis of action mechanisms and a proposal of a new classification of chemical peelings. In: Tung RC, Rubin MG, eds. Procedures in Cosmetic Dermatology Series: Chemical Peels. 2nd ed. Philadelphia, PA: Saunders;2011:1–16
[12] Yonei N, Kanazawa N, Ohtani T, Furukawa F, Yamamoto Y. Induction of PDGF-B in TCA-treated epidermal keratinocytes. Arch Dermatol Res. 2007; 299(9):433–440
[13] Kimura A, Kanazawa N, Li HJ, Yonei N, Yamamoto Y, Furukawa F. Influence of chemical peeling on the skin stress response system. Exp Dermatol. 2012; 21 Suppl 1:8–10
[14] Bertolini TM. Is the phenol-croton oil peel safe? Plast Reconstr Surg. 2002; 110(2):715–717
[15] Kligman AM, Baker TJ, Gordon HL. Long-term histologic follow-up of phenol face peels. Plast Reconstr Surg. 1985; 75(5):652–659
[16] Wambier CG, Lee KC, Soon SL, et al. Advanced chemical peels: phenol-croton oil peel. J Am Acad Dermatol. 2019; 81(2):327–336
[17] Moy LS, Kotler R, Lesser T. The histologic evaluation of pulsed carbon dioxide laser resurfacing versus phenol chemical peels in vivo. Dermatol Surg. 1999; 25(8):597–600
[18] Obagi S. Injectables and resurfacing techniques: chemical peels. In: Rubin JP, ed. Plastic Surgery. Vol. 2. 4th ed. London: Elsevier; 2018:86–96
[19] Khunger N. Choosing the right peeling agent. In: Khunger N, ed. Chemical peels. 2nd ed. New Delhi, India: Jaypee Brothers Medical Publishers; 2014:40
[20] Giacomoni PU, Mammone T, Teri M. Gender-linked differences in human skin. J Dermatol Sci. 2009; 55(3):144–149
[21] Rahrovan S, Fanian F, Mehryan P, Humbert P, Firooz A. Male versus female skin: what dermatologists and cosmeticians should know. Int J Womens Dermatol. 2018; 4(3):122–130
[22] Fanous N, Zari S. Universal trichloroacetic acid peel technique for light and dark skin. JAMA Facial Plast Surg. 2017; 19(3):212–219
[23] Mizukoshi K, Akamatsu H. The investigation of the skin characteristics of males focusing on gender differences, skin perception, and skin care habits. Skin Res Technol. 2013; 19(2):91–99
[24] Paes EC, Teepen HJ, Koop WA, Kon M. Perioral wrinkles: histologic differences between men and women. Aesthet Surg J. 2009; 29(6):467–472
[25] Draelos ZD. Cosmeceuticals for male skin. Dermatol Clin. 2018; 36(1):17–20
[26] Sandby-Møller J, Poulsen T, Wulf HC. Epidermal thickness at different body sites: relationship to age, gender, pigmentation, blood content, skin type and smoking habits. Acta Derm Venereol. 2003;83(6):410–413
[27] Markova MS, Zeskand J, McEntee B, Rothstein J, Jimenez SA, Siracusa LD. A role for the androgen receptor in collagen content of the skin. J Invest Dermatol. 2004; 123(6):1052–1056
[28] Ezure T, Yagi E, Kunizawa N, Hirao T, Amano S. Comparison of sagging at the cheek and lower eyelid between male and female faces. Skin Res Technol. 2011; 17(4):510–515
[29] Hornstra JM, Hoekstra T, Serné EH, et al. Homocysteine levels are inversely associated with capillary density in men, not in premenopausal women. Eur J Clin Invest. 2014; 44(3):333–340
[30] Fei W, Xu S, Ma J, et al. Fundamental supply of skin blood flow in the Chinese Han population: measurements by a full-field laser perfusion imager. Skin Res Technol. 2018; 24(4):656–662
[31] Stücker M, Steinberg J, Memmel U, Avermaete A, Hoffmann K, Altmeyer P. Differences in the two-dimensionally measured laser Doppler flow at different skin localisations. Skin Pharmacol Appl Skin Physiol. 2001; 14(1):44–51
[32] Nikalji N, Godse K, Sakhiya J, Patil S, Nadkarni N. Complications of medium depth and deep chemical peels. J Cutan Aesthet Surg. 2012;5(4):254–260
[33] Staikou C, Kokotis P, Kyrozis A, et al. Differences in pain perception between men and women of reproductive age: a laser-evoked potentials study. Pain Med. 2017; 18(2):316–321
[34] Bulls HW, Freeman EL, Anderson AJ, Robbins MT, Ness TJ, Goodin BR. Sex differences in experimental measures of pain sensitivity and endogenous pain inhibition. J Pain Res. 2015; 8:311–320
[35] Gilliver SC, Ruckshanthi JP, Hardman MJ, Zeef LA, Ashcroft GS. 5alpha-dihydrotestosterone (DHT) retards wound closure by inhibiting re-epithelialization. J Pathol. 2009; 217(1):73–82
[36] Gilliver SC, Ashworth JJ, Ashcroft GS. The hormonal regulation of cutaneous wound healing. Clin Dermatol. 2007; 25(1):56–62
[37] Bordignon V, Burastero SE. Age, gender and reactivity to allergens independently influence skin reactivity to histamine. J Investig Allergol Clin Immunol. 2006; 16(2):129–135
[38] Costa IMC, Damasceno PS, Costa MC, Gomes KGP. Review in peeling complications. J Cosmet Dermatol. 2017; 16(3):319–326
[39] Keaney TC. Aging in the male face: intrinsic and extrinsic factors. Dermatol Surg. 2016; 42(7):797–803
[40] Kass LG, Kass KS. The lost art of chemical peeling: my fifteen year experience with croton oil peel. Adv Ophthalmol Optom. 2017; 2(1):391–407
[41] GBD 2015 Tobacco Collaborators. Smoking prevalence and attributable disease burden in 195 countries and territories, 1990–2015: a systematic analysis from the Global Burden of Disease Study 2015. Lancet. 2017; 389(10082):1885–1906
[42] Peters SAE, Muntner P, Woodward M. Sex differences in the prevalence of, and trends in, cardiovascular risk factors, treatment, and control in the united states, 2001 to 2016. Circulation. 2019; 139(8):1025–1035
[43] Gill JF, Yu SS, Neuhaus IM. Tobacco smoking and dermatologic surgery. J Am Acad Dermatol. 2013; 68(1):167–172
[44] Manríquez JJ, Cataldo K, Vera-Kellet C, Harz-Fresno I. Wrinkles. BMJ Clin Evid. 2014; 2014:1711
[45] Vanaman M, Fabi SG, Carruthers J. Complications in the cosmetic dermatology patient: a review and our experience (part 2). Dermatol Surg. 2016; 42(1):12–20
[46] Bureau of Labor Statistics. 2018 Employed Persons by Detailed Occupation, Sex, Race, and Hispanic or Latino Ethnicity. United States Department of Labor. Available at: https://www.bls.gov/cps/cpsaat10.htm. Accessed February 23, 2019
[47] Bertolin M, Cercatto MC, Requena C, et al. Awareness, attitude, and adherence to preventive measures in patients at high risk of melanoma. A cross-sectional study on 185 patients. J Cancer Educ. 2015; 30(3):552–566
[48] Damian DL, Patterson CR, Stapelberg M, Park J, Barnetson RS, Halliday GM. UV radiation-induced immunosuppression is greater in men and prevented by topical nicotinamide. J Invest Dermatol. 2008; 128(2):447–454
[49] Ide T, Tsutsui H, Ohashi N, et al. Greater oxidative stress in healthy young men compared with premenopausal women. Arterioscler Thromb Vasc Biol. 2002; 22(3):438–442
[50] Falk M, Anderson CD. Influence of age, gender, educational level and self-estimation of skin type on sun exposure habits and readiness to increase sun protection. Cancer Epidemiol. 2013; 37(2):127–132
[51] Hantash BM, Stewart DB, Cooper ZA, Rehmus WE, Koch RJ, Swetter SM. Facial resurfacing for nonmelanoma skin cancer prophylaxis. Arch Dermatol. 2006; 142(8):976–982
[52] Crudele J, Kim E, Murray K, Regan J. The importance of understanding consumer preferences for dermatologist

recommended skin cleansing and care products. J Drugs Dermatol. 2019; 18 1s:s75–s79

[53] Blair R, Gupta G. Impact of demographic and treatment-related factors. In: Davis SA, ed. Adherence in Dermatology. Cham: Springer International; 2016:17–28

[54] Newport F. In U.S., estimate of LGBT population rises to 4.5%. Available at: https://news.gallup.com/poll/234863/estimate-lgbtpopulation-rises.aspx. Accessed February 23, 2019

[55] Yeung H, Luk KM, Chen SC, Ginsberg BA, Katz KA. Dermatologic care for lesbian, gay, bisexual, and transgender persons: terminology, demographics, health disparities, and approaches to care. J Am Acad Dermatol. 2019; 80(3):581–589

[56] Yeung H, Luk KM, Chen SC, Ginsberg BA, Katz KA. Dermatologic care for lesbian, gay, bisexual, and transgender persons: epidemiology, screening, and disease prevention. J Am Acad Dermatol. 2019; 80(3):591–602

[57] Montes JR, Santos E. Evaluation of men's trends and experiences in aesthetic treatment. J Drugs Dermatol. 2018; 17(9):941–946

[58] Yeung H, Chen SC. Sexual orientation and indoor tanning device use: a population-based study. JAMA Dermatol. 2016; 152(1):99–101

[59] Mansh M, Katz KA, Linos E, Chren MM, Arron S. Association of skin cancer and indoor tanning in sexual minority men and women. JAMA Dermatol. 2015; 151(12):1308–1316

[60] Klimek P, Lamb KM, Nogg KA, Rooney BM, Blashill AJ. Current and ideal skin tone: associations with tanning behavior among sexual minority men. Body Image. 2018; 25:31–34

[61] Admassu N, Pimentel MA, Halley MC, et al. Motivations among sexual-minority men for starting and stopping indoor tanning. Br J Dermatol. 2019; 180(6):1529–1530

[62] Wierckx K, Van de Peer F, Verhaeghe E, et al. Short- and long-term clinical skin effects of testosterone treatment in trans men. J Sex Med. 2014; 11(1):222–229

[63] Motosko CC, Zakhem GA, Pomeranz MK, Hazen A. Acne: a side-effect of masculinizing hormonal therapy in transgender patients. Br J Dermatol. 2019; 180(1):26–30

[64] Nakamura A, Watanabe M, Sugimoto M, et al. Dose-response analysis of testosterone replacement therapy in patients with female to male gender identity disorder. Endocr J. 2013; 60(3):275–281

[65] Kontochristopoulos G, Platsidaki E. Chemical peels in active acne and acne scars. Clin Dermatol. 2017; 35(2):179–182

[66] Tung R, Sato M, Kim N, Brenner FM. Body peeling. In: Tung RC, Rubin MG, eds. Procedures in Cosmetic Dermatology Series: Chemical Peels. 2nd ed. Philadelphia, PA: Saunders; 2011:117–122

[67] Spring LK, Krakowski AC, Alam M, et al. Isotretinoin and timing of procedural interventions: a systematic review with consensus recommendations. JAMA Dermatol. 2017; 153(8):802–809

[68] Waldman A, Bolotin D, Arndt KA, et al. ASDS guidelines task force: consensus recommendations regarding the safety of lasers, dermabrasion, chemical peels, energy devices, and skin surgery during and after isotretinoin use. Dermatol Surg. 2017; 43(10):1249–1262

[69] Griffiths S, Murray SB, Dunn M, Blashill AJ. Anabolic steroid use among gay and bisexual men living in Australia and New Zealand: associations with demographics, body dissatisfaction, eating disorder psychopathology, and quality of life. Drug Alcohol Depend. 2017;181:170–176

[70] Ip EJ, Yadao MA, Shah BM, et al. Polypharmacy, infectious diseases, sexual behavior, and psychophysical health among anabolic steroidusing homosexual and heterosexual gym patrons in san francisco's castro district. Subst Use Misuse. 2017; 52(7):959–968

[71] Ip EJ, Barnett MJ, Tenerowicz MJ, Perry PJ. The anabolic 500 survey: characteristics of male users versus nonusers of anabolic-androgenic steroids for strength training. Pharmacotherapy. 2011; 31(8):757–766

[72] Blashill AJ, Calzo JP, Griffiths S, Murray SB. Anabolic steroid misuse among US adolescent boys: disparities by sexual orientation and race/ethnicity. Am J Public Health. 2017; 107(2):319–321

[73] Kouris A, Platsidaki E, Christodoulou C, et al. Patients' self-esteem before and after chemical peeling procedure. J Cosmet Laser Ther. 2018;20(4):220–222

[74] Obagi S, Niamtu J. Chemical peel. In: Joe Niamtu, ed. Cosmetic Facial Surgery. 2nd ed. Philadelphia, PA: Elsevier; 2018:732–755

[75] Duffy DM. Avoiding complications. In: Tung RC, Rubin MG, eds. Procedures in Cosmetic Dermatology Series: Chemical Peels. 2nd ed. Philadelphia, PA: Saunders; 2011:151–172

[76] Wambier CG, de Freitas FP. Combining phenol-croton oil peel. In: Issa MCA, Tamura B, eds. Chemical and Physical Procedures. Cham: Springer International Publishing; 2018:101–113

[77] Landau M. Cardiac complications in deep chemical peels. Dermatol Surg. 2007; 33(2):190–193, discussion 193

[78] Landau M, Bensimon RH. Chemical peels. In: Cantisano-Zilkha M, Haddad A, eds. Aesthetic Oculofacial Rejuvenation. New York, NY: Elsevier; 2010:29–37

[79] Obagi S. Niamtu J. Chemical peel. In: Niamtu J, ed. Cosmetic Facial Surgery. 2nd ed. Beijing, China: Elsevier; 2018:732–755

[80] Resnik BI. The role of priming the skin for peels. In: Tung R, Rubin M, eds. Procedures in Cosmetic Dermatology Series: Chemical Peels. Philadelphia, PA: Saunders; 2011:23–25

[81] Henry M. Cosmetic concerns among ethnic men. Dermatol Clin. 2018; 36(1):11–16

[82] Lee KC, Wambier CG, Soon SL, et al. Basic chemical peeling: superficial and medium-depth peels. J Am Acad Dermatol. 2018; 81(2):313–324

[83] Committee for Guidelines of Care for Chemical Peeling. Guidelines for chemical peeling in japan (3rd edition). J Dermatol. 2012; 39 4:321–325

[84] Khunger N, IADVL Task Force. Standard guidelines of care for chemical peels. Indian J Dermatol Venereol Leprol. 2008; 74 Suppl:S5–S12

[85] Ditre CM. Alpha-hydroxy acid peels. In: Tung RC, Rubin MG, eds. Procedures in Cosmetic Dermatology Series: Chemical Peels. 2nd ed. Philadelphia, PA: Saunders; 2011:27–40

[86] Singer S, Karrer S, Berneburg M. Modern sun protection. Curr Opin Pharmacol. 2019; 46:24–28

[87] Sarkar R, Gokhale N, Godse K, et al. Medical management of melasma: a review with consensus recommendations by Indian pigmentary expert group. Indian J Dermatol. 2017; 62(6):558–577

[88] Mancuso JB, Maruthi R, Wang SQ, Lim HW. Sunscreens: an update. Am J Clin Dermatol. 2017; 18(5):643–650

[89] Peikert JM, Krywonis NA, Rest EB, Zachary CB. The efficacy of various degreasing agents used in trichloroacetic acid peels. J Dermatol Surg Oncol. 1994; 20(11):724–728

[90] Leonhardt JM, Rossy KM, Lawrence N. Trichloroacetic acid (TCA) peels. In: Tung RC, Rubin MG, eds. Procedures in Cosmetic Dermatology Series: Chemical Peels. 2nd ed. Philadelphia, PA: Saunders; 2011: 64.

[91] Leonhardt JM, Rossy KM, Lawrence N. Trichloroacetic acid (TCA) peels. In: Tung RC, Rubin MG, eds. Procedures in Cosmetic Dermatology Series: Chemical Peels. 2nd ed. Philadelphia, PA: Saunders; 2011: 66–67.

[92] Coleman KM, Coleman WP. Complications. In: Tung RC, Rubin MG,eds. Procedures in Cosmetic Dermatology Series: Chemical Peels. 2nd ed. Philadelphia, PA: Saunders; 2011:173–182

[93] Perkins SW, Waters HH. Management of aging skin. In: Flint PW, Haughey BH, Lund V, et al., eds. Cummings Otolaryngology: Head and Neck Surgery. 6th ed. Philadelphia, PA: Saunders; 2015:391–408

[94] Hetter GP. An examination of the phenol-croton oil peel: part IV. Face peel results with different concentrations of phenol and croton oil. Plast Reconstr Surg. 2000; 105(3):1061–1083, discussion 1084–1087

[95] Rullan P, Karam AM. Chemical peels for darker skin types. Facial Plast Surg Clin North Am. 2010; 18(1):111–131

[96] Ross EV. Nonablative laser rejuvenation in men. Dermatol Ther. 2007;20(6):414–429

[97] Reserva J, Champlain A, Soon SL, Tung R. Chemical peels: indications and special considerations for the male patient. Dermatol Surg. 2017;43 Suppl 2:S163–S173

[98] Brody HJ. Commentary on chemical peels in men. Dermatol Surg. 2017; 43 Suppl 2:S174–S175

[99] Grimes PE. Salicylic acid peels. In: Tung R, Rubin M, eds. Procedures in Cosmetic Dermatology Series: Chemical Peels. Philadelphia, PA:Saunders; 2011:41–47

[100] Dainichi T, Ueda S, Imayama S, Furue M. Excellent clinical results with a new preparation for chemical peeling in acne: 30% salicylic acid in polyethylene glycol vehicle. Dermatol Surg. 2008; 34(7):891–899, discussion 899

[101] Dainichi T, Amano S, Matsunaga Y, et al. Chemical peeling by SA-PEG remodels photo-damaged skin: suppressing p53 expression and normalizing keratinocyte differentiation. J Invest Dermatol. 2006; 126(2):416–421

[102] Grimes PE. Jessner's solution. In: Tosti A, Grimes PE, De Padova MP, eds. Color Atlas of Chemical Peels. Berlin: Springer; 2006:23–29

[103] Ghersetich I, Brazzini B, Lotti T, De Padova MP, Tosti A. Resorcinol. In: Tosti A, Grimes PE, De Padova MP, eds. Color of Atlas of Chemical Peels. Berlin: Springer; 2006:41–47

[104] Rubin C. Are you man enough for a peel? The New York Times. January 22, 2015;E; Style Desk; SKIN DEEP:4

[105] Moy LS, Peace S, Moy RL. Comparison of the effect of various chemical peeling agents in a mini-pig model. Dermatol Surg. 1996; 22(5):429–432

[106] Becker FF, Langford FP, Rubin MG, Speelman P. A histological comparison of 50% and 70% glycolic acid peels using solutions with various pHs. Dermatol Surg. 1996; 22(5):463–465

[107] Cohen BJ. The value of pH. Aesthetics. 2014. Available at: https://aestheticsjournal.com/feature/the-value-of-ph. Accessed February 24, 2019

[108] Sharad J. Glycolic acid peel therapy: a current review. Clin Cosmet Investig Dermatol. 2013; 6:281–288

[109] Bagatin E, Teixeira SP, Hassun KM, Pereira T, Michalany NS, Talarico S. 5-Fluorouracil superficial peel for multiple actinic keratoses. Int J Dermatol. 2009; 48(8):902–907

[110] Marrero GM, Katz BE. The new fluor-hydroxy pulse peel. A combination of 5-fluorouracil and glycolic acid. Dermatol Surg. 1998; 24(9):973–978

[111] Harmon CB, Hadley M, Tristani P. Tricholoroacetic acid. In: Tosti A, Grimes PE, De Padova MP, eds. Color atlas of Chemical Peels. Berlin: Springer; 2006:59–67

[112] Brody HJ. Do chemical peels tighten the skin? Dermatol Surg. 2014;40 Suppl 12:S129–S133

[113] Fabbrocini G, De Padova MP, Tosti A. Superficial to medium-depth peels: a personal experience. In: Tung RC, Rubin MG, eds. Procedures in Cosmetic Dermatology Series: Chemical Peels. 2nd ed. Philadelphia, PA: Saunders; 2011:123–132

[114] Cho SB, Chung KY, Lee KH, Lee JB. Chemical reconstruction of skin scars (CROSS) technique. In: Tung RC, Rubin MG, eds. Procedures in Cosmetic Dermatology Series: Chemical Peels. Philadelphia, PA: Saunders; 2011:101–107

[115] Lee JB, Chung WG, Kwahck H, Lee KH. Focal treatment of acne scars with trichloroacetic acid: chemical reconstruction of skin scars method. Dermatol Surg. 2002; 28(11):1017–1021, discussion 1021

[116] Khunger N, Bhardwaj D, Khunger M. Evaluation of CROSS technique with 100% TCA in the management of ice pick acne scars in darker skin types. J Cosmet Dermatol. 2011; 10(1):51–57

[117] Leheta T, El Tawdy A, Abdel Hay R, Farid S. Percutaneous collagen induction versus full-concentration trichloroacetic acid in the treatment of atrophic acne scars. Dermatol Surg. 2011; 37(2):207–216

[118] Jacobs B. Is men's make-up going mainstream? Available at: http://www.bbc.com/culture/story/20190206-is-mens-make-up-goingmainstream. Updated 2019. Accessed March 12, 2019

[119] Wolfson S. Face time: is makeup for men the next big beauty trend? The Guardian Web site. Available at: https://www.theguardian.com/fashion/2018/oct/13/makeup-for-men-beauty-trend. Updated 2018. Accessed March 12, 2019

[120] Jung K, Choi M, Hong S, et al. Realistic and aggregated exposure assessment of Korean men and women to color make-up products. Food Chem Toxicol. 2018; 118:382–389

[121] Hetter GP. An examination of the phenol-croton oil peel: part I. Dissecting the formula. Plast Reconstr Surg. 2000; 105(1):227–239, discussion 249–251

[122] Sterling JB. Micropunch blepharopeeling of the upper eyelids: a combination approach for periorbital rejuvenation–a pilot study. Dermatol Surg. 2014; 40(4):436–440

[123] Hetter GP, Brody HJ, Monheit GD, Landau M. Interactive peeling session. Proceedings from the International Peeling Society's Chemical Peel Course: International Day at the American Academy of Dermatology Annual Meeting. Orlando, FL, March 2, 2017

[124] Chisaki C, Horn G, Noriega LF. Phenol solutions for deep peels. In: Issa MCA, Tamura B, eds. Chemical and Physical Procedures. Cham: Springer International Publishing; 2018:73–99

[125] Office of Environmental Health & Safety. Phenol safety fact sheet. Available at: https://ehs.usc.edu/files/phenol-fact-sheet.pdf. Updated 2018. Accessed March 12, 2019

[126] Wambier CG, Beltrame FL. Air safety and personal protective equipment for phenol-croton oil peels. Dermatol Surg. 2018; 44(7):1035–1037

[127] Linder J. Chemical peels and combination therapies. Plast Surg Nurs. 2013; 33(2):88–91, quiz 92–93

[128] Taylor MB, Zaleski-Larsen L, McGraw TA. Single session treatment of rolling acne scars using tumescent anesthesia, 20% trichloracetic acid extensive subcision, and fractional CO2 laser. Dermatol Surg. 2017;43 Suppl 1:S70–S74

[129] Tung R, Mahoney AM, Novice K, et al. Treatment of lateral canthal rhytides with a medium depth chemical peel with or without pretreatment with onabotulinum toxin type A: a randomized control trial. Int J Womens Dermatol. 2016; 2(1):31–34

[130] Landau M. Combination of chemical peelings with botulinum toxin injections and dermal fillers. J Cosmet Dermatol. 2006; 5(2):121–126

[131] Quaedvlieg PJF, Ostertag JU, Krekels GA, Neumann HAM. Delayed wound healing after three different treatments for widespread actinic keratosis on the atrophic bald scalp. Dermatol Surg. 2003; 29(10):1052–1056, discussion 1056

[132] Champlain A, Reserva J, Webb K, et al. Cosmetic dermatology training during residency: outcomes of a resident-reported survey. Dermatol Surg. 2018; 44(9):1216–1219

7 O Setor de Tecnologia: *Lasers*, Luz e Dispositivos de Energia

Yiping Xing ■ *Derek Hsu* ■ *Murad Alam* ■ *Jeremy A. Brauer*

Resumo

Lasers e terapias à base de luz são ferramentas não cirúrgicas potentes e versáteis que podem ser usadas para tratar ampla gama de condições dermatológicas cosméticas e médicas, incluindo várias que são mais prevalentes em homens. Como o número de pacientes do sexo masculino que buscam procedimentos cosméticos não invasivos continua a aumentar, adaptar as metodologias de tratamento para levar em conta as variações e preferências anatômicas específicas do gênero será essencial para aperfeiçoar os resultados cosméticos e aumentar a satisfação do paciente. Neste capítulo analisaremos as principais classes de *lasers* por indicação clínica, com foco especial em seu uso em homens.

Palavras-chave: lasers, lasers em homens, depilação a *laser*, remoção de tatuagem a *laser*, rejuvenescimento a *laser*, *lasers* vasculares

7.1 Histórico

A demanda por procedimentos cosméticos cirúrgicos e não cirúrgicos aumentou drasticamente na última década, com uma estimativa de 18.100.000 procedimentos realizados somente em 2019.[1] Embora o número total de procedimentos cosméticos anuais tenha aumentado 44,8% desde 2009, os procedimentos minimamente invasivos representam 94,6% desse aumento, com tratamentos a *laser* e à base de luz abrangendo uma parte significativa desse crescimento.[1,2]

Embora o cenário demográfico do mercado de cosméticos seja composto, principalmente, por pacientes do sexo feminino, o interesse em procedimentos cosméticos também tem aumentado constantemente entre os pacientes do sexo masculino, com um total de 1.300.000 procedimentos cosméticos realizados em 2019, de acordo com a American Society of Plastic Surgeons.[1] Os procedimentos minimamente invasivos representaram a grande maioria desse volume (83,7%), com a depilação a *laser* (LHR) e o rejuvenescimento da pele a *laser* classificados como o segundo e o sexto procedimentos mais populares entre os pacientes do sexo masculino, respectivamente.[1]

Diversos fatores contribuem para o crescente interesse em terapias a *laser* e à base de luz entre pacientes do sexo masculino. Os avanços no campo dos *lasers* e das terapias à base de luz proporcionaram aos pacientes estéticos uma opção minimamente invasiva para o tratamento de uma grande variedade de problemas cosméticos cutâneos, incluindo várias condições que são mais prevalentes ou graves na população masculina, como cicatrizes de acne, rítides, pseudofoliculite *barbae* (PFB) e rinofima.[3] Esses procedimentos, muitas vezes, podem proporcionar resultados naturais significativos, porém, sutis, ao mesmo tempo em que oferecem tempo de inatividade mínimo e risco reduzido – características que foram destacadas em pesquisas recentes como considerações importantes para pacientes com acne do sexo masculino.[4,5] Além disso, os autores acreditam que as terapias à base de *laser* e luz têm um menor risco de feminizar o rosto em comparação com outras modalidades minimamente invasivas, como os preenchimentos dérmicos injetáveis.

Como a conscientização e a aceitação social dos procedimentos cosméticos continuam a aumentar entre os pacientes do sexo masculino, é essencial que os profissionais de saúde compreendam não apenas as capacidades e limitações das diferentes opções de tratamento disponíveis, mas também as *nuances* distintas da anatomia facial masculina. A adaptação dos protocolos de tratamento para levar em conta essas diferenças e o reconhecimento dos diversos objetivos de tratamento de diferentes grupos demográficos de pacientes resultará em melhores resultados cosméticos e na satisfação do paciente.[6] Neste capítulo analisaremos esses tópicos no que se refere às terapias baseadas em *laser* e luz.

7.2 Anatomia e Fisiologia

Como o maior órgão do corpo humano, a pele é composta de várias camadas e estruturas anexas complexas que desempenham várias funções de barreira, imunológicas, termorreguladoras e sensoriais.[7,8] Está bem estabelecido que as diferenças genéticas e hormonais contribuem para as diferenças biofísicas subjacentes relacionadas com o sexo na estrutura e função cutâneas.[9] Essas diferenças podem ter implicações não apenas na prevalência e patogênese de certas doenças de pele, mas também em termos de protocolos de tratamento e intervenções cosméticas. O conhecimento dessas diferenças subjacentes ligadas ao gênero é essencial ao realizar terapias a *laser* e à base de luz em homens.

Vários estudos demonstraram que a espessura da pele dérmica é maior nos homens do que nas mulheres em todas as idades e regiões anatômicas.[8,10,11] Além disso, enquanto a espessura da pele diminui linearmente ao longo do tempo nos homens, foi demonstrado que ela permanece constante nas mulheres até a quinta década, após a qual diminui constantemente.[10] Essas observações foram atribuídas à influência dos hormônios sexuais na produção de colágeno, que demonstrou estar diretamente correlacionada com a espessura da pele em modelos animais e em humanos.[8,11-13] Ao contrário, os homens tendem a ter menos adiposidade subcutânea, o que, combinado com músculos de expressão facial mais fortes, pode levar a rugas dinâmicas mais graves em determinados locais, como a fronte.[5,14,15] Além disso, os homens podem apresentar, inicialmente, rugas mais profundas porque tendem a buscar tratamento cosmético em estágios mais avançados em comparação com as mulheres.[5] Para obter um resultado cosmético comparável em homens, podem ser necessários protocolos mais agressivos ou um número maior de tratamentos à base de *laser* e luz.

Os homens também têm maior densidade de microvasos dérmicos, o que resulta em maior perfusão arterial da pele facial na linha de base. Essa perfusão é especialmente aumentada na parte inferior da face, que é altamente vascularizada para suportar os pelos terminais grossos na região da barba.[5,6,16] Consequentemente, os pacientes do sexo masculino apresentam uma taxa mais alta de complicações de sangramento pós-operatório após serem submetidos a procedimentos de cirurgia plástica facial, como a ritidectomia.[17] Da mesma forma, eles podem ter risco maior de equimoses após determinados procedimentos a *laser*.

Há também diferenças relacionadas com o gênero nas características e na distribuição dos cabelos. O efeito dos andrógenos no crescimento dos pelos nos homens pode variar de acordo com a região anatômica.[9] Os homens normalmente têm uma densidade maior de pelos terminais grossos na face e no pescoço em comparação com as mulheres. Portanto, os médicos devem estar cientes do risco potencial de danificar inadvertidamente os folículos pilosos ao realizar procedimentos a *laser* e à base de luz na face e no pescoço.

Assim como as outras características da anatomia cutânea masculina discutidas anteriormente, as glândulas sebáceas e écrinas da face também dependem de hormônios. Pacientes adultos do sexo masculino geralmente apresentam poros maiores e secretam quantidades significativamente maiores de sebo em comparação com pacientes do sexo feminino com a mesma idade, o que pode explicar porque os homens são mais propensos a certas doenças, como rinofima ou acne mais grave, resultando em cicatrizes mais graves.[8,11,18,19]

A conscientização dessas diferenças anatômicas e fisiológicas relacionadas com o gênero é importante no aconselhamento de pacientes cosméticos do sexo masculino e na construção de planos de tratamento baseados em problemas que aperfeiçoem a cosmese e minimizem os possíveis resultados adversos.

7.3 Introdução aos *Lasers*

A maioria dos *lasers* modernos em dermatologia clínica emprega a teoria da fototermólise seletiva, que foi introduzida por Anderson e Parrish em 1983.[20] Essa teoria detalha como a energia do *laser* pulsado pode ser aplicada para atingir, preferencialmente, estruturas específicas na pele para lesão termicamente mediada, minimizando os danos aos tecidos circundantes. Esse processo envolve uma combinação de absorção seletiva da luz por cromóforos específicos presentes na pele e a aplicação de uma duração de pulso igual ou menor que o tempo de relaxamento térmico (TRT) do tecido-alvo, de modo que a lesão térmica seja confinada às regiões desejadas, minimizando o potencial de efeitos adversos.[20] Além disso, a fluência ou densidade de energia, deve ser adequada para destruir o alvo pretendido.[21]

Os cromóforos clinicamente relevantes podem ser endógenos ou exógenos. Os principais cromóforos endógenos da pele incluem a água, a melanina e a hemoglobina. Os cromóforos exógenos geralmente incluem o pigmento da tatuagem. A maioria dos *lasers* disponíveis atualmente emite energia em comprimentos de onda específicos que correspondem ao espectro de absorção de um ou mais desses cromóforos.[22] É importante ressaltar que a interação entre o *laser* e a pele é complexa e depende de vários fatores adicionais, como o tamanho, a profundidade e o ambiente circundante do tecido-alvo.[23] Esses elementos anatômicos, que podem variar significativamente de acordo com o sexo, também devem ser considerados na seleção dos parâmetros do *laser*, como comprimento de onda, duração do pulso, tamanho do ponto e fluência.

Os *lasers* podem ser amplamente categorizados com base em seus alvos e aplicações clínicas. Nas seções a seguir analisaremos as principais classes de *lasers* e suas aplicações clínicas comuns em pacientes estéticos do sexo masculino.

7.3.1 *Lasers* de Rejuvenescimento

Os avanços na tecnologia de rejuvenescimento a *laser* proporcionaram aos cirurgiões a *laser* poderosas ferramentas não cirúrgicas para tratar de uma ampla gama de problemas cutâneos cosméticos, como fotoenvelhecimento, rítides, despigmentação, cicatrizes – incluindo cicatrizes hipertróficas e queloides – e crescimentos superficiais da pele. Os *lasers* de rejuvenescimento modernos podem ser amplamente categorizados em duas classes principais: ablativos e não ablativos, sendo que ambos podem ser subdivididos em formas fracionadas e tradicionais, ou de campo total.[24] Em geral, as técnicas de rejuvenescimento ablativas vaporizam a epiderme, levando a tempos de recuperação prolongados, mas, em muitos casos, produzindo resultados cosméticos mais dramáticos. As técnicas não ablativas preservam a epiderme e, portanto, estão associadas a tempos de recuperação mais curtos e menos efeitos colaterais.

7.3.2 *Lasers* de Rejuvenescimento Ablativos

Os *lasers* de rejuvenescimento ablativos tradicionais incluem os *lasers* de dióxido de carbono (CO_2) de 10.600 nm e o *laser* de granada de alumínio e ítrio (Er:YAG) de 2.940 nm. Os *lasers* de CO_2 emitem luz em um comprimento de onda absorvido pela água no tecido da pele, desencadeando o superaquecimento da água e a destruição de toda a epiderme e de uma parte variável da derme até uma profundidade controlada.[25] A lesão térmica também se estende ao tecido adjacente, causando necrose de coagulação na área diretamente adjacente ao tecido ablacionado.[26] Mais longe da interação direta, há danos térmicos reversíveis que causam retração de colágeno induzida pelo calor e levam a uma pele mais firme e lisa durante o processo de cicatrização.[26,27]

Os *lasers* tradicionais ablativos de CO_2 de campo total eram altamente eficazes para o tratamento de peles fotodanificadas; no entanto, eles apresentavam risco notável de efeitos colaterais pós-tratamento, como edema, eritema prolongado, desconforto de queimação, alteração pigmentar – incluindo hipopigmentação permanente de início tardio –, infecção e cicatrizes.[27,30] Em uma análise retrospectiva de 500 pacientes submetidos a rejuvenescimento cutâneo a *laser* com um *laser* de CO_2 por um único operador, 100% dos pacientes desenvolveram eritema pós-operatório com duração média de vários meses, e 37% dos pacientes desenvolveram hiperpigmentação com duração média de 32 dias de pós-operatório.[28] O risco de alteração pigmentar pós-procedimento é maior em pacientes com Fitzpatrick pele tipo IV ou superior (▶ Fig. 7.1).[28,31]

O *laser* de Er:YAG foi desenvolvido depois dos *lasers* de CO_2, em uma tentativa de manter os benefícios do *laser* ablativo de CO_2 e diminuir os efeitos colaterais. O *laser* Er:YAG emite luz no infravermelho próximo em um comprimento de onda de 2.940 nm, o que produz um coeficiente de absorção de água 16 vezes maior do que o *laser* de CO_2.[32] Como a epiderme é composta,

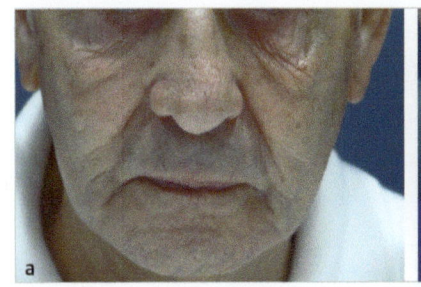

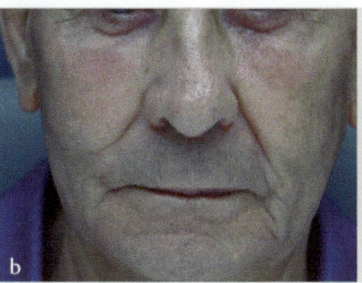

Fig. 7.1 (a) Flacidez e fotodano da pálpebra inferior (pré-tratamento). **(b)** Pós-tratamento após uma sessão com *laser* de CO_2 ablativo de campo total de 10.600 nm. (Cortesia de Jose Raul Montes, MD.)

predominantemente, de água, a grande maioria da energia do *laser* é absorvida superficialmente. Isso corresponde a uma ablação mais superficial com menos danos térmicos circundantes na derme. Portanto, o *laser* de Er:YAG resulta em menos coagulação dérmica e pode estar associado a uma hemostasia intraoperatória pior.[25] Embora o *laser* de Er:YAG seja eficaz para alvos superficiais e ofereça um tempo de recuperação mais rápido, ele é menos eficaz do que os *lasers* de CO_2 quando se trata de alvos profundos e flacidez da pele, controlando a fluência por pulso e o número de passagens.[26] Consequentemente, muitas vezes é necessário aumentar a duração do pulso ou o número de passadas para atingir a profundidade desejada do dano térmico e o resultado clínico.[33,34] Um estudo retrospectivo encontrou perfis de efeitos colaterais semelhantes e tempos de cicatrização comparáveis em 100 pacientes que foram submetidos a rejuvenescimento cutâneo a *laser* com CO_2 de passagem única ou Er:YAG de pulsação longa e multipassadas.[33]

A tecnologia ablativa fracionada substituiu amplamente os *lasers* tradicionais de rejuvenescimento ablativo de campo total, que, embora muito eficazes, foram prejudicados por seus perfis significativos de morbidade e efeitos colaterais pós-tratamento. O rejuvenescimento ablativo fracionado emprega o conceito de fototermólise fracionada, que envolve a criação de colunas verticais de ablação epidérmica e dérmica, também conhecidas como zonas microscópicas de tratamento (MTZs), circundadas por tecido não lesionado em intervalos regularmente espaçados.[35] Apenas uma fração da pele é tratada em uma sessão individual, e a presença de tecido não afetado adjacente oferece um reservatório viável de células-tronco cutâneas, que podem facilitar a rápida reepitelização.[36] Como resultado, os métodos ablativos fracionados tendem a ter menos efeitos colaterais pós-tratamento e menos tempo de inatividade em comparação com o rejuvenescimento a *laser* ablativo de campo total tradicional, ao mesmo tempo em que oferecem resultados cosméticos significativos.[24,37,38] O rejuvenescimento da pele com *lasers* ablativos fracionados CO_2 ou Er:YAG pode, portanto, ser uma opção para homens com rítides mais profundas, elastose solar significativa ou flacidez da pele. No entanto, é importante observar que, embora os *lasers* ablativos fracionados sejam mais seguros do que seus equivalentes não fracionados, eles ainda apresentam maior risco e tempo de recuperação em comparação com os *lasers* fracionados não ablativos, que se tornaram o padrão contemporâneo para o rejuvenescimento da pele.[39] Notavelmente, foi relatado eritema prolongado de até 2 meses, o que pode ser particularmente desafiador para pacientes do sexo masculino, que normalmente não usam maquiagem para camuflar a pele.[36]

Além do fotorrejuvenescimento, os *lasers* ablativos podem ser usados para tratar a rinofima, uma complicação cosmeticamente desfigurante da rosácea que afeta quase exclusivamente pacientes do sexo masculino em uma proporção de 30:1 em comparação com pacientes do sexo feminino.[40] A rinofima é caracterizada pelo aumento progressivo do bulbo nasal, hiperplasia das glândulas sebáceas, poros dilatados, hipervascularização e fibrose.[41] Embora seja uma entidade benigna por si só, o rinofima pode ser psicologicamente angustiante e causar comprometimento funcional, como obstrução nasal nos estágios finais.[42] O tratamento pode ser difícil e geralmente requer procedimentos cirúrgicos ou destrutivos. Os *lasers* ablativos de campo total e fracionado de CO_2 e Er:YAG demonstraram ser toleráveis, eficazes e fornecer resultados comparáveis aos da eletrocirurgia (▶ Fig. 7.2).[43-46]

7.3.3 *Lasers* de Rejuvenescimento Não Ablativos

Os *lasers* de rejuvenescimento não ablativos originais entraram na arena clínica no final da década de 1990, em resposta às preocupações com o tempo de recuperação prolongado e as complicações pós-tratamento associadas aos *lasers* ablativos tradicionais de campo total.[24,29] O rejuvenescimento não ablativo baseia-se na premissa de que a lesão térmica dérmica é o catalisador da formação, remodelação e contração do colágeno e, portanto, a base para a melhora clínica observada com os *lasers* de rejuvenescimento ablativos.[47] Os *lasers* não ablativos que eram tradicionalmente usados para fins de rejuvenescimento emitiam luz em comprimentos de onda que eram absorvidos pela oxiemoglobina na vasculatura dérmica (585-595 nm) ou pela água dérmica (1.000-1.500 nm),[21,47] ou *lasers* de corante pulsado de 585 e 595 nm foram testados para fins de rejuvenescimento da pele e, embora bem tolerados, seu uso nessa capacidade é limitado devido aos resultados gerais inconsistentes e inexpressivos.[48,49] O *laser* de neodímio:ítrio alumínio granada (Nd:YAG) de pulso longo de 1.320 nm foi o primeiro *laser* comercializado exclusivamente para o rejuvenescimento não ablativo da pele.[50] Nesse comprimento de onda infravermelho, a absorção pelo tecido epidérmico superficial é relativamente fraca, o que permite a penetração da energia mais profundamente na derme. Os sistemas não ablativos também utilizam dispositivos de resfriamento concomitantes para evitar ainda mais o aquecimento e os danos à epiderme. Como a epiderme é preservada, o tempo de inatividade e o risco de efeitos colaterais são mínimos. Embora vários estudos tenham demonstrado

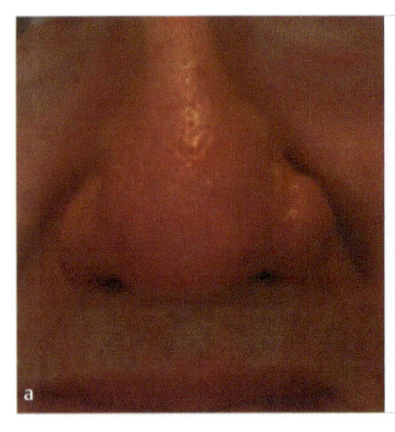

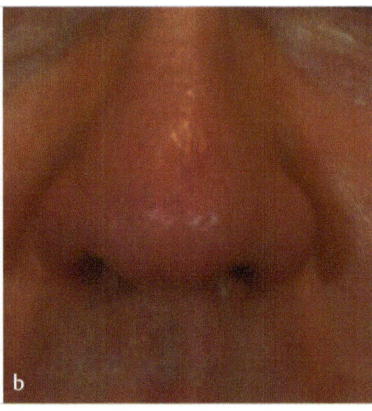

Fig. 7.2 (a) Rinofima (pré-tratamento). **(b)** Pós-tratamento após uma sessão com *laser* de CO_2 ablativo de campo total de 10.600 nm. (Cortesia de Jennifer L. MacGregor, MD.)

melhora clínica na aparência de rugas leves a moderadas e cicatrizes de acne com o *laser* Nd:YAG de 1.320 nm, os efeitos geralmente são leves em comparação com seus homólogos ablativos e requerem várias sessões a serem alcançados.[51-53] Outros *lasers* infravermelhos que têm sido usados para o rejuvenescimento não ablativo da pele incluem os *lasers* Nd:YAG de 1.064 nm, diodo de 1.450 nm e érbio:vidro de 1.540 nm. Esses sistemas também apresentam perfis de efeitos colaterais semelhantes e limitações de eficácia.

O primeiro dispositivo de rejuvenescimento fracionado disponível comercialmente foi o *laser* fracionado não ablativo, que desde então se tornou a classe mais popular e amplamente utilizada de *lasers* de rejuvenescimento, especialmente em pacientes do sexo masculino.[54] Os *lasers* fracionados não ablativos são mais eficazes do que seus antecessores não ablativos e, ao mesmo tempo, oferecem uma recuperação mais rápida e um perfil de efeitos colaterais mais tolerável em comparação com o rejuvenescimento ablativo.[32]

Homens e mulheres podem buscar tratamentos de rejuvenescimento a *laser* por motivos diferentes. Uma revisão retrospectiva da experiência de um único dermatologista em um período de 14 meses revelou que a preocupação mais popular entre os homens que buscavam o rejuvenescimento fracionado não ablativo eram as cicatrizes da acne, representando 44% dos pacientes do sexo masculino em comparação com apenas 14% dos pacientes do sexo feminino.[54] Isso se correlaciona com a maior prevalência de acne nodulocística grave em homens, provavelmente devido aos efeitos dos andrógenos na pele.[55] Vários estudos corroboraram a segurança e a eficácia do *laser* fracionado de fibra de érbio de 1.550 nm no tratamento de cicatrizes de acne, incluindo pacientes com tipos de pele Fitzpatrick IV a VI.[56,57]

Melhorar a aparência da pele fotoenvelhecida é outra razão comum pela qual tanto o paciente masculino quanto o feminino podem buscar tratamentos de rejuvenescimento.[54] Vários comprimentos de onda utilizados em dispositivos fracionários não ablativos, como 1.470, 1.540, 1.550 e 1.927 nm, demonstraram ser eficazes para homens que desejam melhorar a textura, o tom e a pigmentação da pele fotodanificada. Um dispositivo oferece os comprimentos de onda de 1.550 e 1.927 nm, já que o comprimento de onda de 1.550 nm é mais eficaz para atingir a elastose solar e estimular a neocolagênese, pois penetra mais profundamente na derme, enquanto o comprimento de onda de 1.927 nm tem como alvo as estruturas superficiais da pele e demonstrou melhorar a pigmentação, além de tratar a pele danificada. O dano actínico é significativamente mais prevalente em homens, especialmente entre homens idosos com alopecia androgenética.[60] Os resultados de um estudo prospectivo multicêntrico sugerem que a combinação de comprimentos de onda em um único tratamento é um tratamento seguro e eficaz para tratar as sequelas mais profundas e superficiais da pele fotodanificada.[58]

Os *lasers* de duração de pulso de picossegundos, como o *laser* de alexandrita de 755 nm com uma matriz de lentes difrativas e o *laser* duplo de 532 e 1.064 nm com divisor de feixe holográfico, também demonstraram ser uma opção segura e eficaz para o tratamento de cicatrizes de acne facial e fotoenvelhecimento, mesmo em tons de pele mais escuros.[61-64] Embora os *lasers* de duração de pulso de picossegundos tenham sido originalmente desenvolvidos tendo em mente a remoção de tatuagens e pigmentações, a combinação com uma matriz de lentes difrativas permite que o pulso de picossegundos seja distribuído em poucos feixes altamente concentrados cercados por áreas de fundo com energia térmica de baixo nível. A ação exclusiva desses feixes de alta energia promove a neocolagênese sem ablação, com efeitos colaterais e tempo de inatividade mínimos, sendo que o eritema pós-tratamento dura apenas algumas horas.[62,63,65]

7.4 Pigmentação

7.4.1 Remoção de Pelos a *Laser*

Em 2019, o LHR foi o segundo procedimento cosmético não invasivo mais popular entre os homens, com mais de 170.000 procedimentos realizados.[1] Isso representa aumento de 100% em relação a 2000.[1,66] Para os homens, as áreas mais comumente tratadas incluem o pescoço, o tórax e as costas. O cromóforo visado no LHR é a melanina na haste capilar, que, após a absorção de energia suficiente do *laser* induzirá lesão térmica nas células-tronco capilares próximas no bulbo capilar e no bulbo.[67]

A melanina não apresenta um único pico de absorção. Em vez disso, ela absorve comprimentos de onda de 400 a 1.200 nm, com maior absorção na extremidade inferior desse espectro.[68] Consequentemente, os *lasers* que emitem luz em comprimentos de onda mais baixos apresentam maior risco de danos à epiderme e subsequente despigmentação ou cicatrizes, especialmente em indivíduos de tipos de pele mais escura. Embora o candidato ideal ao LHR possa ser um paciente com pele clara e pelos terminais escuros, o uso de *lasers* de comprimento de onda mais longo e o resfriamento de contato epidérmico concomitante podem diminuir o risco de lesão epidérmica em pacientes com tipos de pele mais escuros. Por outro lado, os *lasers* de comprimento de onda mais longo são menos eficazes na destruição de pelos pouco pigmentados ou mais finos em decorrência da absorção relativamente mais fraca da melanina.

Vários *lasers* e terapias à base de luz em ampla gama de comprimentos de onda têm sido usados com sucesso na destruição fototérmica da unidade folicular, incluindo rubi de 694 nm de pulso longo, alexandrita de 755 nm, diodo de 810 nm, Nd:YAG de 1.064 nm e luz intensa pulsada (IPL). O perfil de risco e benefício desses *lasers* varia e depende das características específicas de cada paciente. É importante ressaltar que, como os homens tendem a ter pelos terminais mais grossos e maior densidade de pelos, eles podem ter maior risco de efeitos colaterais devido a aumento geral da absorção de energia nas áreas tratadas.

Embora seja menos usado na prática atualmente, o *laser* de rubi de pulso longo foi um dos primeiros *lasers* aprovados para depilação. Com um comprimento de onda de emissão de 694 nm, a luz do *laser* de rubi é avidamente absorvida pela melanina e não penetra profundamente na pele, limitando seu uso em pacientes com tipos de pele mais escuros, especialmente durante os meses de verão, devido ao alto risco de bolhas, queimaduras e alterações pigmentares.[70]

O *laser* de alexandrita de 755 nm é uma opção popular e eficaz para pacientes com tipos de pele de Fitzpatrick I a III. A 755 nm, o *laser* de alexandrita penetra mais profundamente do que o rubi de 694 nm e, portanto, teoricamente é mais seguro em tipos de pele mais escura; entretanto, um estudo retrospectivo que analisou os perfis de efeitos colaterais de diferentes *lasers* de depilação em peles Fitzpatrick tipos I a V descobriu que o *laser* de alexandrita de 755 nm estava associado a risco maior de efeitos colaterais em comparação com o *laser* Nd:YAG de 1.064 nm.[70] Portanto, ainda se recomenda cautela em pacientes com tipos de pele mais escuros.

O *laser* de diodo de 810 nm também é uma opção popular e eficaz para a RLH.[71,72] Em um estudo comparativo entre pacientes submetidos à RLH com *lasers* de diodo, Nd:YAG e alexandrita, o *laser* de diodo e a alexandrita foram mais eficazes do que o Nd:YAG, um achado estatisticamente significativo.[73] Enquanto isso, não houve diferença estatisticamente significativa entre os *lasers* de diodo e de alexandrita.[73] As versões mais recentes do *laser* de diodo oferecem pontos de maior dimensão, o que permite um tratamento rápido de áreas de superfícies maiores, como o tórax e as costas.[74] Embora os *lasers* de diodo geralmente sejam considerados mais seguros do que seus equivalentes de menor comprimento de onda, algumas das mesmas preocupações com relação a danos epidérmicos colaterais indesejados em indivíduos de pele mais escura permanecem (▶ Fig. 7.3).

O Nd:YAG de 1.064 nm é seguro para pacientes de todos os tipos de pele de Fitzpatrick, tendo sido desenvolvido, especialmente, para pacientes com pele escura.[75] O Nd:YAG é um *laser* eficaz para a depilação; no entanto, embora haja a possibilidade de possuir um perfil de efeitos colaterais mais benigno, como observado anteriormente, pode não ser tão eficaz quanto o *laser* de diodo ou de alexandrita.[70,73]

Embora muitos homens procurem a LHR para a remoção cosmética de pelos indesejados, a LHR também pode ser um tratamento eficaz para condições médicas que afetam, predominantemente, os homens, como a PFB e a acne *keloidalis nuchae* (AKN). A PFB é uma condição inflamatória comum e crônica que afeta entre 45 e 83% dos homens de ascendência africana.[76] A doença é caracterizada por pápulas e pústulas inflamatórias que se formam como resultado do aprisionamento cutâneo de pelos recém-cortados, grossos e encaracolados. Com o passar do tempo, a inflamação crônica pode causar cicatrizes e hiperpigmentação significativas.[77] Em muitos casos, o tratamento médico pode não ser adequado, especialmente quando as modificações comportamentais nos hábitos de barbear não são viáveis. Da mesma forma, a AKN é outra condição inflamatória crônica em que pápulas e pústulas de base folicular se desenvolvem no couro cabeludo occipital e na parte posterior do pescoço, predominantemente em homens de ascendência africana, que, se não forem tratadas, resultam na formação de placas queloidianas.[78,79] Como tanto a PFB quanto a AKN são mais comuns em pacientes com tipos de pele mais escura, os *lasers* de comprimento de onda mais longo são o dispositivo de LHR preferido.

7.4.2 Remoção de Tatuagens

Embora as tatuagens geralmente tenham a intenção de serem permanentes, alguns pacientes desejam removê-las quando as circunstâncias pessoais ou profissionais mudam. A remoção de tatuagens a *laser* é um procedimento comum nos Estados Unidos, com mais de 160.000 procedimentos realizados em 2019.[1]

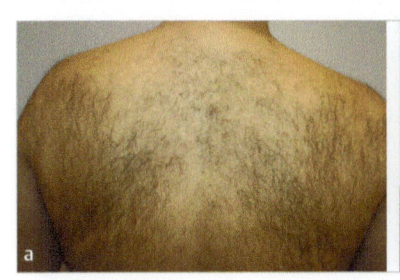

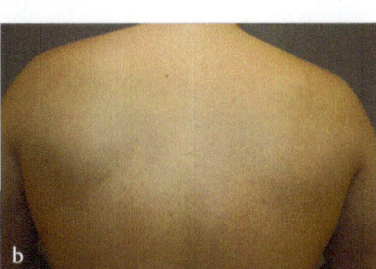

Fig. 7.3 (a) Pelos indesejáveis (pré-tratamento). **(b)** Pós-tratamento após 6 sessões com um Nd:YAG de 1.064 nm. (Cortesia de Shino Bay Aguilera, DO.)

Tabela 7.1 *Lasers* correspondentes a diferentes pigmentos de tatuagem

Cores	*Lasers*
Preto, azul	QS/PS alexandrita, QS/PS 1.064 nm Nd:YAG, QS rubi
Verde	QS/PS alexandrita, QS rubi
Vermelho, laranja, amarelo	QS/PS 532 nm Nd:YAG
Branco	CO_2, Er:YAG

Abreviações: Er:YAG, *erbium:yttrium aluminum garnet*; Nd:YAG, *neodymium:yttrium aluminum garnet*; PS, picossegundo; QS, Q-*switched*.

Na remoção de tatuagens, o pigmento da tatuagem colocado de forma exógena atua como cromóforo-alvo. Assim, a remoção pode ser um processo complexo, pois as tatuagens geralmente são policromáticas, e os possíveis efeitos colaterais incluem reações alérgicas, despigmentação e cicatrizes.[80] Dependendo da cor do pigmento visado e de seu pico de absorção associado, são utilizados diferentes comprimentos de onda e tipos de *lasers*. Em geral, os *lasers* usados para obter as cores comumente encontradas são discutidos em detalhes abaixo (▶ Tabela 7.1).

O padrão histórico para a remoção de tatuagens tem sido o *laser* de nanossegundos, Q-*switched* (QS), que usa um espelho interno para gerar um pulso muito curto.[81] No entanto, os novos *lasers* de duração de pulso de picossegundos (PS) são agora preferidos em razão de sua maior eficiência e eficácia em relação aos seus antecessores de nanossegundos.[82-84] Em uma revisão sistemática que avaliou 8 estudos com 160 participantes, 69 a 100% das tatuagens apresentaram mais de 70% de remoção do pigmento após 1 a 10 tratamentos a *laser* com o *laser* de picossegundos.[81] Embora efeitos transitórios leves, como eritema e sangramento pontual, tenham sido relatados com frequência, nenhuma cicatriz permanente foi observada em nenhum dos estudos.[82] Outros estudos demonstraram taxas mais altas de remoção de tatuagens azuis, verdes e amarelas difíceis de tratar com *lasers* de picossegundos.[85,86]

Também é importante estar ciente dos desafios e complicações que podem surgir com a remoção de tatuagens a *laser*. Em geral, as tatuagens profissionais são mais difíceis de remover em razão da colocação mais profunda do pigmento.[80] Além disso, os pigmentos usados em tatuagens podem ser impuros e um amálgama de substâncias e cores diferentes, o que torna sua resposta aos procedimentos de remoção a *laser* um tanto imprevisível.[87]

Uma complicação que deve ser observada no tratamento de determinadas cores de tatuagem é o escurecimento paradoxal.[88] Esse fenômeno foi parcialmente atribuído à redução induzida por *laser* do óxido férrico ou do dióxido de titânio usado em determinados corantes de tatuagem.[89] O óxido férrico é uma cor de ferrugem e é comumente usado em tatuagens de cor vermelha, rosa e cor de carne.[89] No entanto, ele se torna preto quando reduzido a óxido ferroso.[89] Da mesma forma, o dióxido de titânio, um composto frequentemente visto em tatuagens brancas ou cor de carne, torna-se azul em sua forma reduzida.[90] Essas reações são irreversíveis e podem causar alterações pigmentares resistentes ao tratamento. Entretanto, uma série de casos recentes demonstrou eficácia no tratamento do escurecimento paradoxal com os *lasers* de picossegundos de 532 e 1.064 nm.[91]

Certos corantes de tatuagem podem conter sais metálicos que podem provocar reações alérgicas, exigindo a remoção da tatuagem.[92] As tintas vermelhas são comumente implicadas, pois frequentemente contêm sulfeto de mercúrio, embora já tenham sido relatadas reações alérgicas a outras cores.[92,93] As alergias a corantes de tatuagem representam desafios terapêuticos notáveis, especialmente com tatuagens maiores que não podem ser facilmente excisadas. Embora os *lasers* Q-*switched* tenham sido usados com sucesso na remoção de tatuagens alérgicas, há relatos de reações alérgicas generalizadas após o tratamento com *laser*.[94-96] Recentemente, o recapeamento fracionado ablativo demonstrou ser eficaz, isoladamente ou em combinação com *lasers* Q-*switched*, na remoção de tintas de tatuagem e no alívio dos sintomas alérgicos.[93] Além disso, a combinação de recapeamento fracionado ablativo com *lasers* Q-*switched* pode ser sinérgica na remoção de pigmentos de tatuagens que tradicionalmente são mais difíceis de eliminar, como o branco.[97]

Vários tratamentos ao longo de muitos meses podem ser necessários à remoção bem-sucedida da tatuagem. Como algumas tatuagens podem nunca desaparecer completamente, é imperativo que as expectativas realistas e a compreensão das possíveis complicações e resultados sejam discutidas na consulta inicial.

7.5 Lesões Pigmentadas

Pacientes do sexo masculino também podem procurar tratamento a *laser* para lesões epidérmicas e dérmicas contendo melanina. As indicações comuns incluem lentigos e efélides e formas congênitas e adquiridas de melanocitose dérmica.

Para lesões pigmentadas de base epidérmica mais superficiais, como lentigos e efélides, os *lasers* que emitem comprimentos de onda na extremidade inferior do espectro de absorção da melanina, como o Nd:YAG de 532 nm com frequência duplicada (modo normal ou Q-*switched*), demonstraram ser eficazes e bem tolerados em pacientes com pele do tipo Fitzpatrick I a IV.[98,99] O *laser* de rubi Q-*switched* de 694 nm é outra opção para o tratamento de lentigos solares e demonstrou ser superior ao tratamento médico com terapia de combinação tripla em estudos comparativos.[100]

Para lesões mais profundas que contêm melanina, como o nevo de Ota e o nevo de Ito, os *lasers* de comprimento de onda mais longo são mais eficazes, pois penetram mais profundamente na pele e podem afetar o cromóforo-alvo na derme. Os *lasers* Q-*switched* de rubi de 694 nm, alexandrita de 755 nm e Nd:YAG de 1.064 nm foram usados com sucesso para o tratamento de lesões dérmicas contendo melanina, sendo o Nd:YAG de 1.064 nm Q-*switched* o dispositivo mais estudado até o momento.[101] No entanto, uma metanálise recente observou que o novo *laser* de alexandrita de picossegundos pode ser mais eficaz do que os *lasers* Q-*switched* tradicionais para o tratamento do nevo de Ota, embora sejam necessários mais estudos para corroborar o sucesso observado nos primeiros relatórios.[101,102]

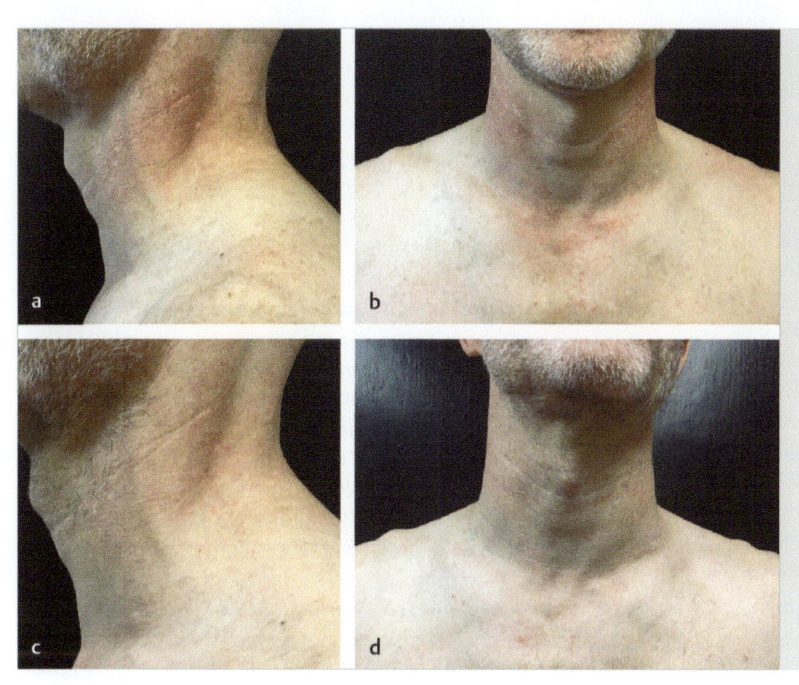

Fig. 7.4 (a) e **(b)** Poiquilodermia, fotodanos e cicatrizes (pré-tratamento). **(c)** e **(d)** Pós-tratamento após uma sessão com *laser* de túlio fracionado não ablativo de 1.927 nm seguido de uma sessão de *laser* de corante pulsado de 595 nm.

7.6 *Lasers* Vasculares

Os *lasers* usados para o tratamento de lesões vasculares têm como alvo a oxiemoglobina, que tem picos de absorção tanto na luz visível (418, 542 e 577 nm) quanto no espectro infravermelho (700-1.100 nm).[103] O objetivo dos *lasers* vasculares é induzir a trombose intravascular e, ao mesmo tempo, minimizar os efeitos colaterais, o que leva a danos aos vasos sanguíneos e à contração.[104] Pacientes do sexo masculino podem, frequentemente, procurar tratamento para eritema facial ou telangiectasias, que podem ser secundárias a danos actínicos crônicos, genética ou condições subjacentes, como rosácea eritematotelangiectásica ou doença vascular do colágeno.[105] Outras indicações comuns incluem poiquilodermia, angiomas, hemangiectasias superficiais, manchas de vinho do porto, cicatrizes eritematosas ou hipertróficas e queloides (▶ Fig. 7.4).[103]

Notavelmente, muitos comprimentos de onda utilizados no tratamento de lesões pigmentadas também são usados para lesões vasculares; portanto, é preciso tomar cuidado adicional para evitar a absorção não tendenciosa pela melanina, especialmente nos comprimentos de onda mais curtos. Assim, o resfriamento epidérmico por meio de *spray* de criogênio ou placas de safira resfriadas é empregado para minimizar esse risco. Além disso, os *lasers* vasculares que emitem comprimentos de onda mais longos são preferidos, especialmente em pacientes com pele Fitzpatrick tipos IV a VI, onde o risco de dano epidérmico e despigmentação é maior.[106] Além disso, os comprimentos de onda mais longos estão associados a uma penetração mais profunda e, portanto, podem ser mais apropriados para lesões vasculares mais profundas, enquanto as lesões vasculares superficiais podem ser mais eficazes com comprimentos de onda mais curtos.[107]

O *laser* de corante pulsado (PDL), principalmente em um comprimento de onda de 595 nm, é considerado o padrão-ouro para o tratamento de muitas das condições mencionadas acima e um dos *lasers* vasculares mais populares. Os parâmetros do *laser* podem ser alterados dependendo da lesão-alvo. Ele tem forte histórico de eficácia e segurança em ampla gama de lesões vasculares cutâneas e até mesmo em populações pediátricas.[108] Os parâmetros do *laser* podem ser alterados dependendo do tamanho da lesão-alvo, da localização e do tipo de pele Fitzpatrick do paciente. Notavelmente, as curtas durações de pulso tendem a induzir equimoses. Embora isso possa acelerar o tempo de resposta e diminuir o número total de tratamentos necessários, as equimoses podem não ser cosmeticamente aceitáveis para determinados pacientes, especialmente pacientes do sexo masculino que preferem um tempo de inatividade mínimo e podem não querer revelar que foram submetidos a um procedimento cosmético.[5]

Outras opções para o tratamento de lesões vasculares incluem o *laser* de fosfato de potássio-titanil (KTP), que emite um comprimento de onda de 532 nm. Em um estudo com 647 pacientes com uma variedade de lesões vasculares, principalmente telangiectasias ou angiomas em aranha, 77,6% foram "eliminados" ou "melhorados significativamente" em 6 semanas após 1 a 2 tratamentos. Apenas 5,8% dos pacientes apresentaram efeitos adversos, em sua maioria inchaço temporário.[109] Como as equimoses geralmente são evitadas com os *lasers* KTP, eles podem ser uma opção atraente para pacientes com telangiectasias faciais, mesmo que sejam necessárias mais sessões de tratamento para alcançar o resultado cosmético desejado.[105]

O comprimento de onda de 1.064 nm do *laser* Nd:YAG não é tão avidamente absorvido pela oxiemoglobina; entretanto, sua absorção de melanina também é limitada, tornando-o uma opção mais segura para pacientes com tipos de pele mais escuros. O *laser* de Nd:YAG é particularmente eficaz no tratamento de lesões vasculares mais profundas, incluindo veias das pernas, lagos venosos, veias azuis reticulares, bolhas e componentes mais profundos das manchas vinho do porto, que podem não ser adequadamente tratados com o *laser* PDL ou KTP.[110]

7.7 Luz Intensa Pulsada

A luz pulsada (IPL) é uma lâmpada não *laser* que emite luz policromática com um amplo espectro de comprimentos de onda (500 a 1.200 nm) que pode atingir vários cromóforos.[111] Assim, a filtragem é necessária para selecionar os comprimentos de onda adequados para garantir que o cromóforo correto seja atingido. Embora a luz pulsada tenha sido relatada como modestamente eficaz no reparo de fotodanos e rítides, tanto em nível clínico quanto histológico,[111,112] ela geralmente é usada para o tratamento de eritema e despigmentação. Por exemplo, a luz pulsada é particularmente eficaz no tratamento dos componentes vasculares e pigmentados da poiquilodermia. Em um estudo com 135 pacientes submetidos a tratamento com luz pulsada para poiquilodermia de Civatte, 82% dos pacientes observaram uma redução de pelo menos 75% nas alterações poiquilodérmicas.[113] A luz pulsada também pode ser um tratamento eficaz para a remoção de pelos quando usada de forma adequada,[114,115] embora geralmente seja considerada menos eficaz do que os *lasers* para essa indicação.

7.8 Conclusão

Os pacientes do sexo masculino representam um segmento importante e em expansão da prática estética. As terapias a *laser* e à base de luz são modalidades de tratamento atraentes para os pacientes do sexo masculino, que geralmente preferem procedimentos cosméticos não cirúrgicos que sejam rápidos, eficientes e com tempo mínimo de recuperação. Conforme descrito anteriormente, as terapias baseadas em *laser* e luz demonstraram eficácia no tratamento de ampla gama de indicações e condições cosméticas que são de particular preocupação para os homens. O conhecimento dos recursos e das limitações da tecnologia existente, das distinções anatômicas específicas do gênero e dos objetivos de tratamento variados de diferentes populações de pacientes é essencial para melhorar o resultado cosmético e a satisfação do paciente.

7.9 Pérolas

- A interação entre o *laser* e a pele é complexa e depende de vários fatores anatômicos, como o tamanho, a profundidade e o ambiente circundante do tecido-alvo. Esses fatores podem variar significativamente de acordo com o gênero e também devem ser considerados na seleção dos parâmetros do *laser*, como comprimento de onda, duração do pulso, tamanho do ponto e fluência.
- Os *lasers* de rejuvenescimento são ferramentas não cirúrgicas poderosas que podem ser usadas para tratar ampla gama de problemas estéticos cutâneos em homens, como fotoenvelhecimento, rítides, despigmentação, cicatrizes de acne e crescimentos superficiais da pele.
- Devido ao seu equilíbrio entre eficácia e tempo de recuperação, o *laser* fracionado não ablativo tornou-se a classe mais popular e amplamente utilizada de *lasers* de rejuvenescimento, especialmente em pacientes do sexo masculino.
- Como os homens tendem a ter pelos terminais mais grossos e maior densidade capilar, eles podem ter risco maior de efeitos colaterais devido a aumento geral da absorção de energia nas áreas tratadas.
- Embora muitos homens procurem o LHR para remoção cosmética de pelos indesejados, o LHR também pode ser um tratamento eficaz para condições médicas que afetam, predominantemente, os homens, como PFB e AKN.
- A remoção bem-sucedida de tatuagens pode exigir vários tratamentos ao longo de muitos meses. Como algumas tatuagens podem nunca desaparecer completamente, é fundamental que as expectativas realistas e a compreensão das possíveis complicações e resultados sejam discutidas na consulta inicial.
- O PDL é considerado o padrão ouro para o tratamento de muitas dessas condições e um dos *lasers* vasculares mais populares em pacientes do sexo masculino.
- Como muitos comprimentos de onda utilizados no tratamento de lesões pigmentadas e lesões vasculares se sobrepõem, é preciso tomar mais cuidado para evitar a absorção não intencional pela melanina, especialmente nos comprimentos de onda mais curtos. Para minimizar esse risco, é preferível usar *lasers* vasculares que emitem comprimentos de onda mais longos (especialmente em pacientes com pele tipo IV a VI de Fitzpatrick) e resfriamento epidérmico por meio de *spray* de criogênio ou placas de safira resfriadas.
- Ao contrário dos *lasers*, a luz pulsada emite luz policromática com amplo espectro de comprimentos de onda que pode atingir vários cromóforos e é particularmente eficaz no tratamento da poiquilodermia, que tem componentes vasculares e pigmentares.

Referências

[1] American Society of Plastic Surgeons. Plastic Surgery Statistics Report. ASPS National Clearinghouse of Plastic Surgery Procedural Statistics. American Society of Plastic Surgeons: Arlington Heights, IL; 2019

[2] American Society of Plastic Surgeons. Plastic Surgery Statistics Report. ASPS National Clearinghouse of Plastic Surgery Procedural Statistics. American Society of Plastic Surgeons: Arlington Heights, IL; 2009

[3] Cohen BE, Bashey S, Wysong A. Literature review of cosmetic procedures in men: approaches and techniques are gender specific. Am J Clin Dermatol. 2017; 18(1):87–96

[4] Montes JR, Santos E. Evaluation of men's trends and experiences in aesthetic treatment. J Drugs Dermatol. 2018; 17(9):941–946

[5] Keaney TC, Anolik R, Braz A, et al. The male aesthetic patient: facial anatomy, concepts of attractiveness, and treatment patterns. J Drugs Dermatol. 2018; 17(1):19–28

[6] Farhadian JA, Bloom BS, Brauer JA. Male aesthetics: a review of facial anatomy and pertinent clinical implications. J Drugs Dermatol. 2015;14(9):1029–1034

[7] Boer M, Duchnik E, Maleszka R, Marchlewicz M. Structural and biophysical characteristics of human skin in maintaining proper epidermal barrier function. Postepy Dermatol Alergol. 2016; 33(1):1–5

[8] Rahrovan S, Fanian F, Mehryan P, Humbert P, Firooz A. Male versus female skin: what dermatologists and cosmeticians should know. Int J Womens Dermatol. 2018; 4(3):122–130

[9] Tur E. Physiology of the skin: differences between women and men. Clin Dermatol. 1997; 15(1):5–16

[10] Shuster S, Black MM, McVitie E. The influence of age and sex on skin thickness, skin collagen and density. Br J Dermatol. 1975; 93(6):639–643

[11] Bailey SH, Oni G, Brown SA, et al. The use of non-invasive instruments in characterizing human facial and abdominal skin. Lasers Surg Med. 2012; 44(2):131-142

[12] Brincat M, Kabalan S, Studd JW, Moniz CF, de Trafford J, Montgomery J. A study of the decrease of skin collagen content, skin thickness, and bone mass in the postmenopausal woman. Obstet Gynecol. 1987; 70(6):840-845

[13] Markova MS, Zeskand J, McEntee B, Rothstein J, Jimenez SA, Siracusa LD. A role for the androgen receptor in collagen content of the skin. J Invest Dermatol. 2004; 123(6):1052-1056

[14] Tsukahara K, Hotta M, Osanai O, Kawada H, Kitahara T, Takema Y. Gender-dependent differences in degree of facial wrinkles. Skin Res Technol. 2013; 19(1):e65-e71

[15] Keaney TC, Alster TS. Botulinum toxin in men: review of relevant anatomy and clinical trial data. Dermatol Surg. 2013; 39(10):1434-1443

[16] Mayrovitz HN, Regan MB. Gender differences in facial skin blood perfusion during basal and heated conditions determined by laser Dopple flowmetry. Microvasc Res. 1993; 45(2):211-218

[17] Baker DC, Stefani WA, Chiu ES. Reducing the incidence of hematoma requiring surgical evacuation following male rhytidectomy: a 30-year review of 985 cases. Plast Reconstr Surg. 2005; 116(7):1973-1985, discussion 1986-1987

[18] Pochi PE, Strauss JS. Endocrinologic control of the development and activity of the human sebaceous gland. J Invest Dermatol. 1974; 62(3):191-201

[19] Cribier B. Rosacea under the microscope: characteristic histological findings. J Eur Acad Dermatol Venereol. 2013; 27(11):1336-1343

[20] Anderson RR, Parrish JA. Selective photothermolysis: precise microsurgery by selective absorption of pulsed radiation. Science. 1983;220(4596):524-527

[21] Tanzi EL, Lupton JR, Alster TS. Lasers in dermatology: four decades of progress. J Am Acad Dermatol. 2003; 49(1):1-31, quiz 31-34

[22] Alster TS, Lupton JR. Lasers in dermatology. An overview of types and indications. Am J Clin Dermatol. 2001; 2(5):291-303

[23] Carroll L, Humphreys TR. LASER-tissue interactions. Clin Dermatol. 2006; 24(1):2-7

[24] Preissig J, Hamilton K, Markus R. Current laser resurfacing technologies: a review that delves beneath the surface. Semin Plast Surg. 2012; 26(3):109-116

[25] Khatri KA, Ross V, Grevelink JM, Magro CM, Anderson RR. Comparison of erbium:YAG and carbon dioxide lasers in resurfacing of facial rhytids. Arch Dermatol. 1999; 135(4):391-397

[26] Fitzpatrick RE, Goldman MP, Satur NM, Tope WD. Pulsed carbon dioxide laser resurfacing of photo-aged facial skin. Arch Dermatol. 1996; 132(4):395-402

[27] Hruza GJ, Dover JS. Laser skin resurfacing. Arch Dermatol. 1996; 132(4):451-455

[28] Nanni CA, Alster TS. Complications of carbon dioxide laser resurfacing. An evaluation of 500 patients. Dermatol Surg. 1998; 24(3):315-320

[29] Geronemus RG. Fractional photothermolysis: current and future applications. Lasers Surg Med. 2006; 38(3):169-176

[30] Alster TS, Garg S. Treatment of facial rhytids with a high-energy pulsed carbon dioxide laser. Plast Reconstr Surg. 1996; 98(5):791-794

[31] Omi T, Numano K. The role of the CO2 laser and fractional CO2 laser in dermatology. Laser Ther. 2014; 23(1):49-60

[32] Alexiades-Armenakas MR, Dover JS, Arndt KA. The spectrum of laser skin resurfacing: nonablative, fractional, and ablative laser resurfacing. J Am Acad Dermatol. 2008; 58(5):719-737, quiz 738-740

[33] Tanzi EL, Alster TS. Single-pass carbon dioxide versus multiplepass Er:YAG laser skin resurfacing: a comparison of postoperative wound healing and side-effect rates. Dermatol Surg. 2003; 29(1):80-84

[34] Ross EV, McKinlay JR, Sajben FP, et al. Use of a novel erbium laser in a Yucatan minipig: a study of residual thermal damage, ablation, and wound healing as a function of pulse duration. Lasers Surg Med. 2002; 30(2):93-100

[35] Manstein D, Herron GS, Sink RK, Tanner H, Anderson RR. Fractional photothermolysis: a new concept for cutaneous remodeling using microscopic patterns of thermal injury. Lasers Surg Med. 2004; 34(5):426-438

[36] Waibel J, Beer K, Narurkar V, Alster T. Preliminary observations on fractional ablative resurfacing devices: clinical impressions. J Drugs Dermatol. 2009; 8(5):481-485

[37] Christiansen K, Bjerring P. Low density, non-ablative fractional CO2 laser rejuvenation. Lasers Surg Med. 2008; 40(7):454-460

[38] Trelles MA, Mordon S, Velez M, Urdiales F, Levy JL. Results of fractional ablative facial skin resurfacing with the erbium:yttriumaluminium-garnet laser 1 week and 2 months after one single treatment in 30 patients. Lasers Med Sci. 2009; 24(2):186-194

[39] Fife DJ, Fitzpatrick RE, Zachary CB. Complications of fractional CO2 laser resurfacing: four cases. Lasers Surg Med. 2009; 41(3):179-184

[40] Rohrich RJ, Griffin JR, Adams WP, Jr. Rhinophyma: review and update. Plast Reconstr Surg. 2002; 110(3):860-869, quiz 870

[41] Madan V, Ferguson JE, August PJ. Carbon dioxide laser treatment of rhinophyma: a review of 124 patients. Br J Dermatol. 2009; 161(4):814-818

[42] Sadick H, Goepel B, Bersch C, Goessler U, Hoermann K, Riedel F. Rhinophyma: diagnosis and treatment options for a disfiguring tumor of the nose. Ann Plast Surg. 2008; 61(1):114-120

[43] Greenbaum SS, Krull EA, Watnick K. Comparison of CO2 laser and electrosurgery in the treatment of rhinophyma. J Am Acad Dermatol. 1988; 18(2, Pt 1):363-368

[44] Gjuric M, Rettinger G. Comparison of carbon dioxide laser and electrosurgery in the treatment of rhinophyma. Rhinology. 1993; 31(1):37-39

[45] Comeau V, Goodman M, Kober MM, Buckley C. Fractionated carbono dioxide laser resurfacing as an ideal treatment option for severe rhinophyma: a case report and discussion. J Clin Aesthet Dermatol. 2019; 12(1):24-27

[46] Orenstein A, Haik J, Tamir J, et al. Treatment of rhinophyma with Er:YAG laser. Lasers Surg Med. 2001; 29(3):230-235

[47] Goldberg DJ. Nonablative dermal remodeling: does it really work? Arch Dermatol. 2002;138(10):1366-1368

[48] Hohenleutner S, Hohenleutner U, Landthaler M. Nonablative wrinkle reduction: treatment results with a 585-nm laser. Arch Dermatol. 2002; 138(10):1380-1381

[49] Bjerring P, Clement M, Heickendorff L, Egevist H, Kiernan M. Selective non-ablative wrinkle reduction by laser. J Cutan Laser Ther. 2000; 2(1):9-15

[50] Goldberg DJ. Non-ablative subsurface remodeling: clinical and histologic evaluation of a 1320-nm Nd:YAG laser. J Cutan Laser Ther. 1999;1(3):153-157

[51] Bhatia AC, Dover JS, Arndt KA, Stewart B, Alam M. Patient satisfaction and reported long-term therapeutic efficacy associated with 1,320nm Nd:YAG laser treatment of acne scarring and photoaging. Dermatol Surg. 2006; 32(3):346-352

[52] Trelles MA, Allones I, Luna R. Facial rejuvenation with a nonablative 1320 nm Nd:YAG laser: a preliminary clinical and histologic evaluation. Dermatol Surg. 2001; 27(2):111-116

[53] Chan HH, Lam LK, Wong DS, Kono T, Trendell-Smith N. Use of 1,320 nm Nd:YAG laser for wrinkle reduction and the treatment of atrophic acne scarring in Asians. Lasers Surg Med. 2004; 34(2):98-103

[54] Narurkar VA. Nonablative fractional resurfacing in the male patient. Dermatol Ther. 2007; 20(6):430-435

[55] Tan JK, Bhate K. A global perspective on the epidemiology of acne. Br J Dermatol. 2015; 172 Suppl 1:3-12

[56] Kaushik SB, Alexis AF. Nonablative fractional laser resurfacing in skin of color: evidence-based review. J Clin Aesthet Dermatol. 2017; 10(6):51-67

[57] Cho SB, Lee SJ, Cho S, et al. Non-ablative 1550-nm erbium-glass and ablative 10 600-nm carbon dioxide fractional lasers for acne scars: a randomized split-face study with blinded response evaluation. J Eur Acad Dermatol Venereol. 2010; 24(8):921-925

[58] Narurkar VA, Alster TS, Bernstein EF, Lin TJ, Loncaric A. Safety and efficacy of a 1550 nm/1927 nm dual wavelength laser for the treatment of photodamaged skin. J Drugs Dermatol. 2018; 17(1):41–46

[59] Weiss ET, Brauer JA, Anolik R, et al. 1927-nm fractional resurfacing of facial actinic keratoses: a promising new therapeutic option. J Am Acad Dermatol. 2013; 68(1):98–102

[60] Flohil SC, van der Leest RJ, Dowlatshahi EA, Hofman A, de Vries E, Nijsten T. Prevalence of actinic keratosis and its risk factors in the general population: the Rotterdam Study. J Invest Dermatol. 2013;133(8):1971–1978

[61] Brauer JA, Kazlouskaya V, Alabdulrazzaq H, et al. Use of a picosecond pulse duration laser with specialized optic for treatment of facial acne scarring. JAMA Dermatol. 2015; 151(3):278–284

[62] Wat H, Yee-Nam Shek S, Yeung CK, Chan HH. Efficacy and safety of picosecond 755-nm alexandrite laser with diffractive lens array for non-ablative rejuvenation in Chinese skin. Lasers Surg Med. 2019; 51(1):8–13

[63] Weiss RA, McDaniel DH,Weiss MA, Mahoney AM, Beasley KL, Halvorson CR. Safety and efficacy of a novel diffractive lens array using a picosecond 755 nm alexandrite laser for treatment of wrinkles. Lasers Surg Med. 2017; 49(1):40–44

[64] Bernstein EF, Schomacker KT, Basilavecchio LD, Plugis JM, Bhawalkar JD. Treatment of acne scarring with a novel fractionated, dualwavelength, picosecond-domain laser incorporating a novel holographic beam-splitter. Lasers Surg Med. 2017; 49(9):796–802

[65] Dierickx C. Using normal and high pulse coverage with picosecond laser treatment of wrinkles and acne scarring: long term clinical observations. Lasers Surg Med. 2018; 50(1):51–55

[66] American Society of Plastic Surgeons. Plastic Surgery Statistics Report. ASPS National Clearinghouse of Plastic Surgery Procedural Statistics. Arlington Heights, IL: American Society of Plastic Surgeons; 2000

[67] Cotsarelis G, Sun TT, Lavker RM. Label-retaining cells reside in the bulge area of pilosebaceous unit: implications for follicular stem cells, hair cycle, and skin carcinogenesis. Cell. 1990; 61(7):1329–1337

[68] Margolis RJ, Dover JS, Polla LL, et al. Visible action spectrum for melanin-specific selective photothermolysis. Lasers Surg Med. 1989;9(4):389–397

[69] Ibrahimi OA, Avram MM, Hanke CW, Kilmer SL, Anderson RR. Laser hair removal. Dermatol Ther (Heidelb). 2011; 24(1):94–107

[70] Nanni CA, Alster TS. Laser-assisted hair removal: side effects of Qswitched Nd:YAG, long-pulsed ruby, and alexandrite lasers. J Am Acad Dermatol. 1999; 41(2, Pt 1):165–171

[71] Campos VB, Dierickx CC, Farinelli WA, Lin TY, Manuskiatti W, Anderson RR. Hair removal with an 800-nm pulsed diode laser. J Am Acad Dermatol. 2000; 43(3):442–447

[72] Lou WW, Quintana AT, Geronemus RG, Grossman MC. Prospective study of hair reduction by diode laser (800 nm) with long-term follow-up. Dermatol Surg. 2000; 26(5):428–432

[73] Bouzari N, Tabatabai H, Abbasi Z, Firooz A, Dowlati Y. Laser hair removal: comparison of long-pulsed Nd:YAG, long-pulsed alexandrite, and long-pulsed diode lasers. Dermatol Surg. 2004; 30(4, Pt 1):498–502

[74] Puri N. Comparative study of diode laser versus neodymium-yttrium aluminum: garnet laser versus intense pulsed light for the treatment of hirsutism. J Cutan Aesthet Surg. 2015; 8(2):97–101

[75] Alster TS, Bryan H, Williams CM. Long-pulsed Nd:YAG laser-assisted hair removal in pigmented skin: a clinical and histological evaluation. Arch Dermatol. 2001; 137(7):885–889

[76] McMichael AJ. Hair and scalp disorders in ethnic populations. Dermatol Clin. 2003; 21(4):629–644

[77] Nussbaum D, Friedman A. Pseudofolliculitis barbae: a review of current treatment options. J Drugs Dermatol. 2019; 18(3):246–250

[78] Dinehart SM, Herzberg AJ, Kerns BJ, Pollack SV. Acne keloidalis: a review. J Dermatol Surg Oncol. 1989; 15(6):642–647

[79] Goette DK, Berger TG. Acne keloidalis nuchae. A transepithelial elimination disorder. Int J Dermatol. 1987; 26(7):442–444

[80] Khunger N, Molpariya A, Khunger A. Complications of tattoos and tattoo removal: stop and think before you ink. J Cutan Aesthet Surg. 2015; 8(1):30–36

[81] Reiter O, Atzmony L, Akerman L, et al. Picosecond lasers for tattoo removal: a systematic review. Lasers Med Sci. 2016; 31(7):1397–1405

[82] Ross V, Naseef G, Lin G, et al. Comparison of responses of tattoos to picosecond and nanosecond Q-switched neodymium: YAG lasers. Arch Dermatol. 1998; 134(2):167–171

[83] Lorgeou A, Perrillat Y, Gral N, Lagrange S, Lacour JP, Passeron T. Comparison of two picosecond lasers to a nanosecond laser for treating tattoos: a prospective randomized study on 49 patients. J Eur Acad Dermatol Venereol. 2018; 32(2):265–270

[84] Herd RM, Alora MB, Smoller B, Arndt KA, Dover JS. A clinical and histologic prospective controlled comparative study of the picosecond titanium:sapphire (795 nm) laser versus the Q-switched alexandrite (752 nm) laser for removing tattoo pigment. J Am Acad Dermatol. 1999; 40(4):603–606

[85] Brauer JA, Reddy KK, Anolik R, et al. Successful and rapid treatment of blue and green tattoo pigment with a novel picosecond laser. Arch Dermatol. 2012; 148(7):820–823

[86] Alabdulrazzaq H, Brauer JA, Bae YS, Geronemus RG. Clearance of yellow tattoo ink with a novel 532-nm picosecond laser. Lasers Surg Med. 2015; 47(4):285–288

[87] Tope WD. State and territorial regulation of tattooing in the United States. J Am Acad Dermatol. 1995; 32(5, Pt 1):791–799

[88] Kirby W, Chen CL, Desai A, Desai T. Causes and recommendations for unanticipated ink retention following tattoo removal treatment. J Clin Aesthet Dermatol. 2013; 6(7):27–31

[89] Anderson RR, Geronemus R, Kilmer SL, Farinelli W, Fitzpatrick RE. Cosmetic tattoo ink darkening. A complication of Q-switched and pulsed-laser treatment. Arch Dermatol. 1993; 129(8):1010–1014

[90] Ross EV, Yashar S, Michaud N, et al. Tattoo darkening and nonresponse after laser treatment: a possible role for titanium dioxide. Arch Dermatol. 2001; 137(1):33–37

[91] Bae YS, Alabdulrazzaq H, Brauer J, Geronemus R. Successful treatment of paradoxical darkening. Lasers Surg Med. 2016; 48(5):471–473

[92] Kazandjieva J, Tsankov N. Tattoos: dermatological complications. Clin Dermatol. 2007; 25(4):375–382

[93] Ibrahimi OA, Syed Z, Sakamoto FH, Avram MM, Anderson RR. Treatment of tattoo allergy with ablative fractional resurfacing: a novel paradigm for tattoo removal. J Am Acad Dermatol. 2011; 64(6):1111–1114

[94] Ashinoff R, Levine VJ, Soter NA. Allergic reactions to tattoo pigment after laser treatment. Dermatol Surg. 1995; 21(4):291–294

[95] Izikson L, Avram M, Anderson RR. Transient immunoreactivity after laser tattoo removal: report of two cases. Lasers Surg Med. 2008; 40(4):231–232

[96] Antony FC, Harland CC. Red ink tattoo reactions: successful treatment with the Q-switched 532 nm Nd:YAG laser. Br J Dermatol. 2003; 149(1):94–98

[97] Weiss ET, Geronemus RG. Combining fractional resurfacing and Qswitched ruby laser for tattoo removal. Dermatol Surg. 2011; 37(1):97–99

[98] Rashid T, Hussain I, Haider M, Haroon TS. Laser therapy of freckles and lentigines with quasi-continuous, frequency-doubled, Nd:YAG (532 nm) laser in Fitzpatrick skin type IV: a 24-month follow-up. J Cosmet Laser Ther. 2002; 4(3–4):81–85

[99] Kilmer SL, Wheeland RG, Goldberg DJ, Anderson RR. Treatment of epidermal pigmented lesions with the frequency-doubled Qswitched Nd:YAG laser. A controlled, single-impact, dose-response, multicenter trial. Arch Dermatol. 1994; 130(12):1515–1519

[100] Imhof L, Dummer R, Dreier J, Kolm I, Barysch MJ. A prospective trial comparing Q-switched ruby laser and a triple combination skinlightening cream in the treatment of solar lentigines. Dermatol Surg. 2016; 42(7):853–857

[101] Williams NM, Gurnani P, Long J, et al. Comparing the efficacy and safety of Q-switched and picosecond lasers in the treatment of nevus of Ota: a systematic review and meta-analysis. Lasers Med Sci. 2021;36(4):723–733

[102] Ge Y, Yang Y, Guo L, et al. Comparison of a picosecond alexandrite laser versus a Q-switched alexandrite laser for the treatment of nevus of Ota: a randomized, split-lesion, controlled trial. J Am Acad Dermatol. 2020; 83(2):397–403

[103] Wall TL. Current concepts: laser treatment of adult vascular lesions. Semin Plast Surg. 2007; 21(3):147–158

[104] Garden JM, Tan OT, Kerschmann R, et al. Effect of dye laser pulse duration on selective cutaneous vascular injury. J Invest Dermatol. 1986; 87(5):653–657

[105] West TB, Alster TS. Comparison of the long-pulse dye (590–595 nm) and KTP (532 nm) lasers in the treatment of facial and leg telangiectasias. Dermatol Surg. 1998; 24(2):221–226

[106] Shah S, Alster TS. Laser treatment of dark skin: an updated review. Am J Clin Dermatol. 2010; 11(6):389–397

[107] Stier MF, Glick SA, Hirsch RJ. Laser treatment of pediatric vascular lesions: port wine stains and hemangiomas. J Am Acad Dermatol. 2008; 58(2):261–285

[108] Garden JM, Bakus AD. Clinical efficacy of the pulsed dye laser in the treatment of vascular lesions. J Dermatol Surg Oncol. 1993; 19(4):321–326

[109] Becher GL, Cameron H, Moseley H. Treatment of superficial vascular lesions with the KTP 532-nm laser: experience with 647 patients. Lasers Med Sci. 2014; 29(1):267–271

[110] Ozyurt K, Colgecen E, Baykan H, Ozturk P, Ozkose M. Treatment of superficial cutaneous vascular lesions: experience with the long-pulsed 1064 nm Nd:YAG laser. ScientificWorldJournal. 2012;2012:197139

[111] Hernández-Pérez E, Ibiett EV. Gross and microscopic findings in patients submitted to nonablative full-face resurfacing using intense pulsed light: a preliminary study. Dermatol Surg. 2002; 28(8):651–655

[112] Goldberg DJ, Cutler KB. Nonablative treatment of rhytids with intense pulsed light. Lasers Surg Med. 2000; 26(2):196–200

[113] Weiss RA, Goldman MP, Weiss MA. Treatment of poikiloderma of Civatte with an intense pulsed light source. Dermatol Surg. 2000; 26(9):823–827, discussion 828

[114] Weiss RA, Weiss MA, Marwaha S, Harrington AC. Hair removal with a non-coherent filtered flashlamp intense pulsed light source. Lasers Surg Med. 1999; 24(2):128–132

[115] Gold MH, Bell MW, Foster TD, Street S. Long-term epilation using the EpiLight broad band, intense pulsed light hair removal system. Dermatol Surg. 1997; 23(10):909–913

8 Do "Barril ao Tanquinho": Tratamentos para Gordura e Celulite

Deanne Mraz Robinson ▪ Daniel P. Friedmann

Resumo

A demanda masculina por procedimentos cosméticos direcionados a depósitos localizados de tecido adiposo subcutâneo cresceu rapidamente na última década. As opções terapêuticas atuais são menos invasivas, diminuindo o tempo de inatividade e os eventos adversos, além de proporcionar uma aparência estética mais natural. Este capítulo destaca as diversas modalidades disponíveis para a redução da gordura subcutânea em pacientes do sexo masculino.

Palavras-chave: redução de gordura não invasiva, lipoaspiração tumescente, criolipólise, crioadipólise, ultrassom focalizado de alta intensidade, desoxicolato de sódio

8.1 Histórico

Os procedimentos de contorno corporal são extremamente populares, com até 86% das pessoas pesquisadas pela American Society for Dermatologic Surgery relatando estar incomodadas com o excesso de peso e 57% delas buscando tratamentos para esculpir o corpo.[1] Embora os homens possam sofrer menos pressão social para buscar melhorias cosméticas, eles geralmente são motivados pelos mesmos desejos que as mulheres, como ter a melhor aparência possível para a sua idade.[2] A demanda masculina por procedimentos cosméticos direcionados ao tecido adiposo subcutâneo expandiu-se rapidamente na última década, em parte devido ao crescimento de opções terapêuticas menos invasivas para redução de gordura localizada com tempo de inatividade mínimo, eventos adversos limitados e uma aparência mais natural.[3] Entre 2012 e 2017, os procedimentos não invasivos de contorno corporal em pacientes do sexo masculino aumentaram 60,64%, enquanto a lipoaspiração diminuiu 25,51%.[4,5]

8.2 Anatomia

A distribuição de gordura é um fenômeno sexualmente dimórfico, com o excesso de adiposidade nos homens se acumulando na linha média (por exemplo, abdome e tórax), ao passo que nas mulheres na pré-menopausa acumula-se abaixo da cintura (por exemplo, glúteos, quadril, coxas, joelhos e panturrilhas).[6-8] O hormônio esteroide sexual testosterona, análogo ao estrogênio em mulheres na pré-menopausa, pode exercer efeitos permissivos sobre os depósitos regionais de gordura, regulando o equilíbrio entre o acúmulo e a mobilização de lipídios, estimulando o último no tecido visceral.[9,10] A desregulação do metabolismo lipídico dos adipócitos relacionada com a idade e a diminuição da testosterona endógena nos homens, por sua vez, leva à deposição progressiva de gordura abdominal, visceralmente, e à diminuição da gordura abdominal subcutânea.[11,12] As mulheres também desenvolvem depósitos de gordura central e na parte superior do corpo mais tarde do que os homens, geralmente no período pós-menopausa, devido à diminuição do estrogênio endógeno.[13] Embora o volume de gordura visceral nos homens seja 2,6 vezes maior do que o das mulheres na pré-menopausa, ele é equivalente ao das mulheres na pós-menopausa.[12]

O abdome masculino ideal tem formato quadrado, com inclinação menos natural da linha média para os aspectos laterais e cintura mais baixa, um pouco abaixo do umbigo, do que o feminino (▶ Fig. 8.1).[14] A parte superior do corpo masculino também apresenta um afunilamento em forma de V, desde os ombros largos até uma cintura mais estreita. Os depósitos de tecido adiposo subcutâneo na cintura e nos flancos aumentam a circunferência da cintura e diminuem esse afunilamento em forma de V.[15] O aumento da mama masculina, a ginecomastia, seja por excesso de gordura subareolar e peitoral lateral – pseudoginecomastia – ou por tecido glandular e gordura subareolar, é cosmeticamente desagradável e psicologicamente angustiante.[16] Por outro lado, o depósito de gordura na região peitoral anterior, sobrepondo-se ao peitoral maior, pode aumentar a convexidade do tórax e dar uma aparência mais masculina.[15,17] O excesso de depósitos de gordura submentoniana e submandibular obscurece a forte linha da mandíbula masculina e leva à diminuição do ângulo cervicomental.[14] A avaliação e a marcação de qualquer área submetida a tratamento devem ser realizadas com o paciente ereto em posição anatômica.

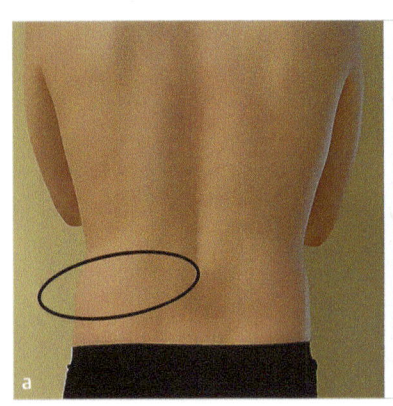

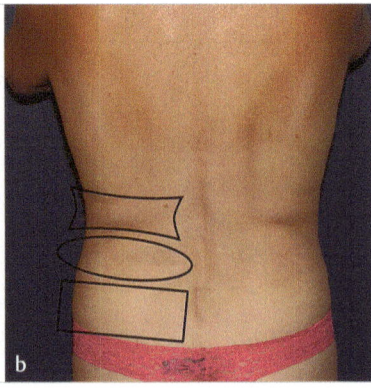

Fig. 8.1 (a) Flancos masculinos bilaterais marcados por uma elipse. **(b)** Quadris femininos (retângulo), cintura (elipse) e flancos (polígono). Observe a cintura inferior do paciente do sexo masculino, sendo a cintura feminina equivalente ao flanco masculino em posição anatômica.

A arquitetura dos septos fibrosos do tecido adiposo subcutâneo é nitidamente diferente entre homens e mulheres, o que contribui para uma aparência mais "firme" ou "fibrosa" da gordura subcutânea em homens.[18] As mulheres têm uma porcentagem maior de septos fibrosos perpendiculares à superfície da pele, enquanto os dos homens têm muito mais probabilidade de serem diagonais ou paralelos à superfície da pele.[19]

8.3 Abordagem

Os depósitos de tecido adiposo subcutâneo submentoniano, torácico, abdominal e nos flancos são as áreas mais comuns de preocupação para pacientes do sexo masculino que buscam procedimentos de contorno corporal.[20] As opções terapêuticas disponíveis baseiam-se na destruição por resfriamento, aquecimento, rompimento ou dissolução de adipócitos ou remoção física por lipoaspiração de adipócitos subcutâneos.[21] Embora as primeiras técnicas levem a resultados sutis com tempo de inatividade mínimo, a segunda é uma opção melhor para pacientes que desejam resultado mais dramático em um único tratamento, às custas de um período significativo de recuperação pós-tratamento.

Pacientes em potencial com depósitos significativos de gordura visceral devem ser excluídos do contorno corporal abdominal, uma vez que esses tratamentos tratam apenas a camada adiposa subcutânea. Pacientes com histórico de ganho de peso progressivo ou cíclico são relativamente contraindicados, dada a propensão de ganho de peso pós-procedimento com resultados abaixo do ideal. Homens com instabilidade emocional ou psicológica, distúrbios alimentares, transtorno dismórfico corporal ou expectativas irrealistas (por exemplo, buscar resultados imediatos, perda substancial de peso ou perfeição) têm maior probabilidade de ficar insatisfeitos com os resultados do tratamento e também devem ser excluídos.[22]

A flacidez substancial preexistente da pele ou do músculo subjacente em decorrência da rápida perda de peso anterior ou à idade avançada pode-se tornar exagerada após o procedimento. Deve ser feito um histórico médico, cirúrgico, de medicamentos e de alergias completo, pois os pacientes com condições médicas crônicas não controladas ou com risco de sangramento perioperativo (por exemplo, devido à anticoagulação de longo prazo necessária do ponto de vista médico) são mais bem tratados com dispositivos não invasivos de contorno corporal. Os pacientes que tomam medicamentos que inibem o citocromo hepático P450 1A2 e 3A4, que interferem no metabolismo da lidocaína e podem levar a elevações tóxicas na concentração plasmática de lidocaína devem ser tratados de forma não invasiva ou suspender o(s) medicamento(s) envolvido(s) uma semana antes da lipoaspiração tumescente.[23] As classes mais comuns desses medicamentos incluem antidepressivos, antifúngicos, antivirais e antibióticos.

8.4 Procedimentos

8.4.1 Crioadipólise

A crioadipólise, muitas vezes chamada incorretamente de criolipólise,[24] é um procedimento aprovado pela Food and Drug Administration (FDA) para reduzir o aparecimento de protuberâncias de gordura no abdome, flanco e área submental, entre outros locais, em pacientes não obesos. Uma vez que os adipócitos são preferencialmente sensíveis à lesão pelo frio, o resfriamento cutâneo prolongado induz a apoptose dos adipócitos, desencadeando uma paniculite lobular seletiva e retardada e uma redução direcionada subsequente na gordura subcutânea superficial, sem danos clínicos ou histológicos à pele sobrejacente.[25,26] Dor transitória, eritema, edema, equimoses e dormência são queixas comuns após o tratamento, mas não foram relatadas alterações nos níveis de lipídios séricos ou nos testes de função hepática.[27,28] Raramente pode ocorrer dor neuropática intensa vários dias após o tratamento, que pode responder bem à gabapentina ou a analgésicos orais.[29] Felizmente não foi demonstrada disfunção nervosa periférica em longo prazo.[30] Embora essas preocupações tenham sido relatadas igualmente entre pacientes do sexo masculino e feminino, a hiperplasia adiposa paradoxal – um aumento tardio da gordura subcutânea na área tratada que normalmente começa vários meses após o tratamento – pode ser mais comum em homens e em pacientes de origem hispânica.[31] A hiperplasia ou a hipertrofia de adipócitos desorganizados, espessamento/fibrose do septo perilobular e vascularização são observados na histologia. Sua etiologia ainda não está clara, mas a hipóxia tecidual local ou a redução da inervação simpática podem estar incitando a ativação metabólica de adipócitos preexistentes ou células progenitoras de adipócitos.[32]

A tecnologia não invasiva atualmente disponível utiliza um vácuo para elevar e comprimir uma dobra de tecido em uma placa em forma de copo por 35 minutos.[33] No entanto, os aplicadores de tratamento anteriores comprimiam a gordura em duas placas opostas por 45 a 60 minutos em uma temperatura mais alta. Um aplicador de superfície conformável sem vácuo de 75 minutos, com autorização da FDA para o tratamento de coxas, também demonstrou ser eficaz em áreas em que a sucção pode ser limitada pela anatomia ou pela firmeza do tecido, como o abdome periumbilical.[34] Com os indivíduos deitados em decúbito dorsal, uma almofada de gel protetora é colocada sobre a área de tratamento imediatamente antes da colocação do aplicador no abdome, enquanto os flancos podem ser visados com o paciente de lado ou deitado. O aplicador pode, então, ser fixado no lugar com tiras durante todo o tratamento, se necessário. A crioadipólise submentoniana também pode ser realizada com um aplicador menor e um gel líquido protetor, com o paciente sentado na posição vertical e com cintas semelhantes apoiando o dispositivo contra o submento.[35] Ao final do ciclo de tratamento, o aplicador de crioadipólise é imediatamente removido e é realizada uma massagem manual da área tratada. Foi demonstrado que a massagem pós-tratamento produz reduções significativamente maiores na espessura da gordura devido à lesão de reperfusão.[36] A combinação da crioadipólise com a terapia de pulso radial (ondas de choque) também pode melhorar os resultados.[37]

Os resultados do tratamento geralmente são modestos, tendo sido demonstrado que uma única aplicação no flanco causou uma perda média de volume de 39,6 mL em relação ao controle contralateral em um estudo clínico.[38] O empilhamento duplo ou a sobreposição de aplicadores na mesma sessão pode aumentar a eficácia sem aumentar os eventos adversos.[39] Um estudo de dois tratamentos com aplicadores sobrepostos na mesma sessão para pseudoginecomastia masculina demonstrou melhora significativa em 95% dos indivíduos.[16]

8.4.2 Ultrassom Focalizado de Alta Intensidade

O ultrassom focalizado de alta intensidade (HIFU) usa energia acústica de alta frequência (2 MHz, > 1.000 W/cm²) para elevar rapidamente a temperatura do tecido adiposo acima de 55 a 58°C, produzindo necrose coagulativa focal e, ao mesmo tempo, rompendo as membranas dos adipócitos secundárias a efeitos mecânicos (cavitação acústica).[40,41] Os dispositivos HIFU atualmente liberados pela FDA são indicados para a redução não invasiva da circunferência da cintura e têm como alvo o tecido subcutâneo em uma profundidade focal de 1,3 cm; no entanto, a dor periprocedimento grave e a equimose pós-tratamento limitaram o uso dessa tecnologia.[42]

8.4.3 Ultrassom com Foco Não Térmico

O ultrassom focalizado não térmico (NFU) difere significativamente do HIFU por se basear exclusivamente na destruição de adipócitos por meio de ruptura mecânica de baixa frequência (200 kHz, 17,5 W/cm²).[43] O NFU é aprovado pela FDA para redução não invasiva da circunferência abdominal a uma profundidade de 1,5 cm. Essa abordagem não térmica significa muito menos dor durante o procedimento e nenhum tempo de inatividade após o tratamento, mas requer várias sessões de tratamento sequenciais para obter resultados ideais, embora sutis.[14] Os eventos adversos localizados após o tratamento, incluindo dor, eritema e púrpura, são transitórios e normalmente mínimos.[44]

8.4.4 Terapia de Campo Eletromagnético Focalizado de Alta Intensidade

Recentemente foi demonstrado que a tecnologia eletromagnética focalizada de alta intensidade (HIFEM) produz hipertrofia e hiperplasia das fibras musculares, além de induzir a apoptose local dos adipócitos, levando ao metabolismo da gordura subcutânea e a aumento local dos ácidos graxos livres.[45-47] Um aplicador plano é fixado ao abdome com um cinto e cada tratamento é realizado por 30 minutos, com a intensidade aumentada lentamente de 0% (idealmente para 100%) com base na tolerância do paciente. Foi demonstrado que quatro tratamentos em um período de 2 semanas reduzem a espessura da gordura abdominal em 19 e 23,3% após 1 e 3 meses, respectivamente.[48] Outros estudos clínicos confirmaram reduções na espessura do tecido subcutâneo de 18,6% por ressonância magnética (MRI) 2 meses após 4 sessões[49] e 17,5% por tomografia computadorizada (CT) 1 mês após 8 sessões, sendo que o último também observou uma hipertrofia de 14,8% do músculo reto abdominal.[50] O acompanhamento de um ano de indivíduos tratados com HIFEM demonstrou uma melhora estatisticamente significativa em longo prazo na redução de gordura (-14,63%), espessura muscular (19,05%) e redução da diástase do músculo reto (-10,46%).[51]

8.4.5 Radiofrequência

Os dispositivos de radiofrequência (RF) criam um campo elétrico oscilante que gera calor a partir do movimento e da colisão de moléculas de água.[52] Como a gordura tem alta impedância elétrica e baixa condutividade térmica em relação ao tecido dérmico sobreposto, um campo elétrico direcionado perpendicularmente à superfície da pele e à interface pele-subcutânea é altamente seletivo para o tecido subcutâneo, levando a danos térmicos independentes de cromóforos.[53] Os supostos mecanismos de redução de gordura após a RF incluem a estimulação térmica do metabolismo dos adipócitos por meio da degradação enzimática de triglicerídeos mediada por lipase e apoptose e ruptura de adipócitos.[54,55]

Atualmente estão disponíveis mecanismos monopolares ou unipolares e multipolares de aplicação de RF para redução de gordura, sendo que o último utiliza radiação eletromagnética de alta frequência em vez de uma corrente elétrica para produzir calor.[56] No entanto, faltam testes de RF monopolar/unipolar (com um único eletrodo) ou multipolar (três ou mais eletrodos) para redução de gordura em pacientes do sexo masculino. No entanto, o aquecimento volumétrico do tecido subcutâneo de até 20 mm de profundidade pode ser obtido, com resultados ideais que exigem várias sessões de tratamento semanais. Os dispositivos mais novos têm impedância incorporada e monitoramento de temperatura para melhorar a eficácia, a segurança e a dependência do operador.

Também foi demonstrado que a RF de campo multipolar de alta frequência produz uma redução significativa da gordura abdominal usando um dispositivo independente do operador. Um estudo aberto mostrou uma redução circunferencial média de 4,93 cm em 35 pacientes após 4 tratamentos semanais, embora 3 pacientes não tenham respondido à terapia.[57] O índice de massa corporal (BMI) ficou efetivamente inalterado durante o período do estudo, e os melhores resultados foram associados a indivíduos com BMI inicial mais alto. Aproximadamente 90% dos indivíduos não relataram dor ao tratamento.

Os eventos adversos com dispositivos de RF mais comumente incluem dor relacionada ao tratamento e eritema transitório. Edema pós-tratamento, púrpura, hiperpigmentação pós-inflamatória, pápulas eritematosas subcutâneas, bolhas e queimaduras superficiais, embora relativamente raros, são possíveis.[56]

8.4.6 Terapia a *Laser* de Baixo Nível

Embora a terapia a *laser* de baixa intensidade (LLLT) tenha sido sugerida como capaz de romper as membranas celulares dos adipócitos,[58] estudos *in vivo*[59,60] e *in vitro*[21] não conseguiram corroborar essa alegação. Outros supostos efeitos sobre a apoptose dos adipócitos por meio da ativação do complexo ou do metabolismo lipídico por meio da atividade aumentada da citocromo C oxidase mitocondrial permanecem sem validação.[61] O fato de que a maioria dos fótons da luz LLLT de 635 ou 850 nm não consegue penetrar no tecido subcutâneo não ajuda a aumentar as alegações de eficácia subdérmica.[21,62] Os estudos que demonstram melhora na circunferência abdominal são comprometidos pela falta de controles clínicos, ausência de monitoramento de peso, acompanhamento em curto prazo ou uso concomitante de suplementos metabólicos.[63-66]

No entanto, os dispositivos LLLT são atualmente aprovados pela FDA para a redução da circunferência da cintura. Os tratamentos são realizados de 2 a 3 vezes por semana, exigindo várias sessões. Os dispositivos com painéis de diodo emissor de luz (LED) a uma distância predefinida da pele normalmente têm perfis de efeitos colaterais quase inexistentes. Um estudo de um dispositivo de LLLT com painéis de LED que se aproximam diretamente da pele em um estudo controlado de abdome dividido não mostrou nenhuma melhora significativa na espessura do tecido subcutâneo medida por ultrassom, mas relatou dois casos de ulceração cutânea.[67]

8.4.7 *Laser* de Diodo Infravermelho

Foi demonstrado que um dispositivo de *laser* de diodo de 1.060 nm resfriado por contato produz uma lesão controlada nos adipócitos ao manter a hipertermia subcutânea (42-47°C), levando a uma redução média de 18% na espessura da gordura-alvo medida por calibrador e a uma redução de 24% no volume por ressonância magnética.[68] O tratamento é realizado com até quatro aplicadores retangulares simultaneamente por 25 minutos. Estudos demonstraram melhora significativa nos depósitos de gordura subcutânea do abdome e dos flancos após um único tratamento.[69,70] Os eventos adversos pós-tratamento incluem sensibilidade, induração e eritema.[71]

8.4.8 Adipólise por Injeção

O desoxicolato de sódio, ou ácido desoxicólico (DC), é um sal biliar secundário derivado de animais e um detergente biológico que degrada as membranas celulares dos adipócitos.[72] A injeção subcutânea de DC produz adipólise local dependente da concentração e paniculite subcutânea septal e lobular mista composta de células inflamatórias recrutadas para limpar detritos celulares e lipídios livres.[73] A atrofia do lóbulo de gordura e o espessamento/fibrose septal são o resultado final, com a cascata inflamatória se resolvendo caracteristicamente em 1 mês após a injeção.[72,73] A subanálise de dados dos dois estudos principais de fase 3 nos Estados Unidos e no Canadá (Reduced Frequency Immune [REFINE]-1 e -2) demonstra que 77% dos homens tratados com DC (ATX-101) obtiveram uma redução clinicamente significativa na gordura submental; 79% dos homens também ficaram satisfeitos com a aparência da face/queixo após o tratamento.[74]

A área submental é marcada, tomando cuidado para evitar injetar na área submandibular imediata, onde há risco de desmielinização temporária do nervo mandibular marginal. Os pontos de injeção são realizados com cerca de 1 cm de distância entre si usando uma seringa de 1 mL e uma agulha de calibre 30, com 0,2 mL de produto injetado em cada ponto com a agulha perpendicular à superfície da pele. O uso de uma quantidade maior de produto (3 a 4 frascos, 6 a 8 mL) na primeira sessão pode levar a melhores resultados no início e incentivar os pacientes a concluir a série de tratamento.[74] Espera-se que menos produto seja necessário com os tratamentos mensais subsequentes. Dor transitória no local da injeção, edema, dormência, equimose, eritema e enrijecimento/fibrose são comumente observados após o procedimento. A alopecia foi relatada em injeções submentais, mas geralmente se resolve espontaneamente após o término da terapia em vários meses.[75] A injeção intra-arterial de DC com a consequente formação de êmbolos de detritos e necrose tecidual é outra possível complicação rara.[76]

Os efeitos e o perfil de efeitos colaterais da DC podem, no entanto, ser atenuados com a adição de fosfatidilcolina (PC). A PC atua como um agente de expansão fisiológico, servindo como veículo para a difusão da CD além do local da injeção por meio da formação de lipossomos e atenuando a taxa de perda imediata da viabilidade celular. Enquanto a injeção de DC leva à lise imediata da membrana celular, o início da lise com PC/DC é retardado até 2 semanas após a injeção.[77] Estudos retrospectivos confirmaram a eficácia e a segurança da PC/DC em áreas focais de gordura subcutânea abdominal após várias sessões.[78]

8.4.9 Lipoaspiração Tumescente

Apesar da crescente popularidade dos dispositivos não invasivos para esculpir o corpo e dos injetáveis, a lipoaspiração tumescente tradicional continua sendo o padrão de ouro para a lipoplastia subcutânea, com resultados incomparáveis em uma única sessão.[79] Com base na técnica tumescente de Klein, esse procedimento usa microcânulas para contornar o tecido adiposo subcutâneo confortavelmente apenas com anestesia local, com tempo de inatividade pós-operatório mínimo e risco nominal para as estruturas subjacentes ou para a pele sobreposta.[80,81]

A infiltração percutânea direta de grande volume de lidocaína diluída com epinefrina em solução salina fisiológica incorporada produz anestesia local completa e prolongada e a anestesia dos tecidos cutâneos e subcutâneos, eliminando a necessidade de anestesia geral (▶ Tabela 8.1).[80] Os efeitos físicos de compressão da anestesia tumescente interticial sobre os capilares subcutâneos e a vasoconstrição produzida pela epinefrina se combinam para retardar a absorção sistêmica da lidocaína, impedindo o acúmulo no terceiro espaço e praticamente eliminando a perda de sangue com a lipoaspiração.[82] Doses tumescentes de lidocaína de 45 mg/kg são excepcionalmente seguras, produzindo concentrações plasmáticas de pico abaixo dos níveis associados à toxicidade leve, independentemente da velocidade da infiltração.[83]

As áreas de tratamento planejadas são primeiramente marcadas com uma caneta cirúrgica azul, criando um mapa topográfico. São injetadas bolhas intradérmicas de solução anestésica (seringa de 6 mL, agulha de calibre 30), através das quais é iniciada a infiltração do fluido tumescente. Uma bomba peristáltica de taxa variável é usada para infiltrar rapidamente o tecido subcutâneo por meio de uma agulha espinhal de calibre 21 (pescoço) ou de calibre 18 a 20 (corpo). Os locais de entrada da microcânula, conhecidos como *adits*, podem ser incisões de 2 mm (lâmina nº 11) ou aberturas redondas de 1,5 a 2 mm de diâmetro (*punch* de biópsia) colocadas na periferia, geralmente em dobras naturais da pele.

O movimento longitudinal de uma microcânula (calibre 12-14) em um movimento de entrada e saída semelhante a um pistão fará com que pequenos fragmentos de gordura sugados para dentro de sua(s) abertura(s) sejam raspados de seu estroma fibroso e imediatamente aspirados, criando túneis dentro da camada subcutânea.[84] O "pré-túnel" com uma microcânula que não esteja sob sucção ou com um dispositivo de *laser* Nd:YAG (neodímio:ítrio alumínio granada) ou de diodo (920-1.440 nm) ajuda a romper o tecido conjuntivo subcutâneo fibroso, o que permite uma remoção maior e mais rápida da gordura. Evitar cânulas grandes (ou microcânulas maiores sem pré-canalização) também atenua o risco de irregularidades subcutâneas. A remoção de pequenos volumes repetidos de vários orifícios em um padrão de sobreposição e em leque também melhora os resultados, especialmente em áreas mais fibrosas, como o abdome e os flancos. Um teste de pinçamento uniforme na área tratada indica o fim do tratamento.

Almofadas absorventes são aplicadas sobre os locais de entrada deixados abertos para coletar a drenagem, e o paciente é vestido com roupas de compressão para promover a drenagem, acelerando a resolução do edema subcutâneo e do enrijecimento.[85] Um alto grau de compressão uniforme deve ser mantido até 24 horas após o término da drenagem.[86] A dor e a sensibilidade na área cirúrgica são esperadas e controladas com um curso curto de narcóticos de baixa dosagem seguido de analgésicos orais de venda livre. A equimose geralmente é leve e de natureza dependente, quase sempre migrando para baixo. A aspiração de gordura profunda próxima ao ramo mandibular é evitada para diminuir o risco de lesão marginal do nervo mandibular. As aberturas na pele (adits) cicatrizam por segunda intenção, com eritema perilesional e equimose leve esperados em curto prazo. O sangramento ou a formação de equimose é apenas um fator após a lipoaspiração da mama masculina, embora seja raro com compressão de alto grau.[86]

As fotos pós-operatórias não são tiradas até 3 a 4 meses após o tratamento. Embora as áreas lipoaspiradas resistam ao ganho de peso, os depósitos de gordura podem se acumular, posteriormente, de forma visceral ou em outras áreas do corpo.[87]

8.5 Exemplos de Antes e Depois

8.5.1 Caso 1: Lipoaspiração Tumescente do Tórax Masculino

O paciente é um homem caucasiano de 38 anos de idade com depósitos de gordura pronunciados no tórax devido ao ganho de peso nos últimos anos, consistente com pseudoginecomastia (▶ Fig. 8.2a). Foi realizada lipoaspiração tumescente assistida por *laser*, usando lidocaína a 0,1% com epinefrina 1:1.000.000 solução tumescente. Aproximadamente 750 mL de gordura subcutânea foram aspirados bilateralmente com uma cânula de calibre 12. Uma fibra de *laser* de 600 μm emitindo energia de 1.440 nm (15 W, 50 Hz) foi utilizada antes da sucção para ajudar a emulsionar a gordura. A redução acentuada dos depósitos de gordura no tórax é evidente no acompanhamento de 3 meses (▶ Fig. 8.2b; a imagem foi alterada para ocultar a tatuagem na parte superior do tórax do paciente).

8.5.2 Caso 2: Lipoaspiração Tumescente do Abdome, da Cintura e dos Flancos Masculinos

O paciente é um homem branco de 55 anos de idade com depósitos subcutâneos de gordura no abdome superior/inferior, cintura e flancos, resistentes à dieta e aos exercícios (▶ Fig. 8.3a). Foi realizada uma lipoaspiração tumescente assistida por *laser*, usando lidocaína a 0,1% com solução tumescente de epinefrina 1:1.000.000. Aproximadamente 1.000 mL de gordura subcutânea foi aspirada bilateralmente com uma cânula de calibre 12 e 14. Uma fibra de *laser* de 600 μm emitindo energia de 1.440 nm (15 W, 50 Hz) foi utilizada antes da aspiração para ajudar a emulsionar a gordura. Uma redução significativa nos depósitos de gordura é evidente no acompanhamento de 4 meses (▶ Fig. 8.3b).

8.5.3 Caso 3: Crioadipólise de Flancos Masculinos

O paciente é um homem branco de 35 anos de idade com depósitos de gordura subcutâneos isolados nos flancos, resistente a dieta e exercícios (▶ Fig. 8.4a). A redução não invasiva da gordura foi realizada com um dispositivo de crioadipólise com um

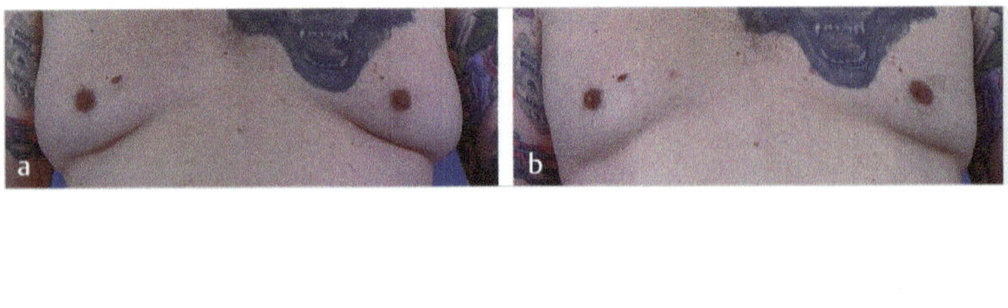

Tabela 8.1 Formulação anestésica tumescente

Ingredientes	Dose (volume)
0,9% de cloreto de sódio	1 L
Cloridrato de lidocaína a 1%	500 mg (50 mL) para 0,05% 1.000 mg (100 mL) para 0,1%
Epinefrina 1:1.000	0,65 mg (0,65 mL) para 1:1.500.000 1,0 mg (1,0 mL) para 1:1.000.000
8,4% de bicarbonato de sódio	10 mEq (10 mL)

Observação: a concentração recomendada de lidocaína e epinefrina necessária por litro para uma anestesia tumescente eficaz varia de acordo com a área do corpo. O abdome superior e medial e o tórax normalmente exigem concentrações mais altas (1.000-1.250 mg/L de lidocaína, 1,0 mg/L de epinefrina) do que a cintura/flancos (750-1.000 mg/L, 0,65-1,0 mg/L) e o abdome lateral (500-750 mg/L, 0,65 mg/L).

Fig. 8.2 (a) Antes e **(b)** 3 meses após a lipoaspiração tumescente assistida por *laser* da pseudoginecomastia.

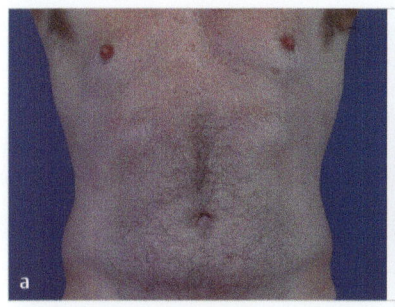

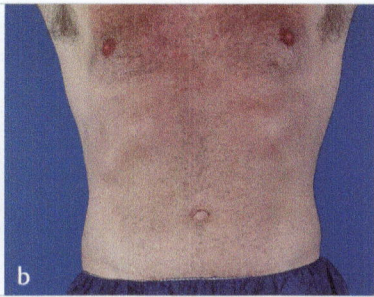

Fig. 8.3 (a) Antes e **(b)** 4 meses após a lipoaspiração tumescente assistida por *laser* do abdome superior e inferior, cintura e flancos.

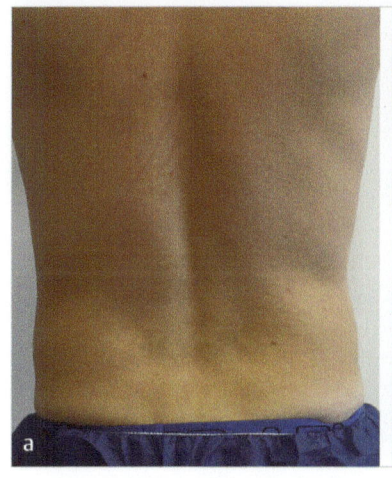

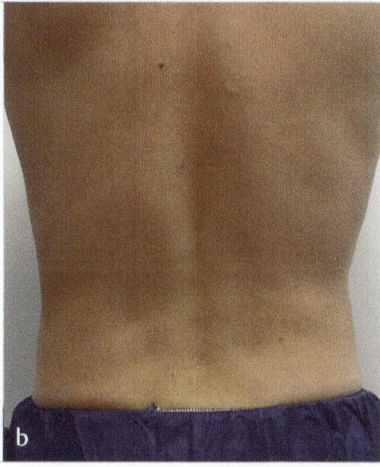

Fig. 8.4 (a) Antes e **(b)** 3 meses após uma única sessão de crioadipólise para redução não invasiva de gordura nos flancos. Um aplicador de sucção foi usado em cada lado. (Cortesia de Catherine DiGiorgio, MD.)

aplicador de sucção curvo. Um ciclo do aplicador foi usado em cada lado em uma única sessão de tratamento. Uma redução significativa na gordura do flanco é evidente no acompanhamento de 3 meses (▶ Fig. 8.4b).

8.5.4 Caso 4: Terapia Eletromagnética Focalizada de Alta Intensidade no Abdome Superior

O paciente é um homem branco de 41 anos de idade com depósitos de gordura na parte superior do abdome e flacidez muscular (▶ Fig. 8.5a). A tonificação muscular não invasiva e a redução da gordura subcutânea foram realizadas com a terapia HIFEM. Foram realizados 6 tratamentos em um período de 3 semanas. Foi observada melhora significativa na gordura subcutânea e no tônus muscular do abdome superior no acompanhamento de 3 meses (▶ Fig. 8.5b).

8.5.5 Caso 5: Crioadipólise da Parte Externa da Coxa Masculina

O paciente é um homem branco de 28 anos de idade com lipodistrofia da gordura externa da coxa (▶ Fig. 8.6a) secundária à lipoaspiração tumescente do abdome superior/inferior. A redução de gordura não invasiva foi realizada com um aparelho sem vácuo aplicador de superfície conformável para crioadipólise direcionada. Uma redução significativa na gordura subcutânea da parte externa das coxas foi observada 4 meses após uma única sessão de tratamento (▶ Fig. 8.6b).

8.6 Conclusão

Os procedimentos de contorno corporal para redução de gordura em homens aumentaram consideravelmente à medida que as opções terapêuticas continuam tendendo a ser menos invasivas, com menor tempo de inatividade e melhores perfis de efeitos colaterais. Dito isso, a lipoaspiração tumescente continua sendo o padrão ouro com resultados incomparáveis em uma única sessão. Independentemente da escolha do tratamento, é importante ter não apenas uma compreensão fundamental da anatomia masculina, especificamente a distribuição e a localização do tecido adiposo, mas também a aparência ou o resultado desejado. Os tratamentos atuais não invasivos e minimamente invasivos incluem a crioadipólise, modalidades de luz, *laser* e energia, como *laser* de diodo infravermelho, radiofrequência, ultrassom, terapia eletromagnética focalizada de alta intensidade e adipólise por injeção. Cada uma delas tem riscos, benefícios e resultados esperados exclusivos, e é importante obter um histórico e um exame minuciosos, bem como ter uma discussão completa das opções ao contemplar a melhor abordagem para os objetivos de seu paciente. Embora os estudos bem planejados sejam limitados, o tratamento combinado pode produzir resultados superiores e mais rápidos.

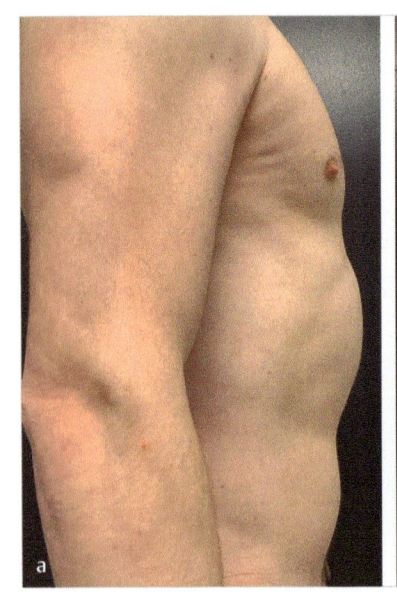

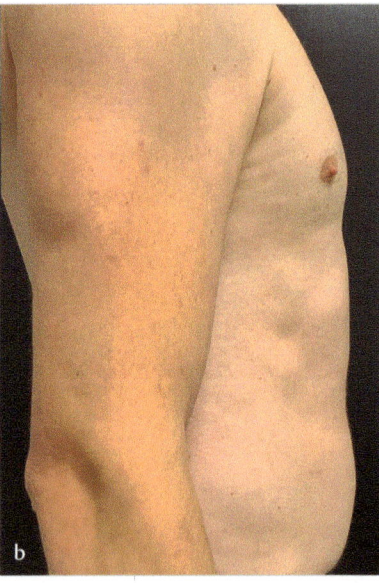

Fig. 8.5 (a) Antes e **(b)** 3 meses após 6 sessões de terapia eletromagnética focalizada de alta intensidade para tonificação do músculo abdominal superior e redução da gordura subcutânea.

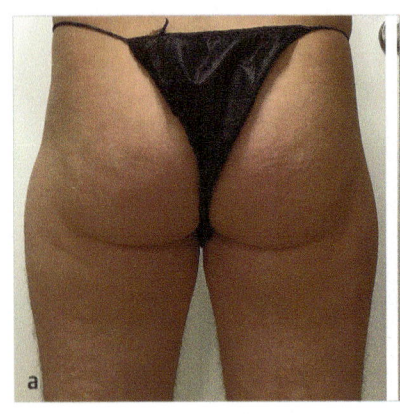

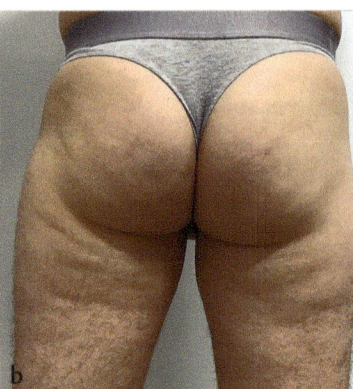

Fig. 8.6 (a) Antes e **(b)** 4 meses depois de uma única sessão de tratamento com um aplicador de superfície conformável sem vácuo para crioadipólise da parte externa das coxas.

8.7 Pérolas

- O excesso de adiposidade se acumula na linha média (tórax, abdome) nos homens, em comparação com a região abaixo da cintura nas mulheres, e essas áreas – juntamente com os flancos e o submento – são as áreas mais comuns de preocupação em pacientes do sexo masculino que buscam tratamento.
- O abdome masculino ideal tem formato quadrado com menos inclinação de flancos com cintura mais baixa do que das mulheres, enquanto as gorduras submental e submandibular em excesso podem obscurecer uma forte linha de mandíbula masculina.
- Exclua pacientes com gordura visceral significativa e aconselhe adequadamente os pacientes com flacidez substancial preexistente da pele sobreposta com relação ao potencial de piora após o procedimento.
- Apesar da crescente popularidade dos procedimentos de escultura corporal não invasivos e minimamente invasivos, a lipoaspiração continua sendo o padrão ouro com resultados incomparáveis em uma única sessão.

Referências

[1] American Society for Dermatologic Surgery. 2018 ASDS Consumer Survey on Cosmetic Dermatologic Procedures. 2019. Available at: https://www.asds.net/Portals/0/PDF/consumer-survey-2018-infographic.pdf/. 2019. Accessed April 8, 2019
[2] Cox SE. Commentary on male body contouring. Dermatol Surg. 2017;43 Suppl 2:S194–S195
[3] Sadick NS. The pathophysiology of the male aging face and body. Dermatol Clin. 2018; 36(1):1–4
[4] The American Society for Aesthetic Plastic Surgery. 2012 Cosmetic Surgery National Data Bank Statistics. 2013. Available at: https://www.surgery.org/sites/default/files/ASAPS-2012-Stats.pdf/. Accessed April 8, 2019
[5] The American Society for Aesthetic Plastic Surgery. 2017 Cosmetic Surgery National Data Bank Statistics. 2018 Available at: https://www.surgery.org/sites/default/files/ASAPS-Stats2017.pdf/. Accessed April 8, 2019
[6] Pulit SL, Karaderi T, Lindgren CM. Sexual dimorphisms in genetic loci linked to body fat distribution. Biosci Rep. 2017; 37(1):BSR20160184
[7] Ley CJ, Lees B, Stevenson JC. Sex- and menopause-associated changes in body-fat distribution. Am J Clin Nutr. 1992; 55(5):950–954
[8] Björntorp P. The regulation of adipose tissue distribution in humans. Int J Obes Relat Metab Disord. 1996; 20(4):291–302

Referências

[9] Björntorp P. Adipose tissue distribution and function. Int J Obes. 1991; 15 Suppl 2:67–81

[10] Björntorp P. Hormonal control of regional fat distribution. Hum Reprod. 1997; 12 Suppl 1:21–25

[11] Zamboni M, Rossi AP, Fantin F, et al. Adipose tissue, diet and aging. Mech Ageing Dev. 2014; 136–137:129–137

[12] Kotani K, Tokunaga K, Fujioka S, et al. Sexual dimorphism of agerelated changes in whole-body fat distribution in the obese. Int J Obes Relat Metab Disord. 1994; 18(4):207–2

[13] Shimokata H, Tobin JD, Muller DC, Elahi D, Coon PJ, Andres R. Studies in the distribution of body fat: I. Effects of age, sex, and obesity. J Gerontol. 1989; 44(2):M66–M73

[14] Coleman KM, Lawrence N. Male body contouring. Dermatol Surg. 2017; 43 Suppl 2:S188–S193

[15] Singh B, Keaney T, Rossi AM. Male body contouring. J Drugs Dermatol. 2015; 14(9):1052–1059

[16] Munavalli GS, Panchaprateep R. Cryolipolysis for targeted fat reduction and improved appearance of the enlarged male breast. Dermatol Surg. 2015; 41(9):1043–1051

[17] Pilanci O, Basaran K, Aydin HU, Cortuk O, Kuvat SV. Autologous fat injection into the pectoralis major as an adjunct to surgical correction of gynecomastia. Aesthet Surg J. 2015; 35(3):NP54–NP61

[18] Keaney TC, Naga LI. Men at risk for paradoxical adipose hyperplasia after cryolipolysis. J Cosmet Dermatol. 2016; 15(4):575–577

[19] Querleux B, Cornillon C, Jolivet O, Bittoun J. Anatomy and physiology of subcutaneous adipose tissue by in vivo magnetic resonance imaging and spectroscopy: relationships with sex and presence of cellulite. Skin Res Technol. 2002; 8(2):118–124

[20] Wat H, Wu DC, Goldman MP. Noninvasive body contouring: a male perspective. Dermatol Clin. 2018; 36(1):49–55

[21] Brown SA, Rohrich RJ, Kenkel J, Young VL, Hoopman J, Coimbra M. Effect of low-level laser therapy on abdominal adipocytes before lipoplasty procedures. Plast Reconstr Surg. 2004; 113(6):1796–1804, discussion 1805–1806

[22] Svedman KJ, Coldiron B, Coleman WP, III, et al. ASDS guidelines of care for tumescent liposuction. Dermatol Surg. 2006; 32(5):709–716

[23] Klein JA. Cytochrome P450 3A4 and lidocaine metabolism. In: Klein JA, ed. Tumescent Technique: Tumescent Anesthesia and Microcannular Liposuction. St. Louis, MO: Mosby, Inc.; 2000:131–141

[24] Friedmann DP, Mishra V. Cryolipolysis and laser lipolysis: misnomers in cosmetic dermatology. Dermatol Surg. 2015; 41(11):1327–1328

[25] Manstein D, Laubach H, Watanabe K, Farinelli W, Zurakowski D, Anderson RR. Selective cryolysis: a novel method of non-invasive fat removal. Lasers Surg Med. 2008; 40(9):595–604

[26] Zelickson B, Egbert BM, Preciado J, et al. Cryolipolysis for noninvasive fat cell destruction: initial results from a pig model. Dermatol Surg. 2009; 35(10):1462–1470

[27] Stevens WG, Pietrzak LK, Spring MA. Broad overview of a clinical and commercial experience with CoolSculpting. Aesthet Surg J. 2013; 33(6):835–846

[28] Klein KB, Zelickson B, Riopelle JG, et al. Non-invasive cryolipolysis for subcutaneous fat reduction does not affect serum lipid levels or liver function tests. Lasers Surg Med. 2009; 41(10):785–790

[29] Keaney TC, Gudas AT, Alster TS. Delayed onset pain associated with cryolipolysis treatment: a retrospective study with treatment recommendations. Dermatol Surg. 2015; 41(11):1296–1299

[30] Coleman SR, Sachdeva K, Egbert BM, Preciado J, Allison J. Clinical efficacy of noninvasive cryolipolysis and its effects on peripheral nerves. Aesthetic Plast Surg. 2009; 33(4):482–488

[31] Singh SM, Geddes ERC, Boutrous SG, Galiano RD, Friedman PM. Paradoxical adipose hyperplasia secondary to cryolipolysis: an underreported entity? Lasers Surg Med. 2015; 47(6):476–478

[32] Jalian HR, Avram MM, Garibyan L, Mihm MC, Anderson RR. Paradoxical adipose hyperplasia after cryolipolysis. JAMA Dermatol. 2014; 150(3):317–319

[33] Kilmer SL. Prototype CoolCup cryolipolysis applicator with over 40% reduced treatment time demonstrates equivalent safety and efficacy with greater patient preference. Lasers Surg Med. 2017; 49(1):63–68

[34] Friedmann DP. Cryolipolysis for noninvasive contouring of the periumbilical abdomen with a nonvacuum conformable-surface applicator. Dermatol Surg. 2019; 45(9):1185–1190

[35] Leal Silva H, Carmona Hernandez E, Grijalva Vazquez M, Leal Delgado S, Perez Blanco A. Noninvasive submental fat reduction using colder cryolipolysis. J Cosmet Dermatol. 2017; 16(4):460–465

[36] Boey GE, Wasilenchuk JL. Enhanced clinical outcome with manual massage following cryolipolysis treatment: a 4-month study of safety and efficacy. Lasers Surg Med. 2014; 46(1):20–26

[37] Hunt JA. Cryolipolysis and radial pulse therapy. Prime N Am. 2013; 1:74–75

[38] Garibyan L, Sipprell WH, III, Jalian HR, Sakamoto FH, Avram M, Anderson RR. Three-dimensional volumetric quantification of fat loss following cryolipolysis. Lasers Surg Med. 2014; 46(2):75–80

[39] Suh DH, Park JH, Kim BY, Lee SJ, Moon JH, Ryu HJ. Double stacking cryolipolysis treatment of the abdominal fat with use of a novel contoured applicator. J Cosmet Laser Ther. 2019; 21(4):238–242

[40] Fatemi A. High-intensity focused ultrasound effectively reduces adipose tissue. Semin Cutan Med Surg. 2009; 28(4):257–262

[41] Haar GT, Coussios C. High intensity focused ultrasound: physical principles and devices. Int J Hyperthermia. 2007; 23(2):89–104

[42] Shalom A, Wiser I, Brawer S, Azhari H. Safety and tolerability of a focused ultrasound device for treatment of adipose tissue in subjects undergoing abdominoplasty: a placebo-control pilot study. Dermatol Surg. 2013; 39(5):744–751

[43] Brown SA, Greenbaum L, Shtukmaster S, Zadok Y, Ben-Ezra S, Kushkuley L. Characterization of nonthermal focused ultrasound for noninvasive selective fat cell disruption (lysis): technical and preclinical assessment. Plast Reconstr Surg. 2009; 124(1):92–101

[44] Teitelbaum SA, Burns JL, Kubota J, et al. Noninvasive body contouring by focused ultrasound: safety and efficacy of the contour I device in a multicenter, controlled, clinical study. Plast Reconstr Surg. 2007; 120(3):779–789

[45] Weiss RA, Bernardy J. Induction of fat apoptosis by a non-thermal device: mechanism of action of non-invasive high-intensity electromagnetic technology in a porcine model. Lasers Surg Med. 2019; 51(1):47–53

[46] Duncan D, Dinev I. Noninvasive induction of muscle fiber hypertrophy and hyperplasia: effects of high-intensity focused electromagnetic field evaluated in an in-vivo porcine model—a pilot study. Aesthet Surg J. 2020; 40(5):568–574

[47] Halaas Y, Bernardy J. Mechanism of nonthermal induction of apoptosis by high-intensity focused electromagnetic procedure: biochemical investigation in a porcine model. J Cosmet Dermatol. 2020;19(3):605–611

[48] Katz B, Bard R, Goldfarb R, Shiloh A, Kenolova D. Ultrasound assessment of subcutaneous abdominal fat thickness after treatments with a high-intensity focused electromagnetic field device: a multicenter study. Dermatol Surg. 2019; 45(12):1542–1548

[49] Kinney BM, Lozanova P. High intensity focused electromagnetic therapy evaluated by magnetic resonance imaging: safety and efficacy study of a dual tissue effect based non-invasive abdominal body shaping. Lasers Surg Med. 2019; 51(1):40–46

[50] Kent DE, Jacob CI. Simultaneous changes in abdominal adipose and muscle tissues following treatments by high-intensity focused electromagnetic (HIFEM) technology-based device: computed tomography evaluation. J Drugs Dermatol. 2019; 18(11):1098–1102

[51] Kinney BM, Kent DE. MRI and CT assessment of abdominal tissue composition in patients after high-intensity focused electromagnetic therapy treatments: one-year follow-up. Aesthet Surg J. 2020; 40(12):NP686–NP693

[52] Franco W, Kothare A, Goldberg DJ. Controlled volumetric heating of subcutaneous adipose tissue using a novel radiofrequency technology. Lasers Surg Med. 2009; 41(10):745–750

[53] de Felipe I, Redondo P. Animal model to explain fat atrophy using nonablative radiofrequency. Dermatol Surg. 2007; 33(2):141–145

[54] Franco W, Kothare A, Ronan SJ, Grekin RC, McCalmont TH. Hyperthermic injury to adipocyte cells by selective heating of subcutaneous fat with a novel radiofrequency device: feasibility studies. Lasers Surg Med. 2010; 42(5):361–370

[55] Kaplan H, Gat A. Clinical and histopathological results following TriPollar radiofrequency skin treatments. J Cosmet Laser Ther. 2009;11(2):78–84
[56] Lolis MS, Goldberg DJ. Radiofrequency in cosmetic dermatology: a review. Dermatol Surg. 2012; 38(11):1765–1776
[57] Fajkošová K, Machovcová A, Onder M, Fritz K. Selective radiofrequency therapy as a non-invasive approach for contactless body contouring and circumferential reduction. J Drugs Dermatol. 2014;13(3):291–296
[58] Neira R, Arroyave J, Ramirez H, et al. Fat liquefaction: effect of lowlevel laser energy on adipose tissue. Plast Reconstr Surg. 2002; 110(3):912–922, discussion 923–925
[59] Medrado AP, Trindade E, Reis SRA, Andrade ZA. Action of low-level laser therapy on living fatty tissue of rats. Lasers Med Sci. 2006; 21(1):19–23
[60] Caruso-Davis MK, Guillot TS, Podichetty VK, et al. Efficacy of lowlevel laser therapy for body contouring and spot fat reduction. Obes Surg. 2011; 21(6):722–729
[61] Avci P, Nyame TT, Gupta GK, Sadasivam M, Hamblin MR. Low-level laser therapy for fat layer reduction: a comprehensive review. Lasers Surg Med. 2013; 45(6):349–357
[62] Esnouf A, Wright PA, Moore JC, Ahmed S. Depth of penetration of an 850 nm wavelength low level laser in human skin. Acupunct Electrother Res. 2007; 32(1–2):81–86
[63] Jackson RF, Stern FA, Neira R, Ortiz-Neira CL, Maloney J. Application of low-level laser therapy for noninvasive body contouring. Lasers Surg Med. 2012; 44(3):211–217
[64] Jackson RF, Dedo DD, Roche GC, Turok DI, Maloney RJ. Low-level laser therapy as a non-invasive approach for body contouring: a randomized, controlled study. Lasers Surg Med. 2009; 41(10):799–809
[65] McRae E, Boris J. Independent evaluation of low-level laser therapy at 635 nm for non-invasive body contouring of the waist, hips, and thighs. Lasers Surg Med. 2013; 45(1):1–7
[66] Savoia A, Landi S, Vannini F, Baldi A. Low-level laser therapy and vibration therapy for the treatment of localized adiposity and fibrous cellulite. Dermatol Ther (Heidelb). 2013; 3(1):41–52
[67] Jankowski M, Gawrych M, Adamska U, Ciescinski J, Serafin Z, Czajkowski R. Low-level laser therapy (LLLT) does not reduce subcutaneous adipose tissue by local adipocyte injury but rather by modulation of systemic lipid metabolism. LasersMed Sci. 2017; 32(2):475–479
[68] Decorato JW, Chen B, Sierra R. Subcutaneous adipose tissue response to a non-invasive hyperthermic treatment using a 1,060 nm laser. Lasers Surg Med. 2017; 49(5):480–489
[69] Bass LS, Doherty ST. Safety and efficacy of a non-invasive 1060 nm diode laser for fat reduction of the abdomen. J Drugs Dermatol. 2018;17(1):106–112
[70] Sweeney DL, Wang EB, Austin E, Jagdeo J. Combined hyperthermic 1060 nm diode laser lipolysis with topical skin tightening treatment: case series. J Drugs Dermatol. 2018; 17(7):780–785
[71] Schilling L, Saedi N, Weiss R.. 1060 nm diode hyperthermic laser lipolysis: the latest in non-invasive body contouring. J Drugs Dermatol. 2017; 16:48–52
[72] Rotunda AM. Injectable treatments for adipose tissue: terminology, mechanism, and tissue interaction. Lasers Surg Med. 2009; 41(10):714–720
[73] Walker PS, Lee DR, Toth BA, Bowen B. Histological analysis of the effect of ATX-101 (deoxycholic acid injection) on subcutaneous fat: results from a phase 1 open-label study. Dermatol Surg. 2020; 46(1):70–77
[74] Shridharani SM, Behr KL. ATX-101 (deoxycholic acid injection) treatment in men: insights from our clinical experience. Dermatol Surg. 2017; 43 Suppl 2:S225–S230
[75] Grady B, Porphirio F, Rokhsar C. Submental alopecia at deoxycholic acid injection site. Dermatol Surg. 2017; 43(8):1105–1108
[76] Lindgren AL, Welsh KM. Inadvertent intra-arterial injection of deoxycholic acid: a case report and proposed protocol for treatment. J Cosmet Dermatol. 2020; 19(7):1614–1618
[77] Duncan D. Commentary on: Metabolic and structural effects of phosphatidylcholine and deoxycholate injections on subcutaneous fat: a randomized, controlled trial. Aesthet Surg J. 2013; 33(3):411–413
[78] Duncan DI, Hasengschwandtner F. Lipodissolve for subcutaneous fat reduction and skin retraction. Aesthet Surg J. 2005; 25(5):530–543
[79] Friedmann DP. A review of the aesthetic treatment of abdominal subcutaneous adipose tissue: background, implications, and therapeutic options. Dermatol Surg. 2015; 41(1):18–34
[80] Klein JA. The tumescent technique for liposuction surgery. Am J Cosmet Surg. 1987; 4:263–267
[81] Tierney EP, Kouba DJ, Hanke CW. Safety of tumescent and laserassisted liposuction: review of the literature. J Drugs Dermatol. 2011;10(12):1363–1369
[82] Klein JA. Tumescent technique for local anesthesia improves safety in large-volume liposuction. Plast Reconstr Surg. 1993; 92(6):1085–1098, discussion 1099–1100
[83] Klein JA, Jeske DR. Estimated maximal safe dosages of tumescent lidocaine. Anesth Analg. 2016; 122(5):1350–1359
[84] Klein JA. Surgical technique: microcannular tumescent liposuction. In: Klein JA, ed. Tumescent Technique: Tumescent Anesthesia and Microcannular Liposuction. St. Louis, MO: Mosby, Inc.; 2000:248–270
[85] Klein JA. Post-tumescent liposuction care. Open drainage and bimodal compression. Dermatol Clin. 1999; 17(4):881–889, viii
[86] Klein JA. Postliposuction care: open drainage and bimodal compression. In: Klein JA, ed. Tumescent Technique: Tumescent Anesthesia and Microcannular Liposuction. St. Louis, MO: Mosby, Inc.; 2000:281–293
[87] Hernandez TL, Kittelson JM, Law CK, et al. Fat redistribution following suction lipectomy: defense of body fat and patterns of restoration. Obesity (Silver Spring). 2011; 19(7):1388–1395

9 Não Muito Apertado: Procedimentos de Enrijecimento da Pele

Jordan V. Wang ▪ Nazanin Saedi ▪ Girish S. Munavalli

Resumo

Nos últimos anos, a popularidade dos procedimentos cosméticos continuou a crescer, incluindo aqueles que servem para tratar linhas finas, rugas e flacidez da pele. Tradicionalmente, as mulheres constituem a grande maioria dos pacientes. Entretanto, os homens agora representam uma parcela crescente dos pacientes. Devido a várias diferenças importantes em termos de anatomia, perspectivas e preferências, a abordagem do tratamento para o enrijecimento da pele deve ser adaptada aos homens ao tratar esse grupo específico. Os profissionais devem ter conhecimento sobre os vários tipos de tratamento disponíveis e entender a abordagem exclusiva para continuar a oferecer um atendimento eficaz, personalizado e de alta qualidade.

Palavras-chave: estética, enrijecimento da pele, *lasers*, terapia de ultrassom, microagulhamento por radiofrequência, rugas

9.1 Histórico

Na última década, o campo da estética testemunhou um crescimento notável. O que originalmente começou como uma pequena subespecialidade construída em torno de neuromoduladores injetáveis e preenchedores de tecidos moles, agora cresceu para abranger vários *lasers* e dispositivos médicos que utilizam várias tecnologias. De acordo com a American Society for Dermatologic Surgery (ASDS), os membros realizaram mais de 12,5 milhões de procedimentos somente em 2018, tendo sido 7,8 milhões em 2012.[1] Os principais procedimentos foram tratamentos de câncer de pele, neuromoduladores injetáveis e preenchimentos de tecidos moles e procedimentos baseados em *laser*, luz ou energia. Nos últimos 7 anos houve aumento de 78% nos tratamentos de preenchimento de tecidos moles, aumento de 74% nos procedimentos baseados em *laser*, luz ou energia, e aumento de quase 400% em procedimentos de contorno corporal.[1] Os números continuam a crescer a cada ano, à medida que novos dispositivos e tecnologias são introduzidos no mercado estético. Os motivos pelos quais as pessoas estão recorrendo aos cosméticos para melhorar sua aparência são bem evidentes nos dados da pesquisa da ASDS (▶ Fig. 9.1).

Embora parte desse crescimento se deva à expansão das mais recentes tecnologias aliadas à inovação de novos dispositivos médicos, o crescimento impulsionado pelo consumidor continuou a desempenhar um papel cada vez maior. Com o surgimento de plataformas de mídia social, *sites* de rede e aplicativos móveis, os consumidores e pacientes estão mais conectados do que nunca. A tendência de tirar e transmitir facilmente fotos de si mesmo com a câmera do celular promoveu um "compartilhamento" social de imagens centradas nos atributos físicos de cada um. Especialmente com muitos aplicativos móveis e de computador que podem "filtrar" ou alterar a aparência de uma pessoa de forma sutil ou substancial, a nova realidade é que a tecnologia atual mudou significativamente a percepção da beleza em todo o mundo.[2-4]

Embora a população de pacientes que buscam tratamentos cosméticos tenha sido tradicionalmente feminina, um número crescente de homens agora está procurando realizar procedimentos estéticos. Devido à rápida expansão do mercado de estética masculina, é importante que os médicos entendam as opções de tratamento disponíveis, inclusive os procedimentos de enrijecimento da pele (▶ Fig. 9.2). Apesar de mais homens estarem realizando procedimentos estéticos, ainda há barreiras existentes para eles. Tende a haver uma falta de aceitação ou estigma de procedimentos estéticos entre os colegas, mais para os homens do que para as mulheres. Além disso, tende a haver uma falta geral de conhecimento sobre o que pode ser feito para os homens que não os fará parecer antinaturais ou femininos. Devido às diferenças anatômicas, especificamente o aumento da espessura da pele e da densidade do colágeno, o envelhecimento facial em geral é, frequentemente, menos notável em homens do

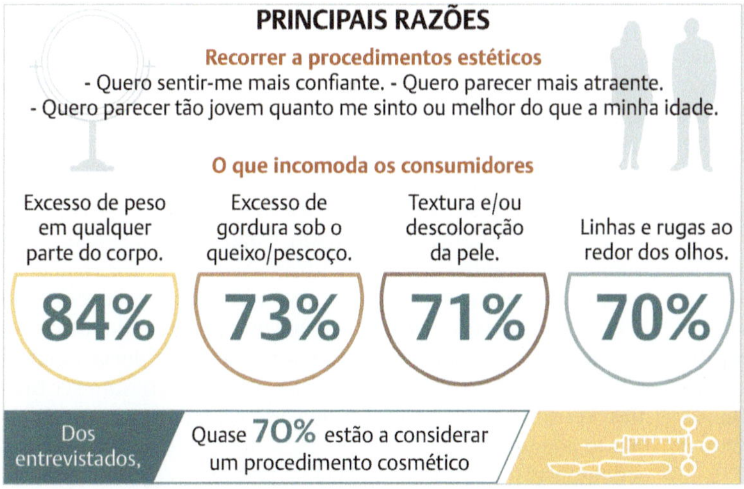

PRINCIPAIS RAZÕES
Recorrer a procedimentos estéticos
- Quero sentir-me mais confiante. - Quero parecer mais atraente.
- Quero parecer tão jovem quanto me sinto ou melhor do que a minha idade.

O que incomoda os consumidores

Excesso de peso em qualquer parte do corpo.	Excesso de gordura sob o queixo/pescoço.	Textura e/ou descoloração da pele.	Linhas e rugas ao redor dos olhos.
84%	73%	71%	70%

Dos entrevistados, Quase 70% estão a considerar um procedimento cosmético

Fig. 9.1 Principais fatores por trás do aumento dos procedimentos cosméticos. (Reproduzida com permissão da American Society for Dermatologic Surgery: 2019 Annual Consumer Survey on Dermatologic Procedures.)

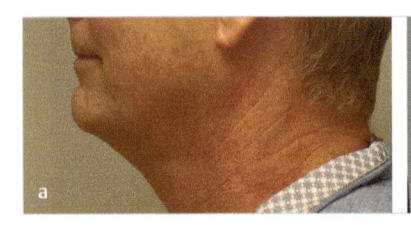

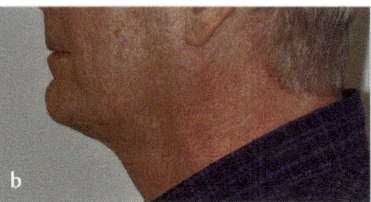

Fig. 9.2 (a) Antes e **(b)** 5 meses após uma única sessão de ThermiTight(R). (Cortesia de Jason D. Bloom, MD, FACS [Cirurgião Plástico Facial].)

que em mulheres.[5-7] Entretanto, os homens começam a registar uma diminuição da espessura da pele mais cedo, nos seus 20 anos. Além disso, acredita-se que um grau maior de movimento muscular com expressões faciais, em comparação com as mulheres, contribua para rugas mais profundas.[8,9] Devido à rápida expansão do mercado de estética masculina, é importante que os médicos entendam as opções de tratamento disponíveis, incluindo procedimentos de enrijecimento da pele como uma opção não invasiva para os homens.

O envelhecimento cutâneo e a flacidez da pele podem ser bastante marcantes em ambos os sexos. Juntamente com o envelhecimento intrínseco, a pele facial é particularmente vulnerável aos estressores ambientais aos quais os pacientes são expostos regularmente, como radiação ultravioleta, fumaça e poluição. Também foi demonstrado que a elastose solar grave da região da cabeça e do pescoço era mais comum em homens do que em mulheres.[10] Cada um desses insultos ambientais pode levar ao estresse celular e à lesão subsequente, em que exposições repetitivas podem causar um acúmulo de danos que podem ser prejudiciais à função celular, à maturação das proteínas e à fisiologia normal da pele.[11-14] A elasticidade e a firmeza naturais da pele podem ser perdidas devido à quebra resultante do colágeno e da elastina, além da redução da atividade dos fibroblastos. Os tipos de colágeno I e III representam aproximadamente 75% do peso seco da derme e 20 a 30% do seu volume.[15] Os fibroblastos geram novo colágeno, enquanto as metaloproteinases de matriz (MMPs) o degradam, normalmente mantendo um equilíbrio. A radiação ultravioleta e outras fontes intrínsecas e extrínsecas de espécies reativas de oxigênio aumentam a produção de MMPs, resultando em envelhecimento acelerado da pele.[16] A elastina compreende 4% do peso seco da derme e dá à pele sua força mecânica e capacidade de resistir à deformação, ou elasticidade.[17] O envelhecimento intrínseco causa atrofia das fibras de elastina, enquanto o envelhecimento extrínseco, como a exposição à luz ultravioleta, causa uma desorganização na rede de fibras elásticas, resultando em elastose solar.[18] O papel vital da elastina na manutenção da estrutura da matriz extracelular está bem estabelecido; até mesmo a menor diminuição no número de fibras de elastina resulta em alterações significativas na elasticidade e na força da pele.

Clinicamente, esses efeitos celulares e químicos podem causar os sinais familiares de envelhecimento cutâneo que as pessoas estão acostumadas a ver, como linhas finas e rugas, afinamento, irregularidades, despigmentação, aspereza e diminuição da elasticidade. Como a flacidez da pele é uma queixa cosmética comum das pessoas que procuram consultas, os médicos devem estar familiarizados com o reconhecimento e o tratamento dessa condição.

9.2 Indicações

O padrão ouro para corrigir a flacidez da pele e obter firmeza é a correção cirúrgica, como a ritidectomia. Embora consistente e uniformemente eficazes, os procedimentos cirúrgicos podem ser invasivos, arriscados, caros e inadequados para alguns pacientes. Por isso, a demanda por modalidades de tratamento menos invasivas aumentou. Os dispositivos minimamente invasivos de enrijecimento da pele, quando utilizados corretamente, podem ser eficazes no tratamento da flacidez da pele. Uma modalidade individual pode ser mais adequada a um paciente específico, dependendo do grau clínico, da profundidade e do grau da flacidez, além da preferência por rejuvenescimento simultâneo e dos resultados desejados. Recomenda-se sempre um plano de tratamento individualizado para obter resultados clínicos ideais, em oposição a uma abordagem estética padronizada.

9.3 Seleção de Pacientes

Nunca é demais enfatizar a importância da seleção de pacientes, especialmente porque ela representa uma parte essencial para determinar os resultados clínicos adequados e a satisfação do paciente. Ao selecionar pacientes para tratamentos de flacidez de pele usando métodos minimamente invasivos, é melhor que os pacientes tenham flacidez de pele leve a moderada. Uma flacidez de pele muito significativa ou grave pode ser mais adequada para uma abordagem invasiva ou cirúrgica, como uma ritidectomia (*lifting* facial), que pode oferecer melhores resultados.

Além da seleção adequada do paciente, o gerenciamento das expectativas é igualmente importante. As modalidades minimamente invasivas podem ser eficazes, mas somente no cenário clínico correto. É fundamental orientar os pacientes sobre as limitações dos procedimentos de enrijecimento da pele que utilizam dispositivos médicos, especialmente quando comparados às opções cirúrgicas em pacientes com flacidez significativa da pele. Resultados abaixo do ideal seriam a regra e não a exceção em alguns cenários envolvendo flacidez grave, e os resultados pós-procedimento podem não satisfazer adequadamente o paciente. Atender adequadamente às expectativas do paciente é vital para garantir alto nível de satisfação e a subsequente retenção do paciente. Os homens geralmente estão menos inclinados a se submeter a grandes operações cirúrgicas de cirurgiões plásticos e podem preferir um tempo de inatividade pós-procedimento menor, muitas vezes em virtude de compromissos de trabalho.

Antes de qualquer procedimento e, de preferência, durante a visita para consulta estética, várias fotografias devem ser tiradas. Recomenda-se tirar fotos de vários ângulos, usando iluminação adequada e padronizada. Essas fotografias podem ajudar a demonstrar o nível de flacidez da pele aos pacientes antes de qualquer tratamento ser concluído e também podem ser usadas para classificar os efeitos do tratamento para comparação. Embora tenham sido desenvolvidas escalas clínicas para a flacidez da pele, elas não são usadas universalmente nem são específicas para pacientes do sexo masculino.[19,20] Ocasionalmente, os pacientes podem acreditar que os tratamentos não resultaram em melhorias clínicas e, nesse caso, essas fotografias podem ser de grande benefício para o profissional.

Antes do tratamento, os pacientes devem limpar completamente a área de tratamento dos óleos naturais da pele e das impurezas, bem como dos produtos tópicos ou da maquiagem cosmética, usando um produto de limpeza suave. Nos homens, geralmente não são necessários produtos de limpeza fortes devido à falta de maquiagem cosmética significativa, inclusive produtos à prova d'água. Anestesia tópica, tumescente ou intradérmica pode ser usada, como a combinação de benzocaína, lidocaína e tetracaína tópicas ou lidocaína tópica isolada, por exemplo. A respiração de uma mistura gasosa de óxido nitroso e oxigênio também pode ser utilizada no consultório, seja como um agente independente ou como um complemento de outras modalidades de controle da dor. Se forem usados produtos anestésicos tópicos, eles devem ser completamente removidos e a área deve ser limpa novamente com álcool, clorexidina, ácido hipocloroso ou outro agente semelhante antes de iniciar o tratamento.

9.4 Opções de Tratamento
9.4.1 Microagulhamento

O microagulhamento, conhecido como terapia de indução percutânea de colágeno (PCI), tem sido utilizado para tratar uma variedade de condições cutâneas, inclusive a flacidez da pele.[21,22] Agulhas extremamente pequenas são usadas para perfurar as camadas epidérmicas e dérmicas para criar colunas de lesão física. A profundidade da penetração pode ser selecionada dependendo da condição e do local, que também pode ser colocado em camadas para criar áreas maiores de lesão controlada. Depois que o colágeno danificado é removido, ocorrem novas sínteses e remodelações, que são apoiadas pela estimulação de vários fatores de crescimento e fibroblastos.[23] Um estudo recente mostrou melhorias significativas na pontuação global de rugas, na flacidez da pele e na textura da pele 150 dias após uma série de 4 tratamentos com microagulhamento em 48 indivíduos.[24] Embora os resultados do microagulhamento possam ser modestos, ele representa uma modalidade barata que pode tratar simultaneamente a epiderme. Embora esses dispositivos sejam usados principalmente para melhorar a textura da pele, o tratamento da flacidez mínima da pele também pode ser possível. As profundidades de penetração da agulha podem oferecer melhores resultados quando aumentadas para homens com pele mais espessa, especialmente nas bochechas.

Embora os dispositivos tradicionais tenham sido inicialmente fornecidos na forma de roletes manuais, os dispositivos automatizados mais novos, como as canetas, são agora mais comumente utilizados.[25] As canetas mais novas permitem ajustes rápidos de profundidade e frequência, além do uso higiênico de pontas descartáveis de uso único. Recomenda-se o uso de uma fina camada de solução de deslizamento a velocidades mais rápidas para permitir um movimento fácil sem "prender" a pele. As canetas automatizadas devem ser mantidas perpendiculares, e recomenda-se fazer várias passagens em diferentes direções. No caso do microagulhamento, o ponto final do tratamento normalmente é um sangramento pontual transitório.

Lasers Ablativos e Não Ablativos

Os *lasers* de *rejuvenescimento* ablativo representam o padrão ouro tradicional para o tratamento do rejuvenescimento facial e da flacidez da pele. Ao alvejar a água na pele para vaporização, a pele flácida pode ser seletivamente alvejada para remoção. Devido à destruição completa do epitélio, a formação de novo colágeno ocorre após o tempo de inatividade prolongado necessário para a reepitelização completa. Os tratamentos estão associados a maiores riscos de eventos adversos, como despigmentação e cicatrizes. Em comparação com as modalidades mais recentes, os tratamentos são limitados a profundidades superficiais.

A introdução dos *lasers* não ablativos foi recebida com maior aceitação e aumento da demanda em decorrência da redução do tempo de inatividade pós-procedimento em comparação com seus equivalentes ablativos. Os eventos adversos também são mais limitados. A energia térmica pode atingir e aquecer a derme em massa para induzir alterações fisiológicas, conforme descrito anteriormente, ao mesmo tempo em que poupa a epiderme sobreposta com resfriamento superficial simultâneo. Embora seja mais bem tolerado do que os *lasers* ablativos, os resultados clínicos são mais modestos devido à menor quantidade de lesões térmicas provocadas.

Em 2004 a fototermólise fracionada foi introduzida, o que resultou em uma mudança de paradigma nas opções de tratamento estético.[26] Em contraste com o tratamento de toda a pele, apenas partes são tratadas usando lesão térmica para criar pequenas colunas, denominadas zonas de tratamento microscópico (MTZs). Sua densidade, largura e profundidade podem ser controladas pelo profissional. Pacientes do sexo masculino podem tolerar densidades maiores, se necessário. Como essas colunas danificadas são circundadas por pele não tratada e não afetada, a duração do tempo de inatividade pós-procedimento é significativamente reduzida, pois essas colunas atuam como reservatórios de cicatrização. O rejuvenescimento fracionado ablativo também pode ser superior à sua contraparte tradicional para o tratamento da flacidez da pele, pois tem a capacidade de penetrar mais profundamente na derme.[27] Assim como os dispositivos não fracionados, as modalidades ablativas ainda oferecem melhores resultados clínicos em comparação com os dispositivos não ablativos. As modalidades ablativas confluentes e fracionadas também podem ser combinadas com segurança para obter resultados eficazes.[28] Devido às profundidades limitadas, os *lasers* ablativos e não ablativos são mais adequados para tratar a flacidez leve da pele ou se outras condições epidérmicas da pele estiverem sendo tratadas simultaneamente.

9.4.2 Radiofrequência

A radiofrequência (RF) tem sido usada como um método para causar aquecimento dérmico controlado para fins de enrijecimento da pele desde 2001.[29] Em vez de aproveitar o poder da luz, a RF usa uma corrente elétrica para fornecer energia à derme para remodelação térmica do colágeno.[30] O calor é gerado a partir da resistência do tecido ao movimento dos elétrons dentro do campo de RF para aquecer a área entre 43 e 45°C, enquanto a epiderme é resfriada. A profundidade da penetração é inversamente proporcional à frequência. Os mecanismos pelos quais os dispositivos de RF produzem o enrijecimento da pele são o aquecimento volumétrico das estruturas dérmicas, como o colágeno e a fáscia, e a indução de uma resposta de cicatrização de feridas. Um estudo anterior, realizado em 2003, demonstrou a segurança e a eficácia de um único tratamento de RF para a flacidez da pele periorbital em 86 pacientes, que incluiu várias medidas objetivas e subjetivas.[31] Além das melhorias clínicas, a microscopia eletrônica também evidenciou fibras de colágeno mais espessas associadas aos tratamentos.[32]

Diversos dispositivos fornecem energia de RF em vários modos, incluindo unipolar, monopolar, bipolar e multipolar. A RF unipolar é difícil de controlar, com maior chance de causar danos mais profundos ao tecido, enquanto a RF multipolar pode proporcionar uma penetração mais uniforme do comprimento de onda.[33] A RF monopolar normalmente utiliza uma placa de aterramento, em que a energia é conduzida mais profundamente através das camadas e estruturas da pele. A energia monopolar pode ser fornecida em um modo estampado, movimento deslizante ou fibra subcutânea, e análises recentes demonstraram que a RF monopolar é aparentemente eficaz e segura.[34,35] Em comparação, as RFs bipolar e multipolar fornecem a energia entre os polos da peça de mão, e a profundidade da penetração é controlada pela distância entre eles. Os dispositivos bipolares e multipolares não fornecem energia de RF tão profundamente, uma vez que a corrente tem uma distribuição controlada que é limitada ao volume entre os eletrodos.[36] Por esse motivo, eles foram sugeridos como sendo mais úteis para pacientes mais jovens que desejam prevenção ou para aqueles com frouxidão leve.[37] Os dispositivos mais recentes são equipados com sondas subdérmicas e monitoramento em tempo real para aumentar a segurança do paciente e reduzir o potencial de superaquecimento, que pode causar queimaduras não intencionais, danos locais, bolhas, necrose e cicatrizes. Em geral, os dispositivos de RF podem causar efeitos mais profundos do que as modalidades mencionadas anteriormente. Pacientes do sexo masculino com maior frouxidão podem-se beneficiar da RF monopolar em virtude da penetração mais profunda.

9.4.3 Microagulhamento por Radiofrequência

O conceito de fracionamento tem sido classicamente aplicado a *lasers*, especialmente *lasers* de rejuvenescimento, como o laser de dióxido de carbono. Entretanto, o fracionamento também tem sido aplicado à radiofrequência. Nos últimos anos, a radiofrequência foi combinada com o microagulhamento tradicional, denominado "microagulhamento por radiofrequência". Esse é, por definição, um tratamento fracionado. O dispositivo utiliza um pequeno conjunto de agulhas para penetrar nas camadas epidérmicas e dérmicas e fornecer energia de RF através das agulhas para a derme.[25,38] Os médicos podem optar por usar agulhas isoladas ou não isoladas. As agulhas isoladas fornecem energia concentrada nas pontas das agulhas, enquanto as agulhas não isoladas fornecem energia de RF a partir de um foco maior para causar mais lesões térmicas. As pontas também podem ser usadas nos modos monopolar e bipolar, que controlam o fluxo da energia de RF. Acredita-se que as pontas não isoladas e os modos monopolares causem lesões maiores e mais profundas, mas também com risco maior de eventos adversos. Vários sistemas de aplicação diferem em termos de comprimento da agulha, revestimento da agulha, afiação da agulha e método de inserção da agulha. Um estudo recente demonstrou melhorias na redução de rugas, no enrijecimento da pele e no lifting da parte média e inferior da face usando um sistema de microagulhamento de RF não isolado em 49 pacientes submetidos a 3 tratamentos mensais.[39] A flacidez da pele, principalmente na parte inferior da face e no pescoço, é uma excelente indicação para o tratamento com microagulhamento de RF.

A adição de energia de radiofrequência pode aumentar a quantidade e a profundidade da lesão controlada na derme em comparação com o microagulhamento tradicional. Os tratamentos podem ser divididos em camadas para criar lesões adicionais em várias profundidades, o que favorece a neocolagênese e a remodelação aprimoradas, acima e além do trauma induzido apenas pelo microagulhamento. Em contraste com o microagulhamento tradicional, não é necessária uma solução deslizante e o sangramento pontual não é necessariamente esperado, dependendo dos parâmetros do tratamento. As agulhas penetram e se retraem em vez de oscilar, por isso é importante permitir a retração total antes de se mover para evitar arrastamento e danos térmicos não intencionais à pele (▶ Fig. 9.3).

Novamente, a seleção do paciente é fundamental. A pele mais fina parece responder melhor do que a pele mais grossa e sebácea, o que pode fazer com que alguns pacientes do sexo masculino não sejam ótimos candidatos ao microagulhamento por radiofrequência ou que os pacientes do sexo masculino não obtenham tanta melhora. A flacidez leve a moderada da pele também é mais responsiva do que a flacidez grave da pele. Foi documentado que a flacidez e as rugas da parte inferior da face (perioral, meio das bochechas, linha da mandíbula, pescoço) respondem melhor, devido à sua natureza mais "desprovida de volume". Isso contrasta com a parte superior da face (periocular, fronte), onde o movimento muscular dinâmico é mais responsável pela etiologia das rítides.

9.4.4 Ultrassom

Mais recentemente, os dispositivos têm aproveitado a energia do ultrassom para procedimentos de enrijecimento da pele. Uma vantagem distinta do ultrassom é a capacidade de visualizar diretamente a derme e as estruturas subcutâneas antes de iniciar o tratamento, de modo que os profissionais possam garantir que a energia esteja sendo aplicada onde é desejada e necessária. As ondas de ultrassom focalizadas induzem a vibração das moléculas na derme, o que, por sua vez, gera atrito e perdas térmicas que criam aquecimento.[30] Diferentemente de outras modalidades de energia, a energia do ultrassom pode penetrar com segurança mais profundamente no tecido para elevar brevemente as temperaturas acima de 60°C e produzir pequenos pontos de coagulação térmica sem aquecer as estruturas superficiais da pele, o que pode permitir temperaturas mais altas e lesões controladas.[40]

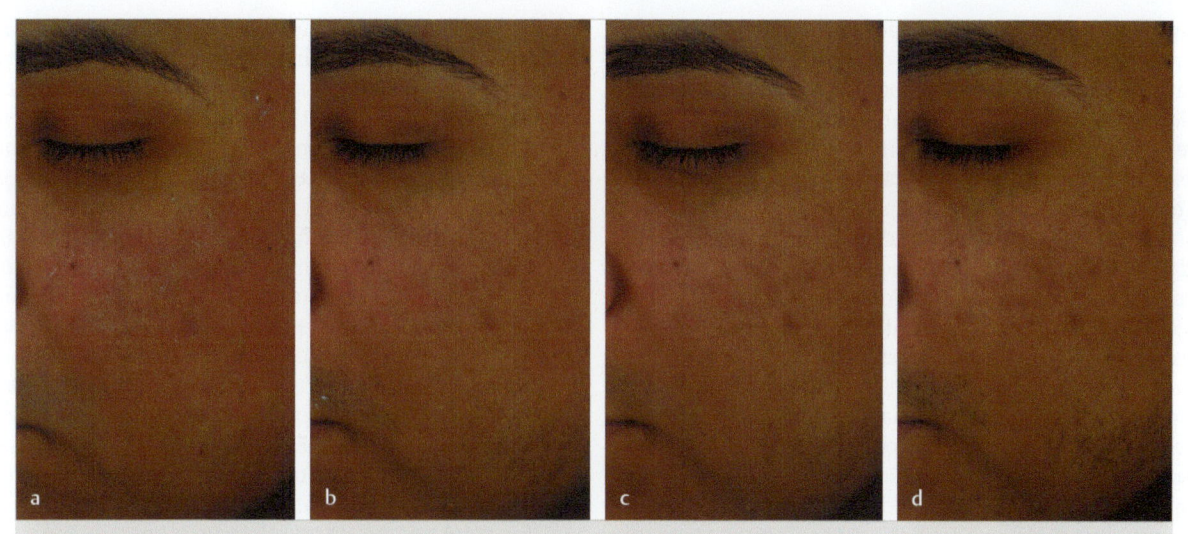

Fig. 9.3 Paciente masculino após microagulhamento por radiofrequência **(a)** imediatamente após o tratamento, **(b)** 2 dias após o tratamento, **(c)** 4 dias após o tratamento e **(d)** 7 dias após o tratamento, demonstrando o tempo de inatividade e a cicatrização pós-procedimento. (Cortesia de Jordan V Wang, MD, MBE, MBA e Roy Geronemus, MD.)

Assim, o direcionamento seletivo das principais estruturas anatômicas faciais, como o sistema musculoaponeurótico superficial (SMAS), a 4 a 5 mm de profundidade. O ultrassom microfocado faz com que as fibras de colágeno na camada reticular média a profunda da derme e da subderme sejam desnaturadas e estimula a formação de novo colágeno.[41] Desde sua introdução, em 2009, o ultrassom tem sido usado de forma segura e eficaz para enrijecer e levantar a pele, com pouco tempo de inatividade e risco de complicações.[42] Um estudo inicial publicado em 2010 demonstrou, de forma essencial, para a Food and Drug Administration (FDA), o uso seguro e eficaz do ultrassom para enrijecer a pele da face e do pescoço em 36 pacientes. Isso incluiu uma elevação da sobrancelha de 1,7 mm em 90 dias após o tratamento único.[43]

Os dispositivos de ultrassom podem causar respostas dramáticas de enrijecimento da pele em caso de flacidez significativa da pele devido à sua penetração mais profunda em comparação com outras modalidades disponíveis. Foi comprovado que os tratamentos são relativamente seguros e bem tolerados por pacientes de todos os tipos de pele, inclusive peles de cor mais escura.[44,45] Os homens que têm mais flacidez não sentirão tanta melhora quanto as mulheres. Novas tecnologias levaram a refinamentos mais recentes dos dispositivos médicos disponíveis, que devem continuar a melhorar os resultados clínicos em um futuro próximo (▶ Fig. 9.4).

Mais recentemente, um novo dispositivo de ultrassom tornou-se disponível, pois utiliza uma tecnologia de feixe paralelo de ultrassom síncrono (SUPERB™) (Sofwave, Yoqneam, Israel) (▶ Fig. 9.4). Esse dispositivo específico usa 7 transdutores paralelos que estão em contato direto com a pele, o que permite a incorporação do resfriamento da pele controlado por *feedback*. Os transdutores paralelos de alta intensidade e alta frequência permitem que a maior parte da lesão térmica permaneça localizada em profundidades de 0,5 a 2 mm, com o tratamento centralizado em 1,5 mm. Nessa profundidade, pode haver melhora das linhas finas e das rugas, o que pode se traduzir em enrijecimento clínico da pele.

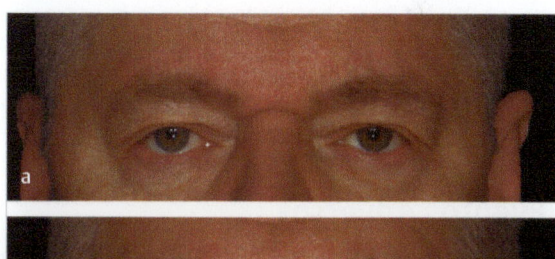

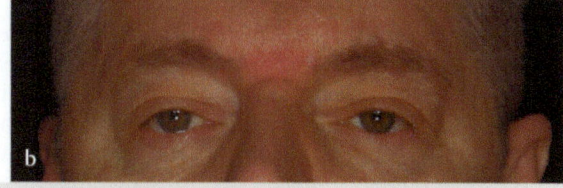

Fig. 9.4 (a) Paciente masculino na linha de base e **(b)** acompanhamento de 3 meses após tratamento único com tecnologia de feixe paralelo de ultrassom síncrono (Sofwave, Yoqneam, Israel). (Cortesia de Jordan V Wang, MD, MBE, MBA e Roy G Geronemus, MD.)

9.5 Expectativas Pós-Procedimento

A educação adequada do paciente com relação às expectativas pós-procedimento é vital para o atendimento ao paciente. A discussão deve ser adaptada ao procedimento específico que foi realizado e deve incluir expectativas em curto e longo prazos, especialmente com relação ao tempo de cicatrização. Por exemplo, os pacientes podem apresentar inflamação e inchaço leves na maioria dos tratamentos, que são esperados e geralmente desaparecem em poucas horas. Para desconforto leve, os pacientes podem ser instruídos a tomar acetaminofeno. Qualquer sangramento, equimoses, inchaço e dor significativos que não sejam típicos devem levar o paciente a entrar em contato com o médico. As instruções devem ser fornecidas oralmente e por escrito.

Os pacientes devem ser lembrados de que pode levar algum tempo para ver a melhora clínica e que vários tratamentos são necessários. Embora algumas melhorias possam ser observadas logo nas semanas seguintes ao tratamento, a neocolagênese e a remodelação do colágeno ocorrem em um período de vários meses. A expectativa é de que pode levar pelo menos 6 meses para que se observe a melhora clínica máxima.

Para reduzir o tempo de inatividade e aperfeiçoar os resultados do tratamento, os pacientes podem aplicar regularmente produtos tópicos que contenham ácido hialurônico ou peptídeos estimulantes de colágeno semelhantes. Muitas formulações foram desenvolvidas e estão amplamente disponíveis para serem usadas em conjunto com procedimentos minimamente invasivos. Entretanto, é preciso ter cuidado quando os tratamentos envolvem lesões epidérmicas, pois os produtos aplicados devem ser projetados para aplicação dérmica. Por exemplo, vários casos relataram granulomas faciais associados ao uso periprocedimento de produtos tópicos contendo vitamina C em conjunto com microagulhamento.[46] Os produtos periprocedimento podem sensibilizar o sistema imunológico local. Embora a literatura médica seja limitada, o foco recente também examinou o uso de plasma rico em plaquetas (PRP) para rejuvenescimento cutâneo.[47] Entretanto, os estudos foram pequenos e não foram padronizados para a coleta e administração de PRP. O PRP continua sendo promissor, pois contém um nível supraterapêutico de vários fatores de crescimento e citocinas que podem estimular a proliferação celular, a diferenciação e a regeneração.

9.6 Eventos Adversos

Dependendo da modalidade de tratamento utilizada, são possíveis várias complicações pós-procedimento. Após o tratamento com a maioria dos dispositivos médicos estéticos, os eventos mais comuns incluem dor leve temporária, inchaço, equimoses e, ocasionalmente, sangramento se a epiderme for tratada. Esses eventos geralmente melhoram em alguns minutos ou horas e depois desaparecem em várias horas. A despigmentação pós-procedimento também pode ocorrer, especialmente quando a epiderme é tratada, como com microagulhamento ou *lasers* ablativos. A maioria dos casos é de natureza temporária, como hipo e hiperpigmentação pós-inflamatória. Isso pode levar de várias semanas a meses para ser resolvido, e o uso de esteroides tópicos pós-procedimento ou hidroquinona pode ser útil em casos graves ou refratários. Os riscos de despigmentação são maiores em pacientes com tons de pele mais escuros, como pacientes afro-americanos ou asiáticos. Deve-se ter cuidado redobrado ao tratar peles étnicas, e esses pacientes devem sempre ser alertados sobre esse possível evento adverso, a fim de oferecer uma divulgação completa dos possíveis riscos e resultados esperados.

Complicações mais sérias e graves certamente podem ocorrer, incluindo cicatrizes, danos locais a nervos e estruturas vasculares e infecção. As modalidades destinadas a oferecer tratamento em profundidades maiores podem aumentar de forma variável o risco de danos mais profundos às estruturas locais, inclusive a lesão de nervos maiores. Em casos raros, paralisias transitórias podem ocorrer devido ao próprio tratamento ou à inflamação da área, o que pode levar de vários dias a semanas para que a função normal retorne. Os pacientes devem ser orientados sobre a natureza desse evento adverso e a necessidade de monitoramento contínuo. Em contrapartida, a formação de cicatrizes representa um evento adverso mais permanente e desfigurante. Os pacientes devem ser informados sobre esse resultado infeliz e devem ter a certeza de que serão monitorados de perto para limitar e melhorar quaisquer efeitos permanentes, o que pode incluir tratamentos a *laser* adicionais, especialmente depois de permitir que a cicatriz se assente primeiro para uma avaliação adequada. Todos os pacientes que se queixarem de aumento da dor, inchaço ou outros efeitos associados devem ser triados adequadamente. A equipe clínica deve ser adequadamente treinada para reconhecer eventos adversos graves, especialmente por telefone. Eles devem ter um limite baixo para recomendar que os pacientes retornem à clínica para uma avaliação completa pelo médico responsável.

Em todos os casos de complicações de pacientes é necessário apoio e aconselhamento adequados, além de observação atenta. Os pacientes devem ser lembrados de que esses riscos foram minuciosamente discutidos antes do procedimento e assegurados de que serão gerenciados de perto e de forma adequada no futuro. Trazer os pacientes de volta para consultas frequentes não só pode ajudar a aliviar suas preocupações, mas também pode evitar que eles busquem atendimento adicional de outros profissionais, que podem não estar tão familiarizados ou bem preparados para cuidar dessas complicações específicas. Os profissionais também devem permanecer disponíveis para esses pacientes a fim de manter a satisfação e recuperar a confiança deles, se necessário. É extremamente importante estabelecer e construir um relacionamento sólido entre o paciente e o médico, especialmente nessas circunstâncias.

9.7 Conclusão

O envelhecimento cutâneo e a flacidez da pele representam queixas cosméticas comuns para os pacientes. Embora os tratamentos tradicionalmente se concentrem nas mulheres, os homens estão buscando cada vez mais tratamentos estéticos. Sugeriu-se que os procedimentos estéticos em homens favoreçam pequenas modificações que produzem alterações conservadoras e sutis.[8] Com as várias modalidades de tratamento e os inúmeros dispositivos médicos disponíveis, os médicos devem estar familiarizados com as possíveis opções de tratamento e ser capazes de adaptar abordagens de tratamento individualizadas. Conhecimento suficiente, além de treinamento adequado, é necessário para a prestação de atendimento de alta qualidade centrado no paciente.

9.8 Pérolas

- Durante as consultas para procedimentos de enrijecimento da pele, a educação do paciente continua sendo a base, e a transmissão precisa das expectativas de qualquer tratamento é fundamental para preservar a satisfação e a retenção do paciente.
- Ao realizar o microagulhamento por radiofrequência, é importante garantir que a pele esteja esticada para permitir a inserção adequada das agulhas e o fornecimento de energia.

- Aparentemente, novas modalidades de tratamento e dispositivos são lançados todos os anos, por isso é importante que os profissionais analisem os dados por trás de cada um deles e obtenham experiências em primeira mão antes de fazer qualquer recomendação.
- Ao realizar o microagulhamento por radiofrequência, certifique-se de que as agulhas estejam totalmente retraídas da pele antes de passar para o próximo local, a fim de evitar arrastamento e danos não intencionais à pele.
- O agendamento de chamadas de pacientes e consultas de acompanhamento deve-se basear no tempo de inatividade do tratamento realizado para oferecer uma supervisão adequada.

Referências

[1] American Society for Dermatologic Surgery. 2018 ASDS survey on dermatologic procedures. 2018. Available at: https://www.asds.net/portals/0/PDF/procedures-survey-results-presentation-2018.pdf

[2] Ramphul K, Mejias SG. Is "Snapchat dysmorphia" a real issue? Cureus. 2018; 10(3):e2263

[3] Rajanala S, Maymone MBC, Vashi NA. Selfies-living in the era of filtered photographs. JAMA Facial Plast Surg. 2018; 20(6):443–444

[4] Wang JV, Rieder EA, Schoenberg E, Zachary CB, Saedi N. Patient perception of beauty on social media: professional and bioethical obligations in esthetics. J Cosmet Dermatol. 2020; 19(5):1129–1130

[5] Farhadian JA, Bloom BS, Brauer JA. Male aesthetics: a review of facial anatomy and pertinent clinical implications. J Drugs Dermatol. 2015;14(9):1029–1034

[6] Shuster S, Black MM, McVitie E. The influence of age and sex on skin thickness, skin collagen and density. Br J Dermatol. 1975; 93(6):639–643

[7] Lee Y, Hwang K. Skin thickness of Korean adults. Surg Radiol Anat. 2002; 24(3–4):183–189

[8] Sedgh J. The aesthetics of the upper face and brow: male and female differences. Facial Plast Surg. 2018; 34(2):114–118

[9] Weeden JC, Trotman CA, Faraway JJ. Three dimensional analysis of facial movement in normal adults: influence of sex and facial shape. Angle Orthod. 2001; 71(2):132–140

[10] Karagas MR, Zens MS, Nelson HH, et al. Measures of cumulative exposure from a standardized sun exposure history questionnaire: a comparison with histologic assessment of solar skin damage. Am J Epidemiol. 2007; 165(6):719–726

[11] Tobin DJ. Introduction to skin aging. J Tissue Viability. 2017; 26(1):37–46

[12] Nkengne A, Bertin C. Aging and facial changes: documenting clinical signs, part 1—clinical changes of the aging face. Skinmed. 2013; 11(5):281–286

[13] Mokos ZB, Ćurković D, Kostović K, Čeović R. Facial changes in the mature patient. Clin Dermatol. 2018; 36(2):152–158

[14] Cui H, Kong Y, Zhang H. Oxidative stress, mitochondrial dysfunction, and aging. J Signal Transduct. 2012; 2012:646354

[15] Bolognia J, Jorizzo JL, Schaffer JV. Dermatology. 3rd ed. Philadelphia, PA: Elsevier Saunders; 2012.G

[16] Kammeyer A, Luiten RM. Oxidation events and skin aging. Ageing Res Rev. 2015; 21:16–29

[17] Naouri M, Atlan M, Perrodeau E, et al. Skin tightening induced by fractional CO(2) laser treatment: quantified assessment of variations in mechanical properties of the skin. J Cosmet Dermatol. 2012;11(3):201–206

[18] Heinz A, Huertas AC, Schräder CU, Pankau R, Gosch A, Schmelzer CE. Elastins from patients with Williams-Beuren syndrome and healthy individuals differ on the molecular level. Am J Med Genet A. 2016;170(7):1832–1842

[19] Leal Silva HG. Facial laxity rating scale validation study. Dermatol Surg. 2016; 42(12):1370–1379

[20] Alexiades-Armenakas M, Rosenberg D, Renton B, Dover J, Arndt K. Blinded, randomized, quantitative grading comparison of minimally invasive, fractional radiofrequency and surgical face-lift to treat skin laxity. Arch Dermatol. 2010; 146(4):396–405

[21] Ramaut L, Hoeksema H, Pirayesh A, Stillaert F, Monstrey S. Microneedling: Where do we stand now? A systematic review of the literature. J Plast Reconstr Aesthet Surg. 2018; 71(1):1–14

[22] Hou A, Cohen B, Haimovic A, Elbuluk N. Microneedling: a comprehensive review. Dermatol Surg. 2017; 43(3):321–339

[23] Alster TS, Graham PM. Microneedling: a review and practical guide. Dermatol Surg. 2018; 44(3):397–404

[24] Ablon G. Safety and effectiveness of an automated microneedling device in improving the signs of aging skin. J Clin Aesthet Dermatol. 2018; 11(8):29–34

[25] Puiu T, Mohammad TF, Ozog DM, Rambhatla PV. A comparative analysis of electric and radiofrequency microneedling devices on the market. J Drugs Dermatol. 2018; 17(9):1010–1013

[26] Manstein D, Herron GS, Sink RK, Tanner H, Anderson RR. Fractional photothermolysis: a new concept for cutaneous remodeling using microscopic patterns of thermal injury. Lasers Surg Med. 2004; 34(5):426–438

[27] Ortiz AE, Goldman MP, Fitzpatrick RE. Ablative CO2 lasers for skin tightening: traditional versus fractional. Dermatol Surg. 2014; 40 Suppl 12:S147–S151

[28] Munavalli GS, Turley A, Silapunt S, Biesman B. Combining confluent and fractionally ablative modalities of a novel 2790 nm YSGG laser for facial resurfacing. Lasers Surg Med. 2011; 43(4):273–282

[29] Gold MH. Noninvasive skin tightening treatment. J Clin Aesthet Dermatol. 2015; 8(6):14–18

[30] Greene RM, Green JB. Skin tightening technologies. Facial Plast Surg. 2014; 30(1):62–67

[31] Fitzpatrick R, Geronemus R, Goldberg D, Kaminer M, Kilmer S, Ruiz-Esparza J. Multicenter study of noninvasive radiofrequency for periorbital tissue tightening. Lasers Surg Med. 2003; 33(4):232–242

[32] Kist D, Burns AJ, Sanner R, Counters J, Zelickson B. Ultrastructural evaluation of multiple pass low energy versus single pass high energy radiofrequency treatment. Lasers Surg Med. 2006; 38(2):150–154

[33] Mazzoni D, Lin MJ, Dubin DP, Khorasani H. Review of non-invasive body contouring devices for fat reduction, skin tightening and muscle definition. Australas J Dermatol. 2019; 60(4):278–283

[34] Carruthers J, Fabi S, Weiss R. Monopolar radiofrequency for skin tightening: our experience and a review of the literature. Dermatol Surg. 2014; 40 Suppl 12:S168–S173

[35] Weiss RA, Weiss MA, Munavalli G, Beasley KL. Monopolar radiofrequency facial tightening: a retrospective analysis of efficacy and safety in over 600 treatments. J Drugs Dermatol. 2006; 5(8):707–712

[36] Krueger N, Sadick NS. New-generation radiofrequency technology. Cutis. 2013; 91(1):39–46

[37] Gentile RD, Kinney BM, Sadick NS. Radiofrequency technology in face and neck rejuvenation. Facial Plast Surg Clin North Am. 2018; 26(2):123–134

[38] Weiner SF. Radiofrequency microneedling: overview of technology, advantages, differences in devices, studies, and indications. Facial Plast Surg Clin North Am. 2019; 27(3):291–303

[39] Gold M, Taylor M, Rothaus K, Tanaka Y. Non-insulated smooth motion, micro-needles RF fractional treatment for wrinkle reduction and lifting of the lower face: International study. Lasers Surg Med. 2016; 48(8):727–733

[40] Gutowski KA. Microfocused ultrasound for skin tightening. Clin Plast Surg. 2016; 43(3):577–582

[41] Fabi SG. Noninvasive skin tightening: focus on new ultrasound techniques. Clin Cosmet Investig Dermatol. 2015; 8:47–52

[42] MacGregor JL, Tanzi EL. Microfocused ultrasound for skin tightening. Semin Cutan Med Surg. 2013; 32(1):18–25

[43] Alam M, White LE, Martin N, Witherspoon J, Yoo S, West DP. Ultrasound tightening of facial and neck skin: a

rater-blinded prospective cohort study. J Am Acad Dermatol. 2010; 62(2):262-269

[44] Minkis K, Alam M. Ultrasound skin tightening. Dermatol Clin. 2014;32(1):71-77

[45] Juhász M, Korta D, Mesinkovska NA. A review of the use of ultrasound for skin tightening, body contouring, and cellulite reduction in dermatology. Dermatol Surg. 2018; 44(7):949-963

[46] Soltani-Arabshahi R, Wong JW, Duffy KL, Powell DL. Facial allergic granulomatous reaction and systemic hypersensitivity associated with microneedle therapy for skin rejuvenation. JAMA Dermatol. 2014; 150(1):68-72

[47] Schoenberg E, Hattier G, Wang JV, Saedi N. Platelet-rich plasma (PRP) for facial rejuvenation: an early examination. Clin Dermatol. 2020; 38(2):251-253

10 Preocupações Estéticas em Pacientes com Pele Étnica

Andrew Alexis ▪ Michelle Henry

Resumo

Os homens com pele étnica representam um segmento diversificado da população masculina de pacientes com preocupações estéticas específicas e considerações exclusivas. Esse grupo inclui, mas não se limita a indivíduos de ascendência africana, asiática (leste e sul), hispânica/latino-americana e do Oriente Médio, que têm maior probabilidade de ter fototipos de pele Fitzpatrick IV a VI. Apesar do tamanho considerável e do crescimento projetado dessa população, há uma escassez de literatura publicada ou de estudos de pesquisa que abordem questões estéticas em homens com pele étnica. Compreender as necessidades da pele étnica é fundamental para obter bons resultados para os pacientes no campo da dermatologia estética. Embora exista uma apreciação das diferenças fundamentais entre os diferentes tipos de pele de Fitzpatrick, há uma nítida falta de pesquisas e de diretrizes de manejo que especifiquem as diferenças na pele étnica. Este capítulo servirá como uma introdução e um guia para avaliar e tratar a preocupação estética única e diversa em homens com pele étnica.

Palavras-chave: estética, homens, pele étnica, procedimentos, distúrbios foliculares.

10.1 Histórico
10.1.1 Anatomia e Fisiologia da Pele Étnica

As diferenças na estrutura da pele e na fisiologia da pele étnica exigem diferenças nas considerações de segurança e na eficácia potencial. O cuidado e o gerenciamento de problemas estéticos da pele em homens com pele étnica exigem uma compreensão das diferenças fisiológicas da pele étnica e as modificações de tratamento resultantes necessárias para garantir as configurações apropriadas para dispositivos baseados em energia, técnicas para preenchimentos injetáveis e dosagens para medicamentos prescritos. No campo da estética em particular, de acordo com os dados mais recentes da American Society for Aesthetic Plastic Surgery, as minorias étnicas (hispânicos, afro-americanos, asiáticos) são a fração de crescimento mais rápido do mercado de procedimentos estéticos.[1] De 2017 a 2018, o número de pacientes étnicos que buscam procedimentos cosméticos minimamente invasivos aumentou 3 vezes mais do que o número de caucasianos em nível global. As razões para esse crescimento exponencial incluem maior exposição e acesso a procedimentos, publicidade direcionada e avanço socioeconômico de certos grupos dessas populações. Os pacientes étnicos têm características naturais e preocupações cosméticas exclusivas que exigem um entendimento completo por parte dos dermatologistas e cirurgiões cosméticos que irão tratar esses pacientes.[2] Além disso, as populações étnicas têm crenças e ideologias culturais exclusivas que precisam ser levadas em consideração, e os médicos treinados para trabalhar apenas com pacientes brancos estarão mal equipados para oferecer o melhor atendimento clínico a pacientes étnicos. Tudo isso ressalta que é fundamental que os médicos que tratam de problemas de estética em homens étnicos prevejam possíveis diferenças na resposta da pele, reconheçam as limitações terapêuticas e valorizem as preocupações dos pacientes.

A quantidade de melanina epidérmica é a diferença mais aparente em indivíduos de pele étnica (▶ Tabela 10.1). Embora a pele de todas as raças e etnias contenha o mesmo número e distribuição de melanócitos, os indivíduos com pele mais escura têm melanócitos que produzem melanossomos maiores, que são mais dispersos individualmente e contêm maior quantidade de melanina. Além disso, a melanina contida nos melanossomos de indivíduos de pele mais escura sofre uma taxa de degradação mais lenta.[3] No entanto, os melanócitos de pessoas com pele mais escura geralmente apresentam uma resposta lábil e exagerada a lesões cutâneas.[4-7]

Vários fatores regulatórios estão envolvidos nessas diferenças; notavelmente, a neuregulina 1 (NRG1), que acelera a produção e a pigmentação dos melanócitos, demonstrou ser expressa e secretada em níveis mais altos por fibroblastos e queratinócitos de tipos de pele mais escuros em comparação com os tipos de pele mais claros.[8] Além disso, a molécula de transporte de melanossomos RAB27A demonstrou ser expressa em níveis mais altos em indivíduos de pele mais escura.[9] Como a melanina fornece fotoproteção contra os danos causados pelos raios ultravioletas (UV), a a pele mais escura é menos suscetível ao fotoenvelhecimento, o que permite que a epiderme e a derme desses indivíduos mantenham sua estrutura original durante todo o processo de envelhecimento em maior grau em

Tabela 10.1 Preocupações estéticas comuns em homens com pele étnica
Hiperpigmentação pós-inflamatória
Melasma
Outras discromias
Dermatose papulose *nigra*
Irregularidades na textura (por exemplo, poros dilatados, aspereza)
Pele oleosa
Cicatrizes de acne
Cicatrizes hipertróficas/queloides
Pseudofoliculite barba
Acne keloidalis nuchae
Rugas
Queda de cabelo

comparação com os indivíduos de pele mais clara. A transmissão da luz UVA através da epiderme é de 17,5% na pele pigmentada e 55,5% em caucasianos, enquanto a transmissão de UVB através da epiderme é de 5,7% para a pele pigmentada em comparação com 29,4% para caucasianos.[10]

Além da pigmentação, a estrutura e a função da epiderme e da derme são diferentes entre as várias etnias. O estrato córneo da pele negra contém um número maior de camadas de corneócitos, com cada camada apresentando maior coesão intracelular e compactação em comparação com a pele branca. Além disso, foi demonstrado que o conteúdo de lipídios no estrato córneo difere entre as etnias, sendo a relação colesterol/ceramida mais alta em asiáticos, intermediária em caucasianos e mais baixa em afro-americanos.[11,12] O tamanho dos corneócitos não difere entre a pele de diferentes etnias, mas foram observados níveis mais altos de descamação na pele negra em comparação com a pele branca (▶ Tabela 10.1).[13]

A perda transepidérmica de água (TEWL), que se refere à quantidade total de vapor de água perdida pela pele e apêndices relacionados em condições de não suar, demonstrou, em alguns estudos, diferir entre populações raciais/étnicas, com os asiáticos apresentando a maior quantidade de TEWL após a remoção da fita. As diferenças na hidratação da pele e no pH de diferentes etnias ainda não foram determinadas em razão da falta de parâmetros e resultados consistentes em vários estudos clínicos.[14-16]

A estrutura e a biologia do cabelo também diferem entre os diversos grupos étnicos. Os cabelos asiáticos, caucasianos e africanos apresentam características distintas em termos de densidade, diâmetro, forma, propriedades mecânicas e composição. O cabelo de origem africana é espiralado, com torções frequentes que apresentam versões aleatórias na direção, achatamento pronunciado e diâmetro irregular.[17] O cabelo africano também apresenta maior ressecamento, menor teor de umidade, menos sebo total e maior fragilidade devido à menor resistência à tração em comparação com o cabelo caucasiano.[3] O cabelo asiático tem o maior diâmetro com geometria circular e folículos capilares que são metabolicamente mais ativos do que os de outras etnias. O cabelo caucasiano é intermediário em diâmetro e formato e apresenta a maior resistência à tração entre os grupos étnicos. Em termos de conteúdo, a queratina e outras proteínas são semelhantes entre os vários grupos étnicos (▶ Tabela 10.1).[18]

Devido à interação entre os aspectos estruturais, funcionais e fatores culturais, a frequência de preocupações dermatológicas e estéticas varia de acordo com a população racial/étnica.[1,20-22] As preocupações estéticas que afetam desproporcionalmente os homens de pele negra incluem distúrbios de hiperpigmentação, sequelas estéticas de distúrbios foliculares, dermatose papulosa *nigra* e queloides ou cicatrizes hipertróficas.[22,23] Além dessas, há preocupações que prevalecem em todas as populações, mas que podem ter considerações exclusivas em homens de pele étnica. Uma lista abrangente da gama de preocupações estéticas comuns em homens com pele de pele étnica é apresentada na ▶ Tabela 10.1.

Os tratamentos minimamente invasivos são ferramentas essenciais no gerenciamento das principais preocupações estéticas em homens de cor. Os procedimentos minimamente invasivos mais comuns usados para tratar de preocupações estéticas em pacientes do sexo masculino com pele étnica estão listados na ▶ Tabela 10.2. Como resultado das características estruturais e funcionais, a realização de procedimentos minimamente invasivos nessa população de pacientes está associada a um risco maior de complicações, principalmente alterações pigmentares pós-inflamatórias e cicatrizes hipertróficas ou formação de queloides. No entanto, com a seleção cuidadosa do dispositivo ou do agente de *peeling*, o uso de parâmetros de tratamento conservadores e precauções criteriosas antes e depois do tratamento, os procedimentos minimamente invasivos podem ser realizados com segurança e eficácia em homens de pele étnica.

Tabela 10.2 Procedimentos estéticos comuns em homens com pele étnica

Peelings químicos
Depilação a *laser*
Eletrodessecação
Rejuvenescimento/fotorrejuvenescimento a *laser* não ablativo
Toxina botulínica
Preenchimento de tecidos moles
Restauração capilar (por exemplo, transplante, plasma rico em plaquetas)

10.2 Gerenciamento da Hiperpigmentação

A hiperpigmentação está entre os principais problemas estéticos em homens de pele étnica. É frequentemente observada como sequela de distúrbios inflamatórios (por exemplo, acne, dermatite atópica, psoríase etc.), distúrbio pigmentar primário (por exemplo, melasma, lentigos, hiperpigmentação fotoinduzida, hiperpigmentação maturacional etc.) ou como complicação de procedimentos e tratamentos dermatológicos. Procedimentos minimamente invasivos, incluindo *peelings* químicos,[24-29] *lasers* fracionados,[30-34] *lasers* Q-switched,[35-49] *lasers* de picossegundos,[50-58] e microagulhamento[59-65] – geralmente em conjunto com agentes clareadores tópicos da pele – têm sido usados com sucesso em pacientes com fototipos de pele mais altos e são um dos pilares do gerenciamento geral da hiperpigmentação. Os procedimentos minimamente invasivos contribuem para o tratamento da hiperpigmentação, seja aumentando a penetração dos agentes clareadores tópicos da pele (por exemplo, *peelings* químicos, *lasers* fracionados e microagulhamento) ou removendo o excesso de pigmento (por exemplo, *lasers* fracionados, *lasers* Q-switched, *lasers* de picossegundos e *peelings* químicos). A combinação de múltiplas modalidades frequentemente é necessária para alcançar resultados mais eficazes, mas deve ser feita com cautela, pois lesões epidérmicas e dérmicas excessivas associadas aos procedimentos acima podem resultar em despigmentação iatrogênica.

Embora os *lasers* Q-*switched* tenham sido amplamente utilizados em tipos de pele do leste asiático (até o fototipo III), sua segurança em indivíduos com pigmentação mais escura (por exemplo, fototipos de pele IV-VI) é limitada devido à maior taxa de despigmentação, incluindo hipopigmentação *gutata* irreversível. Em um estudo tailandês com homens com melasma, cinco *peelings* semanais de ácido glicólico a 30% combinados com o *laser* semanal de neodímio:ítrio alumínio granada (Nd:YAG) de baixa fluência Q-*switched* (LFQS) demonstraram maior melhora no melasma do que os *peelings* semanais de ácido glicólico, isoladamente. No entanto, as taxas de recidiva foram altas e foi observada despigmentação associada ao *laser* LFQS. Em um estudo nos EUA envolvendo pacientes com melasma com fototipos de pele II a V, os *lasers* LFQS Nd:YAG mensais, em combinação com microdermoabrasão e agentes tópicos de clareamento da pele resultaram em melhora significativa sem despigmentação associada ao tratamento.[66] Dessa forma recomenda-se uma seleção cuidadosa dos pacientes (favorecer tipos de pele mais claros/intermediários), menor frequência de tratamentos (mensal *vs.* semanal), fluências mais baixas (por exemplo, 2 passagens de *laser* a 1,6-2,0 J/cm²)[67] e combinação de agentes clareadores da pele ao considerar o LFQS no tratamento do melasma.

O *laser* fracionado não ablativo de baixa energia de 1.927 nm surgiu como uma modalidade segura e eficaz para o tratamento da hiperpigmentação nos fototipos de pele IV a VI. Dois estudos incluíram pacientes com fototipos de pele Fitzpatrick mais altos (até VI) com resultados favoráveis.[30,68] Essa tecnologia tem a vantagem de poder extrudar a pigmentação dérmica e aumentar a penetração de agentes clareadores tópicos da pele, mantendo um perfil de segurança de risco muito baixo.

10.2.1 *Peelings* Químicos

O *peeling* químico é um procedimento versátil e minimamente invasivo que desempenha papel fundamental no tratamento de uma ampla gama de preocupações estéticas em homens com pele étnica (▶ Tabela 10.3). Eles são particularmente úteis como coadjuvantes no tratamento da hiperpigmentação (em combinação com o uso tópico de agentes clareadores da pele) e para a melhoria de irregularidades texturais, como a aparência de aberturas foliculares ampliadas. Eles também são uma abordagem eficaz para o rejuvenescimento geral da pele no contexto do fotoenvelhecimento ou para fins de manutenção dos cuidados com a pele – aumentando a luminosidade, reduzindo a discromia e melhorando a textura.

Os agentes de *peeling* superficial são preferidos por motivos de segurança – dado o maior risco de despigmentação e cicatrizes de *peelings* médios e profundos em pacientes com pele étnica. Os *peelings* de ácido salicílico e ácido glicólico são os mais utilizados, mas outros agentes de *peeling* adequados incluem o ácido mandélico, o *peeling* de Jessner e o ácido tricloroacético de baixa concentração (por exemplo, TCA a 15%). Em um estudo retrospectivo recente, a taxa geral de complicações do *peeling* químico superficial em fototipos de pele III a VI foi de 3,8%.[69] As principais estratégias para melhorar os resultados ao realizar *peelings* químicos em pacientes do sexo masculino com pele étnica estão resumidas na ▶ Tabela 10.4. Evitar a aplicação excessiva ou, no caso de *peelings* que exigem neutralização, o tempo prolongado de aplicação é importante para minimizar o risco de complicações. Dessa forma, a aplicação criteriosa e a observação atenta de sinais ou sintomas iminentes de irritação são de suma importância.

10.2.2 Tratamentos a *Laser*

Os *lasers* fracionados não ablativos podem ser usados para uma ampla gama de indicações estéticas em homens com pele étnica.[70,71] O *laser* fracionado dopado com érbio de 1.550 nm tem sido usado extensivamente em pacientes de cor[72-75] e é particularmente útil no tratamento de cicatrizes de acne, irregularidades de textura e características de fotoenvelhecimento (▶ Fig. 10.1). A hiperpigmentação pós-inflamatória (PIH) é um risco significativo alto, mas pode ser gerenciado por parâmetros conservadores de tratamento – principalmente, uma faixa mais baixa de densidades de tratamento, hidroquinona pré e pós-tratamento, bem como proteção solar rigorosa.

Outras tecnologias de rejuvenescimento com ampla aplicação em homens de pele étnica incluem o Nd:YAG pulsado de

Tabela 10.3 Melhores práticas para a realização de procedimentos baseados em *laser*/luz em homens com pele étnica (modificado de Alexis AF, British Journal of Dermatology, 2013;169(3):91-97)[1]

- Comprimento de onda do *laser* – considere o cromóforo (especialmente o risco de absorção pela melanina epidérmica); comprimentos de onda mais longos associados à menor absorção epidérmica e, portanto, maior segurança em pacientes com fototipo de pele mais alto

- Parâmetros de tratamento a *laser* – empregar configurações que minimizem a extensão da lesão epidérmica e dérmica (normalmente mais conservadora do que no SPT I-III, muitas vezes exigindo maior número de sessões), por exemplo, fluências mais baixas e durações de pulso mais longas para depilação a *laser*; densidades de tratamento mais baixas (zonas microtérmicas cm²) para rejuvenescimento a *laser* fracionado

- Proteção solar antes e depois do tratamento (comportamentos de proteção solar, protetor solar de amplo espectro com FPS ≥ 30)

- Considere o uso de agentes clareadores antes (≥ 2 semanas antes) e depois do tratamento (por exemplo, creme de hidroquinona 4%)

- Resfriamento epidérmico criterioso, por exemplo, velocidades de tratamento mais lentas ao usar *lasers* com resfriamento por contato; pausa entre as passagens de *lasers* de recapeamento para reduzir o aquecimento em massa; bolsas de gelo após o procedimento

- Considere o uso de corticosteroides tópicos após o tratamento (para reduzir a inflamação), especialmente quando for observado eritema ou edema significativo após o procedimento

[1]Alexis AF. Lasers and light-based therapies in ethnic skin: treatment options and recommendations for Fitzpatrick skin types V and VI. The British Journal of Dermatology, 2013;169(3):91-97.

microssegundos de 1.064 nm[71,76,77] e os *lasers* de picossegundos.[51,52,78] O Nd:YAG pulsado de submilissegundos (300 a 650 microssegundos) pode ser usado para o tratamento de cicatrizes de acne, queloides/cicatrizes hipertróficas, acne, discromia e fotoenvelhecimento em pacientes de pele étnica. Essa abordagem tem a vantagem de ser segura em todos os tipos de pele e de não exigir anestesia pré-tratamento. Entretanto, geralmente são necessários vários tratamentos para obter resultados clinicamente significativos. O *laser* de picossegundos de 755 nm com o raio de lente distrativa (DLA) foi estudado no tratamento de cicatrizes indesejadas, lesões pigmentadas e estrias em pacientes com pele étnica (fototipos IV-VI de Fitzpatrick). O eritema autolimitado e a hiperpigmentação foram os eventos adversos mais comuns.[51]

O rejuvenescimento com radiofrequência (RF) fracionada foi recentemente demonstrado em um estudo envolvendo 35 indivíduos com pele tipo VI que receberam 3 sessões de tratamentos faciais, com 4 semanas de intervalo, usando um dispositivo de RF fracionada com ponta revestida de 24 pinos.[79] Foram observadas segurança e eficácia no tratamento de rugas, cicatrizes de acne e aparência geral.

Tabela 10.4 Práticas recomendadas para a realização de *peelings* químicos em homens com pele étnica

- Utilizar agentes de *peeling* superficial (por exemplo, ácido glicólico 20-50%, ácido salicílico 20-30%, ácido mandélico 40%, ácido tricloroacético 15%)
- Interrompa os retinoides tópicos e tratamentos esfoliativos da pele pele (por exemplo, máscaras esfoliantes, limpeza com escova mecânica etc.) pelo menos 7 dias antes do *peeling* químico
- Monitore o paciente de perto durante o *peeling* químico
- Personalize o número de camadas aplicadas e a duração da aplicação de acordo com a tolerabilidade individual do paciente
- Utilize um ventilador portátil e compressas frias para reduzir a ardência/queimação
- Neutralizar ou abortar o *peeling* em áreas que demonstrem sinais ou sintomas de irritação durante o *peeling*
- Considere agentes clareadores tópicos de pele antes e depois do tratamento (para reduzir o risco de hiperpigmentação iatrogênica e aumentar a eficácia no tratamento da hiperpigmentação)

10.3 Remoção de Pelos a *Laser*

Os *lasers* de comprimento de onda longo no espectro próximo do infra-vermelho (especialmente o diodo de 800 a 810 nm e o *laser* Nd:YAG de 1.064 nm) revolucionaram o tratamento de distúrbios foliculares com sequelas estéticas em homens de pele étnica, como a pseudofoliculite *barbae*[80-91] e *a acne keloidalis nuchae*.[92-96] A depilação a *laser* também demonstrou ser eficaz como terapia alternativa para celulite dissecante do couro cabeludo[97,98] e hidradenite supurativa.[99] Enquanto o *laser* de alexandrita de 755 nm tem sido usado em indivíduos de pele mais clara com fototipos III a V de Fitzpatrick,[82,94,100] o *laser* Nd:YAG de 800 a 810 nm e 1.064 nm é preferido para fototipos IV a V com pigmentação imediata e fototipos V a VI com pigmentação rica, respectivamente, com base em sua relação risco-benefício. Em um estudo que comparou o rejuvenescimento com *laser* Er:YAG com o *laser* Nd:YAG de pulso longo para o tratamento da *acne keloidalis nuchae* em homens egípcios, ambos os grupos apresentaram uma redução significativa nas pápulas e no tamanho das placas, enquanto uma redução significativa na contagem de placas foi observada apenas no grupo Er:YAG.[93] Ao usar a depilação a *laser* em homens de pele étnica, a utilização de fluências mais baixas, comprimentos de onda mais longos e resfriamento epidérmico eficiente é fundamental para maximizar a segurança. Para *lasers* pulsados de milissegundos, recomenda-se o uso de durações de pulso mais longas para fototipos mais altos com pele ricamente pigmentada, a fim de facilitar o resfriamento epidérmico e, assim, minimizar o risco de complicações pigmentares.

10.4 Preenchimentos Injetáveis e Neuromoduladores

10.4.1 Abordagem

A restauração de uma face masculina jovem para combater a perda relacionada com a idade do volume do compartimento esquelético, muscular e adiposo é cada vez mais obtida com procedimentos não invasivos, como preenchimentos e neuromoduladores. O objetivo primordial para todos os pacientes, independentemente de seu gênero ou etnia, é obter harmonização na topografia e no rejuvenescimento facial. O processo de envelhecimento, no entanto, afeta distintamente diferentes etnias, e etnias diferentes têm características estruturais distintas que afetam o planejamento do tratamento facial. Por exemplo, indivíduos de

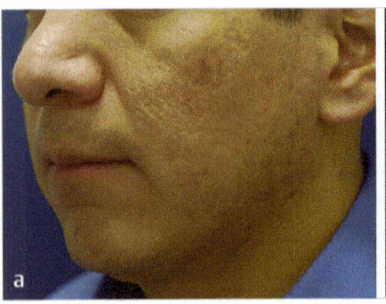

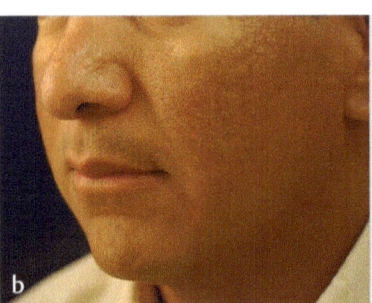

Fig. 10.1 Um homem hispânico com cicatrizes de acne antes **(a)** e depois **(b)** do rejuvenescimento a *laser* com *laser* fracionado dopado com érbio de 1.550 nm.

origem afro-americana, além de terem uma proteção intrínseca relativa contra o fotoenvelhecimento, têm uma derme mais espessa e não apresentam flacidez, rítides e ptose do tecido facial no mesmo grau que seus colegas caucasianos. Os sinais de envelhecimento nesses pacientes são mais evidentes nas regiões periorbital, perioral e média da face e menos no terço superior da face. Os pacientes de origem asiática apresentam uma ampla largura bitemporal e bizigomática, face mais curta e baixa projeção da face média. Eles têm frontes mais planas e largas, retrognatia e microgenia, e o processo de envelhecimento normalmente resulta em desarmonias no terço inferior da face. Além das diferenças faciais estruturais, os pacientes étnicos também são suscetíveis à descoloração e cicatrizes; portanto, ao tratá-los com agentes injetáveis, como preenchedores de tecidos moles e neuromoduladores, a técnica precisa ser modificada para minimizar o risco dessas complicações.

10.4.2 Procedimento

Vários tipos de preenchedores, notadamente o ácido hialurônico (HA), a hidroxiapatita de cálcio (CaHa) e o ácido poli-L-láctico (PLLA), têm sido usados de forma segura e eficaz em indivíduos de diversas origens étnicas.[101-103] As estratégias para minimizar o risco de hiperpigmentação (PIH) após a injeção de preenchedores de tecidos moles incluem tempos de injeção mais longos e lentos e evitar a técnica de múltiplas punções. Em um estudo clínico de 150 pacientes (tipos de pele IV-VI) que avaliou a segurança e a eficácia dos preenchedores hialurônicos, 13% das técnicas de punção múltipla resultaram em hiperpigmentação, em comparação com 2% de injeção linear.[102] Além disso, devido à presença de fibroblastos maiores e multinucleados, a pele étnica é de 3 a 18 vezes mais propensa ao desenvolvimento de formação de queloides; os médicos devem ser cautelosos ao tratar pacientes com histórico de cicatrizes hipertróficas ou formação de queloides.[3] No entanto, no estudo de Taylor et al.,[102] nenhum dos 150 pacientes desenvolveu queloide.

O aspecto mais importante da volumização facial em pacientes com pele étnica do sexo masculino é o conhecimento íntimo das diferenças estruturais entre eles e os caucasianos e a honra dos ideais estéticos que eles almejam. Na maioria das vezes, os indivíduos de origem étnica não estão buscando uma versão "ocidentalizada", mas uma versão "rejuvenescida" de si mesmos (▶ Fig. 10.2). Por exemplo, as mulheres afro-americanas geralmente apresentam linhas finas e perda de volume abaixo da borda do vermelhão do lábio superior e, portanto, buscam o aumento do lábio superior. Isso é obtido com a eversão superior do lábio usando preenchedores de HA de baixa viscosidade, como Belotero (Merz Aesthetics, Raleigh, Carolina do Norte, Estados Unidos) ou Restylane silk (Galderma, Fort Worth, Texas, Estados Unidos). Além disso, o conteúdo de colágeno e a capacidade de produção de colágeno dos afro-americanos são maiores do que o dos caucasianos, portanto, o tratamento com preenchedores de tecidos moles que têm propriedades bioestimuladoras, como PLLA (Galderma) e CaHa (Radiesse; Merz Aesthetics), pode ser mais eficaz nessa população e, como resultado, eles precisarão de menos tratamentos do que seus colegas brancos.

Os pacientes de ascendência indiana tendem a ter uma estrutura esquelética menor, o que resulta em uma aparência mais pronunciada de descida do coxim adiposo e concentração da maior parte do volume na parte interna da face.[105,106] Nesses pacientes, a restauração do volume na moldura facial (fronte, têmporas e queixo) pode proporcionar uma aparência global mais equilibrada e simétrica.

Os primeiros sinais de envelhecimento, como a perda de volume na área infraorbital, são mais pronunciados em pacientes asiáticos devido às diferenças esqueléticas. Em contraste com os caucasianos, esses pacientes normalmente preferem maçãs do rosto altas, buscando o aumento do zigoma e da maxila lateral, e querem evitar um maior alargamento do terço médio da face. Portanto, a restauração da projeção anterior da área infraorbital e o acréscimo da projeção central, ao mesmo tempo em que se restaura o volume da fronte, do queixo e do nariz, são comumente procurados para harmonizar a face masculina asiática.[107] O aumento dos lábios geralmente não é indicado em asiáticos, pois a plenitude labial é tipicamente maior do que a dos caucasianos. Os indivíduos asiáticos procuram melhorar e aperfeiçoar suas características faciais orientais, com uma preferência geral por um formato facial oval, cheio na metade superior e afilado da bochecha ao queixo.[108]

O uso de neuromoduladores é muito comum entre os pacientes étnicos, principalmente em combinação com

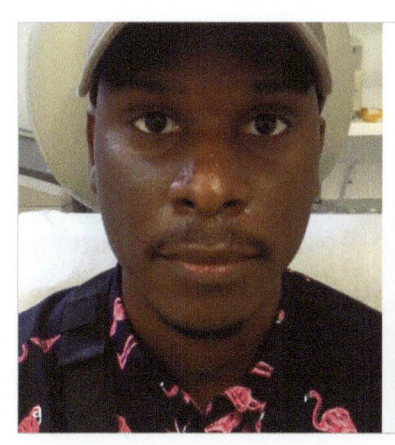

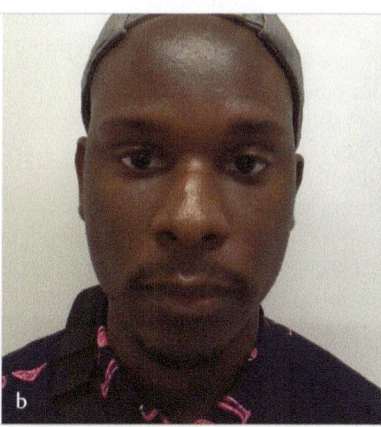

Fig. 10.2 Homem afro-americano de 37 anos antes **(a)** e 2 semanas depois **(b)** da volumização com preenchimento de ácido hialurônico de 2 mL no terço médio da face.

preenchedores, já que os dois tratamentos melhoram o resultado clínico global. A área mais comum de aplicação é a glabela, e os resultados de estudos clínicos mostraram que, em comparação com pacientes caucasianos, a durabilidade e a resposta ao tratamento do neuromodulador podem ser maiores em pacientes étnicos.[109] Não foram observados eventos adversos ou efeitos colaterais específicos da população com esse tratamento nessa população.

10.5 Restauração de Cabelo

10.5.1 Abordagem

A perda de cabelo e os distúrbios do couro cabeludo afetam os homens de pele étnica e seu tratamento pode ser um desafio, pois os fatores causais podem estar relacionados a práticas culturais capilares. Por exemplo, práticas capilares como *dreadlocks*, lenços e tranças apertadas podem enfraquecer o cabelo, especialmente em indivíduos de origem africana que já têm cabelos com densidade e resistência à tração reduzidas.[110] O uso de calor e de relaxantes químicos para alisar o cabelo é muito comum nessa população e, além da queda de cabelo, pode agravar ou levar a distúrbios do couro cabeludo e dermatite de contato.[111] Os cuidados básicos com os cabelos também se mostraram diferentes, especialmente na população afro-americana que, devido à propensão ao ressecamento e à quebra, costuma lavar os cabelos com xampu apenas 1 vez por semana ou 1 vez a cada 2 semanas. Embora as práticas culturais predisponham esses indivíduos à alopecia de tração, essa população também é comumente afetada por outras formas de queda de cabelo, como a alopecia cicatricial centrífuga central (CCCA) e a alopecia fibrosante frontal.

10.5.2 Alopecia por Tração

A alopecia por tração é um tipo de perda de cabelo não cicatricial que ocorre devido à tensão repetitiva e prolongada sobre o cabelo. Ela é mais comumente observada em indivíduos de origem africana e hispânica e está diretamente relacionada com as práticas de cuidados com os cabelos dessas populações.[112,113] Os sinais cardinais da alopecia por tração incluem edema perifolicular e erupções de queratina perpilares, seguidos de perda evidente de cabelos, principalmente no couro cabeludo frontal e temporal.[114,115] Embora a condição não cause cicatrizes, a persistência de práticas de cuidados com o cabelo e a falta de tratamento podem levar à destruição do folículo piloso e à perda permanente de cabelo. Em casos de pacientes com pele étnica que apresentam sinais de alopecia de tração, mas que não se envolvem em práticas capilares que resultariam em tal fenótipo, deve-se considerar o diagnóstico diferencial de alopecia frontal, alopecia androgenética, *effluvium* telógeno, tricotilomania e CCCA.[116] As opções de tratamento para alopecia por tração começam com mudanças no estilo de vida em relação ao cabelo, o que significa pentear o cabelo de forma solta e evitar calor e relaxantes químicos.[117] Em circunstâncias em que a doença tenha progredido, podem ser usados tratamentos para suprimir a inflamação folicular, como antibióticos ou injeções intralesionais de corticosteroides na periferia da perda de cabelo. Em condições avançadas, em que há destruição extensa do folículo piloso, opções cirúrgicas como o transplante capilar precisam ser consideradas.[118]

10.5.3 Alopecia Cicatricial Centrífuga Central

O CCCA, termo cunhado pela Sociedade Norte-Americana de Pesquisa Capilar (NAHRS), é uma condição inflamatória que é quase exclusiva de pacientes com pele étnica e pode ser observada em homens. Foi demonstrado que uma combinação de genética, estrutura do cabelo e hábitos de cuidados com o cabelo está implicada na fisiopatologia dessa condição. No CCCA, a perda de cabelo é comum na metade do couro cabeludo e no vértice, o que, juntamente com a perda de aberturas foliculares, leva a uma aparência brilhante do couro cabeludo.[119] Outros sinais e sintomas incluem quebra frequente de cabelo, pápulas, pústulas e prurido no couro cabeludo. A avaliação dermatoscópica pode revelar a presença de halos brancos peripilares que correspondem à fibrose ao redor da bainha externa da raiz.[120] Quando o tratamento é procurado nos estágios iniciais da doença, é possível evitar a formação de cicatrizes e a perda permanente de cabelo. As estratégias empregadas incluem antibióticos com propriedades anti-inflamatórias, como a doxiciclina, corticosteroides tópicos ou intralesionais e antimaláricos, como a hidroxicloroquina.[120] O transplante capilar também é uma opção quando ocorre perda permanente de cabelo; entretanto, os pacientes devem estar livres de inflamação, pois isso pode comprometer a qualidade da sobrevivência do enxerto.[121]

10.5.4 Líquen Planopilar

O líquen plano pilar (LPP) é outro tipo de alopecia cicatricial que ocorre com frequência em peles étnicas, principalmente em indivíduos de ascendência asiática.[1] As características dessa condição incluem eritema folicular, hiperqueratose e cicatrização da linha do cabelo frontotemporal. Outras áreas anatômicas, como sobrancelhas, cílios e couro cabeludo occipital, podem ser afetadas.[122,123] Infelizmente, até o momento, não há tratamento bem-sucedido para a LPP. Estratégias terapêuticas como corticosteroides tópicos ou intralesionais, inibidores da calcineurina, hidroxicloroquina, micofenolato de mofetil e inibidores orais da 5-alfa-redutase (5aRi) demonstraram ter eficácia relativa em alguns pacientes.[124] Embora o recrescimento do cabelo seja raro nesses pacientes, o principal objetivo clínico é retardar ou interromper a progressão da queda de cabelo.

10.5.5 Transplante de Cabelo

Com o desenvolvimento de metodologias modernas, como a extração de unidades foliculares (FUE) e o transplante capilar robótico, a restauração capilar cirúrgica oferece resultados cosméticos superiores. Embora o transplante capilar tenha diretrizes universais, independentemente da etnia do paciente, os cirurgiões devem considerar as diferenças na estrutura capilar de seus pacientes étnicos em comparação com seus pacientes brancos, no que se refere ao desenho da linha do cabelo, à seleção do local doador e à escolha do tipo de cabelo.¹²⁵ Por exemplo, a maioria dos pacientes caucasianos apresenta recessão frontotemporal, enquanto muitos asiáticos podem ter frontes redondas e largas com a linha do cabelo seguindo esse padrão. Os pacientes de ascendência africana, por outro lado, têm uma linha de cabelo reta que segue quase um ângulo reto na junção frontotemporal. A linha do cabelo dos hispânicos é variada, mas os médicos precisam observar o padrão de origem ao projetar a nova linha do cabelo.¹²⁶,¹²⁷ Outras considerações ao realizar o transplante de cabelo em pacientes de pele étnica incluem a densidade do cabelo, que é menor em pacientes africanos em comparação com asiáticos e caucasianos, e o risco de transecção do cabelo, dada a natureza mais encaracolada da haste do cabelo. Não são necessárias outras modificações na técnica com relação à dissecção e colocação do enxerto.

10.6 Conclusão

Os homens de pele étnica representam um segmento diversificado e em rápido crescimento da população de pacientes estéticos. As diferenças estruturais e funcionais, como a labilidade do pigmento e a maior prevalência de cicatrizes queloides e hipertróficas, bem como as variações nas características do fotoenvelhecimento, exigem considerações especiais e abordagens exclusivas para o tratamento estético dessa população. Além das indicações mais típicas, como o fotoenvelhecimento, os procedimentos estéticos podem oferecer grandes benefícios para o tratamento de distúrbios foliculares desafiadores que afetam desproporcionalmente os homens de pele étnica, bem como distúrbios pigmentares e cicatrizes de acne. A seleção cuidadosa da modalidade de tratamento e a consideração individualizada dos parâmetros ideais são fundamentais para obter resultados bem-sucedidos nessa população diversificada de pacientes com preocupações estéticas e características dermatológicas exclusivas.

10.7 Pérolas

- O padrão ouro para corrigir a flacidez da pele e alcançar o enrijecimento é a correção cirúrgica, como a ritidectomia. Embora consistente e uniformemente eficazes, os procedimentos cirúrgicos podem ser invasivos, arriscados, caros e inadequados para alguns pacientes. Por isso, a demanda por modalidades de tratamento menos invasivas aumentou.
- É fundamental informar os pacientes sobre as limitações dos procedimentos de enrijecimento da pele que utilizam dispositivos médicos, especialmente quando comparados às opções cirúrgicas em pacientes com flacidez significativa da pele.
- Os *lasers* de rejuvenescimento ablativo representam o padrão ouro tradicional para o tratamento do rejuvenescimento facial e da flacidez da pele.
- Diferentemente de outras modalidades de energia, a energia do ultrassom pode penetrar, com segurança, mais profundamente no tecido para elevar brevemente as temperaturas acima de 60 graus Celsius e produzir pequenos pontos de coagulação térmica sem aquecer estruturas superficiais da pele, o que pode permitir temperaturas mais altas e lesões controladas.

Referências

[1] Lawson CN, Hollinger J, Sethi S, et al. Updates in the understanding and treatments of skin & hair disorders in women of color. Int J Womens Dermatol. 2017; 3(1) Suppl:S21–S37
[2] Henry M, Sadick N. Aesthetic considerations in female skin of color: what you need to know. Semin Cutan Med Surg. 2018; 37(4):210–216
[3] Taylor SC. Skin of color: biology, structure, function, and implications for dermatologic disease. J Am Acad Dermatol. 2002; 46(2) Suppl Understanding: S41–S62
[4] Andersen KE, Maibach HI. Black and white human skin differences. J Am Acad Dermatol. 1979; 1(3):276–282
[5] Berardesca E, Maibach H. Racial differences in skin pathophysiology. J Am Acad Dermatol. 1996; 34(4):667–672
[6] Montagna W, Carlisle K. The architecture of black and white facial skin. J Am Acad Dermatol. 1991; 24(6, Pt 1):929–937
[7] Weigand DA, Haygood C, Gaylor JR. Cell layers and density of Negro and Caucasian stratum corneum. J Invest Dermatol. 1974; 62(6):563–568
[8] Choi W, Kolbe L, Hearing VJ. Characterization of the bioactive motif of neuregulin-1, a fibroblast-derived paracrine factor that regulates the constitutive color and the function of melanocytes in human skin. Pigment Cell Melanoma Res. 2012; 25(4):477–481
[9] Yoshida-Amano Y, Hachiya A, Ohuchi A, et al. Essential role of RAB27A in determining constitutive human skin color. PLoS One. 2012;7(7):e41160
[10] Lawson CN, Hollinger J, Sethi S, et al. Updates in the understanding and treatments of skin & hair disorders in women of color. Int J Womens Dermatol. 2015; 1(2):59–75
[11] Gambichler T, Matip R, Moussa G, Altmeyer P, Hoffmann K. In vivo data of epidermal thickness evaluated by optical coherence tomography: effects of age, gender, skin type, and anatomic site. J Dermatol Sci. 2006; 44(3):145–152
[12] Thomson ML. Relative efficiency of pigment and horny layer thickness in protecting the skin of Europeans and Africans against solar ultraviolet radiation. J Physiol. 1955; 127(2):236–246
[13] Corcuff P, Lotte C, Rougier A, Maibach HI. Racial differences in corneocytes. A comparison between black, white and oriental skin. Acta Derm Venereol. 1991; 71(2):146–148
[14] Primavera G, Berardesca E. Clinical and instrumental evaluation of a food supplement in improving skin hydration. Int J Cosmet Sci. 2005;27(4):199–204
[15] Fluhr JW, Dickel H, Kuss O, Weyher I, Diepgen TL, Berardesca E. Impact of anatomical location on barrier recovery, surface pH and stratum corneum hydration after acute barrier disruption. Br J Dermatol. 2002; 146(5):770–776
[16] Berardesca E, Maibach HI. Transepidermal water loss and skin surface hydration in the non invasive assessment of stratum corneum function. Derm Beruf Umwelt. 1990; 38(2):50–53
[17] Ji JH, Park TS, Lee HJ, et al. The ethnic differences of the damage of hair and integral hair lipid after ultra violet radiation. Ann Dermatol. 2013; 25(1):54–60
[18] Laatsch CN, Durbin-Johnson BP, Rocke DM, et al. Human hair shaft proteomic profiling: individual differences, site specificity and cuticle analysis. PeerJ. 2014; 2:e506
[19] American Society for Aesthetic Plastic Surgery. Cosmetic Surgery National Data Bank: Statistics. Arlington Heights, IL: American Society for Aesthetic Plastic Surgery; 2018
[20] Alexis AF, Few J, Callender VD, et al. Myths and knowledge gaps in the aesthetic treatment of patients with skin of color. J Drugs Dermatol. 2019; 18(7):616–622
[21] Rossi A, Alexis AF. Cosmetic procedures in skin of color. G Ital Dermatol Venereol. 2011; 146(4):265–272
[22] Awosika O, Burgess CM, Grimes PE. Considerations when treating cosmetic concerns in men of color. Dermatol Surg. 2017; 43 Suppl 2:S140–S150
[23] Callender VD. Commentary on considerations when treating cosmetic concerns in men of color. Dermatol Surg. 2017; 43 Suppl 2:S151–S152

[24] Downie J, Schneider K, Goberdhan L, Makino ET, Mehta RC. Combination of in-office chemical peels with a topical comprehensive pigmentation control product in skin of color subjects with facial hyperpigmentation. J Drugs Dermatol. 2017; 16(4):301–306

[25] Sarkar R, Parmar NV, Kapoor S. Treatment of postinflammatory hyperpigmentation with a combination of glycolic acid peels and a topical regimen in dark-skinned patients: a comparative study. Dermatol Surg. 2017; 43(4):566–573

[26] Godse K, Sakhia J. Triple combination and glycolic peels in post-acne hyperpigmentation. J Cutan Aesthet Surg. 2012; 5(1):60–61

[27] Joshi SS, Boone SL, Alam M, et al. Effectiveness, safety, and effect on quality of life of topical salicylic acid peels for treatment of postinflammatory hyperpigmentation in dark skin. Dermatol Surg. 2009;35(4):638–644, discussion 644

[28] Garg VK, Sinha S, Sarkar R. Glycolic acid peels versus salicylicmandelic acid peels in active acne vulgaris and post-acne scarring and hyperpigmentation: a comparative study. Dermatol Surg. 2009;35(1):59–65

[29] Burns RL, Prevost-Blank PL, Lawry MA, Lawry TB, Faria DT, Fivenson DP. Glycolic acid peels for postinflammatory hyperpigmentation in black patients. A comparative study. Dermatol Surg. 1997; 23(3):171–174, discussion 175

[30] Bae YC, et al. Treatment of post-inflammatory hyperpigmentation in patients with darker skin types using a low energy 1,927 nm nonablative fractional laser: a retrospective photographic review analysis. Lasers Surg Med. 2020; 52(1):7–12

[31] Kaufman-Janette J, Cazzaniga A, Ballin A, Swanson-Garcell R. Effectiveness of a nutraceutical during non-ablative 1927 nm fractional laser on patients with facial hyperpigmentation and photoaging. J Drugs Dermatol. 2017; 16(5):501–506

[32] Lee SJ, Chung WS, Lee JD, Kim HS. A patient with cupping-related post-inflammatory hyperpigmentation successfully treated with a 1,927 nm thulium fiber fractional laser. J Cosmet Laser Ther. 2014; 16(2):66–68

[33] Oram Y, Akkaya AD. Refractory postinflammatory hyperpigmentation treated fractional CO_2 laser. J Clin Aesthet Dermatol. 2014; 7(3):42–44

[34] Rokhsar CK, Ciocon DH. Fractional photothermolysis for the treatment of postinflammatory hyperpigmentation after carbon dioxide laser resurfacing. Dermatol Surg. 2009; 35(3):535–537

[35] Munavalli G. A split-face assessment of the synergistic potential of sequential Q-switched Nd:YAG laser and 1565 nm fractional nonablative laser treatment for facial rejuvenation in Fitzpatrick skin type II-V patients. J Drugs Dermatol. 2016; 15(11):1335–1342

[36] Brown AS, Hussain M, Goldberg DJ. Treatment of melasma with low fluence, large spot size, 1064-nm Q-switched neodymium-doped yttrium aluminum garnet (Nd:YAG) laser for the treatment of melasma in Fitzpatrick skin types II-IV. J Cosmet Laser Ther. 2011; 13(6):280–282

[37] Moody MN, Landau JM, Vergilis-Kalner IJ, Goldberg LH, Marquez D, Friedman PM. 1,064-nm Q-switched neodymium-doped yttrium aluminum garnet laser and 1,550-nm fractionated erbium-doped fiber laser for the treatment of nevus of Ota in Fitzpatrick skin type IV. Dermatol Surg. 2011; 37(8):1163–1167

[38] Saedi N, Metelitsa A. Commentary on Q-switched 660-nm versus 532-nm Nd: YAG laser for the treatment for facial lentigines in Asian patients. Dermatol Surg. 2015; 41(12):1396–1397

[39] Noh TK, Chung BY, Yeo UC, Chang S, Lee MW, Chang SE. Q-switched 660-nm versus 532-nm Nd: YAG laser for the treatment for facial lentigines in Asian patients: a prospective, randomized, doubleblinded, split-face comparison pilot study. Dermatol Surg. 2015; 41(12):1389–1395

[40] Kim HS, Kim EK, Jung KE, Park YM, Kim HO, Lee JY. A split-face comparison of low-fluence Q-switched Nd: YAG laser plus 1550 nm fractional photothermolysis vs. Q-switched Nd: YAG monotherapy for facial melasma in Asian skin. J Cosmet Laser Ther. 2013; 15(3):143–149

[41] Saedi N, Chan HH, Dover JS. Treating lentigines in Asian patients with the Q-switched Alexandrite laser. J Drugs Dermatol. 2011; 10(12) Suppl:s14–s15

[42] Kim S, Cho KH. Treatment of procedure-related postinflammatory hyperpigmentation using 1064-nm Q-switched Nd:YAG laser with low fluence in Asian patients: report of five cases. J Cosmet Dermatol. 2010; 9(4):302–306

[43] Kim S, Cho KH. Treatment of facial postinflammatory hyperpigmentation with facial acne in Asian patients using a Q-switched neodymium-doped yttrium aluminum garnet laser. Dermatol Surg. 2010; 36(9):1374–1380

[44] Metelitsa AI. Commentary: treatment of facial postinflammatory hyperpigmentation with facial acne in Asian patients using a novel Q-switched neodymium-doped yttrium aluminum garnet laser. Dermatol Surg. 2010; 36(9):1381

[45] Park JM, Tsao H, Tsao S. Combined use of intense pulsed light and Q-switched ruby laser for complex dyspigmentation among Asian patients. Lasers Surg Med. 2008; 40(2):128–133

[46] Wang CC, Sue YM, Yang CH, Chen CK. A comparison of Q-switched alexandrite laser and intense pulsed light for the treatment of freckles and lentigines in Asian persons: a randomized, physicianblinded, split-face comparative trial. J Am Acad Dermatol. 2006; 54(5):804–810

[47] Jang KA, Chung EC, Choi JH, Sung KJ, Moon KC, Koh JK. Successful removal of freckles in Asian skin with a Q-switched alexandrite laser. Dermatol Surg. 2000; 26(3):231–234

[48] Zhou X, Gold MH, Lu Z, Li Y. Efficacy and safety of Q-switched 1,064-nm neodymium-doped yttrium aluminum garnet laser treatment of melasma. Dermatol Surg. 2011; 37(7):962–970

[49] Vachiramon V, Sahawatwong S, Sirithanabadeekul P. Treatment of melasma in men with low-fluence Q-switched neodymium-doped yttrium-aluminum-garnet laser versus combined laser and glycolic acid peeling. Dermatol Surg. 2015; 41(4):457–465

[50] Lee MC, Lin YF, Hu S, et al. A split-face study: comparison of picosecond alexandrite laser and Q-switched Nd:YAG laser in the treatment of melasma in Asians. Lasers Med Sci. 2018; 33(8):1733–1738

[51] Haimovic A, Brauer JA, Cindy Bae YS, Geronemus RG. Safety of a picosecond laser with diffractive lens array (DLA) in the treatment of Fitzpatrick skin types IV to VI: a retrospective review. J Am Acad Dermatol. 2016; 74(5):931–936

[52] Levin MK, Ng E, Bae YS, Brauer JA, Geronemus RG. Treatment of pigmentary disorders in patients with skin of color with a novel 755 nm picosecond, Q-switched ruby, and Q-switched Nd:YAG nanosecond lasers: a retrospective photographic review. Lasers Surg Med. 2016;48(2):181–187

[53] Wang YJ, et al. Prospective randomized controlled trial comparing treatment efficacy and tolerance of picosecond alexandrite laser with a diffractive lens array and triple combination cream in female Asian patients with melasma. J Eur Acad Dermatol Venereol. 2020; 34(3):624–63

[54] Chen YT, Lin ET, Chang CC, et al. Efficacy and safety evaluation of picosecond alexandrite laser with a diffractive lens array for treatment of melasma in Asian patients by VISIA imaging system. Photobiomodul Photomed Laser Surg. 2019; 37(9):559–566

[55] Jo DJ, Kang IH, Baek JH, Gwak MJ, Lee SJ, Shin MK. Using reflectance confocal microscopy to observe in vivo melanolysis after treatment with the picosecond alexandrite laser and Q-switched Nd:YAG laser in melasma. Lasers Surg Med. 2018

[56] Lee YJ, Shin HJ, Noh TK, Choi KH, Chang SE. Treatment of melasma and post-inflammatory hyperpigmentation by a picosecond 755-nm alexandrite laser in Asian patients. Ann Dermatol. 2017; 29(6):779–781

[57] Chalermchai T, Rummaneethorn P. Effects of a fractional picosecond 1,064 nm laser for the treatment of dermal and mixed type melasma. J Cosmet Laser Ther. 2018; 20(3):134–139

[58] Choi YJ, Nam JH, Kim JY, et al. Efficacy and safety of a novel picosecond laser using combination of 1 064 and 595 nm on patients with melasma: a prospective, randomized, multicenter, split-face, 2% hydroquinone cream-controlled clinical trial. Lasers Surg Med. 2017;49(10):899–907

[59] Cassiano DP, Espósito ACC, Hassun KM, Lima EVA, Bagatin E, Miot HA. Early clinical and histological changes induced by microneedling

in facial melasma: a pilot study. Indian J Dermatol Venereol Leprol. 2019; 85(6):638-641

[60] Ismail ESA, Patsatsi A, Abd El-Maged WM, Nada EEAE. Efficacy of microneedling with topical vitamin C in the treatment of melasma. J Cosmet Dermatol. 2019

[61] Lima EVA, Lima MMDA, Paixão MP, Miot HA. Assessment of the effects of skin microneedling as adjuvant therapy for facial melasma: a pilot study. BMC Dermatol. 2017; 17(1):14

[62] Ustuner P, Balevi A, Ozdemir M. A split-face, investigator-blinded comparative study on the efficacy and safety of Q-switched Nd:YAG laser plus microneedling with vitamin C versus Q-switched Nd:YAG laser for the treatment of recalcitrant melasma. J Cosmet Laser Ther. 2017; 19(7):383-390

[63] Lima EdeA. Microneedling in facial recalcitrant melasma: report of a series of 22 cases. An Bras Dermatol. 2015; 90(6):919-921

[64] Budamakuntla L, Loganathan E, Suresh DH, et al. A randomised, open-label, comparative study of tranexamic acid microinjections and tranexamic acid with microneedling in patients with melasma. J Cutan Aesthet Surg. 2013; 6(3):139-143

[65] Kwon HH, Choi SC, Jung JY, Park GH. Combined treatment of melasma involving low-fluence Q-switched Nd:YAG laser and fractional microneedling radiofrequency. J Dermatolog Treat. 2019; 30(4):352-356

[66] Kauvar AN. Successful treatment of melasma using a combination of microdermabrasion and Q-switched Nd:YAG lasers. Lasers Surg Med. 2012; 44(2):117-124

[67] Kauvar ANB. Commentary on the clinical and histological effect of a low-fluence Q-switched 1,064-nm neodymium: yttrium-aluminumgarnet laser for the treatment of melasma and solar lentigines in Asians. Dermatol Surg. 2017; 43(9):1134-1136

[68] Brauer JA, Alabdulrazzaq H, Bae YS, Geronemus RG. Evaluation of a low energy, low density, non-ablative fractional 1927 nm wavelength laser for facial skin resurfacing. J Drugs Dermatol. 2015; 14(11):1262-1267

[69] Vemula S, Maymone MBC, Secemsky EA, et al. Assessing the safety of superficial chemical peels in darker skin: a retrospective study. J Am Acad Dermatol. 2018; 79(3):508-513.e2

[70] Alexis AF. Lasers and light-based therapies in ethnic skin: treatment options and recommendations for Fitzpatrick skin types V and VI. Br J Dermatol. 2013; 169 Suppl 3:91-97

[71] Roberts WE, Henry M, Burgess C, Saedi N, Chilukuri S, Campbell-Chambers DA. Laser treatment of skin of color for medical and aesthetic uses with a new 650-microsecond Nd:YAG 1064 nm laser. J Drugs Dermatol. 2019; 18(4):s135-s137

[72] Kaushik SB, Alexis AF. Nonablative fractional laser resurfacing in skin of color: evidence-based review. J Clin Aesthet Dermatol. 2017; 10(6):51-67

[73] Alexis AF, Coley MK, Nijhawan RI, et al. Nonablative fractional laser resurfacing for acne scarring in patients with Fitzpatrick skin phototypes IV-VI. Dermatol Surg. 2016; 42(3):392-402

[74] Clark CM, Silverberg JI, Alexis AF. A retrospective chart review to assess the safety of nonablative fractional laser resurfacing in Fitzpatrick skin types IV to VI. J Drugs Dermatol. 2013; 12(4):428-431

[75] Alexis AF. Fractional laser resurfacing of acne scarring in patients with Fitzpatrick skin types IV-VI. J Drugs Dermatol. 2011; 10(12) Suppl:s6-s7

[76] Lipper GM, Perez M. Nonablative acne scar reduction after a series of treatments with a short-pulsed 1,064-nm neodymium:YAG laser. Dermatol Surg. 2006; 32(8):998-1006

[77] Badawi A, Tome MA, Atteya A, Sami N, Morsy IA. Retrospective analysis of non-ablative scar treatment in dark skin types using the submillisecond Nd:YAG 1,064 nm laser. Lasers Surg Med. 2011; 43(2):130-136

[78] Brauer JA, Kazlouskaya V, Alabdulrazzaq H, et al. Use of a picosecond pulse duration laser with specialized optic for treatment of facial acne scarring. JAMA Dermatol. 2015; 151(3):278-284

[79] Battle F, Battle S. Clinical evaluation of safety and efficacy of fractional radiofrequency facial treatment of skin type VI patients. J Drugs Dermatol. 2018; 17(11):1169-1172

[80] Emer JJ. Best practices and evidenced-based use of the 800 nm diode laser for the treatment of pseudofolliculitis barbae in skin of color. J Drugs Dermatol. 2011; 10(12) Suppl:s20-s22

[81] Kauvar AN. Treatment of pseudofolliculitis with a pulsed infrared laser. Arch Dermatol. 2000; 136(11):1343-1346

[82] Leheta TM. Comparative evaluation of long pulse alexandrite laser and intense pulsed light systems for pseudofolliculitis barbae treatment with one year of follow up. Indian J Dermatol. 2009; 54(4):364-368

[83] Rogers CJ, Glaser DA. Treatment of pseudofolliculitis barbae using the Q-switched Nd:YAG laser with topical carbon suspension. Dermatol Surg. 2000; 26(8):737-742

[84] Ross EV, Cooke LM, Overstreet KA, Buttolph GD, Blair MA. Treatment of pseudofolliculitis barbae in very dark skin with a long pulse Nd:YAG laser. J Natl Med Assoc. 2002; 94(10):888-893

[85] Ross EV, Cooke LM, Timko AL, Overstreet KA, Graham BS, Barnette DJ. Treatment of pseudofolliculitis barbae in skin types IV, V, and VI with a long-pulsed neodymium:yttrium aluminum garnet laser. J Am Acad Dermatol. 2002; 47(2):263-270

[86] Schulze R, Meehan KJ, Lopez A, et al. Low-fluence 1,064-nm laser hair reduction for pseudofolliculitis barbae in skin types IV, V, and VI. Dermatol Surg. 2009; 35(1):98-107

[87] Smith EP, Winstanley D, Ross EV. Modified superlong pulse 810 nm diode laser in the treatment of pseudofolliculitis barbae in skin types V and VI. Dermatol Surg. 2005; 31(3):297-301

[88] Valeriant M, Terracina FS, Mezzana P. Pseudofolliculitis of the neck and the shoulder: a new effective treatment with alexandrite laser. Plast Reconstr Surg. 2002; 110(4):1195-1196

[89] Weaver SM, III, Sagaral EC. Treatment of pseudofolliculitis barbae using the long-pulse Nd:YAG laser on skin types V and VI. Dermatol Surg. 2003; 29(12):1187-1191

[90] Xia Y, Cho S, Howard RS, Maggio KL. Topical eflornithine hydrochloride improves the effectiveness of standard laser hair removal for treating pseudofolliculitis barbae: a randomized, double-blinded, placebo-controlled trial. J Am Acad Dermatol. 2012; 67(4):694-699

[91] Yamauchi PS, Kelly AP, Lask GP. Treatment of pseudofolliculitis barbae with the diode laser. J Cutan Laser Ther. 1999; 1(2):109-111

[92] Esmat SM, Abdel Hay RM, Abu Zeid OM, Hosni HN. The efficacy of laser-assisted hair removal in the treatment of acne keloidalis nuchae; a pilot study. Eur J Dermatol. 2012; 22(5):645-650

[93] Gamil HD, Khater EM, Khattab FM, Khalil MA. Successful treatment of acne keloidalis nuchae with erbium:YAG laser: a comparative study. J Cosmet Laser Ther. 2018; 20(7-8):419-423

[94] Tawfik A, Osman MA, Rashwan I. A novel treatment of acne keloidalis nuchae by long-pulsed alexandrite laser. Dermatol Surg. 2018; 44(3):413-420

[95] Umar S. Selection criteria and techniques for improved cosmesis and predictable outcomes in laser hair removal treatment of acne keloidalis nuchae. JAAD Case Rep. 2019; 5(6):529-534

[96] Woo DK, Treyger G, Henderson M, Huggins RH, Jackson-Richards D, Hamzavi I. Prospective controlled trial for the treatment of acne keloidalis nuchae with a long-pulsed neodymium-doped yttriumaluminum-garnet laser. J Cutan Med Surg. 2018; 22(2):236-238

[97] Krasner BD, Hamzavi FH, Murakawa GJ, Hamzavi IH. Dissecting cellulitis treated with the long-pulsed Nd:YAG laser. Dermatol Surg. 2006;32(8):1039-1044

[98] Boyd AS, Binhlam JQ. Use of an 800-nm pulsed-diode laser in the treatment of recalcitrant dissecting cellulitis of the scalp. Arch Dermatol. 2002; 138(10):1291-1293

[99] Hamzavi IH, Griffith JL, Riyaz F, Hessam S, Bechara FG. Laser and light-based treatment options for hidradenitis suppurativa. J Am Acad Dermatol. 2015; 73(5) Suppl 1:S78-S81

[100] Badawi A, Kashmar M. Treatment of trichostasis spinulosa with 0.5-millisecond pulsed 755-nm alexandrite laser. Lasers Med Sci. 2011;26(6):825-829

[101] Alexis AF, Alam M. Racial and ethnic differences in skin aging: implications for treatment with soft tissue fillers. J Drugs Dermatol. 2012; 11(8):s30-s32, discussion s32

[102] Taylor SC, Burgess CM, Callender VD. Safety of nonanimal stabilized hyaluronic acid dermal fillers in patients with skin of color: a randomized, evaluator-blinded comparative trial. Dermatol Surg. 2009; 35 Suppl 2:1653–1660

[103] Taylor SC, Downie JB, Shamban A, et al. Lip and perioral enhancement with hyaluronic acid dermal fillers in individuals with skin of color. Dermatol Surg. 2019; 45(7):959–967

[104] Burgess C, Awosika O. Ethnic and gender considerations in the use of facial injectables: African-American patients. Plast Reconstr Surg. 2015; 136(5) Suppl:28S–31S

[105] Sundaram H, Signorini M, Liew S, et al. Global Aesthetics Consensus Group. Global aesthetics consensus: botulinum toxin type a–evidence-based review, emerging concepts, and consensus recommendations for aesthetic use, including updates on complications. Plast Reconstr Surg. 2016; 137(3):518e–529e

[106] Sundaram H, Flynn T, Cassuto D, Lorenc ZP. New and emerging concepts in soft tissue fillers: roundtable discussion. J Drugs Dermatol. 2012; 11(8):s12–s24, discussion s25

[107] Liew S. Ethnic and gender considerations in the use of facial injectables: Asian patients. Plast Reconstr Surg. 2015; 136(5) Suppl:22S–27S

[108] Le TT, Farkas LG, Ngim RC, Levin LS, Forrest CR. Proportionality in Asian and North American Caucasian faces using neoclassical facial canons as criteria. Aesthetic Plast Surg. 2002; 26(1):64–69

[109] Tamura BM, Odo MY, Chang B, Cucé LC, Flynn TC. Treatment of nasal wrinkles with botulinum toxin. Dermatol Surg. 2005; 31(3):271–275

[110] Grimes PE. Skin and hair cosmetic issues in women of color. Dermatol Clin. 2000; 18(4):659–665

[111] Swee W, Klontz KC, Lambert LA. A nationwide outbreak of alopecia associated with the use of a hair-relaxing formulation. Arch Dermatol. 2000; 136(9):1104–1108

[112] Mirmirani P, Khumalo NP. Traction alopecia: how to translate study data for public education: closing the KAP gap? Dermatol Clin. 2014;32(2):153–161

[113] Khumalo NP, Gumedze F. Traction: risk factor or coincidence in central centrifugal cicatricial alopecia? Br J Dermatol. 2012; 167(5):1191–1193

[114] Samrao A, Price VH, Zedek D, Mirmirani P. The "Fringe Sign": a useful clinical finding in traction alopecia of the marginal hair line. Dermatol Online J. 2011; 17(11):1

[115] Samrao A, Chen C, Zedek D, Price VH. Traction alopecia in a ballerina: clinicopathologic features. Arch Dermatol. 2010; 146(8):930–931

[116] Heath CR, Taylor SC. Alopecia in an ophiasis pattern: traction alopecia versus alopecia areata. Cutis. 2012; 89(5):213–216

[117] James J, Saladi RN, Fox JL. Traction alopecia in Sikh male patients. J Am Board Fam Med. 2007; 20(5):497–498

[118] Ozçelik D. Extensive traction alopecia attributable to ponytail hairstyle and its treatment with hair transplantation. Aesthetic Plast Surg. 2005; 29(4):325–327

[119] Olsen EA, Callender V, McMichael A, et al. Central hair loss in African American women: incidence and potential risk factors. J Am Acad Dermatol. 2011; 64(2):245–252

[120] Miteva M, Tosti A. Dermoscopy guided scalp biopsy in cicatricial alopecia. J Eur Acad Dermatol Venereol. 2013; 27(10):1299–1303

[121] Callender VD, Lawson CN, Onwudiwe OC. Hair transplantation in the surgical treatment of central centrifugal cicatricial alopecia. Dermatol Surg. 2014; 40(10):1125–1131

[122] Miteva M, Whiting D, Harries M, Bernardes A, Tosti A. Frontal fibrosing alopecia in black patients. Br J Dermatol. 2012; 167(1):208–210

[123] Miteva M, Tosti A. The follicular triad: a pathological clue to the diagnosis of early frontal fibrosing alopecia. Br J Dermatol. 2012; 166(2):440–442

[124] Moreno-Ramírez D, Ferrándiz L, Camacho FM. Diagnostic and therapeutic assessment of frontal fibrosing alopecia. Actas Dermosifiliogr. 2007; 98(9):594–602

[125] Park JH, You SH, Kim N. Frontal hairline lowering with hair transplantation in Asian women with high foreheads. Int J Dermatol. 2019; 58(3):360–364

[126] Epstein J, Bared A, Kuka G. Ethnic considerations in hair restoration surgery. Facial Plast Surg Clin North Am. 2014; 22(3):427–437

[127] Lam SM, Karamanovski E. Hair restoration in the ethnic patient and review of hair transplant fundamentals. Facial Plast Surg Clin North Am. 2010; 18(1):35–42

11 Preocupações Estéticas em Pacientes Transgênero

Yunyoung C. Chang ▪ *Jennifer L. MacGregor*

Resumo

Os pacientes transgênero e de gênero não binário são uma população importante a ser considerada na dermatologia estética masculina. Embora a prevalência e a visibilidade relatadas da população transgênero tenham aumentado na última década, aqueles que fazem a transição continuam a encontrar obstáculos quando se trata de receber atendimento médico e cosmético por profissionais treinados. As barreiras ao acesso incluem alcance limitado, falta de familiaridade do paciente com os procedimentos disponíveis, número insuficiente de profissionais treinados, falta de apoio psicossocial e comunitário, altos custos e atrasos nas avaliações psicológicas. Os dermatologistas podem desempenhar um papel central no cuidado estético do paciente transgênero, melhorando o alcance, aumentando a educação do paciente, adotando procedimentos de consultório mais inclusivos, permitindo acesso mais rápido aos procedimentos de transição e oferecendo tratamentos estéticos seguros, minimamente invasivos e menos demorados. É importante observar que as preferências estéticas dos transgêneros podem não seguir os ideais binários tradicionais de beleza, incluindo "masculino *versus* feminino", e devem ser adaptadas de acordo com cada paciente. Embora o impacto dos procedimentos dermatológicos minimamente invasivos possa ser mais modesto do que os tratamentos cirúrgicos, os aprimoramentos dermatológicos podem ajudar a alinhar a aparência com a identidade de gênero do paciente, aumentar a autoconfiança e, em última análise, melhorar a qualidade de vida da população transgênero. Este capítulo analisará o processo de transição de gênero, os procedimentos minimamente invasivos disponíveis para a face e o corpo e exemplos de casos ilustrativos.

Palavras-chave: transgênero, não binário, afirmação de gênero, procedimentos cosméticos não cirúrgicos, procedimentos cosméticos minimamente invasivos, procedimentos cosméticos não invasivos, masculinização, feminização

11.1 Histórico

11.1.1 Epidemiologia da População Transgênero

A prevalência da população transgênero tem mostrado uma tendência de aumento, com estimativas de estudos relatando o dobro das taxas de prevalência em comparação com uma década atrás.[1,2] Um estudo recente relatou que cerca de 0,6% dos adultos, aproximadamente 1,4 milhão e 0,7% dos jovens de 13 a 17 anos, ou aproximadamente 150.000 jovens, se identificam como transgêneros nos Estados Unidos.[1] Com o crescimento da população transgênero, os provedores médicos, incluindo os dermatologistas, devem-se esforçar para melhorar sua compreensão geral, conscientização e conhecimento no atendimento médico a essa população.

11.2 Transição de Gênero

11.2.1 Visão Geral: Medicamentos e Procedimentos Cirúrgicos para a Transição de Gênero

A transição de gênero refere-se a um processo de alinhamento da apresentação de gênero com a identidade interna de gênero. A transição de gênero pode ocorrer em vários níveis, incluindo transições sociais, tratamentos médicos e/ou transformações cirúrgicas.[3] As transições sociais envolvem o uso de um nome e pronomes preferidos, e alguns podem mudar legalmente seu nome.

O uso de terapia hormonal entre sexos por razões médicas tornou-se mais comum na população transgênero.[4] Os homens transgênero (biologicamente do sexo feminino em transição para o masculino) podem optar por se submeter à terapia hormonal com testosterona exógena,[4] que suprime as características sexuais secundárias femininas e masculiniza os homens transgênero. As mudanças físicas podem começar dentro de 3 meses após o início da terapia, incluindo menopausa induzida por medicamentos, alterações na distribuição de gordura na face e no corpo, aumento da massa muscular e aumento da libido. Alterações posteriores incluem aumento do tamanho do clitóris, atrofia da pele vaginal e voz mais grave.[4] As alterações na pele que ocorrem com a terapia de testosterona incluem aumento dos pelos faciais e corporais, aumento da produção de óleo e acne e alopécia de padrão masculino.[4] Indivíduos não binários também podem optar por fazer terapia médica, equilibrando os hormônios com base em seus objetivos pessoais.

Para mulheres transgênero (transição biológica de homem para mulher), a terapia hormonal inclui suplementação hormonal com estrogênio, com ou sem terapias antiandrogênicas, como espironolactona ou acetato de ciproterona.[4] O objetivo da terapia é induzir características sexuais secundárias femininas, incluindo formação de seios, redistribuição de gordura, redução da massa muscular, diminuição do tamanho dos testículos e crescimento de cabelos com padrão feminino.[4,5] A pele pode ficar mais seca e mais fina, com menos produção de óleo e poros menores. A taxa em que essas mudanças físicas desejadas ocorrem após o início da terapia hormonal varia, indo de alguns meses a 2 a 3 anos.[5] Essa taxa também dependerá de outros fatores, como genética e idade em que se inicia a terapia. Embora a terapia médica, por si só, possa levar a mudanças visíveis significativas (▶ Fig. 11.1), algumas pacientes desejam mudanças físicas mais rápidas, mais imediatas e mais marcantes. Os tratamentos estéticos minimamente invasivos, que serão discutidos em detalhes mais adiante, podem ser usados para aprimorar ainda mais a aparência feminina desejada, suavizando e equilibrando as características, contornando a face e o corpo e proporcionando resultados mais imediatos (▶ Fig. 11.2, ▶ Fig. 11.3, ▶ Fig. 11.4, ▶ Fig. 11.5, ▶ Fig. 11.6, ▶ Fig. 11.7).

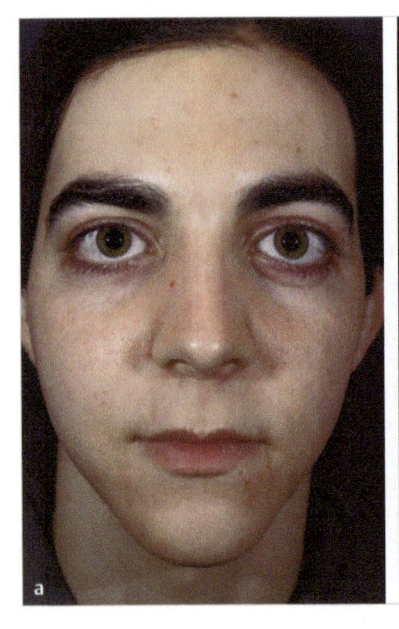

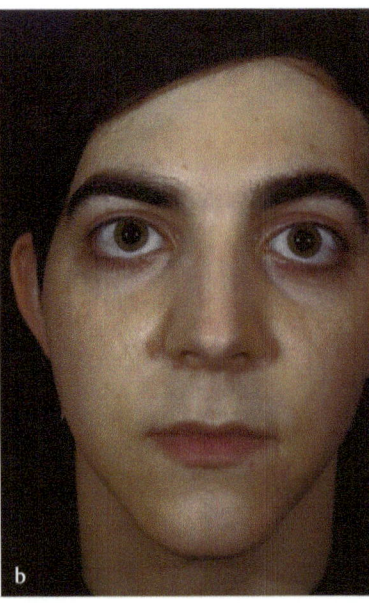

Fig. 11.1 (a) Antes e **(b)** depois da terapia hormonal. As alterações estéticas incluem convexidades mais largas e arredondadas nas têmporas e na bochecha. Observe também que a face média parece mais cheia, com um contorno mais suave e menos angular na mandíbula e no queixo.

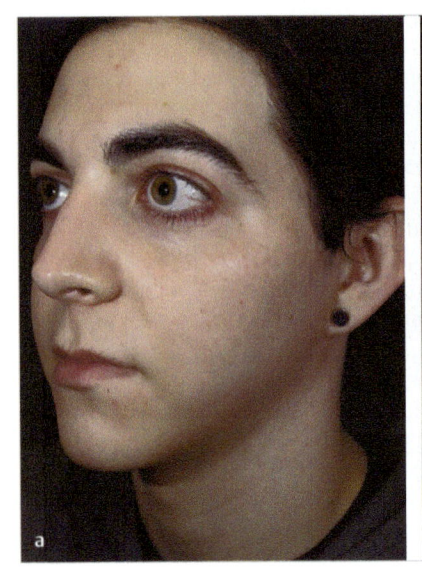

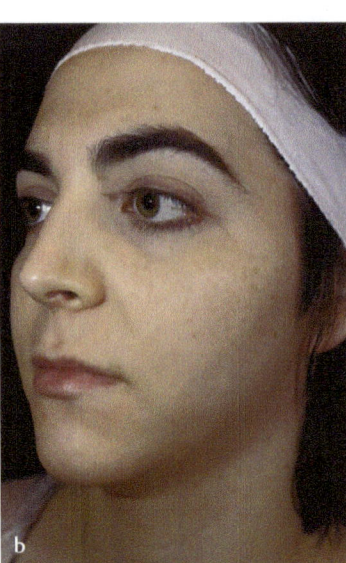

Fig. 11.2 (a) Antes e **(b)** depois de preenchimentos faciais no mesmo paciente resultaram em um alargamento adicional na têmpora, bochecha e canal lacrimal com um contorno mais suave e arredondado da mandíbula e do queixo. Os lábios são sutilmente realçados para revelar uma projeção labial mais natural e feminina com cantos da boca elevados.

Procedimentos cirúrgicos de redesignação de gênero também estão disponíveis para pacientes transgênero, além da terapia médica.[5] Com base nas diretrizes estabelecidas pela World Professional Association for Transgender Health (WPATH) e pela Endocrine Society, os pacientes transgênero devem ter passado por 1 ano de terapia hormonal e viver como o gênero desejado antes das cirurgias de redesignação de gênero.[4] Para homens transgênero, as opções cirúrgicas incluem ooforectomia, histerectomia, escrotoplastia, faloplastia, metoidioplastia e cirurgia de masculinização do tórax.[6] Os procedimentos disponíveis para mulheres transgênero incluem a remoção dos testículos (orquiectomia) e a criação de uma neovagina (vaginoplastia), cirurgia de aumento dos seios, raspagem traqueal para suavizar o "pomo de Adão" (condrolaringoplastia) e cirurgia de feminilização da voz. A cirurgia plástica facial é comumente adquirida para suavizar os contornos faciais, incluindo rinoplastia, transferência de gordura, implantes na fronte e no queixo, *lifting* de sobrancelha e frontoplastia e cirurgia ortognática.[5] Um estudo populacional publicado pelo Boston Medical Center, entre 2004 e 2015, relatou que 35% dos indivíduos haviam se submetido a pelo menos uma cirurgia de adequação de gênero, sugerindo que a maioria dos pacientes transgênero não se submete a quaisquer tipo de cirurgia de adequação de gênero.[7] Essa baixa taxa pode ser devida a vários motivos, incluindo a escassez de provedores, o alto custo financeiro, a falta de interesse ou a aversão a procedimentos invasivos.

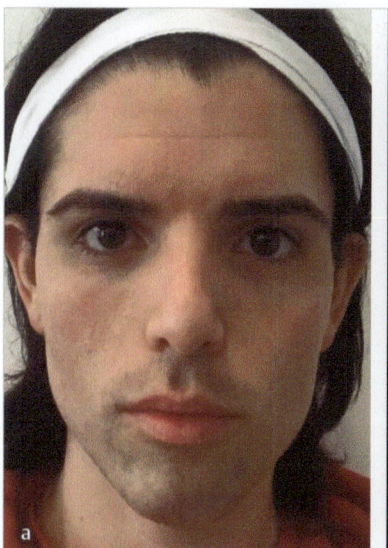

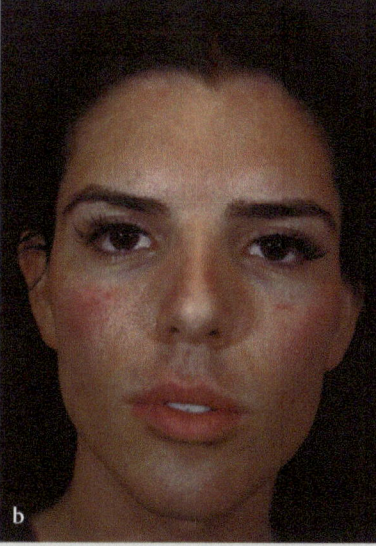

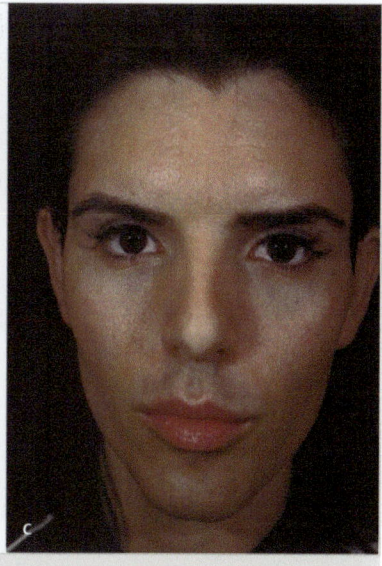

Fig. 11.3 (a) Antes e **(b)** depois da depilação a *laser* na parte inferior da face e no pescoço, mostrando a redução das sombras e a suavização da textura da pele. Essa paciente também recebeu injeções na parte superior da face com toxina botulínica para suavizar e arquear suavemente a sobrancelha e preenchimentos faciais na parte média e inferior da face para melhorar a convexidade da bochecha e dos lábios e suavizar o contorno da mandíbula e do queixo. **(c)** Após a injeção de toxina botulínica no músculo masseter, a face parece mais em forma de coração.

11.2.2 Qualidade de Vida Relacionada com a Identidade de Gênero e com os Procedimentos Estéticos

Pesquisas demonstraram que os indivíduos transgênero relatam baixa qualidade de vida (QOL) e alta incidência de problemas de saúde mental. Por outro lado, as cirurgias médicas e cirúrgicas de adequação de gênero estão associadas a uma QOL mais alta e à alta satisfação do paciente.[8,9] Apesar disso, mesmo após a transição, a população transgênero continua a ter maior risco de problemas de saúde mental e menor qualidade de vida do que a população em geral.[10] As preocupações cosméticas estão especialmente ligadas ao bem-estar emocional dos pacientes transgênero porque, por definição, sua identidade de gênero percebida e a apresentação estética desejada para o mundo diferem de seu sexo biológico. Melhorar a aparência cosmética de indivíduos transgênero com base em sua estética individual pode, por sua vez, melhorar ainda mais sua QOL.

11.2.3 Barreiras ao Atendimento

Para melhorar o acesso ao atendimento médico, os prestadores de serviços devem considerar as diversas barreiras que os indivíduos transgênero enfrentam ao passar pelo processo de transição. As barreiras para um bom atendimento médico incluem a falta de familiaridade dos pacientes com os procedimentos disponíveis, a escassez de profissionais treinados em saúde transgênero, atrasos nas avaliações psicológicas e os altos custos associados aos medicamentos e procedimentos cirúrgicos necessários. Além disso, a localização distante de áreas metropolitanas ou de grandes centros médicos e a falta de apoio familiar ou social tornam o acesso difícil para muitos pacientes. Os prestadores de serviços médicos também podem se tornar uma barreira ao bom atendimento. Os médicos têm o poder de se tornarem disponíveis ou indisponíveis para pacientes transgênero, de oferecer um ambiente de consultório amigável ou não para transgêneros e de fornecer ou adiar prescrições e tratamentos cosméticos em um ritmo que pode não se encaixar no cronograma desejado pelo paciente. Os prestadores de serviços certificados podem cobrar mais caro pelos procedimentos, e a falta de cobertura de seguro para procedimentos cosméticos pode ter um custo proibitivo para os pacientes sem recursos disponíveis. Confrontados com as pressões da sociedade para se adequar a um sistema binário de gênero e a ideais de beleza e, ao mesmo tempo, com essas barreiras para receber tratamento, os pacientes transgênero podem apresentar piora da ansiedade, da depressão e do desespero. Devido a essas barreiras, alguns pacientes buscam atendimento médico e estético além dos provedores médicos tradicionais,[11] e podem recorrer a produtos ilegais, prescrições internacionais pela *internet* ou provedores não licenciados ou não treinados. Infelizmente foram relatados casos de pacientes transgênero que recorreram ao "bombeamento" ou ao uso de silicone líquido, ou que receberam atendimento de provedores secundários,[12,13] com complicações associadas. Em contrapartida, o ideal é receber atendimento estético de médicos treinados e certificados, com experiência nesses procedimentos e em lidar com as possíveis complicações.

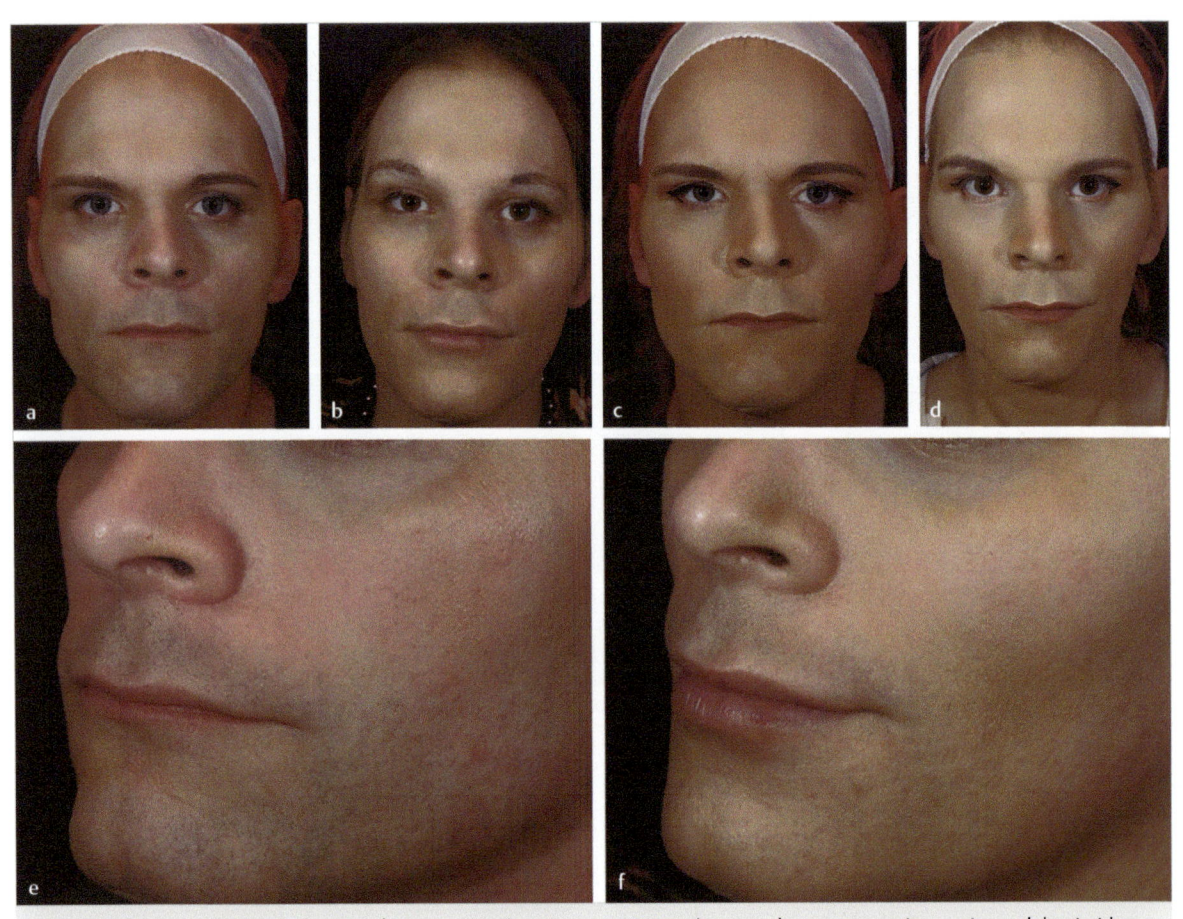

Fig. 11.4 (a) Antes e **(b)** depois de preenchimentos injetáveis para suavizar as têmporas, levantar e suavizar a raiz nasal deprimida e reduzir as proeminentes cristas supraorbitais da sobrancelha (com maquiagem removida). A elevação adicional da sobrancelha foi obtida após o *lifting* com fios de polidioxanona, dois tratamentos com ultrassom microfocado e injeção de toxina botulínica.
(c) Antes e **(d)** depois com maquiagem, mostrando o impacto geral do tratamento da face superior e da face inferior. A parte inferior da face foi tratada com injeção de toxina botulínica nos masseteres para produzir uma linha de mandíbula mais afilada em forma de coração, e foram usados preenchimentos para aumentar o volume dos lábios, além de levantar os cantos da boca e suavizar o sulco do queixo/pré-jowl. Observe que seus lábios serão tratados em várias sessões ao longo do tempo para aumentar gradualmente o volume, preservando a forma natural. **(e)** Antes e **(f)** depois em ângulo lateral oblíquo mostrando o efeito de suavização da parte inferior da face obtido com preenchimento facial injetável, toxina botulínica, *lifting* com fios de polidioxanona e depilação a *laser*.

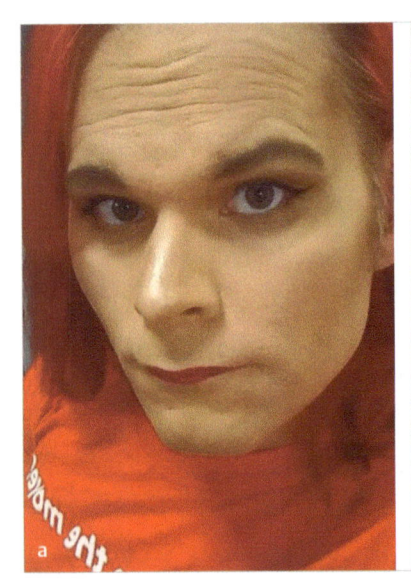

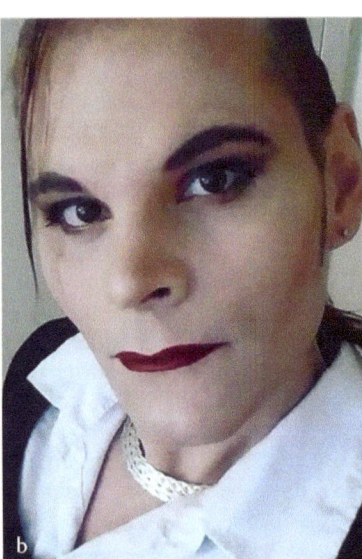

Fig. 11.5 (a,b) Fotos de *"selfie"* da própria paciente mostrando a mudança antes e depois obtida por meio de procedimentos estéticos minimamente invasivos, incluindo preenchimentos injetáveis, toxina botulínica, enrijecimento da pele por ultrassom microfocado, *lifting* de fios de polidioxanona e depilação a *laser*.

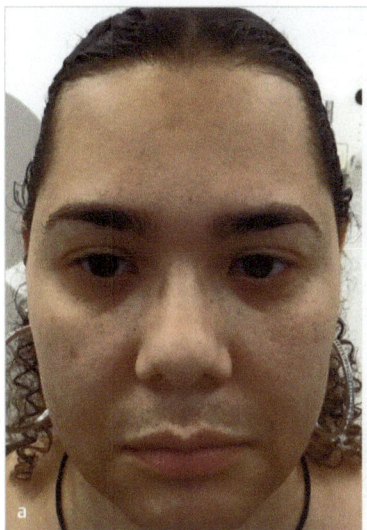

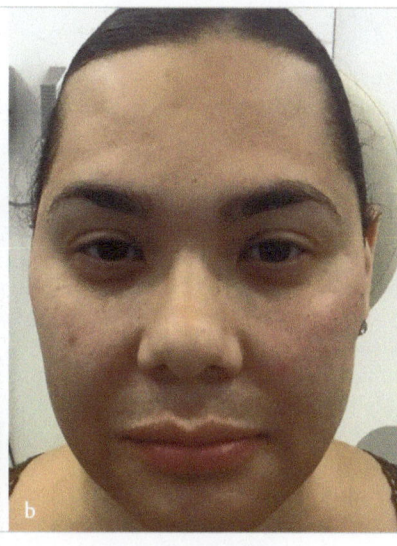

Fig. 11.6 (a) Antes e **(b)** depois do tratamento em uma única sessão com pouco ou nenhum tempo de inatividade. Essa paciente recebeu toxina botulínica na glabela e preenchimento injetável para levantar o canal lacrimal e melhorar as convexidades da bochecha e da têmpora.

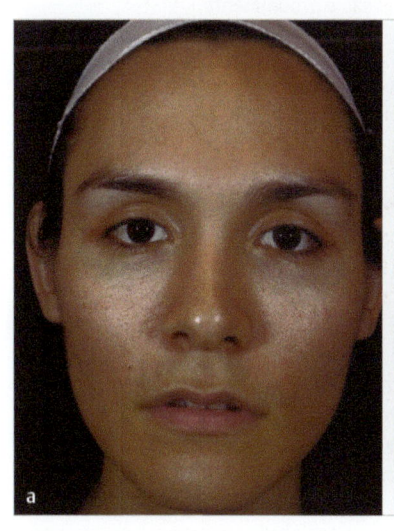

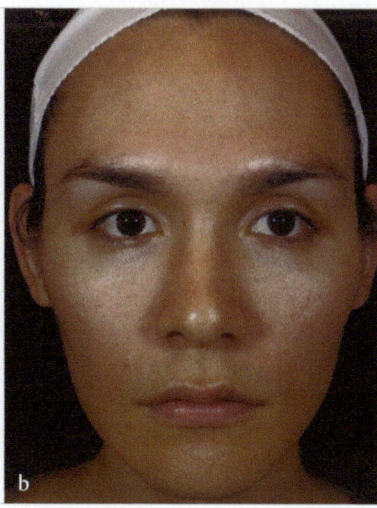

Fig. 11.7 (a) Antes e **(b)** depois da aplicação de toxina botulínica injetável na parte superior da face e nos masseteres para criar uma elevação da sobrancelha e uma face mais em forma de coração com afinamento na linha da mandíbula. Preenchimentos injetáveis foram colocados para alargar as têmporas e as bochechas, bem como para levantar os cantos da boca e preencher o corpo do lábio. A depilação a *laser* também foi iniciada no lábio superior e no queixo.

11.3 Aprimorando os Cuidados Estéticos por Meio de Procedimentos Estéticos Minimamente Invasivos

11.3.1 Procedimentos Estéticos Minimamente Invasivos

Além das opções de tratamento médico e cirúrgico, todos os pacientes transgênero podem-se beneficiar de procedimentos estéticos minimamente invasivos adjuntos oferecidos por dermatologistas e outros médicos certificados. Os procedimentos estéticos minimamente invasivos podem estar disponíveis de forma mais imediata, fornecer resultados em um período de tempo relativamente curto, com tempo de inatividade mínimo, e melhorar o resultado final durante o processo de transição, preenchendo assim a lacuna entre o recebimento de cuidados médicos e a obtenção da estética desejada. Os procedimentos minimamente invasivos são especialmente importantes para os pacientes antes e durante o primeiro ano de terapia hormonal/médica, enquanto aguardam as mudanças físicas e/ou a cirurgia de adequação de gênero. Procedimentos disponíveis de forma mais imediata podem ajudar a aliviar a disforia de gênero, aumentar ainda mais a autoestima e melhorar a satisfação com a aparência e a qualidade de vida.

Pérola Clínica: nunca presuma que você sabe o que o seu paciente vê no espelho ou qual procedimento ele pode estar buscando. Os dermatologistas devem fazer perguntas vagas aos seus pacientes transgênero para avaliar suas preocupações específicas. Considere perguntar "diga-me quais preocupações você tem" ou simplesmente olhar no espelho e dizer "diga-me o que você vê". Não se esqueça de perguntar sobre outros tratamentos ou procedimentos que eles estão considerando ou já planejaram para que você trabalhe dentro da estrutura da transição geral deles com outros médicos com quem possam estar trabalhando (cirurgiões, psiquiatras e endocrinologistas).

Os dermatologistas podem tratar de preocupações cosméticas específicas, incluindo o contorno facial e corporal que altera o gênero, alterações cutâneas relacionadas a hormônios e cicatrizes relacionadas a cirurgias.[14,15] Os injetáveis, como as injeções de toxina botulínica e os tratamentos de preenchimento, são realizados em um ambiente médico ambulatorial com risco mínimo e pouco tempo de inatividade em comparação com as intervenções cirúrgicas. Os injetáveis faciais podem ser iniciados imediatamente para melhorar ou diminuir determinadas características e para masculinizar ou feminizar as características de acordo com os objetivos estéticos dos pacientes. Os tratamentos a *laser* e os dispositivos de contorno corporal também estão disponíveis imediatamente e têm altos padrões de segurança quando realizados por profissionais treinados. Com esses procedimentos não invasivos, há uma necessidade mínima de avaliação psicológica, pré-tratamento médico ou outros atrasos que são rotineiramente exigidos antes da terapia hormonal e da cirurgia invasiva. Eles também podem ser mais econômicos para pacientes com recursos mais limitados. Em pacientes cisgêneros foi demonstrado que procedimentos estéticos minimamente invasivos melhoram a imagem corporal e a QOL.[16]

Apesar da crescente literatura médica sobre terapia hormonal e procedimentos cirúrgicos para a transição de gênero, os recursos educacionais e os dados publicados sobre procedimentos estéticos minimamente invasivos para pacientes transgênero são escassos. Revisões publicadas recentemente descrevem a literatura dermatológica atual para instigar a reflexão sobre esse tópico, mas seria útil para a comunidade dermatológica a apresentação de procedimentos mais detalhados, séries de casos e estudos maiores sobre como os dermatologistas podem contribuir para a transformação cosmética do paciente transgênero.[14,15,17-19] Atualmente estão em andamento estudos para avaliar dados de QOL em indivíduos transgênero que receberam serviços estéticos minimamente invasivos. O crescimento da literatura pode cultivar um número maior de profissionais qualificados e confortáveis na realização de tratamentos estéticos nessa população, aumentando assim o acesso e a QOL, além de ajudar em futuros esforços de aconselhamento. O restante deste capítulo analisará o papel dos prestadores de serviços médicos, detalhará os procedimentos cosméticos minimamente invasivos disponíveis relacionados especificamente à população transgênero e apresentará nossos exemplos de casos.

11.3.2 Papel dos Dermatologistas e Outros Profissionais Médicos

Os dermatologistas e outros profissionais de saúde devem manter a mente aberta ao avaliar pacientes transgênero para procedimentos estéticos, pois os objetivos podem ser feminilizar, masculinizar, ambos ou nenhum. Os objetivos estéticos dos indivíduos transgênero podem divergir do paradigma tradicional de gênero de ideais de beleza "masculinos" ou "femininos" (▶ Tabela 11.1).[19-21] Dessa forma defendemos uma avaliação mais flexível de pacientes transgênero. Os profissionais devem perguntar sobre as metas individuais do paciente durante a consulta inicial e nas visitas de acompanhamento, ouvir a todos os pacientes e

Tabela 11.1 Características faciais tradicionalmente "masculinas" e "femininas"

Características tradicionalmente "masculinas"
- Linha do cabelo mais alta e possivelmente recuada
- Fronte mais larga e angular
- Sobrancelha horizontal e plana
- Cristas supraorbitais mais proeminentes
- Boca mais larga com lábios mais finos
- Queixo mais longo e mais quadrado
- Face inferior mais larga e quadrada
- Pelos de barba ou textura mais grossa da pele da parte inferior da face
- Ângulo nasolabial agudo

Características tradicionalmente "femininas"
- Linha inferior do cabelo
- Fronte lisa e convexa
- As sobrancelhas se curvam acima da borda orbital mais suave
- Os olhos parecem mais abertos e/ou maiores
- Contorno da bochecha convexo e proeminente
- Formato de coração, face inferior mais afilada
- Menor proporção entre a face inferior e a face superior
- Contorno do vermelhão mais cheio e corpo do lábio mais cheio
- Ângulo nasolabial mais obtuso

discutir abertamente sobre suas preferências antes de prosseguir com as recomendações e os tratamentos. Como mencionado anteriormente, os problemas de saúde mental continuam sendo um grande problema na população transgênero. Se forem detectados sintomas de alterações de humor ou depressão, os dermatologistas devem garantir que os pacientes tenham uma relação de trabalho com um psiquiatra, bem como forte apoio social.

Como acontece com todos os pacientes, a relação médico-paciente é importante ao lidar com pacientes transgênero. Os provedores médicos devem evitar linguagem paternalista em relação às decisões do paciente, ouvir deliberadamente e desenvolver um plano individualizado para ajudar a avançar no processo de transição. Os formulários médicos do consultório devem ser abrangentes em relação a todas as orientações de gênero, e o corpo clínico também deve ser treinado para perguntar e se dirigir aos pacientes com seus pronomes e nomes preferidos. Com cuidados de apoio e melhor divulgação, os dermatologistas podem trazer mais pacientes transgênero para os cuidados de médicos certificados e treinados pelo conselho.

11.3.3 Preferências do Paciente

Um recente estudo de pesquisa transversal com 327 pessoas mostrou que a maioria dos homens transgênero relatou priorizar o tórax como a parte do corpo mais essencial a ser modificada, em detrimento da face ou dos órgãos genitais.[14] Esses pacientes afirmaram que estavam mais preocupados com os procedimentos cosméticos "ter uma boa aparência" do que com o risco de cicatrizes, complicações ou outros riscos. Em contrapartida, as mulheres transgênero relataram que a face era a parte do corpo mais essencial a ser modificada. Dentre os procedimentos faciais,

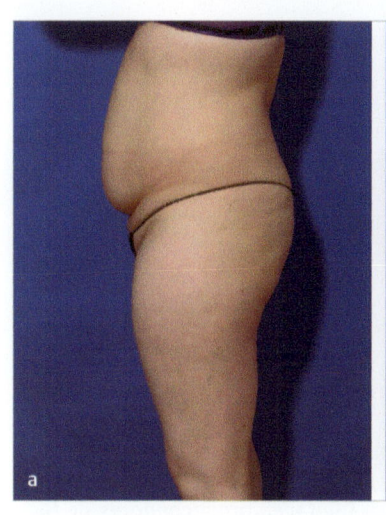

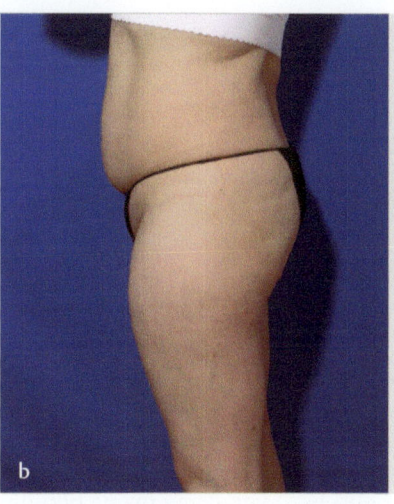

Fig. 11.8 (a) Antes e **(b)** 2 meses após a criolipólise abdominal combinada com 3 sessões bimestrais de ultrassom focalizado pulsado em mulher transgênero.

as mulheres transgênero declararam que a depilação era o tratamento cosmético preferido, seguido da cirurgia e depois dos injetáveis.[14] As mulheres transgênero relataram que buscaram procedimentos principalmente com cirurgiões plásticos,[14] o que pode ser devido à preferência da paciente, ao relacionamento prévio com o médico, à melhor divulgação ou à facilidade de acesso.

Pérola Clínica: homens e mulheres transgênero podem ter prioridades diferentes quando se trata de tratamentos cosméticos e estéticos, sendo que a maioria dos homens transgênero se concentra mais no tórax e as mulheres transgênero se concentram mais na face, com base em um estudo. É importante perguntar sobre as preferências individuais dos pacientes ao realizar as consultas iniciais.

Seria útil ter fotos do antes e do depois do tratamento de pacientes transgênero que se submeteram aos procedimentos dermatológicos disponíveis para ajudar na divulgação e permitir que os pacientes transgênero se relacionem com os assuntos, em vez de depender de resultados de imagens de pacientes cisgêneros. Postulamos que os procedimentos estéticos minimamente invasivos realizados por dermatologistas podem se tornar mais comuns e procurados tanto por homens quanto por mulheres transgênero com melhor divulgação, bem como literatura adicional sobre os procedimentos disponíveis, as preferências dos pacientes e os resultados típicos.

11.4 Procedimentos Disponíveis e Exemplos Ilustrativos

11.4.1 Homens Transgênero (Transição do Gênero Feminino para o Masculino)

Os homens transgênero se beneficiam dos cuidados dermatológicos e dos tratamentos estéticos minimamente invasivos e é necessário que o público em geral tenha mais conhecimento sobre os procedimentos disponíveis. Como dito anteriormente, os homens transgênero relatam que sua principal preocupação estética é o tórax, em vez da face ou dos órgãos genitais. Em nossa experiência, a pseudoginecomastia (tecido mamário residual) pós-terapia hormonal com testosterona exógena não responde bem a tratamentos minimamente invasivos, como a criolipólise (▶ Fig. 11.8), e rotineiramente encaminhamos esses pacientes para correção cirúrgica. O contorno corporal não invasivo, como criolipólise e ultrassom focalizado pulsado, de outras áreas do corpo, principalmente no abdome, nos flancos e nas regiões submentais, pode ser procurado e continua sendo uma boa opção de tratamento em homens transgênero.

Embora possivelmente não seja uma preocupação primária para homens transgênero, os tratamentos estéticos faciais podem ser procurados por homens transgênero, e há opções de tratamento eficazes disponíveis. Alguns pacientes transgênero do sexo masculino relatam flutuações na estrutura óssea durante os ciclos de injeção de testosterona. Recomendamos fotos e avaliações de linha de base e de acompanhamento em momentos regulares a cada poucas semanas para avaliar essas alterações e alcançar o resultado desejado em homens transgênero. O contorno facial com tratamentos injetáveis tem sido usado de forma eficaz em nossa prática para refinar e aprimorar as características faciais. Para a parte superior da face, as injeções de toxina botulínica são eficazes para achatar e fortalecer a sobrancelha, com pontos de injeção na região da fronte. Para a face média e inferior, os preenchimentos injetáveis podem ser usados para criar maçãs do rosto e mandíbulas mais proeminentes e angulares (▶ Fig. 11.9). É importante observar que, em nossa experiência, muitos pacientes transgênero do sexo masculino preferem mais volumização medial da bochecha em comparação com o aumento lateral da maçã do rosto. Na face, as preferências de crescimento dos pelos faciais variam, com alguns homens transgênero optam por manter o crescimento de novos pelos ou fazer a barba, enquanto outros buscam a depilação a laser após a terapia com testosterona. Em homens transgênero, a terapia com testosterona pode desencadear ou piorar o aumento da produção de óleo, acne, foliculite, hiperpigmentação e cicatrizes.[22] Os dermatologistas podem desempenhar um papel de apoio no controle da acne e da foliculite por meio de terapia médica, além de dar recomendações de cuidados com a pele.[18] Cicatrizes e a despigmentação decorrente da acne e de procedimentos cirúrgicos pode ser melhorada com o uso de retinoides tópicos, antioxidantes e agentes de *peeling*, bem

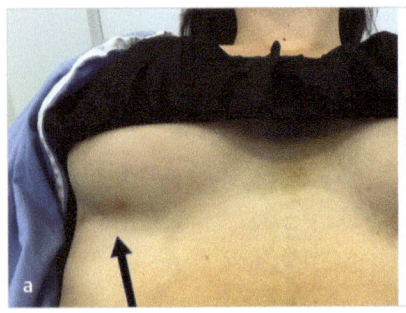

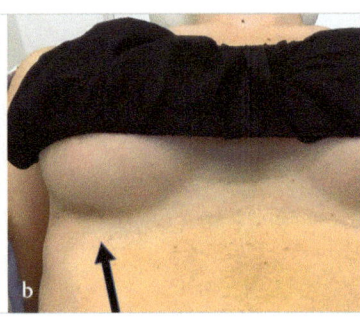

Fig. 11.9 (a) Antes e **(b)** depois de 2 sessões de recapeamento com *laser* fracionado não ablativo para mesclar cicatrizes de aumento de mama em mulher transgênero.

como múltiplos tratamentos com recapeamento a *laser* fracionado ou microagulhamento com radiofrequência. Alguns pacientes podem desenvolver alopecia de padrão masculino ou androgenética durante e após a transição, em que terapias aprovadas, incluindo minoxidil tópico e transplante de cabelo de unidade folicular, podem ser consideradas.

Pérola Clínica: em homens transgênero, a terapia com testosterona induz muitas mudanças na pele e no contorno estético da face, incluindo pele oleosa, acne, perda de cabelo e mudanças na estrutura óssea. A estética pode variar durante os ciclos de injeção de hormônios, portanto, é importante perguntar aos pacientes sobre isso. A terapia hormonal por si só pode não ser suficiente para obter uma linha da mandíbula tradicionalmente masculina – esses pacientes podem se beneficiar de preenchimentos injetáveis.

11.4.2 Mulheres Transgênero (Transição do Gênero Masculino para o Feminino)

As mulheres transgênero relatam que a estética facial é de importância primordial para a mudança durante a transição.[14] A face é menos facilmente escondida do mundo exterior, em comparação com o tórax ou os órgãos genitais. Tradicionalmente, as características "femininas" incluem contorno facial suave, fronte convexa com linha de cabelo mais baixa, sobrancelhas altas e arqueadas, olhos abertos, contorno proeminente das bochechas, lábios mais cheios e estrutura facial em forma de coração (▶ Tabela 11.1). A terapia médica pode ajudar a induzir uma aparência mais feminina à pele e face.

A terapia com estrogênio reduz a espessura e a taxa de crescimento dos pelos na face, bem como no tórax, nas costas e nos braços, mas raramente elimina todos os pelos terminais grossos e espessos na região da barba. A depilação a *laser* em pacientes com pelos escuros é um tratamento inicial fácil para a maioria das mulheres transgênero[14] e, em nossa experiência, pode fazer uma enorme diferença na satisfação da paciente (▶ Fig. 11.3, ▶ Fig. 11.4, ▶ Fig. 11.7). É importante observar que muitas vezes é necessário mais do que a média de 6 a 8 sessões de tratamento de para uma resposta ideal, e a eletrólise continua sendo uma opção para pacientes que não são candidatas à depilação a *laser*. Outras mudanças esperadas com a terapia estrogênica incluem leve suavização e arredondamento da fronte e preenchimento das têmporas, maçãs do rosto/meio da face e mandíbula, resultante de mudanças e aumento da gordura subcutânea. Essas mudanças acabam resultando em características faciais menos angulares (▶ Fig. 11.1), mas podem levar dois ou mais anos para se desenvolver completamente.

Os pacientes que desejam melhorias mais rápidas ou adicionais podem considerar tratamentos minimamente invasivos, como toxina botulínica injetável, preenchedores de tecidos moles, *lifting* com fios (com suturas de polidioxanona ou ácido poli-L-láctico) e dispositivos para firmar a pele baseados em energia, que podem ser usados em combinação para obter resultados ideais (▶ Fig. 11.3, ▶ Fig. 11.4, ▶ Fig. 11.5, ▶ Fig. 11.6, ▶ Fig. 11.7). Pacientes com supraorbitais proeminentes, sobrancelhas baixas, planas ou pesadas e raiz nasal deprimida podem se beneficiar da combinação de toxina botulínica para a parte superior da face, preenchimento injetável, *lifting* com fios e enrijecimento da pele. Especificamente, as mulheres transgênero tendem a ter músculos faciais mais proeminentes na linha de base, incluindo um frontal mais forte, um complexo glabelar mais pesado e mais proeminente e músculos masseteres maiores e hipertrofiados. Esses músculos podem ser tratados com injeções de toxina botulínica para relaxar, suavizar e atrofiar os músculos conforme necessário (▶ Fig. 11.3, ▶ Fig. 11.4, ▶ Fig. 11.6, ▶ Fig. 11.7). Em nossa experiência, as mulheres transgênero normalmente precisam de doses mais altas de toxina botulínica do que suas contrapartes cisgênero para obter uma resposta ideal. Com o passar dos anos de tratamento é possível observar o encolhimento ou o adelgaçamento desses grupos musculares, sem a necessidade de intervenção cirúrgica, e pode ser uma opção para pacientes que não querem se submeter à cirurgia. Sobrancelhas planas ou pesadas podem ser levantadas quimicamente com toxina botulínica ("*lifting* líquido de sobrancelha"), resultando em uma elevação média de 1 mm e também na abertura dos olhos (▶ Fig. 11.3, ▶ Fig. 11.4a, ▶ Fig. 11.6, ▶ Fig. 11.7). Injeções de preenchimento estrategicamente posicionadas ao redor da sobrancelha e nas têmporas podem levantar ainda mais a sobrancelha (▶ Fig. 11.4a, ▶ Fig. 11.7). Os fios com farpas ou cones podem ser colocados na fronte a partir da linha do cabelo frontotemporal para levantar, e o ultrassom microfocado da fronte estimula o colágeno para produzir uma elevação gradual da sobrancelha (▶ Fig. 11.4a). Aqueles com sobrancelhas particularmente pesadas ou cristas de sobrancelhas supraorbitais proeminentes que não melhoram adequadamente com técnicas minimamente invasivas podem optar pelo tratamento cirúrgico para obter melhorias mais drásticas. Pacientes com face média e bochecha mais planas e sulcos nasolacrimais profundos podem se beneficiar da volumização e alargamento das estruturas faciais para aprimorar as convexidades, suavizar os contornos e aumentar uma face em forma de coração (▶ Fig. 11.2, ▶ Fig. 11.3, ▶ Fig. 11.6, ▶ Fig. 11.7). Isso pode ser obtido com injeções de preenchimento nas bochechas laterais, nas têmporas, nos sulcos nasolacrimais e na fronte para melhorar a estrutura óssea, bem como injeções de toxina botulínica em altas doses no músculo masseter para afinar a linha da mandíbula (▶ Fig. 11.2, ▶ Fig. 11.3, ▶ Fig. 11.4b, ▶ Fig. 11.7). É importante observar que os pacientes de todas as identidades de gênero ou também com base em preferências étnicas podem desejar manter uma mandíbula mais forte ou angular, e isso deve ser perguntado ao paciente.

Na parte inferior da face, os lábios podem ser definidos e moldados com base na estética do paciente, adicionando volume à borda do vermelhão (▶ Fig. 11.2) e/ou volumizados com a adição de preenchimento ao corpo do lábio na borda úmida-seca (▶ Fig. 11.3, ▶ Fig. 11.4b, ▶ Fig. 11.7). As áreas angulares e deprimidas da região perioral e do queixo também podem ser suavizadas com o uso de injeções de preenchimento para mesclar as regiões faciais contrastantes e as sombras (▶ Fig. 11.4b, c). O queixo pode ser volumizado para criar uma linha de mandíbula mais pontiaguda e afilada, e as injeções de toxina botulínica no queixo podem ser usadas para relaxar a covinha do mento.

Algumas pacientes transgênero do sexo feminino podem-se apresentar já satisfeitas com suas características naturais, desejando apenas um pequeno e sutil aprimoramento de sua beleza ou fazer pequenos ajustes em áreas específicas. A estética individual, as preferências pessoais e/ou as influências culturais podem determinar os objetivos estéticos finais de uma paciente. Como ilustração de um caso, a paciente da ▶ Fig. 11.7 estava satisfeita com suas características naturais e pequenas alterações fizeram uma melhora significativa em suas proporções gerais e em sua confiança. Nossa paciente solicitou uma sobrancelha mais alta e arqueada e uma linha da mandíbula mais "feminina". Uma única sessão de toxina botulínica injetável no complexo glabelar e nos masseteres, juntamente com gotículas estrategicamente colocadas de preenchimento de ácido hialurônico (HA) nas têmporas, bochechas laterais, corpo do lábio e região perioral, nos permitiu abrir os olhos e alargar a parte superior da face para obter uma face mais "em forma de coração" (▶ Fig. 11.7). Melhorar as proporções faciais, alargando a parte superior da face, levantando o ângulo nasolabial ou adicionando pequenos volumes de preenchimento à raiz nasal ou ao dorso nasal (não cirúrgico ou rinoplastia "líquida"), bem como os lábios, podem fazer com que um nariz maior pareça menos proeminente e mais levantado (▶ Fig. 11.4, ▶ Fig. 11.5, ▶ Fig. 11.7).

Até o momento em que este capítulo foi escrito, havia poucos dados na literatura médica sobre as atitudes ou preferências das mulheres transgênero em relação ao contorno corporal. Com base na experiência dos autores, as principais áreas de preocupação para o contorno corporal tendem a ser o abdome, os flancos, a parte interna das coxas e a adiposidade da linha do sutiã, e essas áreas respondem bem à criolipólise, ao ultrassom focalizado pulsado e aos dispositivos de redução de gordura por radiofrequência (▶ Fig. 11.10). Algumas pacientes solicitam aumento de quadril e nádegas, o que pode ser obtido por meio de uma série de injeções de preenchimento com PLLA.[23] Antes do tratamento devemos advertir que o volume de produto necessário para essas áreas é alto e são necessárias várias sessões, o que pode levar a um alto custo do tratamento. A coleta e transplante de gordura podem ser outra opção para esses pacientes.

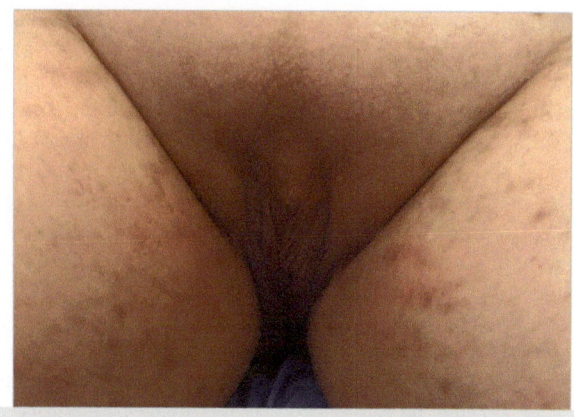

Fig. 11.10 Resultado pós-operatório de vaginoplastia em mulher transgênero. As cicatrizes não são perceptíveis e não requerem tratamento. Ela foi tratada recentemente de foliculite e primeiro receberá um regime tópico para clarear a pigmentação resultante.

Também é importante observar os possíveis efeitos colaterais dermatológicos negativos da terapia com estrogênio que podem ocorrer em mulheres transgênero durante o processo de transição. Sabe-se que o melasma pode ser desencadeado ou piorado com estrogênios exógenos e pode se apresentar como uma nova preocupação estética para as mulheres transgênero. O melasma pode ocorrer a qualquer momento durante e após a transição, e não está claro se ele melhora com a interrrupção da terapia com estrogênio. O melasma pode responder parcialmente a tratamentos tópicos, incluindo protetores solares, hidroquinona, *peelings* químicos, antioxidantes e retinoides. Tratamentos a *laser*, como rejuvenescimento fracionado de 1927 nm de baixa densidade e baixa energia, e dispositivos de picossegundos também são opções para acelerar o clareamento da pigmentação e manter a remissão.[24] Novos angiomas ou capilares rompidos devido ao estrogênio também podem ser tratados com lasers, como o laser de titanil fosfato de potássio (KTP) de 532 nm ou o *laser* de corante pulsado (PDL) de 595 nm. Da mesma forma, as novas veias da perna secundárias ao estrogênio podem ser tratadas com lasers vasculares ou com escleroterapia. A celulite de início recente decorrente da terapia hormonal pode ser temporariamente suavizada com dispositivos de radiofrequência e de energia à base de infravermelho. As estrias de início recente podem ser tratadas com lasers vasculares, rejuvenescimento fracionado não ablativo, microagulhamento, preenchedores bioestimuladores ou uma combinação deles. Em pacientes com alopecia androgenética preexistente ou "queda de cabelo de padrão masculino", a terapia com estrogênio normalmente não melhora a queda de cabelo ou interrompe a progressão da doença. O minoxidil tópico e o plasma rico em plaquetas (PRP) são opções de tratamento e podem ser continuados em mulheres transgênero para evitar o agravamento da recessão da linha do cabelo. As mulheres transgênero também podem ser avaliadas para o transplante capilar de unidade folicular para restaurar uma linha de cabelo frontal mais baixa e para cobrir um vértice afilado, especialmente se for desejado um estilo de cabelo mais longo. É importante ressaltar que os tratamentos de manutenção com minoxidil tópico devem ser continuados após o transplante capilar. Após a terapia com estrogênio, algumas de nossas pacientes também relataram perda do tamanho e da estrutura da mandíbula, resultando em flacidez da pele e adiposidade submental. Essas pacientes podem se beneficiar de preenchimento da linha da mandíbula e do queixo (HA, PLLA, hidroxiapatita de cálcio [CaHA]) para repor o tamanho da mandíbula, *lifting* com fios na parte inferior da face para dar suporte à pele, enrijecimento da pele com radiofrequência ou ultrassom microfocado e redução de gordura com injeções de desoxicolato ou criolipólise. Além disso, as cirurgias de redesignação cirúrgica, incluindo aumento de mama (cirurgia superior), vaginoplastia (cirurgia inferior) e condrolaringoplastia (cirurgia do pomo de Adão), produzem cicatrizes na maioria dos pacientes. Se essas cicatrizes forem indesejáveis, *lasers* vasculares, *resurfacing* a *laser* ou microagulhamento com radiofrequência são opções de tratamento disponíveis que produziram bons resultados em nossos pacientes (▶ Fig. 11.11, ▶ Fig. 11.12).

Pérola Clínica: uma combinação de procedimentos estéticos provavelmente é a melhor opção para alcançar os resultados estéticos desejados em mulheres transgênero, incluindo o tratamento facial para produzir linhas mais suaves, o contorno corporal e o tratamento de condições de pele relacionadas ao estrogênio, como o melasma. Seja específico ao discutir os objetivos (por exemplo, você acha que gostaria de ter uma sobrancelha mais arqueada ou angulada, um lábio inferior mais cheio etc.)

11.4.3 *Status* de Gênero Não Binário

Embora alguns indivíduos transgênero se identifiquem como homens ou mulheres, outros podem não se identificar com um gênero específico predefinido. Tem havido uma maior conscientização sobre o *status* de gênero não binário ou intersexo por meio da mídia, da arte, do cinema e da política.[25-28] Indivíduos com *status* não binário podem ser devidos à genitália ambígua no nascimento, preferência pessoal ou ambos. Esses indivíduos podem optar por decidir uma identidade de gênero no início da vida adulta ou permanecer com o *status* de gênero não binário durante toda a vida adulta. Muitos defensores recomendam que as opções de tratamento médico, cirúrgico e estético não sejam feitas até que essa decisão seja tomada após a infância. Os profissionais médicos devem perguntar quais pronomes ou nomes esses pacientes preferem, e todos os formulários eletrônicos ou impressos devem incluir todas as identidades de gênero. Os dermatologistas devem sempre ter uma discussão aberta sobre as preferências estéticas individuais, sem assumir um sistema estético tradicionalmente binário.

Pérola Clínica: muitos pacientes transgênero não gostam de ver suas fotografias clínicas, portanto, sempre pergunte se eles querem ver as fotos antes de mostrá-las. Ver uma imagem em que você está diferente do que espera ou imagina pode ser perturbador. Em vez disso, faça perguntas abertas, ouça atentamente as preferências individuais e procure basear as recomendações de

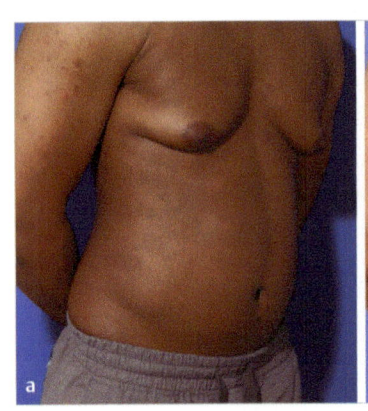

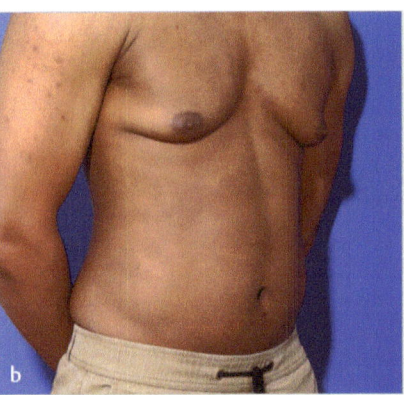

Fig. 11.11 Homem transgênero **(a)** antes e **(b)** depois do *coolsculpting* no tórax. Nenhuma mudança foi observada e o paciente acabou buscando correção cirúrgica.

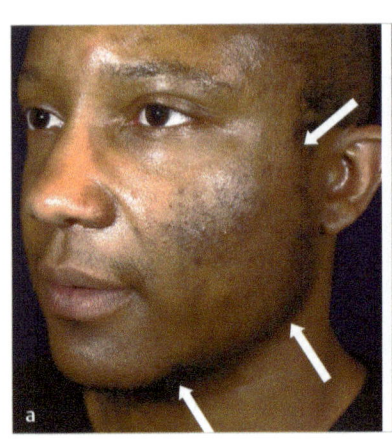

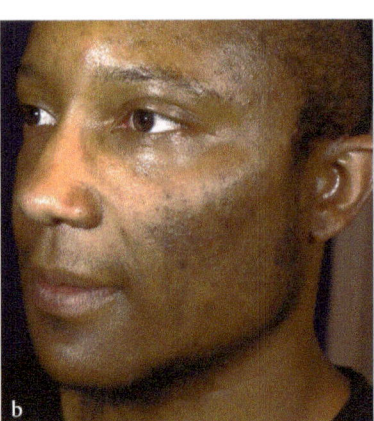

Fig. 11.12 (a) Antes e **(b)** imediatamente após uma única sessão de preenchimentos faciais para fortalecer e contornar a têmpora, o zigoma, a mandíbula e o queixo com hidroxilapatita de cálcio. A acne induzida por testosterona também é observada e o paciente iniciou retinoides tópicos e um regime de clareamento/*peeling*.

tratamento nesse diálogo aberto. Em cada visita pergunte o que eles gostam (ou não) e mantenha-se flexível para alterar o plano de acordo com os resultados finais.

11.5 Conclusão

Os dermatologistas podem desempenhar um papel fundamental no processo de transição de gênero para indivíduos transgênero e não binários, auxiliando nas condições dermatológicas gerais da pele decorrentes de tratamentos hormonais, bem como oferecendo procedimentos estéticos minimamente invasivos. Embora os tratamentos médicos e cirúrgicos de redesignação possam induzir transformações estéticas, as barreiras ao acesso e as mudanças anatômicas podem ser mais lentas e sutis do que o desejado. Alguns pacientes transgênero também podem ser avessos às opções cirúrgicas e às cicatrizes subsequentes. Os procedimentos estéticos minimamente invasivos podem preencher essa lacuna, permitindo opções de tratamento imediatas, servindo como um complemento à terapia médica ou cirúrgica ou como uma alternativa para pacientes que não querem se submeter à cirurgia, mas ainda assim desejam melhorias estéticas. Prevemos que mais pacientes buscarão tratamentos estéticos minimamente invasivos, especialmente com maior divulgação e conscientização. Portanto, é necessária mais literatura dermatológica sobre os tratamentos mais eficazes e seguros que podemos oferecer aos nossos pacientes. É importante que não façamos suposições sobre as preferências estéticas de nenhum paciente, mas que tenhamos uma discussão aberta sobre essas preferências durante todo o procedimento de avaliação. Em vez de serem paternalistas ou se apegarem a seus próprios preconceitos sobre o *status* de gênero, os médicos devem ouvir seus pacientes e personalizar os tratamentos com base nas necessidades individuais de cada paciente. Quando perguntamos aos nossos pacientes transgênero sobre as sugestões que dariam aos seus médicos, ouvimos várias vezes: "acho que os médicos deveriam ouvir mais do que falar e tentar entender o ponto de vista do paciente em vez de suas próprias opiniões. A jornada de cada um é diferente". Esperamos que este capítulo do livro seja o primeiro de muitos passos para entender e oferecer o melhor atendimento aos nossos pacientes transgênero e não binários.

11.6 Pérolas

- Os procedimentos estéticos minimamente invasivos proporcionam resultados em um período de tempo relativamente curto, com tempo de inatividade mínimo, e melhoram o resultado final durante o processo de transição, preenchendo, assim, a lacuna entre receber cuidados médicos e atingir os objetivos estéticos desejados.
- A maioria das mulheres transgênero apontaram a face como a parte do corpo mais essencial a ser modificada.
- Em contrapartida, os homens transgênero relataram priorizar o tórax em relação a face ou aos órgãos genitais.
- A terapia pós-hormonal de pseudoginecomastia (tecido mamário residual) com testosterona exógena não responde bem a tratamentos minimamente invasivos como a criolipólise e esses pacientes são rotineiramente encaminhados para correção cirúrgica.
- Em homens transgênero, a terapia com testosterona pode desencadear ou piorar o aumento da produção de óleo, acne, foliculite, hiperpigmentação e cicatrizes.
- Os dermatologistas podem desempenhar papel fundamental no processo de transição de gênero para indivíduos transgênero e de *status* de gênero não binário, auxiliando nas condições dermatológicas da pele decorrentes de tratamentos hormonais, bem como oferecendo procedimentos estéticos minimamente invasivos.

Referências

[1] The Williams Institute UCLA School of Law. Estimates of Transgender Populations in States with Legislation Impacting Transgender People (Update): How Many Adults Identify as Transgender in the United States? June 2016. Available at: http://williamsinstitute.law.ucla.edu/wp-content/uploads/How-Many-Adults-Identify-as-Transgender-inthe-United-States.pdf. Accessed Nov 11 2018

[2] The Williams Institute UCLA School of Law. Estimates of Transgender Populations in States with Legislation Impacting Transgender People (Update): Age of Individuals who Identify as Transgender in the United States, Jan 2017. Available at: https://williamsinstitute.law.ucla.edu/wpcontent/uploads/TransAgeReport.pdf. Accessed Nov 11, 2018

[3] White Hughto JM, Reisner SL, Pachankis JE. Transgender stigma and health: a critical review of stigma determinants, mechanisms, and interventions. Soc Sci Med. 2015; 147:222–231

[4] Unger CA. Hormone therapy for transgender patients. Transl Androl Urol. 2016; 5(6):877–884

[5] Tangpricha V, den Heijer M. Oestrogen and anti-androgen therapy for transgender women. Lancet Diabetes Endocrinol. 2017; 5(4):291–300

[6] Irwig MS. Testosterone therapy for transgender men. Lancet Diabetes Endocrinol. 2017; 5(4):301–311

[7] Kailas M, Lu HMS, Rothman EF, Safer JD. Prevalence and types of gender-affirming surgery among a sample of transgender endocrinology patients prior to state expansion of insurance coverage. Endocr Pract. 2017; 23(7):780–786

[8] Gorin-Lazard A, Baumstarck K, Boyer L, et al. Is hormonal therapy associated with better quality of life in transsexuals? A cross-sectional study. J Sex Med. 2012; 9(2):531–541

[9] Wierckx K, Van Caenegem E, Elaut E, et al. Quality of life and sexual health after sex reassignment surgery in transsexual men. J Sex Med. 2011; 8(12):3379–3388

[10] Jellestad L, Jäggi T, Corbisiero S, et al. Quality of life in transitioned trans persons: a retrospective cross-sectional cohort study. BioMed Res Int. 2018; 2018:8684625

[11] Walker H.. Body of work: from DIY hormones to silicone injections, why some trans women choose to transition outside the medical industry. Out Magazine. 2019:75–78

[12] Murariu D, Holland MC, Gampper TJ, Campbell CA. Illegal silicone injections create unique reconstructive challenges in transgender patients. Plast Reconstr Surg. 2015; 135(5):932e–933e

[13] Pinto TP, Teixeira FDB, Barros CRDS, et al. Use of industrial liquid silicone to transform the body: prevalence and factors associated with its use among transvestites and transsexual women in São Paulo, Brazil. Cad Saude Publica. 2017; 33(7):e00113316

[14] Ginsberg BA, Calderon M, Seminara NM, Day D. A potential role for the dermatologist in the physical transformation of transgender people: a survey of attitudes and practices within the transgender community. J Am Acad Dermatol. 2016; 74(2):303–308

[15] Ginsberg BA. Dermatologic care of the transgender patient. Int J Womens Dermatol. 2016; 3(1):65–67

[16] Sobanko JF, Dai J, Gelfand JM, Sarwer DB, Percec I. Prospective cohort study investigating changes in body image, quality of life, and selfesteem following minimally invasive cosmetic procedures. Dermatol Surg. 2018; 44(8):1121–1128

[17] Marks DH, Awosika O, Rengifo-Pardo M, Ehrlich A. Dermatologic surgical care for transgender individuals. Dermatol Surg. 2019; 45(3):446–457

[18] Boos MD, Ginsberg BA, Peebles JK. Prescribing isotretinoin for transgender youth: A pledge for more inclusive care. Pediatr Dermatol. 2019; 36(1):169–171

[19] Ascha M, Swanson MA, Massie JP, et al. Nonsurgical Management of Facial Masculinization and Feminization. Aesthet Surg J. 2019; 39(5):NP123–NP137

[20] Altman K. Facial feminization surgery: current state of the art. Int J Oral Maxillofac Surg. 2012; 41(8):885–894

[21] Carruthers JD, Glogau RG, Blitzer A, Facial Aesthetics Consensus Group Faculty. Advances in facial rejuvenation: botulinum type a, hyaluronic acid dermal fillers and combination therapiesconsensus recommendations. Plast Reconstr Surg. 2008; 121(5)Suppl:5S–30S

[22] Wierckx K, Van de Peer F, Verhaeghe E, et al. Short- and long-term clinical skin effects of testosterone treatment in trans men. J Sex Med. 2014; 11(1):222–229

[23] Lin MJ, Dubin DP, Khorasani H. Poly-L-lactic acid for minimally invasive gluteal augmentation. Dermatol Surg. v

[24] Trivedi MK, Yang FC, Cho BK. A review of laser and light therapy in melasma. Int JWomens Dermatol. 2017; 3(1):11–20

[25] Cory Dawson, Hanne Gaby Odiele, Emily Quinn, Pidgeon Pagonis, Evaan Kheraj. These Activists Get REAL About Being Intersex. https://video.teenvogue.com/watch/these-activists-get-real-about-being-intersex. Released on June 27, 2017. Accessed April 10, 2019

[26] Hanne Gaby, Chase Strangio, Katrina Karkazis, LaLa Zannell, Maria Tridas, Lucy Diavolo, Wazi Maret. 5 Common Misconceptions About Sex and Gender. https://video.teenvogue.com/watch/5-commonmisconceptions-about-sex-and-gender. Released on March 29, 2019. Accessed April 10, 2019

[27] https://www.rivergallo.com/about. Accessed April 10, 2019

[28] Susan Miller (USA Today). California becomes first state to condemn intersex surgeries on children. https://www.usatoday.com/story/news/nation/2018/08/28/intersex-surgeries-children-california-firststate-condemn/1126185002/. Published August 28, 2018. Accessed on April 10, 2019

12 Trazendo Tudo para Casa: Conclusões e Considerações Futuras

Brian P. Hibler ▪ Merrick A. Brodsky ▪ Andrés M. Erlendsson ▪ Anthony M. Rossi

Resumo

Este capítulo resume as abordagens fundamentais para o paciente cosmético masculino com relação a vários tratamentos cosméticos. Cada vez mais, os homens estão se tornando mais conscientes sobre a saúde e a aparência de sua pele, e a demanda por procedimentos cosméticos entre pacientes do sexo masculino está aumentando constantemente. Apreciar as diferenças anatômicas, as diferenças bioquímicas da pele e os diferentes ideais estéticos entre pacientes do sexo masculino e feminino é fundamental para obter o melhor resultado. As alterações nas técnicas estéticas atuais e na dosagem, os usos específicos de gênero dos dispositivos existentes e as abordagens gerais precisam ser modificados para obter resultados adequados para o paciente do sexo masculino. Mais do que nunca, adaptar os procedimentos cosméticos minimamente invasivos para que correspondam ao gênero (ou identidade de gênero) de um indivíduo está se tornando um objetivo importante. Neste artigo analisamos os principais pontos a serem considerados e as abordagens para o paciente cosmético do sexo masculino.

Palavras-chave: homem, estética, cosméticos, gênero, morfismo sexual, preenchimentos dérmicos, neuromoduladores, transplante de cabelo, *lasers*

12.1 Histórico

A demanda por procedimentos cosméticos entre pacientes do sexo masculino está aumentando constantemente. Além disso, os pacientes mais jovens do sexo masculino estão se tornando mais proativos, optando por tratamentos prévios de cuidados com a pele. Apreciar as diferenças anatômicas, as diferenças bioquímicas da pele e os diferentes ideais estéticos entre pacientes do sexo masculino e feminino é fundamental para obter o melhor resultado.[1,2] As alterações nas técnicas estéticas atuais e na dosagem, os usos específicos de gênero dos dispositivos existentes e as abordagens gerais precisam ser modificados para obter resultados adequados para o paciente do sexo masculino. Embora já tenha sido negligenciada, a adaptação de procedimentos cosméticos minimamente invasivos para corresponder ao gênero (ou identidade de gênero) de um indivíduo está se tornando um objetivo importante. Neste capítulo resumimos os principais pontos a serem levados para casa e as abordagens para o paciente cosmético masculino.

12.2 Anatomia

Da mesma forma que as mulheres, os homens lidam com sinais de envelhecimento intrínseco e extrínseco, incluindo problemas como fotoenvelhecimento, perda de gordura e rugas. Entretanto, a pele masculina – tanto na face quanto no corpo – tem várias diferenças importantes a serem consideradas. Além disso, as diferenças nas principais características faciais e corporais definidoras produzem o que é considerado um físico "masculino" ou "feminino", cujo conhecimento é fundamental para os médicos que realizam procedimentos cosméticos.

12.2.1 A Pele

Há várias diferenças anatômicas e bioquímicas entre a pele masculina e a feminina. Em geral, a pele masculina é mais espessa,[3-6] e foi demonstrado que os andrógenos desempenham um papel importante na regulação da espessura dérmica.[7] À medida que os homens envelhecem, o conteúdo de colágeno diminui em uma taxa constante; enquanto isso, devido aos efeitos do estrogênio, a pele feminina mantém sua espessura até que ocorra um afinamento mais abrupto após a menopausa. Esse declínio mais tardio, porém mais rápido, leva ao aumento dos sinais de envelhecimento em relação aos homens no final da quinta ou sexta décadas de vida.[8] Em geral, os homens têm maior massa muscular esquelética do que as mulheres.[9] Há diferenças entre os sexos na movimentação dos músculos faciais, sendo que os homens têm maior movimentação facial após o ajuste para o tamanho facial;[10] quando combinados com sua pele mais espessa, esses fatores podem resultar em sulcos faciais mais profundos. A menor adesão à fotoproteção também pode levar ao aumento dos sinais de fotoenvelhecimento extrínseco em homens, incluindo despigmentação, formação de rítides e elastose solar. Por exemplo, a doença de Favre-Racouchot é uma dermatose cosmética induzida pela exposição crônica ao sol, frequentemente observada em conjunto com outros sinais de fotoenvelhecimento (por exemplo, *cutis rhomboidalis nuchae*, rítides periorbitais) e é mais comum em pacientes do sexo masculino de pele clara com histórico de exposição significativa ao sol.[11]

A pele facial masculina normalmente tem maior produção de sebo do que a pele feminina, levando a uma pele mais oleosa e propensa à acne, embora possa haver variabilidade entre os indivíduos.[12] A produção de sebo pode ser aumentada pelos andrógenios[13] e diminuída pelos estrogênios,[14,15] e as maiores diferenças de gênero na produção de sebo são observadas após os 50 anos de idade.[12,13] Por outro lado, o maior número de glândulas sebáceas se traduz em menor risco de xerose facial em comparação com as mulheres e pode resultar em uma pele facial naturalmente mais brilhante. Várias práticas de higiene também podem levar a diferentes preocupações com a pele em homens e mulheres, como o barbear frequente que resulta em pele sensível e irritação local ou "queimadura de lâmina".

12.2.2 Características Faciais

Uma das principais preocupações entre os homens que estão pensando em realizar procedimentos estéticos faciais é a preocupação de "ficar com estigmas que denunciem que algo foi feito" ou de mudar drasticamente sua aparência. Embora talvez não consigam comunicar as características específicas que diferenciam uma face tradicionalmente "masculina" de uma face "feminina", a maioria dos homens está subconscientemente ciente de fatores que são considerados mais masculinos ou femininos (▶ Tabela 12.1).

A estrutura esquelética geral da cabeça é diferente entre homens e mulheres, sendo que as mulheres têm um crânio com cerca de quatro quintos do tamanho do crânio masculino.[16] Homens

Tabela 12.1 Diferenças nas principais características faciais/corporais masculinas e femininas

Características faciais	
- Crânio maior - Crista da sobrancelha forte - Sobrancelhas retas - Características faciais superiores/inferiores igualmente proporcionais - Formas angulares com ossos e músculos proeminentes - Nariz largo - Mandíbula forte e cinzelada - Queixo quadrado - Lábio superior mais fino	- Crânio menor - Crista suave da sobrancelha - Sobrancelhas arqueadas e curvadas - Características da face superior mais proeminentes - Face em formato de coração com bochechas mais cheias e formas mais suaves - Nariz estreito - Mandíbula mais estreita e suave - Queixo menor e pontudo - Lábio superior mais cheio

Contornos do corpo	
- Torso em forma de V - Músculos peitorais e da parede abdominal definidos	- Torso curvilíneo - Formato de ampulheta, ponto mais largo nos quadris

e mulheres têm formatos craniofaciais diferentes; enquanto as mulheres buscam ter uma face afilada, em forma de coração, com características faciais superiores mais proeminentes, já os homens desejam uma linha de mandíbula mais quadrada e cinzelada, com características faciais igualmente proporcionais entre a parte superior e inferior da face.[17]

A avaliação da parte superior, média e inferior da face destaca os principais traços de dimorfismo sexual. Os homens preferem uma posição de sobrancelha mais horizontal e mais baixa do que as mulheres, o que é uma consideração importante ao realizar a neuromodulação da fronte. Além disso, a fronte masculina é mais plana em comparação com a fronte feminina convexa. Os sulcos nasolacrimais podem ser uma preocupação cosmética tanto para homens quanto para mulheres, embora os homens tendam a desenvolver uma flacidez mais grave da pálpebra inferior em uma idade mais avançada.[18] A borda orbital inferior tende a recuar lateralmente nas mulheres, enquanto os homens apresentam recessão de toda a borda orbital inferior, o que pode contribuir para as diferenças de gênero no envelhecimento periocular.[19] O desenvolvimento de montículos e festões malares provavelmente é multifatorial, incluindo o processo natural de envelhecimento, genética, exposição ao sol e tabagismo. É importante observar que na eminência malar, onde há projeção máxima da bochecha, as mulheres têm, em média, 3 mm a mais de gordura subcutânea.[20] Os homens naturalmente têm lábios superiores mais finos do que as mulheres e, embora o aumento dos lábios com preenchimentos não seja tão comumente solicitado, para o paciente certo pode ser esteticamente atraente. Embora o afinamento dos lábios ocorra com a idade em ambos os sexos, a restauração do volume para produzir um lábio superior grande deve ser feita de forma conservadora para um resultado de aparência natural. A calvície de padrão masculino e o tratamento de pelos faciais e do pescoço são outras preocupações cosméticas comuns. O tratamento da calvície de padrão masculino pode produzir uma aparência mais jovem e masculina. Entretanto, quando se trata de tratamentos de redução de pelos para o crescimento excessivo, o tratamento excessivo na área da face e da barba pode criar uma aparência feminina, exigindo habilidade e experiência adequadas do médico responsável pelo tratamento.

A parte inferior da face, especialmente uma linha de mandíbula quadrada, é considerada uma característica masculina definida e muito procurada. Uma linha forte da mandíbula pode ser obtida por meio de vários caminhos, que podem incluir a redução dos *jowls*, a redução da gordura submental ou o aprimoramento da linha da mandíbula com preenchimentos dérmicos.

12.2.3 Contorno Corporal

O corpo masculino ideal é um corpo esbelto e atlético com um torso em forma de "V", em que a maior largura do corpo está nos ombros e se afunila até o ponto mais estreito na cintura. No entanto, à medida que os homens envelhecem, eles geralmente desenvolvem áreas de gordura que se acumulam no abdômen, nos flancos, nos seios, no pescoço e no queixo. Essas áreas costumam ser tratadas por meio de técnicas de contorno corporal invasivas, minimamente invasivas ou não invasivas.

Uma das primeiras etapas para obter um torso em forma de "V" inclui a redução dos depósitos de gordura nos flancos, ou pneuzinhos, e a escultura do abdome. A lipoaspiração do abdome foi o procedimento cosmético cirúrgico mais comum para homens em 2018.[21] Juntamente com o contorno do abdome, a redução cirúrgica das mamas para ginecomastia e pseudoginecomastia está aumentando em popularidade e foi o segundo procedimento cosmético cirúrgico mais popular para homens em 2018. A redução cirúrgica das mamas masculinas aumentou em quase 50% entre 2014 e 2018, e aumentou quase 200% nos últimos 20 anos.[21,22] Cada vez mais, tratamentos menos invasivos, incluindo criolipólise, tratamentos de radiofrequência (RF) e terapia a laser de baixo nível, estão sendo empregados para atingir áreas focais de excesso de gordura. Um dispositivo de RF monopolar de multifrequência com temperatura controlada (truSculpt 3D, Cutera, Brisbane, Califórnia, Estados Unidos) demonstrou reduzir a gordura abdominal em 24% em 12 semanas após um único tratamento.[23] De forma semelhante, um dispositivo de RF monopolar com energia de pressão direcionada (BTL Unison, BTL Industries, Boston, Massachusetts, Estados Unidos) melhorou significativamente a celulite gluteofemoral após 4 tratamentos semanais, conforme avaliação clínica e de ultrassom.[24]

Para homens que desejam maior definição de um grupo muscular específico, implantes, como os peitorais ou de panturrilha, podem ser colocados para criar uma plenitude cosmética. Outras estratégias, incluindo a lipoaspiração de alta definição da parede peitoral e abdominal, podem ser realizadas para criar a percepção de aumento do tônus. Novos dispositivos que utilizam a tecnologia eletromagnética focalizada de alta intensidade (HIFEM) (Emsculpt, BTL Industries) estão mostrando resultados promissores para esculpir o corpo abdominal por meio da hipertrofia dos músculos abdominais e da redução simultânea da gordura subcutânea.[25] Essa abordagem também está sendo explorada para o levantamento não invasivo das nádegas e a tonificação dos músculos glúteos.[26] Pequenos aplicadores foram aprovados pela Food and Drug Administration (FDA) para uso nos braços, panturrilhas e coxas, embora os estudos sobre sua eficácia no momento sejam limitados.[27]

12.3 Abordagem de Procedimentos Estéticos em Pacientes do Sexo Masculino

Há muitas maneiras pelas quais a realização de procedimentos cosméticos em pacientes do sexo masculino difere daquela realizada em pacientes do sexo feminino. Isso pode incluir modificações na consulta cosmética ou alterações na técnica do procedimento. Embora os principais aspectos de vários procedimentos cosméticos já tenham sido analisados em detalhes nos capítulos anteriores, aqui resumiremos os pontos importantes relacionados com a abordagem geral dos procedimentos cosméticos em pacientes do sexo masculino.

12.3.1 Consulta para Procedimento Estético

Um dos aspectos mais importantes da realização de procedimentos estéticos em qualquer paciente é a consulta inicial. É importante avaliar a percepção que o próprio paciente tem de seu corpo e quais aprimoramentos ele gostaria de fazer. Os homens, geralmente, buscam tratamento cosmético para parecerem "bem para a idade", para parecerem mais jovens e para melhorar a competitividade percebida no local de trabalho.[28] Em um estudo com pacientes do sexo masculino que buscavam procedimentos cosméticos eletivos, os "pés de galinha" e os sulcos nasolacrimais foram considerados os mais prováveis de serem tratados primeiro, seguidos pelas rugas da fronte.[28] Ao contrário das mulheres, que geralmente estão mais em sintonia com as tendências cosméticas, os pacientes do sexo masculino frequentemente não têm certeza de suas opções de rejuvenescimento. Outras vezes, os pacientes do sexo masculino podem se apresentar para a consulta a pedido de sua parceira e não sabem o que querem além de parecer "renovados" ou "mais jovens". Dessa forma, é sempre importante que o paciente se olhe no espelho e descreva as características que o preocupam e o que deseja mudar. Nesse momento, dependendo do resultado desejado, o paciente pode ser informado sobre suas opções cirúrgicas e não cirúrgicas.

O momento de realizar procedimentos cosméticos específicos pode variar entre homens e mulheres. Cada vez mais, os homens mais jovens estão buscando o rejuvenescimento preventivo para manter a aparência. As preocupações cosméticas dos pacientes jovens pode mudar o foco; os homens mais jovens podem estar mais preocupados com o contorno do corpo e a redução de gordura, enquanto os homens mais velhos podem estar preocupados com as rugas estáticas profundas e a perda de tecido mole na face. Ao começar a realizar procedimentos cosméticos em pacientes do sexo masculino, é importante adotar uma abordagem em etapas. Os homens geralmente desejam um aumento sutil, de modo que não seja facilmente percebido que eles fizeram um trabalho cosmético.

Presume-se com frequência que as preocupações com a imagem corporal estejam relacionadas predominantemente às mulheres, mas estão se tornando cada vez mais prevalentes entre os homens. Embora a maioria das preocupações com o corpo não seja patológica, 1 em cada 50 homens preenche os critérios diagnósticos para o transtorno dismórfico corporal (BDD).[29] Os sinais de BDD incluem checagem ou evitação de espelhos, busca de garantias, toque em áreas não desejadas, exercícios excessivos, comparação da aparência com a de outras pessoas, bronzeamento excessivo e busca de procedimentos cosméticos.[30] Os pacientes com BDD são predominantes nas práticas estéticas, e é importante ser capaz de identificar esses indivíduos.

O BDD geralmente começa durante a adolescência e, sem intervenção adequada, continua durante a vida adulta.[31] Os indivíduos com BDD apresentam pouca percepção da condição e procuram tratamento cosmético ou dermatológico para tratar os "defeitos" percebidos, em vez de enfrentar a dismorfia subjacente. Os pacientes com BDD são difíceis de satisfazer, e os procedimentos cosméticos raramente melhoram sua percepção corporal. Pacientes com BDD insatisfeitos têm maior probabilidade de ameaçarem com ações judiciais por negligência do que outros e, portanto, a documentação extensa é especialmente importante ao consultar esses pacientes.[32] O tratamento cosmético de pacientes com BDD também pode alimentar sua dismorfia ao reconhecer que há um "defeito" a ser tratado o que pode piorar a condição. Se surgirem preocupações sobre o BDD durante uma consulta, instrumentos de triagem de BDD, como o "Cosmetic Procedure Screening Questionnaire (COPS) for Body Dysmorphic Disorder", podem ser usados para avaliar o paciente.[33] Não é aconselhável tentar tranquilizar o paciente dizendo que seu corpo é "normal". Em vez disso, concentrar-se no tempo, na angústia, na incapacidade, no custo ou nas oportunidades perdidas desencadeadas pela obsessão corporal pode ajudar a colocar o problema em contexto e apoiar uma conversa sobre o problema. Há opções de tratamento eficazes disponíveis e, na maioria das vezes, incluem uma combinação de terapia cognitivo-comportamental e agentes farmacológicos, como inibidores seletivos da recaptação de serotonina.[34]

12.3.2 Abordagem Terapêutica Combinada

Para obter os resultados estéticos desejados, muitas vezes é necessário combinar diferentes modalidades de tratamento. Determinar as terapias ideais e a ordem em que devem ser administradas é crucial para aperfeiçoar o resultado e a satisfação do paciente.[35]

Como primeira etapa, é importante revisar a rotina de cuidados com a pele do paciente. A maioria dos pacientes deve usar um hidratante com fator de proteção solar (SPF) adequado durante

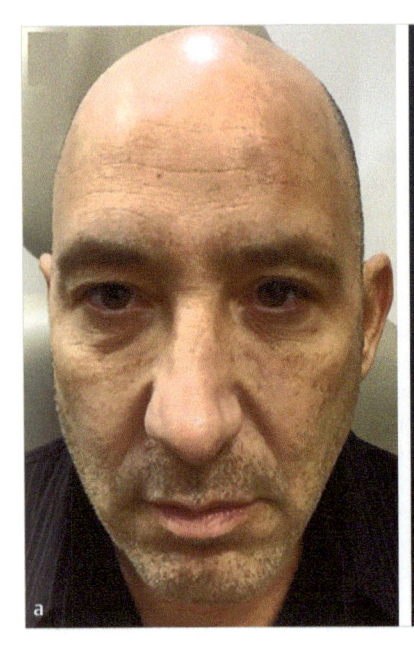

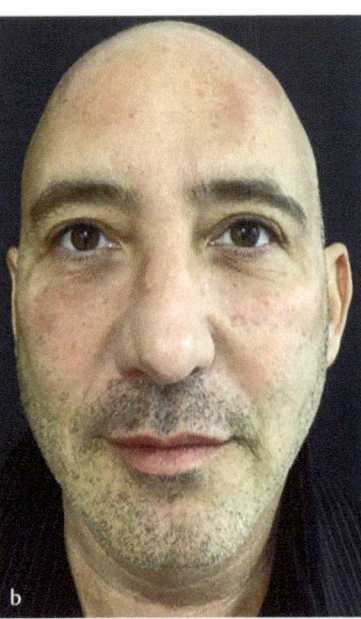

Fig. 12.1 Antes e depois da abordagem facial combinada. **(a)** Homem na faixa dos 50 anos apresentou-se à clínica com uma atrofia dos tecidos moles da bochecha, sulcos infraorbitais, festões, linhas periorbitais, sulco nasolabial proeminente, rítides dinâmicas na fronte e fotoenvelhecimento generalizado. **(b)** Os tratamentos foram realizados em duas etapas ao longo de 8 semanas e incluíram dois *peelings* de ácido glicólico (20%), preenchimento com ácido hialurônico nas bochechas, na área infraorbital, nos lábios e nas dobras nasolabiais, bilateralmente. A injeção de neurotoxina foi realizada na glabela, na fronte e na área periocular. Após o tratamento final foi demonstrada a restauração dos compartimentos de gordura medial e lateral das bochechas, o relaxamento do complexo frontal e glabelar com a posição correta da sobrancelha e a melhora geral dos fotodanos.

o dia e retinol tópico à noite. Em pacientes mais jovens, a queda de cabelo ou a alopecia androgenética pode ser o principal fator contribuinte para a percepção do envelhecimento e, portanto, a abordagem e o tratamento de suas preocupações com o cabelo devem ser realizados antes de outras intervenções. Nesses pacientes, o uso de medicamentos tópicos e/ou orais pode ajudar a evitar mais perda e promover o crescimento, respectivamente. Para pacientes qualificados, deve-se considerar o transplante de cabelo, pois ele melhora consideravelmente a satisfação com a aparência e a idade visual.[36] Além disso, qualquer hiperpigmentação concomitante ou outras condições dermatológicas, como acne, rosácea ou telangiectasias, devem ser tratadas adequadamente. O tratamento da hiperpigmentação pode ser feito com comprimentos de onda específicos para cada pigmento (dependendo do tipo de pele) com duração de pulso de pico, nano ou milissegundos e, para vermelhidão facial e telangiectasias, o tratamento com luz intensa pulsada, *laser* de corante pulsado ou *laser* de titanil fosfato de potássio é eficaz.[37,38] Em homens com poiquilodermia, onde a despigmentação consiste tanto em melanina quanto em vasos sanguíneos proeminentes, o aparecimento de hiperpigmentação pode ser significativamente reduzido ao se atingir apenas os vasos ectasiados.[39]

Os procedimentos estéticos faciais, incluindo neuromodulação, aumento de volume, *peelings* químicos, dispositivos de energia e *lasers*, são quase sempre usados em combinação (▶ Fig. 12.1). As injeções de neuromoduladores devem sempre ser realizadas em uma face em repouso para avaliar adequadamente as rugas e os músculos hipertônicos. Grandes estudos sobre a segurança e a eficácia da combinação de tratamentos à base de laser e luz, terapia neuromoduladora e preenchimentos dérmicos no mesmo dia é limitada. Os preenchimentos injetáveis complementam os tratamentos com neuromoduladores e,[40] muitas vezes, podem ser realizados na mesma sessão, embora alguns autores defendam a realização de preenchedores de pele primeiro para evitar a manipulação do neuromodulador durante a injeção e para avaliar o grau de edema após a colocação do preenchedor.[41] Ocasionalmente, deixar o neuromodulador fazer efeito por um período de duas semanas ou mais pode ser útil, pois a hipotonia muscular resultante pode influenciar a quantidade de preenchedor dérmico necessária para obter os melhores resultados.

Ao combinar neuromoduladores e preenchedores com tratamentos térmicos, como *lasers*, radiofrequência e ultrassom, historicamente tem havido uma preocupação de que os tratamentos térmicos possam causar rápida degradação dos preenchedores de tecidos moles, potencialmente prejudicando seu efeito clínico. Por esse motivo, os tratamentos térmicos são, na maioria das vezes, administrados antes da injeção de preenchedores, se feitos na mesma sessão de tratamento.[42] Entretanto, o benefício da administração de *laser* antes dos preenchedores não foi confirmado em estudos clínicos.[43] Ao combinar diferentes modalidades de tratamento na mesma área anatômica facial, pode-se considerar espaçar os tratamentos em 1 a 2 semanas para permitir a resolução dos efeitos colaterais e avaliar os resultados para produzir um aumento gradual.

O contorno corporal é outra área em que os tratamentos combinados são usados rotineiramente. Embora as intervenções faciais e o contorno corporal possam ser realizados simultaneamente, é recomendável concentrar-se em um problema de cada vez para evitar alterações drásticas na aparência. Pacientes do sexo masculino que desejam reduzir a gordura geralmente buscam tratamento para várias áreas distintas, como gordura submental e abdominal, simultaneamente. Assim, o tratamento com criolipólise, *laser*, radiofrequência ou ultrassom[44-46] para a gordura abdominal em combinação com ácido deoxicólico sódico sintético para a área submentoniana pode gerar resultados superiores aos da monoterapia. Além disso, uma combinação de várias modalidades pode ser usada para atingir uma única região. Por exemplo, a criolipólise pode ser combinado com o tratamento de RF para melhorar ainda mais a redução de gordura nos flancos.[47]

Um dos aspectos mais importantes da realização de tratamentos estéticos em pacientes do sexo masculino é manter uma aparência masculina, a menos que se deseje o contrário. Há vários procedimentos que, se realizados incorretamente, podem resultar em uma aparência feminizada não intencional. Dessa forma, é importante discutir quais fatores são de interesse específico para o paciente e o que ele deseja alcançar. As considerações importantes para os diferentes procedimentos discutidos neste livro estão resumidas na seção a seguir.

12.4 Procedimentos

Este resumo serve para revisar alguns dos princípios fundamentais empregados em cada tratamento cosmético para obter o melhor resultado estético e pacientes satisfeitos, com base nas informações das seções anteriores.

12.4.1 Aumento de Tecido Mole

O envelhecimento facial resulta de uma perda progressiva de volume devido à redistribuição e atrofia da gordura, redução da massa e da estrutura óssea e alterações na espessura e na qualidade da pele à medida que os níveis de testosterona caem.[48] Os preenchedores de tecidos moles desempenham papel importante no aprimoramento facial em homens, aumentando as características faciais específicas do sexo masculino, tratando a perda de volume e suavizando rugas grosseiras (▶ Fig. 12.1, ▶ Fig. 12.2). O dimorfismo sexual entre musculatura, espessura da pele, estrutura óssea e distribuição de gordura deve ser bem compreendido e é essencial para alcançar resultados naturais.[49] Os homens têm uma musculatura facial mais proeminente e uma derme mais espessa; no entanto, o tecido subcutâneo é mais fino em geral.[50] A face masculina ideal destaca cristas supraorbitais proeminentes, sobrancelha mais plana e estreita, olhos ligeiramente mais estreitos, pálpebras mais pesadas, nariz mais longo e largo, lábios mais finos e queixo maior e mais quadrado[51] (▶ Fig. 12.1, ▶ Fig. 12.2). A parte inferior da face dos homens é, tradicionalmente, a característica marcante da masculinidade, com uma linha de mandíbula quadrada mais nítida e bem definida. A face média masculina é notavelmente diferente da de uma mulher com o ápice da bochecha masculina sendo mais baixo, mais medial e menos definido em comparação com a bochecha feminina.[52] Ao usar preenchimento para restaurar o volume da eminência malar, os homens geralmente não querem o mesmo grau de projeção da bochecha que as mulheres. Portanto, a reconstrução da bochecha deve ser feita sutilmente para evitar a criação de uma aparência feminizada, como uma que seja mais redonda, mais cheia e mais posicionada lateralmente. Em conjunto com o tratamento da bochecha, a eliminação das cavidades infraorbitais pode produzir uma aparência energizada e renovada (▶ Fig. 12.1).

12.4.2 Neuromodulação

Os objetivos e as expectativas dos homens que buscam tratamento com neuromoduladores são diferentes dos das mulheres. Uma abordagem baseada no gênero é fundamental para obter uma aparência mais jovem e atraente sem comprometer as características definidoras da anatomia masculina. Na parte superior da face, os homens têm maior altura e largura da fronte, o que pode ser exacerbado pela presença de alopecia androgenética.[53] Nessa região, os homens preferem a suavização dessas linhas horizontais, ao mesmo tempo em que permitem o movimento da fronte. Além disso, os homens têm um formato de sobrancelha mais horizontal e mais baixo na borda orbital.[54] Para manter o formato da sobrancelha e evitar o arqueamento da sobrancelha lateral, pode-se aplicar uma injeção na fronte lateral.[55] A glabela masculina é mais larga, projeta-se mais anteriormente e tem um sulco mais profundo do que nas mulheres, e o apagamento completo dessas

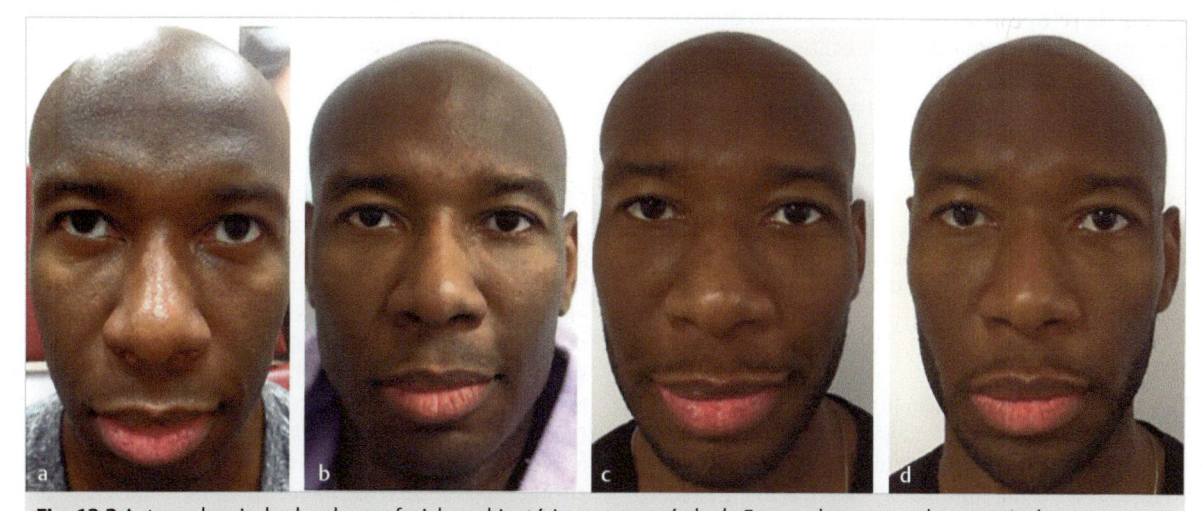

Fig. 12.2 Antes e depois da abordagem facial combinatória em um período de 5 anos, demonstrando a terapia de manutenção. **(a)** Homem na faixa dos 30 anos em um período de 5 anos demonstrando a manutenção da aparência com tratamentos faciais com preenchimento dérmico, neurotoxina e *peeling* químico em intervalos regulares. **(b-d)** Manutenção da linha de base em um período de 5 anos.

linhas é desejado em comparação com outras regiões nos homens.[56] A glabela deve ser tratada em conjunto com o frontal para evitar a feminização da sobrancelha. O *orbicularis oculi* é mais largo e se estende mais lateralmente nos homens, sendo que alguns homens têm um padrão de leque inferior das linhas cantalianas laterais.[10,57-59] Essas linhas indicam masculinidade e maturidade, portanto, o objetivo pode ser apenas relaxar e não imobilizar essas linhas.[60] Os homens geralmente não procuram tratamento com neuromoduladores na face média e inferior, devido à menor incidência de exposição gengival, menos rítides em razão da natureza altamente sebácea da pele perioral e preferência por uma linha da mandíbula mais proeminente. Devido ao maior volume e movimento dos músculos faciais, os homens precisam de unidades maiores de neuromoduladores para atingir o mesmo grau de relaxamento muscular que as mulheres, e a causa mais comum de um resultado inadequado é a dose inadequada.[61]

12.4.3 Restauração de Cabelo

A alopecia androgenética é uma forma comum de queda de cabelo caracterizada por uma redução progressiva dos fios terminais que envolvem o couro cabeludo anterior, temporal e do vértice em um padrão característico. As terapias de primeira linha podem incluir minoxidil tópico e finasterida oral antes da consideração cirúrgica. A finasterida é um inibidor oral da di-hidrotestosterona (DHT), que inibe competitivamente a enzima 5 alfa-redutase tipo 2 e, na dose de 1 mg por dia, diminui os níveis de DHT no soro e no couro cabeludo em mais de 60%.[62,63] O minoxidil promove o crescimento do cabelo aumentando a duração da fase anágena, encurtando a fase telógena e aumentando os folículos miniaturizados.[64] Depois que o paciente tiver sido medicamente otimizado com as terapias acima, o transplante capilar pode oferecer uma melhora mais permanente na restauração capilar. O transplante de unidades foliculares e a extração de unidades foliculares são os tratamentos atuais de escolha no transplante capilar.[65] No entanto, os homens podem continuar a perder cabelo em áreas suscetíveis à alopecia androgenética que não foram transplantadas, portanto, é prudente continuar o tratamento médico para maximizar os resultados do transplante capilar. O plasma rico em plaquetas (PRP) continua a ser avaliado e utilizado para o tratamento da queda de cabelo com resultados geralmente positivos; no entanto, são necessários estudos maiores, mais rigorosos e bem projetados para determinar o protocolo ideal.[66] Outros tratamentos relatados para a alopecia androgenética incluem dutasterida, terapia de luz *laser* de baixo nível, agentes de camuflagem e micropigmentação ou tatuagem do couro cabeludo.

12.4.4 *Peelings* Químicos

Os *peelings* químicos estão se tornando uma opção de tratamento cosmético não invasivo cada vez mais popular para os homens. Os *peelings* químicos induzem a destruição, eliminação e regeneração dos tecidos de forma controlada e são comumente classificados com base em sua profundidade de penetração na pele. Nos homens, os *peelings* químicos são, frequentemente, usados como monoterapia ou em conjunto com outras modalidades para tratar com sucesso condições como acne vulgar, cicatrizes de acne, queratose pilar, melasma, queratose actínica, fotodano, cicatrizes e pseudofoliculite bárbara, ou simplesmente para rejuvenescimento periorbital.[67] Os homens podem precisar de mais sessões de tratamento ou concentrações mais altas do que as mulheres, devido à maior densidade das glândulas sebáceas e dos folículos pilosos.[68] Portanto, alguns médicos podem optar por preparar ou fazer um pré-tratamento com retinoides tópicos e/ou alfa-hidroxiácido para garantir a profundidade adequada de penetração do agente de peeling.[69] Durante o tratamento, os homens podem tolerar melhor um desengorduramento mais completo, um volume maior de agentes de *peeling* e mais pressão ao aplicar a solução de *peeling* químico, o que pode se correlacionar com um *peeling* mais profundo e mais eficaz.[67] Os pacientes do sexo masculino devem evitar fazer a barba no período pós-procedimento até que a região tratada tenha se reepitelizado. Outra consideração importante é que os homens podem estar mais preocupados com o tempo de inatividade pós-procedimento após um *peeling* químico e devem ser aconselhados sobre a importância da fotoproteção rigorosa antes e depois do *peeling* para minimizar a pigmentação de fundo.[67]

12.4.5 *Lasers*, Luz e Dispositivos de Energia

Os homens estão buscando tratamento com *lasers*, dispositivos à base de luz e energia para melhorar a aparência de rugas, cicatrizes de acne, telangiectasias, discromia, fotodano, tamanho dos poros, enrijecimento da pele e tom geral da pele.[39] Conforme observado anteriormente, os homens têm maior espessura epidérmica e dérmica, maior massa e movimento muscular facial, maior vascularização, maior concentração de folículos pilosos e mais glândulas sebáceas.[52] Quando associado a fatores extrínsecos, como comportamentos inadequados de proteção solar, isso leva a uma maior profundidade de rugas, sulcos e fotodanos.[10,70] Portanto, muitas vezes pode ser necessário usar fluências mais altas para obter resultados semelhantes aos das mulheres. Os homens, em geral, são mais cautelosos com seus planos de tratamento e mais autoconscientes em relação a procedimentos cosméticos com longos períodos de inatividade, desconforto e efeitos colaterais visualmente aparentes.[39] O *resurfacing* fracionado não ablativo da pele proporciona uma penetração mais profunda na pele com danos térmicos seletivos à derme, enquanto poupa amplamente a epiderme.[71] As modalidades fracionadas ablativas envolvem a penetração superficial da pele com destruição da epiderme e dano térmico superficial na derme, o que é obtido com os *lasers* de dióxido de carbono e *erbium:yttrium aluminum garnet* (Er:YAG). Para o rejuvenescimento facial, os *lasers* ablativos são mais eficazes do que seus equivalentes não ablativos; entretanto, esses tratamentos geralmente exigem um processo de cicatrização mais prolongado e o eritema facial pode persistir por semanas. Historicamente, os homens são menos propensos a usar produtos cosméticos para ocultar a descoloração que pode ocorrer após os procedimentos a *laser*.[72] O desenvolvimento de novos *lasers* fracionados não ablativos com perfis de efeitos colaterais aprimorados pode ajudar a melhorar os resultados e diminuir o tempo de inatividade. Outras considerações especiais incluem evitar complicações mais específicas do sexo masculino, como alopecia iatrogênica da área da barba, cicatrização mais lenta da ferida e maior suscetibilidade a infecções de pele.[68,73]

12.4.6 Tratamentos para Gordura e Celulite

O contorno facial e corporal não invasivo ou minimamente invasivo está se tornando cada vez mais popular para melhorar o físico masculino. O contorno masculino ideal se concentra em uma linha da mandíbula bem definida, forte e masculina e no desenvolvimento de um afunilamento em forma de V na parte superior do corpo.[74] Os homens tendem a se concentrar no queixo submental, na linha da mandíbula, no tórax, no abdome e nos flancos, enquanto as mulheres também se interessam pelas coxas mediais e laterais e pela parte posterior dos braços. Isso se deve, em grande parte, às diferenças sexuais no metabolismo da gordura, em que as mulheres armazenam mais gordura na região gluteofemoral, enquanto os homens armazenam mais gordura na região abdominal e no queixo/pescoço.[75] A presença de hormônios anabólicos nos homens, como a testosterona, resulta em menos gordura superficial em comparação com as mulheres.[76] As modalidades terapêuticas não invasivas que abordam a redução de gordura e o contorno corporal incluem criolipólise, ácido deoxicólico sódico sintético, *laser*, RF, energia HIFEM e ultrassom. A pseudoginecomastia pode ser muito incômoda para o paciente do sexo masculino e é causada pelo excesso de gordura subareolar. Os tratamentos-padrão anteriores às modalidades não invasivas eram a excisão cirúrgica ou a lipoaspiração. No entanto, atualmente, a criolipólise tem se mostrado um tratamento não cirúrgico seguro, eficaz e bem tolerado para essa condição.[77] A redução não invasiva da gordura é especialmente atraente para o paciente do sexo masculino, pois tende a ser menos dolorosa e com menos efeitos colaterais em comparação com a lipoaspiração ou tratamentos cirúrgicos. É preciso estar atento às áreas com pelos, especialmente quando se usa a lipólise química, pois a alopecia pode ser um efeito indesejado.

12.4.7 Procedimentos de Enrijecimento da Pele

O ultrassom, a radiofrequência, o microagulhamento e alguns tratamentos a *laser* podem ser empregados para combater a flacidez da pele. Semelhante às terapias de redução de gordura, os homens procuram, em grande parte, tratamentos para melhorar a linha da mandíbula, o pescoço, o tórax, o abdome e os flancos.[74] O ultrassom e a radiofrequência também compartilham a natureza dupla de atingir os adipócitos e, ao mesmo tempo, enrijecer a pele frouxa, dependendo do dispositivo específico. Os benefícios desses procedimentos incluem resultados graduais, pouco ou nenhum tempo de inatividade, desconforto mínimo, aplicação em todo o corpo e menos efeitos colaterais em geral. Entretanto, os resultados dos tratamentos são modestos em comparação com as alternativas cirúrgicas, como *lifting* facial e *lifting* de pescoço. No entanto, os procedimentos não invasivos para enrijecimento da pele e redução de gordura estão crescendo em popularidade, com quase 6 vezes mais procedimentos realizados em comparação com os procedimentos cirúrgicos.[78] A RF é fornecida em várias modalidades, incluindo monopolar, bipolar, tripolar, multipolar e multigerador. O objetivo é transformar a energia de RF em energia térmica, o que resulta na destruição, remodelação e neocolagênese do colágeno. O ultrassom é dividido em ultrassom não térmico, ultrassom focado de baixa frequência e ultrassom de alta frequência e alta intensidade. O ultrassom microfocado fornece calor transcutâneo que tem como alvo o tecido conjuntivo subdérmico mais profundo em zonas bem focadas em profundidades programadas consistentes.[79] As considerações para o tratamento de pacientes do sexo masculino devem levar em conta que as espessuras epidérmicas e dérmicas são maiores, o que pode ser responsável por resultados menos expressivos em comparação com o tratamento de pacientes do sexo feminino, a menos que as configurações sejam ajustadas de acordo.

12.4.8 Cuidados com a Pele

Historicamente, os homens centravam seus regimes de cuidados com a pele em torno do barbear, que continua a ser a maior e mais desenvolvida parcela do mercado de cuidados com a pele masculina. Conforme discutido anteriormente neste capítulo, há muitas diferenças fisiológicas entre a pele masculina e a feminina, e o mercado cosmecêutico atual está começando a atingir os homens ao atender às suas necessidades específicas de cuidados com a pele. A pele masculina tende a ter tons de pele mais escuros e avermelhados, mais colágeno, resultando em uma pele mais espessa, menos gordura subcutânea e um início mais lento do aparecimento do envelhecimento.[5] Especificamente, na face, os homens tendem a ter glândulas sebáceas maiores e mais numerosas devido à maior quantidade de pelos terminais.[64] Além da percepção social de maior maturidade e masculinidade, os pelos faciais masculinos são vantajosos por oferecerem um alto grau de fotoproteção, diminuindo a quantidade de raios ultravioleta que atingem a superfície da pele, o que atenua o envelhecimento e o desenvolvimento de queratoses actínicas.[65] O barbear, mais conhecido para a depilação facial, também é muito eficaz na remoção e esfoliação do estrato córneo, tornando os homens menos propensos a buscar outros métodos de esfoliação, como *peelings* químicos ou o uso de dispositivos mecânicos.[66] Além disso, a pele masculina produz mais sebo e suor, mas tem um pH da pele e uma taxa de evaporação do suor mais baixos em comparação com as mulheres. A produção de sebo impulsionada pela testosterona nos homens proporciona uma hidratação natural da pele, levando a taxas mais baixas de hidratação tópica da pele nos homens e, além disso, os produtos de limpeza da pele masculina tendem a ser mais eficazes na remoção do sebo em comparação com os produtos femininos. Os regimes de cuidados com a pele para homens continuarão a evoluir e crescer à medida que os homens mais jovens se interessarem cada vez mais pela limpeza e hidratação da pele, fotoproteção e combate ao envelhecimento facial.[67]

12.5 Considerações Futuras

O número de pacientes do sexo masculino que buscam procedimentos cosméticos está crescendo constantemente, e indivíduos mais jovens motivados pela prevenção da idade também estão sendo cada vez mais tratados. Formas inovadoras de injeção de neuromoduladores, como microdepósitos dérmicos, podem, além de prevenir rugas dinâmicas, ser utilizados para ajudar a diminuir o tamanho dos poros, a produção de óleo e linhas finas.[80] As novas terapias combinadas, como a combinação de tratamentos de *resurfacing* a *laser* ou tratamentos de queda de cabelo com PRP autólogo, estão sendo usadas para aumentar a estimulação do fator de crescimento na expectativa de resultados superiores. Além disso, as terapias estéticas que antes eram feitas principalmente na face estão se expandindo para incluir também outras partes do corpo, por exemplo, braços, pernas e nádegas. Procedimentos minimamente invasivos, como a lipoaspiração a laser, estão sendo empregados para realizar a "lipoaspiração de alta definição" para contornar os grupos musculares existentes em várias áreas do corpo.

Há muitas tendências interessantes surgindo atualmente na área de estética para homens. Como médicos estéticos, é essencial entender como certas modificações cosméticas podem alterar as características masculinas e femininas, especialmente na face. Isso é especialmente importante na população transgênero, em que os tratamentos estéticos vão além da restauração ou do aumento das características existentes e tentam masculinizar ou feminizar o indivíduo para que ele corresponda à sua identidade de gênero.[81] À medida que o campo da estética se expande, são necessários mais estudos controlados e randomizados com acompanhamento em longo prazo para avaliar os tratamentos emergentes e as combinações de tratamentos, para que os médicos possam fazer recomendações baseadas em evidências para os nossos pacientes.

12.6 Conclusão

A demanda por procedimentos estéticos entre todos os pacientes, e especificamente entre os pacientes do sexo masculino, está aumentando constantemente, e um conhecimento aprimorado sobre as diferenças na anatomia, no comportamento bioquímico da pele e nos diferentes ideais estéticos entre homens e mulheres é fundamental para os médicos que realizam procedimentos estéticos. As principais considerações discutidas neste livro e destacadas neste capítulo são essenciais para a obtenção dos melhores resultados estéticos e a satisfação dos pacientes. Estamos em uma era empolgante de aumento da demanda por procedimentos estéticos entre os homens, em conjunto com a rápida expansão do portfólio de opções de tratamento. Embora já tenha sido negligenciada, a adaptação de procedimentos cosméticos minimamente invasivos para corresponder ao gênero (ou identidade de gênero) de um indivíduo está se tornando um objetivo importante. Os médicos com conhecimento profundo das diferenças entre a estrutura facial e o físico masculino e feminino, e que são capazes de aumentar, restaurar ou modificar a anatomia para corresponder à aparência desejada pelo paciente, podem ter um impacto significativo na qualidade de vida do paciente.

12.7 Pérolas

- Uma abordagem baseada no gênero é fundamental para obter uma aparência mais jovem e atraente sem comprometer as características definidoras da anatomia masculina.
- A estrutura esquelética geral da cabeça é diferente entre homens e mulheres, sendo que as mulheres têm um crânio com cerca de quatro quintos do tamanho do crânio masculino.[16] Homens e mulheres têm formatos craniofaciais diferentes; assim, as mulheres procuram ter uma face afilada, em forma de coração, com características faciais superiores mais proeminentes, enquanto os homens desejam uma linha de mandíbula mais quadrada e cinzelada, com características faciais igualmente proporcionais entre a parte superior e inferior da face.
- Para alcançar os resultados estéticos desejados, muitas vezes é necessário combinar diferentes modalidades de tratamento. Determinar as terapias ideais e a ordem em que devem ser administradas é fundamental para aperfeiçoar o resultado e a satisfação do paciente.
- A face média masculina é notavelmente diferente da feminina, com o ápice da bochecha masculina, sendo mais baixo, mais medial e menos definido em comparação com a bochecha feminina.
- Ao realizar a neuromodulação do músculo frontal e da glabela, os homens preferem a suavização das linhas horizontais, mas ainda permitindo o movimento. Além disso, os homens têm um formato de sobrancelha mais horizontal e mais baixo na borda orbital.
- Se surgirem preocupações sobre TDC durante uma consulta, instrumentos de triagem de TDC, como o "COPS for BDD", podem ser usados para avaliar o paciente.
- Os médicos que têm conhecimento profundo das diferenças entre a estrutura e a física facial masculina e feminina e que são capazes de aumentar, restaurar ou modificar a anatomia para corresponder à aparência desejada pelo paciente podem ter impacto significativo na qualidade de vida do paciente.

Referências

[1] Wieczorek IT, Hibler BP, Rossi AM. Injectable cosmetic procedures for the male patient. J Drugs Dermatol. 2015; 14(9):1043–1051
[2] Singh B, Keaney T, Rossi AM. Male body contouring. J Drugs Dermatol. 2015; 14(9):1052–1059
[3] Escoffier C, de Rigal J, Rochefort A, Vasselet R, Lévêque JL, Agache PG. Age-related mechanical properties of human skin: an in vivo study. J Invest Dermatol. 1989; 93(3):353–357
[4] Van Mulder TJ, de Koeijer M, Theeten H, et al. High frequency ultrasound to assess skin thickness in healthy adults. Vaccine. 2017; 35(14):1810–1815
[5] Bailey SH, Oni G, Brown SA, et al. The use of non-invasive instruments in characterizing human facial and abdominal skin. Lasers Surg Med. 2012; 44(2):131–142
[6] Laurent A, Mistretta F, Bottigioli D, et al. Echographic measurement of skin thickness in adults by high frequency ultrasound to assess the appropriate microneedle length for intradermal delivery of vaccines. Vaccine. 2007; 25(34):6423–6430
[7] Azzi L, El-Alfy M, Martel C, Labrie F. Gender differences in mouse skin morphology and specific effects of sex steroids and dehydroepiandrosterone. J Invest Dermatol. 2005; 124(1):22–27
[8] Shuster S, Black MM, McVitie E. The influence of age and sex on skin thickness, skin collagen and density. Br J Dermatol. 1975; 93(6):639–643
[9] Janssen I, Heymsfield SB, Wang ZM, Ross R. Skeletal muscle mass and distribution in 468 men and women aged 18–88 yr. J Appl Physiol (1985). 2000; 89(1):81–88
[10] Weeden JC, Trotman CA, Faraway JJ. Three dimensional analysis of facial movement in normal adults: influence of sex and facial shape. Angle Orthod. 2001; 71(2):132–140
[11] Paganelli A, Mandel VD, Kaleci S, Pellacani G, Rossi E. Favre-Racouchot disease: systematic review and possible therapeutic strategies. J Eur Acad Dermatol Venereol. 2019; 33(1):32–41

[12] Luebberding S, Krueger N, Kerscher M. Skin physiology in men and women: in vivo evaluation of 300 people including TEWL, SC hydration, sebum content and skin surface pH. Int J Cosmet Sci. 2013; 35(5):477–483

[13] Pochi PE, Strauss JS, Downing DT. Age-related changes in sebaceous gland activity. J Invest Dermatol. 1979; 73(1):108–111

[14] Strauss JS, Kligman AM, Pochi PE. The effect of androgens and estrogens on human sebaceous glands. J Invest Dermatol. 1962; 39:139–155

[15] Guy R, Ridden C, Kealey T. The improved organ maintenance of the human sebaceous gland: modeling in vitro the effects of epidermal growth factor, androgens, estrogens, 13-cis retinoic acid, and phenol red. J Invest Dermatol. 1996; 106(3):454–460

[16] Krogman WM. Sexing skeletal remains. In: The Human Skeleton in Forensic Medicine. Springfield, IL: C.C. Thomas; 1973:112

[17] de Maio M. Ethnic and gender considerations in the use of facial injectables: male patients. Plast Reconstr Surg. 2015; 136(5) Suppl:40S–43S

[18] Ezure T, Yagi E, Kunizawa N, Hirao T, Amano S. Comparison of sagging at the cheek and lower eyelid between male and female faces. Skin Res Technol. 2011; 17(4):510–515

[19] Kahn DM, Shaw RB, Jr. Aging of the bony orbit: a three-dimensional computed tomographic study. Aesthet Surg J. 2008; 28(3):258–264

[20] Codinha P. Facial soft tissue thicknesses for the Portuguese adult population. Forensic Sci Int. 2009; 184:80.e1–80.e7

[21] American Society for Aesthetic Plastic Surgery. Cosmetic (Aesthetic) Surgery National Data Bank Statistics. New York, NY: American Society for Aesthetic Plastic Surgery; 2019

[22] Cosmetic Surgery National Data Bank Statistics. Aesthet Surg J. 2016;36 Suppl 1:1–29

[23] Taub A, Bartholomeusz J. Ultrasound evaluation of a single treatment with a temperature controlled multi-frequency monopolar radio frequency device for the improvement of localized adiposity on the abdomen and flanks. J Drugs Dermatol. 2020; 19(1):28–34

[24] Fritz K, Salavastru C, Gyurova M. Clinical evaluation of simultaneously applied monopolar radiofrequency and targeted pressure energy as a new method for noninvasive treatment of cellulite in postpubertal women. J Cosmet Dermatol. 2018; 17(3):361–364

[25] Kent DE, Jacob CI. Simultaneous changes in abdominal adipose and muscle tissues following treatments by high-intensity focused electromagnetic (HIFEM) technology-based device: computed tomography evaluation. J Drugs Dermatol. 2019; 18(11):1098–1102

[26] Jacob C, Kinney B, Busso M, et al. High intensity focused electromagnetic technology (HIFEM) for non-invasive buttock lifting and toning of gluteal muscles: a multi-center efficacy and safety study. J Drugs Dermatol. 2018; 17(11):1229–1232

[27] U.S. Food and Drug Administration. Re: K190456. Available at: https://www.accessdata.fda.gov/cdrh_docs/pdf19/K190456.pdf. Accessed 02/03/2020

[28] Jagdeo J, Keaney T, Narurkar V, Kolodziejczyk J, Gallagher CJ. Facial treatment preferences among aesthetically oriented men. Dermatol Surg. 2016; 42(10):1155–1163

[29] Koran LM, Abujaoude E, Large MD, Serpe RT. The prevalence of body dysmorphic disorder in the United States adult population. CNS Spectr. 2008; 13(4):316–322

[30] Phillips KA, Castle DJ. Body dysmorphic disorder in men. BMJ. 2001;323(7320):1015–1016

[31] Gunstad J, Phillips KA. Axis I comorbidity in body dysmorphic disorder. Compr Psychiatry. 2003; 44(4):270–276

[32] Sarwer DB. Awareness and identification of body dysmorphic disorder by aesthetic surgeons: results of a survey of American Society for Aesthetic Plastic Surgery members. Aesthet Surg J. 2002; 22(6):531–535

[33] Veale D, Ellison N, Werner TG, Dodhia R, Serfaty MA, Clarke A. Development of a cosmetic procedure screening questionnaire (COPS) for body dysmorphic disorder. J Plast Reconstr Aesthet Surg. 2012; 65(4):530–532

[34] Williams J, Hadjistavropoulos T, Sharpe D. A meta-analysis of psychological and pharmacological treatments for body dysmorphic disorder. Behav Res Ther. 2006; 44(1):99–111

[35] Gold MH. Combination therapy for male cosmetic patients. Dermatol Clin. 2018; 36(1):69–73

[36] Liu F, Miao Y, Li X, et al. The relationship between self-esteem and hair transplantation satisfaction in male androgenetic alopecia patients. J Cosmet Dermatol. 2018

[37] Frucht CS, Ortiz AE. Nonsurgical cosmetic procedures for men: trends and technique considerations. J Clin Aesthet Dermatol. 2016; 9(12):33–43

[38] Crispin MK, Hruza GJ, Kilmer SL. Lasers and energy-based devices in men. Dermatol Surg. 2017; 43 Suppl 2:S176–S184

[39] Ross EV. Nonablative laser rejuvenation in men. Dermatol Ther. 2007;20(6):414–429

[40] Coleman KR, Carruthers J. Combination therapy with BOTOX and fillers: the new rejuvnation paradigm. Dermatol Ther. 2006; 19(3):177–188

[41] Fabi S, Goldman M. Soft tissue augmentation with hyaluronic acid and calcium hydroxylapatite fillers. In: Amir M, Karam MPG, eds. Rejuvenation of the Aging Face. London, UK: JP Medical Ltd; 2015:20

[42] Carruthers J, Burgess C, Day D, et al. Consensus recommendations for combined aesthetic interventions in the face using botulinum toxin, fillers, and energy-based devices. Dermatol Surg. 2016; 42(5):586–597

[43] Fabi SG, Goldman MP, Mills DC, et al. Combining microfocused ultrasound with botulinum toxin and temporary and semi-permanent dermal fillers: safety and current use. Dermatol Surg. 2016; 42 Suppl 2:S168–S176

[44] Hong JY, Ko EJ, Choi SY, et al. Efficacy and safety of high-intensity focused ultrasound for noninvasive abdominal subcutaneous fat reduction. Dermatol Surg. 2020; 46(2):213–219

[45] Coleman WP, III, Coleman W, IV, Weiss RA, Kenkel JM, Ad-El DD, Amir R. A multicenter controlled study to evaluate multiple treatments with nonthermal focused ultrasound for noninvasive fat reduction. Dermatol Surg. 2017; 43(1):50–57

[46] Mazzoni D, Lin MJ, Dubin DP, Khorasani H. Review of non-invasive body contouring devices for fat reduction, skin tightening and muscle definition. Australas J Dermatol. 2019; 60(4):278–283

[47] Few J, Gold M, Sadick N. prospective internally controlled blind reviewed clinical evaluation of cryolipolysis combined with multipolar radiofrequency andvaripulsetechnology for enhanced subject results in circumferential fat reduction and skin laxity of the flanks. J Drugs Dermatol. 2016; 15(11):1354–1358

[48] Donofrio LM. Fat distribution: a morphologic study of the aging face. Dermatol Surg. 2000; 26(12):1107–1112

[49] Rossi AM, Fitzgerald R, Humphrey S. Facial soft tissue augmentation in males: an anatomical and practical approach. Dermatol Surg. 2017; 43 Suppl 2:S131–S139

[50] Sjöström L, Smith U, Krotkiewski M, Björntorp P. Cellularity in different regions of adipose tissue in young men and women. Metabolism. 1972; 21(12):1143–1153

[51] Marquardt SR. Dr. Stephen R. Marquardt on the Golden Decagon and human facial beauty. Interview by Dr. Gottlieb. J Clin Orthod. 2002;36(6):339–347

[52] Wysong A, Kim D, Joseph T, MacFarlane DF, Tang JY, Gladstone HB. Quantifying soft tissue loss in the aging male face using magnetic resonance imaging. Dermatol Surg. 2014; 40(7):786–793

[53] Whitaker LA, Morales L, Jr, Farkas LG. Aesthetic surgery of the supraorbital ridge and forehead structures. Plast Reconstr Surg. 1986; 78(1):23–32

[54] Goldstein SM, Katowitz JA. The male eyebrow: a topographic anatomic analysis. Ophthal Plast Reconstr Surg. 2005; 21(4):285–291

[55] Jones IT, Fabi SG. The use of neurotoxins in the male face. Dermatol Clin. 2018; 36(1):29–42

[56] Macdonald MR, Spiegel JH, Raven RB, Kabaker SS, Maas CS. An anatomical approach to glabellar rhytids. Arch Otolaryngol Head Neck Surg. 1998; 124(12):1315–1320

[57] Houstis O, Kiliaridis S. Gender and age differences in facial expressions. Eur J Orthod. 2009; 31(5):459–466

[58] Kane MA, Cox SE, Jones D, Lei X, Gallagher CJ. Heterogeneity of crow's feet line patterns in clinical trial subjects. Dermatol Surg. 2015; 41(4):447–456

[59] Carruthers A, Bruce S, Cox SE, Kane MA, Lee E, Gallagher CJ. Onabotulinumtoxin A for treatment of moderate to severe crow's feet lines: a review. Aesthet Surg J. 2016; 36(5):591–597

[60] Dayan SH, Ashourian N. Considerations for achieving a natural face in cosmetic procedures. JAMA Facial Plast Surg. 2015; 17(6):395

[61] Flynn TC. Botox in men. Dermatol Ther. 2007; 20(6):407–413

[62] Price VH. Treatment of hair loss. N Engl J Med. 1999; 341(13):964–973

[63] Rittmaster RS. Finasteride. N Engl J Med. 1994; 330(2):120–125

[64] Messenger AG, Rundegren J. Minoxidil: mechanisms of action on hair growth. Br J Dermatol. 2004; 150(2):186–194

[65] Avram M, Rogers N. Contemporary hair transplantation. Dermatol Surg. 2009; 35(11):1705–1719

[66] Gupta AK, Carviel JL. Meta-analysis of efficacy of platelet-rich plasma therapy for androgenetic alopecia. J Dermatolog Treat. 2017; 28(1):55–58

[67] Reserva J, Champlain A, Soon SL, Tung R. chemical peels: indications and special considerations for the male patient. Dermatol Surg. 2017;43 Suppl 2:S163–S173

[68] Cohen BE, Bashey S, Wysong A. Literature review of cosmetic procedures in men: approaches and techniques are gender specific. Am J Clin Dermatol. 2017; 18(1):87–96

[69] Landau M. Chemical peels. Clin Dermatol. 2008; 26(2):200–208

[70] Sattler U, Thellier S, Sibaud V, et al. Factors associated with sun protection compliance: results from a nationwide cross-sectional evaluation of 2215 patients from a dermatological consultation. Br J Dermatol. 2014; 170(6):1327–1335

[71] Gold MH. Fractional technology: a review and clinical approaches. J Drugs Dermatol. 2007; 6(8):849–852

[72] Carniol PJ, Gentile RD. Laser facial plastic surgery for men. Facial Plast Surg. 2005; 21(4):304–309

[73] Keaney T. Male aesthetics. Skin Therapy Lett. 2015; 20(2):5–7

[74] Wat H, Wu DC, Goldman MP. Noninvasive body contouring: a male perspective. Dermatol Clin. 2018; 36(1):49–55

[75] Blaak E. Gender differences in fat metabolism. Curr Opin Clin Nutr Metab Care. 2001; 4(6):499–502

[76] Karcher C. Liposuction considerations in men. Dermatol Clin. 2018;36(1):75–80

[77] Munavalli GS, Panchaprateep R. Cryolipolysis for targeted fat reduction and improved appearance of the enlarged male breast. Dermatol Surg. 2015; 41(9):1043–1051

[78] Juhász M, Marmur E. Energy-based devices in male skin rejuvenation. Dermatol Clin. 2018; 36(1):21–28

[79] MacGregor JL, Tanzi EL. Microfocused ultrasound for skin tightening. Semin Cutan Med Surg. 2013; 32(1):18–25

[80] Bertossi D, Giampaoli G, Lucchese A, et al. The skin rejuvenation associated treatment-Fraxel laser, Microbotox, and low G prime hyaluronic acid: preliminary results. Lasers Med Sci. 2019; 34(7):1449–1455

[81] Dhingra N, Bonati LM, Wang EB, Chou M, Jagdeo J. Medical and aesthetic procedural dermatology recommendations for transgender patients undergoing transition. J Am Acad Dermatol. 2019;80(6):1712–1721

Índice Remissivo

Entradas acompanhadas por um *f* ou *t* itálico indicam figuras e tabelas, respectivamente.

A

Abdome
　masculino, 100, 101
　　lipoaspiração tumescente do, 100, 101*f*
　　　assistida por *laser*, 101*f*
　　superior, 101
　　　terapia HIFEM no, 101
Abordagem
　de alto nível, 35-48
　　para neuromoduladores, 35-48
　　　abordagem. 38
　　　　canto lateral, 41
　　　　fronte, 38
　　　　glabela, 40
　　　　masseteres, 42
　　　　outros usos faciais, 42
　　　　rugas escrotais, 44
　　　　sobrancelha, 38
　　　anatomia, 35
　　　　avaliação da face. 35
　　　dosagem aprovada, 44
　　　histórico, 35
　　　　dados demográficos, 35
　　　　motivação, 35
　　　indicações aprovadas, 44
　de procedimentos estéticos, 137
　　no sexo masculino, 137
　　　considerações futuras, 141
　　　consulta para, 137
　　　terapêutica combinada, 137
　　facial, 138*f*, 139*f*
　　　combinatória, 138*f*, 139*f*
Acne
　cicatriz de, 75*f*, 116*f*
　　melhora após *peeling*, 75*f*
　　　de SA, 75*f*
　　rejuvenescimento, 116*f*
　　　com *laser* fracionado, 116*f*
　　　　dopado com érbio, 116*f*
Adipólise
　por injeção, 99
　　no tratamento, 99
　　para celulite, 99
　　para gordura, 99
Afinamento
　do vértice, 50*f*
　　em adolescente, 50*f*
　　frontal, 50*f*
　　em homem, 50*f*
Agente(s)
　de *peelings* químicos, 65*t*
　　classificação dos, 65*t*
　　profundidade histológica, 65*t*
　　de penetração
　　　correspondente, 65*t*
Agente Bioestimulante
　injetável, 14*f*
　　tratamento com, 14*f*
　　　vetor negativo, 14*f*

AHA (Alfa-Hidroxiácidos), 64
Alopecia
　areata, 52*f*
　　difusa, 52*f*
　por tração, 118
　　restauração da, 118
　　　em pele de cor, 118
Alteração(ões)
　na anatomia facial, 2*f*
　　masculina, 2*f*
　　　longitudinais, 2*f*
Anatomia
　a pele, 135
　características faciais, 135, 136*t*
　　diferenças nas principais, 136*t*
　contorno corporal, 136
　da face, 25
　　média, 25
　do terço da face, 24, 25
　　médio, 25
　　superior, 24
　para abordagem de alto nível, 35
　　para neuromoduladores, 35
　　　avaliação da face. 35
Anatomia Facial
　diferenças na, 2*f*
　　de gênero, 2*f*
　em corte transversal, 13*f*
　　das pálpebras, 13*f*
　face média, 14
　　e envelhecimento, 14
　masculina, 2*f*, 6
　　alterações na, 2*f*
　　　longitudinais, 2*f*
　　da face média, 14
　　　e envelhecimento, 14
　　fronte, 7
　　　músculos da, 8*f*
　　linha da mandíbula, 15
　　mudanças, 6
　　　no envelhecimento, 6
　　pálpebras, 10
　　　aparelho suspensor da, 13*f*
　　　corte transversal das, 13*f*
　　　externa, 12*f*
　　parte inferior do rosto, 15
　　queda de cabelo, 16
　　　padrão masculino, 16
　　região periorbital, 10, 12*f*
　　têmpora, 7
　　　fáscia temporal, 11*f*
Anestesia
　cirúrgica, 56
　para colheita, 56
Aparelho Suspensor
　da pálpebra, 13*f*
　　superior, 13*f*
Aplicação
　da toxina botulínica, 39*t*, 127*f*
　　na face superior, 39*t*

　　na transição de gênero, 127*f*
Área(s) Facial(is)
　passíveis de tratamento, 36*f*
　　com neuromoduladores, 36*f*
Artéria(s)
　superficiais, 26*f*
　　da face, 26*f*
　　do couro cabeludo, 26*f*
　supraorbital, 8*f*
　supratroclear, 8*f*
ASDS (*American Society for Dermatologic Surgery*), 105
Atendimento
　na transição de gênero, 125
　　barreiras ao, 125
Aumento
　de tecido mole, 139
　　considerações futuras, 141
Avaliação da Face
　para abordagem de alto nível, 35
　　para neuromoduladores, 35
　　　linha do cabelo, 38
　　　musculatura, 36
　　　osso, 36
　　　vasculatura, 38

B

BHA (Beta-Hidroxiácidos), 64
Bigode
　transplante de, 62*f*
Brody
　combinação de, 76
　　CO_2 sólido, 76
　　e TCA 35%, 76

C

Cabelo
　linha do, 38
　　e tratamento, 38
　　　com neuromoduladores, 38
　perda de, 52*f*
　　assimétrica, 52*f*
　　FFA com, 52*f*
　queda de, 16, 18*t*, 51, 52
　　de padrão masculino, 16, 18*t*, 51
　　mimetizadores da, 51
　　tratamento da, 52
　　　aprovadas pela FDA, 52
　　　de rótulo aberto, 54
　　　no envelhecimento, 16
　　　opções não cirúrgicas, 52
　　　tratamentos atuais, 18*t*
　restauração de, 50-63, 118, 140
　　abordagem, 118
　　alopecia por tração, 118
　　CCCA, 118
　　considerações futuras, 141
　　diagnóstico, 50
　　histórico, 50
　　LPP, 118

　　opções cirúrgicas para, 55
　　　anestesia cirúrgica, 56
　　　armazenamento de enxertos, 59
　　　camuflagem, 61
　　　colheita, 56, 58
　　　　de elipse do doador, 56
　　　　de FUE, 58
　　　　métodos de, 56
　　　consulta de candidatos, 55
　　　cuidados pós-operatórios, 61
　　　design de linha de cabelo, 59
　　　enxerto, 60
　　　　colocação do, 60
　　　　criação de locais de, 60
　　　seleção de candidatos, 55
　　　situações especiais, 61
　　　SMP, 61
　　terapia não cirúrgica, 55
　　transplante, 118
CaHA (Hidroxiapatita de Cálcio), 22
　face com, 26, 27*f*
　　média, 26
　　meio da, 27*f*
　　linha da mandíbula com, 28
　　e queixo, 28
Canto
　lateral, 41
　　abordagem do, 41
　　com neuromoduladores, 41
Característica(s)
　corporais, 136*f*
　　diferença nas principais, 136*t*
　　femininas, 136*t*
　　masculinas, 136*t*
　faciais, 128*t*, 135, 136*t*
　　anatomia, 135
　　considerações futuras, 141
　　diferença nas principais, 136*t*
　　femininas, 136*t*
　　masculinas, 136*t*
　　tradicionalmente, 128*t*
　　　femininas, 128*t*
　　　masculinas, 128*t*
Cavidade(s)
　infraorbitais, 28
CCCA (Alopecia Cicatricial Centrífuga Central)
　restauração da, 118
　em pele de cor, 118
Celulite
　tratamentos para, 96-102, 141
　　abordagem, 97
　　anatomia, 96
　　considerações futuras, 141
　　exemplos, 100
　　　de antes e depois, 100
　　histórico, 96
　　procedimentos, 97
　　　adipólise por injeção, 99

145

Índice Remissivo

crioadipólise, 97, 101*f*
HIFU, 98
laser de diodo infravermelho, 99
lipoaspiração tumescente, 99, 100*f*, 101*f*
LLLT, 98
NFU, 98
RF, 98
terapia HIFEM, 98
Cicatriz(es)
  após sessão com *laser* de túlio, 91*f*
    fracionado não ablativo, 91*f*
    e *laser* de corante pulsado, 91*f*
  de acne, 75*f*, 116*f*
    melhora após *peeling*, 75*f*
    de SA, 75*f*
  rejuvenescimento, 116*f*
    com *laser* fracionado, 116*f*
      dopado com érbio, 116*f*
  na pele, 77
    reconstrução química de, 77
    técnica de, 777
Cintura
  feminina, 96*f*
  masculina, 100
    lipoaspiração de, 100
      tumescente, 100
CO_2 (Dióxido de Carbono), 86
  lasers de, 87*f*, 88*f*
    ablativo, 87*f*, 88*f*
      na pálpebra inferior, 87*f*
      na flacidez, 87*f*
      no fotodano, 87*f*
      na rinofima, 88*f*
    sólido, 76, 77*f*
    e TCA 35%, 76, 77*f*
      combinação de Brody, 76
      peeling combinado de, 77*f*
Coleman
  combinação de, 76
    GA 70%, 76
    e TCA 35%, 76
Colheita
  de cabelos, 56
    métodos de, 56
    de elipse, 56
    do doador, 56
    de FUE, 58
Combinação
  de *peelings* químico, 79
    com outros procedimentos, 79
      minimamente invasivos, 79
  peelings de média profundidade, 76
    TCA e, 76
    de Brody, 76
    de Coleman, 76
    de Monheit, 76
Complicação(ões)
  no aumento, 30
  dos tecidos moles, 30
Concavidade Frontal
  tratamento da, 25*f*
    pontos de referência no, 25*f*
    vasculares, 25*f*
Consulta
  para procedimento estético, 137
    no sexo masculino, 137
    considerações futuras, 141

Contorno
  corporal, 136
    anatomia, 136
    considerações futuras, 141
Coolsculpting
  no tórax, 132*f*
  em homem transgênero, 132*f*
Couro Cabeludo
  artérias do, 26*f*
    superficiais, 26*f*
  imagem microscópica do, 55*f*
    demonstrando FU, 55*f*
    de um a quatro fios, 55*f*
  SMP, 61
  veias do, 26*f*
    superficiais, 26*f*
  visão do, 57*f*
    por densitômetro, 57*f*
Coxa
  masculina, 101, 102*f*
    parte externa da, 101, 102*f*
      crioadenoma da, 102*f*
      polipose de, 102*f*
      crioadipólise da, 101
Crânio
  humano, 23*f*
    reabsorção óssea do, 23*f*
    com o envelhecimento, 23*f*
Crioadenoma
  polipose de, 102*f*
    da parte externa, 102*f*
    das coxas, 102*f*
Crioadipólise
  abdominal combinada, 129*f*
    com ultrassom focalizado pulsado, 129*f*
    em mulher transgênero, 129*f*
  da parte externa, 101
  da coxa masculina, 101
  de flancos masculino, 100, 101*f*
    antes e depois, 100
  no tratamento, 97
    para celulite, 97
    para gordura, 97
CROSS (Reconstrução Química de Cicatrizes Cutâneas), 77
  com TCA, 78*f*
Cuidado(s)
  com a pele, 141
    considerações futuras, 141
Cuidado(s) Estético(s)
  na transição de gênero, 127
    por meio de procedimentos minimamente invasivos, 127
    outros profissionais médicos, 128
    papel dos dermatologistas, 128
    preferências do paciente, 128

D

Dado(s) Demográfico(s)
  para abordagem, 35
  de alto nível, 35
  para neuromoduladores, 35
Dano(s)
  fotográficos, 91*f*
    após sessão com *laser* de túlio, 91*f*
      fracionado não ablativo, 91*f*
      e *laser* de corante pulsado, 91*f*

Depilação
  a *laser*, 125*f*
    na transição de gênero, 125*f*
Dermatologista(s)
  papel dos, 128
  na transição de gênero, 128
Dermatoscopia
  pelos na, 51*f*
    miniaturizados, 51*f*
Design
  da linha de cabelo, 59
Dimorfismo(s)
  faciais, 22
Dispositivo(s)
  de energia, 85-92, 140
    anatomia, 85
    considerações futuras, 141
    fisiologia, 85
    histórico, 85
Do Barril ao Tanquinho
  tratamentos para gordura, 96-102
    e celulite, 96-102
    abordagem, 97
    anatomia, 96
    exemplos, 100
      de antes e depois, 100
    histórico, 96
    procedimentos, 97
      adipólise por injeção, 99
      crioadipólise, 97, 101*f*
      HIFEM, 98
      HIFU, 98
      laser de diodo infravermelho, 99
      lipoaspiração tumescente, 99, 100*f*, 101*f*
      LLLT, 98
      NFU, 98
      RF, 98
Dosagem(ns)
  aprovadas, 44, 45*t*
  de neuromoduladores, 44
  de toxina botulínica, 45*t*
DUPA (Alopecia Difusa Não Padronizada)
  em homem, 51*f*

E

Encontrando o Equilíbrio Certo
  peelings químicos, 64-81
    abordagem, 69
      condicionamento da pele pré-*peeling*, 71
      consulta pré-*peeling*, 70
      cuidados pós-*peeling*, 73
      indicações, 69
    complicações, 80
      gerenciamento de, 81*t*
      prevenção de, 81*t*
    e a pele masculina, 64
      mecanismos de, 64
      classificação, 64
      diferenças relevantes para o, 65
      de pele ligadas ao gênero, 65
      fatores extrínsecos relevantes ao, 66
      homens e, 66
      considerações sobre, 67

  em homens de minorias sexuais, 67
  histórico, 64
  procedimentos, 74
    combinação com outros procedimentos, 79
    minimamente invasivos, 79
    de GA, 75
    de óleo de *phenol croton*, 78
    de SA, 74
    reconstrução química, 77
      de cicatrizes na pele, 77
    TCA, 76
    e *peelings* combinados de média profundidade, 76
Energia
  dispositivos de, 85-92, 140
    anatomia, 85
    considerações futuras, 141
    fisiologia, 85
    histórico, 85
Enrijecimento
  da pele, 105-111, 141
    considerações futuras, 141
    procedimentos de, 105-111
      eventos adversos, 110
      expectativas pós-procedimento, 109
      histórico, 105
      indicações, 106
      opções de tratamento, 107
        microagulhamento, 107
        microagulhamento por RF, 108
        RF, 107
        ultrassom, 108
      seleção de pacientes, 106
Envelhecimento
  facial, 6-19
    e gênero, 6
    face média e, 14
      anatomia da, 14
      linha da mandíbula, 15
    mudanças no, 6
      fronte, 7
      pálpebras, 10
      região periorbital, 10, 12*f*
      têmpora, 7
      parte inferior do rosto, 15
      queda de cabelo, 16
        padrão masculino, 16
    reabsorção óssea com o, 23*f*
      do crânio humano, 23*f*
  de cabelos, 59, 60
    armazenamento de, 59, 60*f*
    colocação do, 60, 62*f*
      cuidadosa, 60*f*
    locais de, 60
    criação de, 60
Espaço Subgaleal
  injeção no, 24*f*
    na frontoplastia, 24*f*
      com preenchedores injetáveis, 24*f*
Estrutura(s)
  vasculares, 10*f*
    periorbitais, 10*f*
      localização das principais, 10*f*

Índice Remissivo

F
Face
 artérias da, 26*f*
  superficiais, 26*f*
 avaliação da, 35
  para abordagem de alto nível, 35
   para neuromoduladores, 35
 inferior, 28, 43*t*
  aplicações na, 43*t*
   da toxina botulínica, 43*t*
  linha da mandíbula, 28
   e queixo, 28
    com CaHa, 28
  rejuvenescimento labial, 29
 média, 14, 25, 43*t*
  anatomia da, 14, 25
   e envelhecimento, 14
  aplicações na, 43*t*
   da toxina botulínica, 43*t*
  cavidades infraorbitais, 28
   com CaHa, 26
   com HA, 26
  meio da, 27*f*
   com CaHa, 27*f*
 superior, 39*t*
  aplicações na, 39*t*
   da toxina botulínica, 39*t*
 veias da, 26*f*
  superficiais, 26*f*
Fáscia
 temporal, 11*f*
  superficial, 11*f*
FDA (*Food and Drug Administration*), 15
 dosagens aprovadas pela, 45*t*
  para toxinas botulínicas, 45*t*
 indicações aprovadas pela, 45*t*
  para toxinas botulínicas, 45*t*
 opções aprovadas pela, 52
  de tratamento, 52*f*
   para MPHL, 52*f*
  não cirúrgicas, 52
   para queda de cabelo, 52
FFA (Alopecia Fibrosante Frontal)
 homem com, 52*f*
  vista superior, 52*f*
Finasterida
 oral, 53*f*
  tratamento com, 53*f*
   vértice de homem antes do, 53*f*
Flacidez
 da pálpebra inferior, 87*f*
  laser de CO$_2$ no, 87*f*
   ablativo, 87*f*
Flanco(s)
 femininos, 96*f*
 masculinos, 96*f*, 100
  bilaterais, 96*f*
  crioadipólise de, 100, 101*f*
  lipoaspiração de, 100
   tumescente, 100
Formulação
 anestésica, 100*t*
  tumescente, 100*t*
Fotodano
 da pálpebra inferior, 87*f*
  laser de CO$_2$ no, 87*f*
   ablativo, 87*f*

Fronte
 abordagem da, 38
  com neuromoduladores, 38
 injeção na, 11*f*
 no envelhecimento, 7
 músculos da, 8*f*
Frontoplastia
 com preenchedores injetáveis, 24*f*
  no espaço subgaleal, 24*f*
 técnica de, 24
  terço superior, 24
FU (Unidades Foliculares)
 de um a quatro fios, 55*f*
  em couro cabeludo, 55*f*
   imagem microscópica do, 55*f*
FUE (Excisão da Unidade Folicular), 56
 área doadora após coleta, 59*f*
 colheita de, 58
 dispositivos para, 59*t*

G
GA (Ácido Glicólico), 64
 70%, 76
 e TCA 35%, 76
  combinação de Coleman, 76
 peeling de, 74
Gênero
 identidade de, 125
  qualidade de vida e, 125
 não binário, 132
  status de, 132
 transição de, 123, 129
  barreiras ao atendimento, 125
  do feminino, 129
   para o masculino, 129
  do masculino, 130
   para o feminino, 130
  qualidade de vida relacionada, 125
   a identidade de gênero, 125
   aos procedimentos estéticos, 125
  visão geral, 123
   medicamentos, 23
   procedimentos cirúrgicos, 123
Gerenciamento
 da hiperpigmentação, 114
  peelings químicos, 115
  tratamentos a *laser*, 115
Glabela
 abordagem da, 40
  com neuromoduladores, 40
Gordura
 subcutânea, 102*f*
  redução da, 102*f*
   HIFEM para, 102*f*
 submental, 17*f*
  grave, 17*f*
  paciente com, 17*f*
 tratamentos para, 96-102, 141
  abordagem, 97
  anatomia, 96
  considerações futuras, 141
  exemplos, 100
   de antes e depois, 100
  histórico, 96
  procedimentos, 97
   adipólise por injeção, 99

  crioadipólise, 97, 101*f*
  HIFEM, 98
  HIFU, 98
  laser de diodo infravermelho, 99
  lipoaspiração tumescente, 99, 100*f*, 101*f*
  LLLT, 98
  NFU, 98
  RF, 98

H
HA (Ácido Hialurônico), 22
 face com, 26, 27*f*
  média, 26
  meio da, 27*f*
 preenchimento de, 117*f*
  volumização com, 117*f*
  em afro-americano, 117*f*
Heresia de Hetter
 formulações de, 79*t*
  de óleo de *phenol cróton*, 79*t*
HIFEM (Campo Eletromagnético Focalizado de Alta Intensidade)
 terapia, 98, 101
  no abdome, 101
   superior, 101
  no tratamento, 98
   para celulite, 98
   para gordura, 98
   para redução da gordura, 102*f*
    subcutânea, 102*f*
   para tonificação do músculo, 102*f*
    abdominal superior, 102*f*
HIFU (Ultrassom Focalizado de Alta Intensidade)
 no tratamento, 98
  para celulite, 98
  para gordura, 98
Hinder
 linha de, 16*f*
Hiperpigmentação
 gerenciamento da, 114
  peelings químicos, 115
  tratamentos a *laser*, 115
Hipertrofia
 massetérica, 16*f*
  feminina, 16*f*
Homem(ns)
 de minorias sexuais, 67, 68*t*
  peelings em, 67, 68*t*
   considerações sobre, 67, 68*t*
 e *peelings* químicos, 66, 69*t*
  contraindicações, 70*t*
  fatores relevantes ao, 66
   extrínsecos, 66
  resumo das indicações, 69*t*
  e seleção do, 69*t*
 transgêneros, 130, 132*f*
  coolsculpting no tórax, 132*f*
  procedimentos disponíveis, 129
  exemplos ilustrativos, 129
 variáveis da pele em, 67*t*, 68*t*
  considerações relevantes sobre *peelings*, 67*t*, 68*t*
   extrínsecas, 68*t*
   intrínsecas, 67*t*

I
Identidade
 de gênero, 125
  qualidade de vida e, 125
Indicação(ões)
 aprovadas, 44, 45*t*
  de neuromoduladores, 44
  de toxina botulínica, 45*t*
Injeção(ões)
 adipólise por, 99
  no tratamento, 99
   para celulite, 99
   para gordura, 99
 de toxina botulínica, 45*f*
  opções de dosagem, 45*f*
  padrões de, 45*f*
 na fronte, 11*f*
IPL (Luz Intensa Pulsada), 92

J
JS (Solução de Jessner)
 e TCA 35%, 76, 77*t*
  combinação de Monheit, 76
  nas queratoses actínicas, 77*t*
 no *peeling* de SA, 75

L
Lasers, 85-92, 140
 anatomia, 85
 considerações futuras, 141
 correspondentes, 90*t*
  a diferentes pigmentos, 90*t*
  de tatuagens, 90*t*
 de CO$_2$ ablativo, 87*f*
  na pálpebra inferior, 87*f*
  na flacidez, 87*f*
  no fotodano, 87*f*
 de diodo infravermelho, 99
  no tratamento, 99
   para celulite, 99
   para gordura, 99
 de Nd:YAG, 89*f*
  pelos indesejáveis, 89*f*
 de túlio fracionado, 91*f*
  não ablativo, 91*f*
   na poiquilodermia, 91*f*
   nas cicatrizes, 91*f*
   nos danos fotográficos, 91*f*
 fisiologia, 85
 histórico, 85
 introdução aos, 86
  de rejuvenescimento, 86
   ablativos, 86
   não ablativos, 87
 lesões pigmentadas, 90
 na pele de cor, 116
  remoção de pelos, 116
  tratamento a, 115
 pigmentação, 88
  LHR, 88
 remoção de tatuagens, 89
 vasculares, 91
Lesão(ões)
 pigmentadas, 90
  lasers nas, 90
LHR (Depilação a *Laser*), 85
Linha
 da mandíbula, 15, 28
  e queixo, 28
   com CaHa, 28

147

Índice Remissivo

no envelhecimento, 15
  de Hinder, 16f
  do cabelo, 38, 59
    design da, 59
    e tratamento, 38
      com neuromoduladores, 38
Lipoaspiração
  tumescente, 99, 100, 101f
    da cintura masculina, 100, 101f
      assistida por *laser*, 101f
    do abdome masculino, 100, 101f
      assistida por *laser*, 101f
    do tórax masculino, 100
    dos flancos masculinos, 100, 101f
      assistida por *laser*, 101f
    no tratamento, 99
      para celulite, 99
      para gordura, 99
LLLT (Terapia a *Laser* de Baixo Nível), 19t
  no tratamento, 98
    para celulite, 98
    para gordura, 98
LPP (Líquen Planopilar)
  em homens, 118
    com pele de cor, 118
Luz, 85-92, 140
  anatomia, 85
  considerações futuras, 141
  fisiologia, 85
  histórico, 85
  IPL, 92

M

Mandíbula
  linha da, 15
    no envelhecimento, 15
Masseter(es)
  abordagem dos, 42
    com neuromoduladores, 42
Medicamento(s)
  para transição de gênero, 123
    terapia hormonal, 124f
Microagulhamento
  enrijecimento por, 107, 108, 109f
    da pele, 107, 108, 109f
      lasers, 107
        ablativos, 107
        não ablativos, 107
      por RF, 108, 109f
Minoria(s) Sexual(is)
  homens de, 67, 68t
    peelings em, 67, 68t
      considerações sobre, 67, 68t
Minoxidil
  tópico, 53f
    tratamento com, 53f
      vértice de homem antes do, 53f
Monheit
  combinação de, 76
    JS, 76
    e TCA 35%, 76
Motivação
  para abordagem, 35
    de alto nível, 35
      para neuromoduladores, 35

MPHL (Perda de Cabelo de Padrão Masculino)
  típica, 18f
  tratamento para, 52f
    finasterida oral, 52f
    minoxidil tópico, 52f
Mulher(es)
  transgêneros, 129f, 130
    criolipólise abdominal em, 129f
      combinada com ultrassom focalizado, 129f
      pulsado, 129f
    procedimentos disponíveis, 129
      exemplos ilustrativos, 129
    vaginoplastia em, 131f
      pós-operatório, 131f
Musculatura
  da face, 36
    e tratamento, 36
      com neuromoduladores, 36
Músculo(s)
  abdominal superior, 102f
    HIFEM para tonificação, 102f
  corrugador, 8f
  da fronte, 8f
  faciais, 37f
    e tratamento, 37f
      com toxina botulínica, 37f
  orbicular, 12f
    do olho, 12f
  prócero, 8f

N

Não Muito Apertado
  procedimentos de enrijecimento da pele, 105-111
    eventos adversos, 110
    expectativas pós-procedimento, 109
    histórico, 105
    indicações, 106
    opções de tratamento, 107
      microagulhamento, 107
        por RF, 108
      RF, 107
      ultrassom, 108
    seleção de pacientes, 106
Nd:YAG (*Laser* de Neodímio:Ítrio Alumínio Granada), 73
Neuromodulação, 139
  considerações futuras, 141
Neuromodulador(es)
  abordagem de alto nível para, 35-48
    abordagem. 38
      canto lateral, 41
      fronte, 38
      glabela, 40
      masseteres, 42
      outros usos faciais, 42
      rugas escrotais, 44
      sobrancelha, 38
    anatomia, 35
      avaliação da face. 35
    histórico, 35
      dados demográficos, 35
      motivação, 35
    indicações aprovadas, 44
      dosagem aprovadas, 44

na pele de cor, 116
  abordagem, 116
  procedimento, 117
  tratamento com, 7f
    antes e depois do, 7f
    rugas, 7f
    sulcos frontais profundos, 7f
NFU (Ultrassom com Foco Não Térmico)
  no tratamento, 98
    para celulite, 98
    para gordura, 98

O

Óleo
  de *phenol cróton*, 78, 79t
    da Heresia de Hetter, 79t
    formulações de, 79t
  peeling de, 78
Olho
  músculo do, 12f
  orbicular, 12f
Opção(ões) Cirúrgica(s)
  para queda de cabelo, 55
    anestesia cirúrgica, 56
    armazenamento de enxertos, 59
    camuflagem, 61
    colheita de elipse do doador, 56
    colheita de excisão da unidade folicular, 58
    colocação do enxerto, 60
    consulta de candidatos, 55
    criação de locais de enxerto, 60
    cuidados pós-operatórios, 61
    design de linha de cabelo, 59
    métodos de colheita, 56
    seleção de candidatos, 55
    situações especiais, 61
    SMP, 61
Osso
  da face, 36
    e tratamento, 36
      com neuromoduladores, 36

P

Paciente
  com gordura submental, 17f
    grave, 17f
  com vetor negativo, 14f
    antes e depois do tratamento, 14f
      com agente bioestimulante injetável, 14f
  do sexo masculino, 7f
    com rugas, 7f
      antes e depois do tratamento, 7f
        com neuromoduladores, 7f
    com sulcos frontais profundos, 7f
      antes e depois do tratamento, 7f
        com neuromoduladores, 7f
  de 61 anos, 11f
    características exemplares, 11f
Paciente Estético
  do sexo masculino, 1-5
    anatomia, 1
    histórico, 1
    práticas, 1-5
      clínica, 3
    preferências, 1-5
      do paciente, 1

Paciente(s) Transgênero
  preocupações estéticas em, 123-133
    aprimorando os cuidados estéticos, 127
      por meio de procedimentos minimamente invasivos, 127
      outros profissionais médicos, 128
      papel dos dermatologistas, 128
      preferências do paciente, 128
    histórico, 123
      epidemiologia da população transgênero, 123
    procedimentos disponíveis, 129
      exemplos ilustrativos, 129
      homens transgêneros, 129
      mulheres transgêneros, 130
      status de gênero não binário, 132
    transição de gênero, 123
      barreiras ao atendimento, 125
      qualidade de vida relacionada, 125
        a identidade de gênero, 125
        aos procedimentos estéticos, 125
      visão geral, 123
      medicamentos 23
      procedimentos cirúrgicos, 123
Pálpebra(s)
  inferior, 87f
    flacidez da, 87f
      laser de CO_2 ablativo na, 87f
    fotodano da, 87f
      laser de CO_2 ablativo no, 87f
  no envelhecimento, 10
    anatomia das, 13f
    em corte transversal, 13f
    externa, 12f
    superior, 13f
    aparelho suspensor da, 13f
PDL (*Laser* de Corante Pulsado), 81t
  laser de túlio e, 91f
    fracionado não ablativo, 91f
      cicatrizes após, 91f
      danos fotográficos após, 91f
      poiquilodermia após, 91f
Peeling(s) Químico(s), 64-81
  abordagem, 69
    condicionamento da pele pré-*peeling*, 71
    consulta pré-*peeling*, 70
    cuidados pós-*peeling*, 73
    indicações, 69
  agentes de, 65t
    classificação dos, 65t
    profundidade histológica, 65t
    de penetração correspondente, 65t
  complicações, 80
    gerenciamento de, 81t
    prevenção de, 81t
  considerações futuras, 141
  e a pele masculina, 64
    classificação, 64
    considerações sobre, 67

Índice Remissivo

em homens de minorias
  sexuais, 67
  diferenças relevantes para o, 65
  de pele ligadas ao gênero, 65
  fatores extrínsecos relevantes
    ao, 66
  homens e, 66
  mecanismos de, 64
em pele de cor, 115, 116t
  hiperpigmentação, 114
    gerenciamento da, 114
    realização em homens, 116t
    práticas recomendadas, 116t
  histórico, 64
  procedimentos, 74
    combinação com outros
      procedimentos, 79
    minimamente invasivos, 79
    de GA, 75
    de óleo de *phenol croton*, 78
    de SA, 74
    reconstrução química, 77
      de cicatrizes na pele, 77
    TCA, 76
      e *peelings* combinados de
      média profundidade, 76
  segmentar, 79f
  combinado, 79f
Pele
  anatomia, 135
  cicatrizes na, 77
    reconstrução química de, 77
    técnica de, 777
  condicionamento da, 71
  pré-*peeling*, 71
  cuidados com a, 73, 141
    considerações futuras, 141
  pós-*peeling*, 73
  em homens, 67t
    variáveis intrínsecas da, 67t
    considerações relevantes, 67t
  enriquecimento da, 105-111, 141
    considerações futuras, 141
    procedimentos de, 105-111
      eventos adversos, 110
      expectativas pós-
        procedimento, 109
      histórico, 105
      indicações, 106
      opções de tratamento, 107
        microagulhamento, 107
microagulhamento por RF, 108
RF, 107
ultrassom, 108
seleção de pacientes, 106
  étnica, 113
    anatomia da, 113
    fisiologia da, 113
  masculina, 64
    diferenças relevantes de, 65
      ligadas ao gênero, 65
    peelings químicos e, 64
      classificação, 64
      mecanismos de, 64
Pele de Cor
  homens com, 114t, 115t
    procedimentos comuns em,
      114t, 115t
      baseados em *laser*/luz, 115t
        melhores práticas para, 115t
        estéticos, 114t

preocupações estéticas em, 113-119
comuns em homens, 113t
gerenciamento da
  hiperpigmentação, 114
  peelings químicos, 115
  tratamentos a *laser*, 115
histórico, 113
  anatomia da pele étnica, 113
  fisiologia da pele étnica, 113
preenchimentos injetáveis, 116
  e neuromoduladores, 116
  abordagem, 116
  procedimento, 117
remoção de pelos a *laser*, 116
restauração de cabelo, 118
  abordagem, 118
  alopecia por tração, 118
  CCCA, 118
  LPP, 118
  transplante de cabelo, 118
Pelo(s)
  indesejáveis, 89f
    sessões com Nd:YAG, 89f
  miniaturizados, 51f
    na dermatoscopia, 51f
  remoção de, 116
    a *laser*, 116
    na pele de cor, 116
Perda
  de cabelo, 52f
    assimétrica, 52f
    FFA com, 52f
Pescoço
  aplicações no, 43t
    da toxina botulínica, 43t
Phenol Cróton
  óleo de, 78, 79t
    da Heresia de Hetter, 79t
    formulações de, 79t
  peeling de, 78
PIH (Hiperpigmentação
  Pós-Inflamatória)
  melhora da, 75f
    após *peeling*, 75f
    de SA, 75f
PLLA (Ácido Poli-L-Láctico)
  escultura com, 30f
    precisa, 30f
    técnica de, 30f
  revolumização com, 29, 31f
  panfacial, 29, 31f
Poiquilodermia
  após sessão com *laser* de túlio, 91f
  fracionado não ablativo, 91f
  e PDL, 91f
Polipose
  de crioadenoma, 102f
    da parte externa, 102f
    das coxas, 102f
Ponto(s)
  de referência vasculares, 25f
    no tratamento, 25f
    da concavidade frontal, 25f
População Transgênero
  epidemiologia da, 123
Preenchimento(s)
  de HA, 117f
    volumização com, 117f
    em afro-americano, 117f
  injetáveis, 116

na pele de cor, 116
  abordagem, 116
  procedimento, 117
na transição de gênero, 124f
  faciais, 124f
  injetáveis, 126f
Preocupação(ões) Estética(s)
  abordagem de, 137
    no sexo masculino, 137
    consulta para, 137
    terapêutica combinada, 137,
      138f, 139f
  aumento de tecido mole, 139
  considerações futuras, 141
  cuidados com a pele, 141
  de enriquecimento da pele, 141
  dispositivos de energia, 140
  em pacientes transgênero, 123-133
    histórico, 123
      epidemiologia da população
        transgênero, 123
    transição de gênero, 123
      barreiras ao atendimento, 125
      qualidade de vida
        relacionada, 125
        a identidade de gênero, 125
        aos procedimentos
          estéticos, 125
      visão geral, 123
      medicamentos 23
      procedimentos
        cirúrgicos, 123
    aprimorando os cuidados
      estéticos, 127
      por meio de procedimentos
        minimamente
        invasivos, 127
      outros profissionais
        médicos, 128
      papel dos
        dermatologistas, 128
      preferências do
        paciente, 128
    procedimentos disponíveis, 129
      exemplos ilustrativos, 129
      homens transgêneros, 129
      mulheres transgêneros, 130
      status de gênero não
        binário, 132
  em pele de cor, 113-119
    gerenciamento da
      hiperpigmentação, 114
      peelings químicos, 115
      tratamentos a *laser*, 115
    histórico, 113
      anatomia da pele étnica, 113
      fisiologia da pele étnica, 113
    preenchimentos injetáveis e
      neuromoduladores, 116
      abordagem, 116
      procedimento, 117
    remoção de pelos a *laser*, 116
    restauração de cabelo, 118
      abordagem, 118
      alopecia cicatricial centrífuga
        central, 118
      alopecia por tração, 118
      líquen planopilar, 118
      transplante de cabelo, 118

lasers, 140
luz, 140
neuromodulação, 139
peelings químicos, 140
restauração de cabelo, 140
tratamentos, 141
  para celulite, 141
  para gordura, 141
Procedimento
  cosméticos, 105f
    aumento dos, 105f
      principais fatores por trás, 105f
  de enriquecimento da pele, 105-111
    eventos adversos, 110
    expectativas pós-procedimento,
      109
    histórico, 105
    indicações, 106
    opções de tratamento, 107
      microagulhamento, 107
      por RF, 108
      RF, 107
      ultrassom, 108
    seleção de pacientes, 106
  disponíveis, 129
    na transição de gênero, 129
      homens transgênero, 129
      mulheres transgênero, 130
      status de gênero não
        binário, 132
  minimamente invasivos, 1t, 79
    combinação com, 79
    de *peeling* químico, 79, 127
    cosméticos, 1t
    na transição de gênero, 127
      outros profissionais
        médicos, 128
      papel dos dermatologistas, 128
      preferências do paciente, 128
  para transição de gênero, 123, 125
    cirúrgicos, 123
      preenchimentos faciais, 124f
    estéticos, 125
      minimamente invasivos, 126f
      qualidade de vida e, 125
Profissional(is) Médico(s)
  papel dos, 128
    na transição de gênero, 128

Q
Quadril(is)
  femininos, 96f
Queda
  de cabelo, 16, 18t, 51, 52
    opções cirúrgicas para, 55
      anestesia cirúrgica, 56
      armazenamento de
        enxertos, 59
      camuflagem, 61
      colheita de elipse do
        doador, 56
      colheita de excisão da
        unidade folicular, 58
      colocação do enxerto, 60
      consulta de candidatos, 55
      criação de locais de
        enxerto, 60
      cuidados pós-operatórios, 61
      design de linha de cabelo, 59
      métodos de colheita, 56

149

Índice Remissivo

seleção de candidatos, 55
situações especiais, 61
SMP, 61
padrão masculino, 16, 18t, 51
   mimetizadores da, 51
   no envelhecimento, 16
   tratamentos atuais, 18t
terapia não cirúrgica, 55
tratamento da, 52
   opções não cirúrgicas, 52
      aprovadas pela FDA, 52
      de rótulo aberto, 54
Queixo
   linha da mandíbula e, 28
   com CaHa, 28
Queratose(s)
   actínicas, 77t
      tratadas com JS, 77t
      e TCA 35%, 77t

R

Reabsorção
   óssea, 23f
      do crânio humano, 23f
         com o envelhecimento, 23f
Reconstrução
   química, 77
      de cicatrizes na pele, 77
      técnica de, 777
Redução
   da gordura, 102f
      subcutânea, 102f
         HIFEM para, 102f
Região Periorbital
   no envelhecimento, 10, 12f
Rejuvenescimento
   com laser fracionado, 116f
      dopado com érbio, 116f
      em cicatrizes de acne, 116f
   labial, 29
Remoção
   de pelos, 116
      a laser, 116
         na pele de cor, 116
Restauração
   de cabelo, 50-63, 118, 140
      abordagem, 118
      alopecia, 118
         por tração, 118
      CCCA, 118
      considerações futuras, 141
      diagnóstico, 50
      histórico, 50
      LPP, 118
      queda de cabelo, 51, 52
         de padrão masculino, 51
            mimetizadores da, 51
         opções cirúrgicas para, 55
            anestesia cirúrgica, 56
            armazenamento de enxertos, 59
            camuflagem, 61
            colheita de elipse do doador, 56
            colheita de excisão da unidade folicular, 58
            colocação do enxerto, 60
            consulta de candidatos, 55
            criação de locais de enxerto, 60
            cuidados pós-operatórios, 61
            design de linha de cabelo, 59
            métodos de colheita, 56
            seleção de candidatos, 55
            situações especiais, 61
            SMP, 61
         terapia não cirúrgica, 55
         tratamento da, 52
            aprovadas pela FDA, 52
            de rótulo aberto, 54
            opções não cirúrgicas, 52
      transplante de cabelo, 118
Revolumização
   panfacial, 29, 31f
      com PLLA, 29, 31f
RF (Radiofrequência)
   enrijecimento por, 107
      da pele, 107
         microagulhamento por, 108
   no tratamento, 98
      para celulite, 98
      para gordura, 98
Rinofima
   laser de CO_2 na, 88f
   ablativo, 88f
Rosto(s)
   envelhecido, 23
   jovens, 37f
      femininos, 37f
      masculinos, 37f
   parte inferior do, 15
      no envelhecimento, 15
Rosto Masculino
   envelhecido, 9f
      com sulcos horizontais, 9f
         na fronte, 9f
      com vincos glabelares, 9f
         horizontais, 9f
         verticais, 9f
Rótulo Aberto
   opções de, 54
      não cirúrgicas, 54
      na restauração de cabelo, 54
Ruga(s)
   escrotais, 44
      abordagem das, 44
         com neuromoduladores, 44
   paciente do sexo masculino com, 7f
      antes e depois do tratamento, 7f
      com neuromoduladores, 7f

S

SA (Ácido Salicílico), 64
   peeling de, 74
      melhora após, 75f
         da cicatriz de acne, 75f
         da PIH, 75f
      procedimentos, 74
      JS, 75
   pseudofrost após, 74f
Seguindo o Padrão
   restauração de cabelo, 50-63
      diagnóstico, 50
      histórico, 50
      queda de cabelo, 51, 52
         de padrão masculino, 51
            mimetizadores da, 51
         opções cirúrgicas para, 55
            anestesia cirúrgica, 56
            armazenamento de enxertos, 59
            camuflagem, 61
            colheita de elipse do doador, 56
            colheita de excisão da unidade folicular, 58
            colocação do enxerto, 60
            consulta de candidatos, 55
            criação de locais de enxerto, 60
            cuidados pós-operatórios, 61
            design de linha de cabelo, 59
            métodos de colheita, 56
            seleção de candidatos, 55
            situações especiais, 61
            SMP, 61
         terapia não cirúrgica, 55
         tratamento da, 52
            aprovadas pela FDA, 52
            de rótulo aberto, 54
            opções não cirúrgicas, 52
Septo
   orbital, 12f
Setor de Tecnologia
   dispositivos de energia, 85-92
      anatomia, 85
      fisiologia, 85
      histórico, 85
   lasers, 85-92
      anatomia, 85
      fisiologia, 85
      histórico, 85
      introdução aos, 86
         de rejuvenescimento, 86
            ablativos, 86
            não ablativos, 87
         lesões pigmentadas, 90
         pigmentação, 88
            LHR, 88
            remoção de tatuagens, 89
         vasculares, 91
   luz, 85-92
      anatomia, 85
      fisiologia, 85
      histórico, 85
      IPL, 92
SMP (Micropigmentação do Couro Cabeludo), 50, 61
Sobrancelha
   abordagem da, 38
      com neuromoduladores, 38
Sulco(s) Frontal(is)
   horizontais, 9f
      rosto envelhecido com, 9f
   profundos, 7f
      paciente do sexo masculino com, 7f
         antes e depois do tratamento, 7f
         com neuromoduladores, 7f

T

Tatuagem(s)
   diferentes pigmentos de, 90t
   lasers correspondentes a, 90t
   remoção de, 89
TCA (Ácido Tricloroacético), 64
   CROSS com, 78f
   e peeling combinados, 76
      de média profundidade, 76
         combinação, 76
         de Brody, 76
         de Coleman, 76
         de Monheit, 76
   peeling de, 72t
      resultados do, 72t
         classificação da pele e, 72t
         categorias de genético-racial de, 72t
Tecido(s) Mole(s)
   aumento dos, 22-33, 139
      um olhar atento, 22-33
         complicações. 30
         dimorfismos faciais, 22
         face, 25, 28
            inferior, 28
            média, 25
         histórico, 22
         o rosto envelhecido, 23
         revolumização panfacial, 29
            com PLLA, 29
         terço, 23, 25
            médio, 25
            superior, 23
Têmpora
   no envelhecimento, 7
   fáscia temporal, 11f
Terapia Hormonal
   na transição de gênero, 124f
Terço
   da face, 23, 25
      médio, 25
         anatomia, 25
         cavidades infraorbitais, 28
         com CaHa, 26
         com HA, 26
      superior, 23
         anatomia, 24
         técnica de frontoplastia, 24
ThermiTight
   única sessão de, 106f
   antes e depois, 106f
Tintura do Tempo
   anatomia facial masculina, 6
   da face média, 14
   e envelhecimento, 14
   fronte, 7
      injeção na, 11f
      músculos da, 8f
   linha da mandíbula, 15
   mudanças, 6
      no envelhecimento, 6
   pálpebras, 10
      aparelho suspensor da, 13f
      corte transversal das, 13f
      externa, 12f
   parte inferior do rosto, 15
   queda de cabelo, 16
      padrão masculino, 16
   região periorbital, 10, 12f
   têmpora, 7
      injeção na fossa temporal, 11f
      fáscia temporal, 11f
   considerações anatômicas, 6-19
   envelhecimento facial, 6-19
   e gênero, 6
   histórico, 6

Índice Remissivo

Tórax
  coolsculpting no, 132*f*
  em homem transgênero, 132*f*
Toxina Botulínica
  aplicação da, 39*t*, 127*f*
    na face, 39*t*, 43*t*
      inferior, 43*t*
      média, 43*t*
      superior, 39*t*
    na transição de gênero, 127*f*
    no pescoço, 43*t*
  dosagem aprovada, 44, 45*t*
  indicações aprovadas, 44, 45*t*
  injeção de, 45*f*
    opções de dosagem, 45*f*
    padrões de, 45*f*
  tratamento com, 37*f*
  músculos faciais e, 37*f*
Tração
  alopecia por, 118
    restauração da, 118
    em pele de cor, 118
Transição
  de gênero, 123, 129
    barreiras ao atendimento, 125
    do feminino, 129
      para o masculino, 129
    do masculino, 130
      para o feminino, 130
    qualidade de vida
      relacionada, 125
      a identidade de gênero, 125
      aos procedimentos
        estéticos, 125
    visão geral, 123
      medicamentos 23
      procedimentos cirúrgicos, 123
Transplante
  de bigode, 62*f*
  de cabelo, 118
    na pele de cor, 118
Tratamento(s)
  para celulite. 96-102, 141
    abordagem, 97

anatomia, 96
considerações futuras, 141
exemplos, 100
  de antes e depois, 100
histórico, 96
procedimentos, 97
  adipólise por injeção, 99
  crioadipólise, 97, 101*f*
  HIFEM, 98
  HIFU, 98
  laser de diodo
    infravermelho, 99
  lipoaspiração tumescente, 99,
    100*f*, 101*f*
  LLLT, 98
  NFU, 98
  RF, 98
para gordura, 96-102, 141
  abordagem, 97
  anatomia, 96
  considerações futuras, 141
  exemplos, 100
    de antes e depois, 100
  histórico, 96
  procedimentos, 97
    adipólise por injeção, 99
    crioadipólise, 97, 101*f*
    HIFEM, 98
    HIFU, 98
    laser de diodo
      infravermelho, 99
    lipoaspiração tumescente, 99,
      100*f*, 101*f*
    LLLT, 98
    NFU, 98
    RF, 98
Trazendo Tudo para Casa
  abordagem de procedimentos
    estéticos, 137
  no sexo masculino, 137
    consulta para, 137
    terapêutica combinada, 137,
      138*f*, 319*f*

anatomia, 135
  a pele, 135
  características faciais, 135, 136*t*
    diferenças nas principais, 136*t*
  contorno corporal, 136
conclusões, 135-142
considerações futuras, 135-142
histórico, 135
procedimentos, 139
  aumento de tecido mole, 139
  cuidados com a pele, 141
  de enrijecimento da pele, 141
  dispositivos de energia, 140
  lasers, 140
  luz, 140
  neuromodulação, 139
  peelings químicos, 140
  restauração de cabelo, 140
  tratamentos, 141
    para celulite, 141
    para gordura, 141
Tumescente
  formulação, 100*t*
    anestésica, 100*t*
  lipoaspiração, 99, 100
    da cintura masculina, 100
    do abdome masculino, 100, 101*f*
      assistida por *laser*, 101*f*
    do tórax masculino, 100
      antes e depois, 100
    dos flancos masculino, 100
    no tratamento, 99
      para celulite, 99
      para gordura, 99

U

Ultrassom
  enrijecimento por, 108, 109*f*
  da pele, 108, 109*f*
  focalizado pulsado, 129*f*
    criolipólise abdominal com, 129*f*
    em mulher transgênero, 129*f*
Um Olhar Atento
  aumento dos tecidos moles, 22-33

complicações, 30
dimorfismos faciais, 22
face, 25, 28
  inferior, 28
  média, 25
histórico, 22
o rosto envelhecido, 23
revolumização panfacial, 29
  com PLLA, 29
terço, 23, 25
  médio, 25
  superior, 23

V

Vaginoplastia
  em mulher transgênero, 131*f*
  pós-operatório, 131*f*
Vasculatura
  da face, 38
  e tratamento, 38
    com neuromoduladores, 38
Veia(s)
  superficiais, 26*f*
  da face, 26*f*
  do couro cabeludo, 26*f*
Vértice
  de homem, 53*f*
    antes do tratamento, 53*f*
    com finasterida oral, 53*f*
    com minoxidil tópico, 53*f*
Vetor(es)
  musculares, 38*f*
  faciais, 38*f*
  negativo, 14*f*
  paciente com, 14*f*
Vinco(s)
  glabelares, 9*f*
  rosto envelhecido com, 9*f*
    horizontais, 9*f*
    verticais, 9*f*
Volumização
  com preenchimento de HA, 117*f*
  em afro-americano, 117*f*